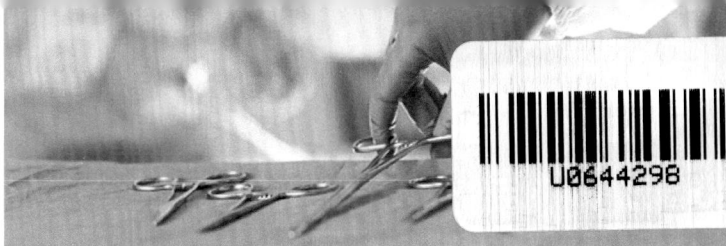

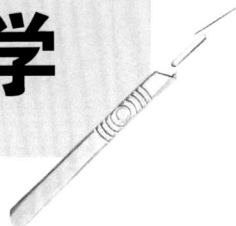

实用小手术学

第 4 版

主　编　伍冀湘

副主编　张建中　刘跃新

编　委（以姓氏笔画为序）

伍冀湘　刘跃新　刘静明　许怀瑾　张立军　张光银
张建中　郁正亚　赵守琴　翟建军　魏文斌

编写人员

普外科	伍冀湘	安大立	李志霞	张立军	张晶虹	郁正亚
	栗光明	崔志刚	许怀瑾			
骨　科	张建中	曲　峰	戴　军			
泌尿科	马森宝	刘跃新	刘　丹	乔庐东	张光银	郑宇朋
	焦志友					
妇产科	翟建军	孙中慧	张季媛	段若芷	王慧香	
眼　科	魏文斌	李冬梅	接　英	王海燕	王　军	庞秀琴
耳鼻喉	刘志莹	何时知	赵守琴	柳端今		
口腔科	刘静明	陈志远	祝为桥	戚道一		
ICU	许　媛	何　伟	周　华			
胸外科	杨兴国					
麻醉科	王家和	杨　静	潘楚雄			

人民卫生出版社

图书在版编目（CIP）数据

实用小手术学/伍冀湘主编.—4 版.—北京:人民卫生出版社,
2018

ISBN 978-7-117-26128-9

Ⅰ.①实… Ⅱ.①伍… Ⅲ.①外科手术 Ⅳ.①R61

中国版本图书馆 CIP 数据核字（2018）第 040227 号

人卫智网	www. ipmph. com	医学教育、学术、考试、健康, 购书智慧智能综合服务平台
人卫官网	www. pmph. com	人卫官方资讯发布平台

实用小手术学
第 4 版

主　　编：伍冀湘
出版发行：人民卫生出版社（中继线 010-59780011）
地　　址：北京市朝阳区潘家园南里 19 号
邮　　编：100021
E - mail：pmph @ pmph. com
购书热线：010-59787592　010-59787584　010-65264830
印　　刷：北京盛通数码印刷有限公司
经　　销：新华书店
开　　本：850×1168　1/32　印张：27　插页：2
字　　数：677 千字
版　　次：1999 年 6 月第 1 版　2018 年 5 月第 4 版
　　　　　2024 年 12 月第 4 版第 4 次印刷（总第 24 次印刷）
标准书号：ISBN 978-7-117-26128-9/R·26129
定　　价：96.00 元
打击盗版举报电话：010-59787491　E - mail：WQ @ pmph. com
（凡属印装质量问题请与本社市场营销中心联系退换）

谨以本书纪念第 1~3 版
主编许怀瑾教授！

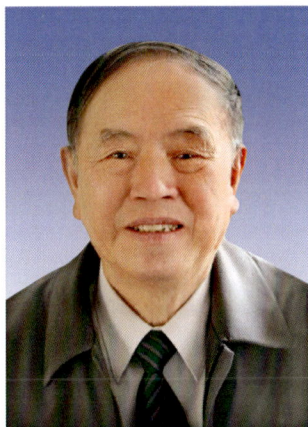

许怀瑾教授 1928 年 10 月 26 日生于杭州，1947 年进入上海辅仁中学，1950 年考入上海第二医学院，1955 年 11 月分配到北京同仁医院外科工作，历任外科住院医师、主治医师、主任医师，1991 年任教授，1979—1986 年任大外科副主任，1993 年任中心 ICU 负责人，1994 年兼任胸外科负责人，1993 年享受政府特殊津贴。许怀瑾同志曾担任《中级医刊》《中国农村医学》等多家杂志的编委。

1986 年 6 月至 1988 年 7 月任中国援几内亚医疗队分队长。期间除日常的病房和门诊工作外，共做大小手术 194 例。并给几内亚的医生讲课 16 次，写临床病例总结文章 2 篇，为增进中几友谊作出了很大贡献。

许怀瑾教授从事外科临床、教学、科研 45 年，对普外科的常见病、多发病和疑难危重病人的救治有丰富的经验，特别是对乳腺疾病、乳腺癌、胃肠道肿瘤、破伤风等有深入的研究，首创应用黏膜下阑尾切除术，切除异常的阑尾。许怀瑾教授主编的专著有《选择性腹腔内脏动脉造影术》《胃外科的并发症》《破伤风》《实用小手术学》《小儿健康咨询》《乳房疾病防治指南》等一系列著作，共发表学术论文近百篇。

首都医科大学附属北京同仁医院许怀瑾教授自1998年主编《实用小手术学》以来，以其简易、实用、权威、易操作等特点，受到了各级医院初年主治医师、住院医师、实习医师以及基层医院医生的欢迎，先后于2006年、2011年受人民卫生出版社的委托再版两次，许怀瑾教授临床经验丰富、手术技艺高超、治学严谨，他为《实用小手术学》的创作、出版付出了艰辛的劳动。《实用小手术学》是许怀瑾教授及首都医科大学附属同仁医院各学科专家多年临床经验的结晶，体现了首都医科大学附属同仁医院各学科的特点和水平。许怀瑾教授2012年因病去世，2016年组织首都医科大学附属同仁医院各学科专家对《实用小手术学》进行了重新编写，该书在保持原有实用性强、易操作、图文并茂的基础上，体现内容新的特点，以便更好地满足广大读者的需求。

谨以《实用小手术学》第4版纪念尊敬的许怀瑾教授！

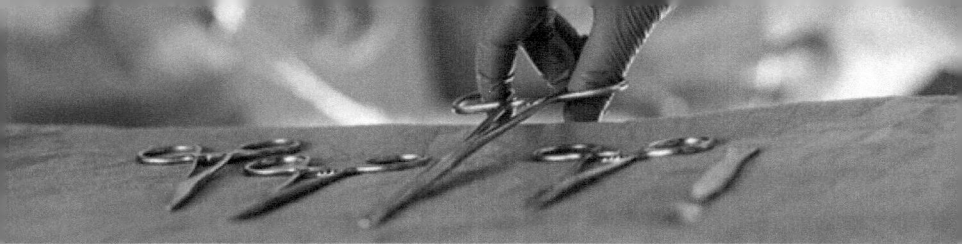

第 4 版前言

《实用小手术学》自 1998 年第 1 版出版以来，以其简易、实用、权威、易操作等特点，受到了各级医院初年主治医师、住院医师、实习医师、研究生以及基层医院医生的欢迎，先后于 2006 年、2011 年再版两次。

《实用小手术学》前三版的主编为首都医科大学附属北京同仁医院的许怀瑾教授，许教授临床经验丰富、手术技艺高超、治学严谨，他为该书的创作、出版付出了艰辛的劳动。许怀瑾教授 2012 年因病去世。该书是许怀瑾教授及首都医科大学附属同仁医院各学科专家多年临床经验的结晶，体现了首都医科大学附属同仁医院各学科的特点和水平。根据广大读者的需求，受人民卫生出版社的委托，2016 年我们组织本院的专家对《实用小手术学》进行了重新编写，准备再版。谨以此书献给尊敬的许怀瑾教授和广大读者。

《实用小手术学》第 4 版仍以第 3 版为基础，并根据医学学科的发展，增加了部分新内容，同时根据读者的需求和基层医院的特点，删除了一部分门诊及基层医院很少开展的手术。其中骨科、口腔科、眼科、耳鼻喉科等专业调整内容较多，保留了大部分简易、实用的手术。同时，对胸外科、麻醉科的部分内容也进行了调整。

本书为一本多学科小手术学，突出临床实践。重点阐述手术适应证、操作程序和要点，以及术中、术后的注意事项。图文并茂，并具有内容新、实用性强、易操作的特点。使读者能一书多用，有助于读者真正地做到掌握知识、融会贯通、灵活运用。适

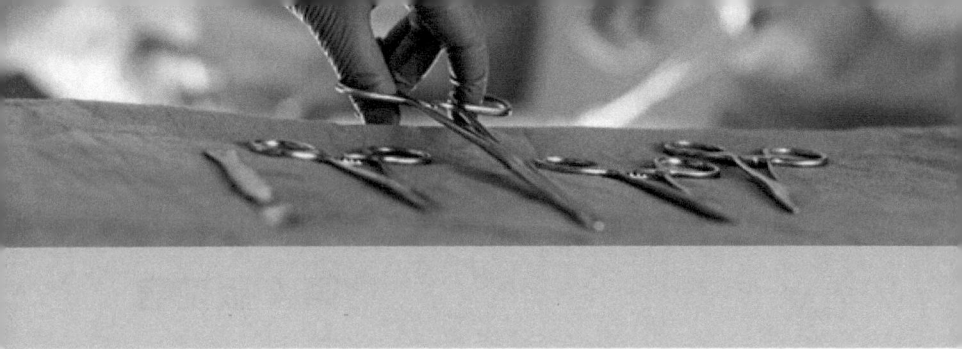

合各级医院初年主治医师、住院医生、全科医生、实习医师、研究生以及基层医院的医师使用。

《实用小手术学》第 4 版的作者以第 3 版作者为主，新增加了部分作者，均由首都医科大学附属北京同仁医院各专业的骨干专家执笔。由于写作人员较多，内容变化较大，错误及不当之处在所难免，请广大读者和同道批评指正，并给我们提出宝贵意见。

首都医科大学附属北京同仁医院　**伍冀湘**

2018 年 1 月

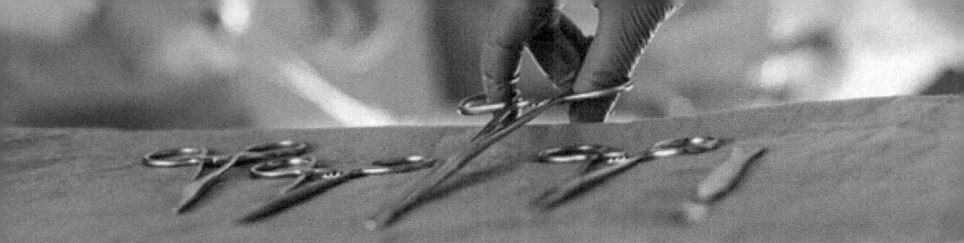

第 1 版前言

手术虽有大小之分、难易之别，但大小手术却无明确的范围和精确的定义。所谓的大小也只是相对而言，并无绝对界限。在临床手术科室中，几乎每天都在进行各种小手术，诸如切开引流、穿刺冲洗、清创缝合、复位固定、更换敷料、切取活检，以及浅表肿瘤切除、组织移植和缺损修补等。本书除包括上述的一些内容外，还有一些能在局麻或硬膜外麻醉下，或不需要特殊条件、特殊仪器下进行的一些其他手术，我们也把它们统称为小手术。

因为是小手术、小操作，故课堂上很少讲或不讲；教科书上写得很简单或不写，因此使刚进入临床的一些年轻医师，尤其是在基层单位工作的年轻医师，常常无所适从，为此我们编写了这本《实用小手术学》望能对年轻医师有所帮助。

本书为一本多科小手术学，使读者能一书多用，故特约首都医科大学附属北京同仁医院各手术科室（外科、妇产科、眼科、耳鼻喉科、口腔科）的高年资、具有丰富临床经验和较强写作能力的临床医师分章执笔。着重于临床实践。重点阐述手术的适应证、手术操作程序和要点，以及术中、术后的注意事项，实用性、可读性强，特别适合青年医师参考使用。但因分章执笔，写作人员较多，写作格调各有不同。虽经反复调整修改，仍难臻善，殊难划一，错误与疏漏之处亦在所难免，尚祈读者不吝赐教，多多指正，多提宝贵意见，以便今后补正。

首都医科大学附属北京同仁医院　许怀瑾

1998 年 10 月

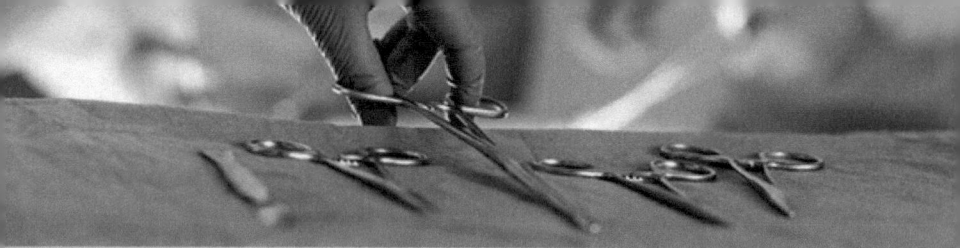

第 2 版前言

《实用小手术学》第 1 版出版以来，已过去了 7 年有余，得到广大读者的好评和肯定，前后共再印了 7 次。不少读者来信认为，本书对青年医生，特别是对基层的医生，有很好的参考价值和指导作用。有些读者还来信对书中的某些部分和文字上的错误，提出了指正，这使我们深受鼓舞和感激，故决定将本书予以修订和再版。

本次再版中，改正了一些文字错误，删去了一些陈旧的内容，增加了一些新的和遗漏的内容，如椎管内麻醉、各种常用穿刺术、绷带包扎技术、网塞疝修补、足部一些常见疾病的手术治疗等，因本书为小手术学，内容仍以实用为主，一些需要特殊器械的手术仍不包括在内。

首都医科大学附属北京同仁医院　许怀瑾

2006 年 4 月

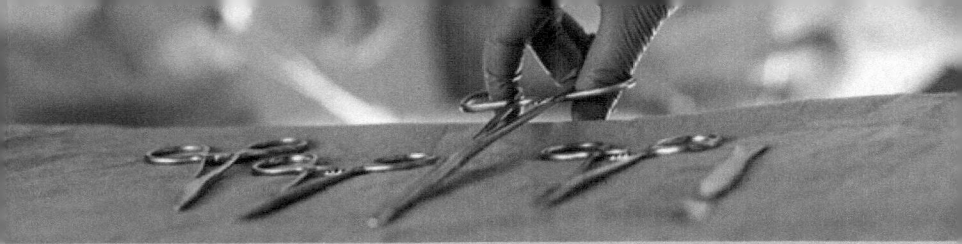

第 3 版前言

　　《实用小手术学》以临床外科初年主治医生、住院医生、实习医生、全科医生，以及基层农村医生为对象，其内容以简易、实用、易操作为主。

　　《实用小手术学》自第 2 版出版以来，共印刷了 12 次，约 3 万册，充分说明其符合读者的需要，受到读者的欢迎，故此作第 3 版修改，增加了一些新的内容。因本书为小手术学，内容仍以实用、易操作为主，一些需要特殊器械的手术仍不包括在内。

　　为照顾边远地区的需要，本书保留了一些较旧的操作，如洗手消毒、腹股沟疝修补术、胶皮管导尿术、鼻息肉摘除术等。

　　本书由首都医科大学附属北京同仁医院高年资、具有丰富临床经验和较强写作能力的临床医师分章执笔，写作人员较多，不足和错误之处在所难免，还望同道和读者不吝赐教，多多指正，多提宝贵意见，以便日后补正。

首都医科大学附属北京同仁医院　**许怀瑾**

2011 年 6 月

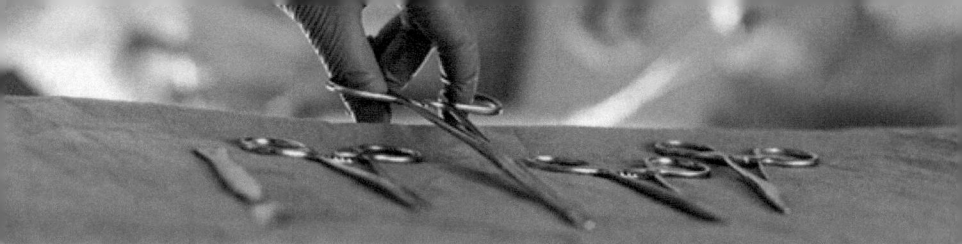

目　录

网络增值服务

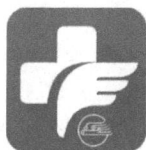

扫描二维码，
免费下载

人卫临床助手

中国临床决策辅助系统

Chinese Clinical Decision Assistant System

第一章

无 菌 术

　　现代医学发展到今天，各种先进的外科和内科治疗的前提，皆仰仗于现代无菌术、解剖和麻醉理念的提出，尤其是无菌术。我们可以设想，一个操作很成功的心脏手术，一旦发生了感染，它的后果将会是什么？不仅是手术失败，更可能直接影响到患者的生命。因此，在医院工作中，头等重要的是无菌术观念，特别是手术科室。

　　在我们生活的环境中，散布着各种各样的致病菌，人们像生活在一个满布细菌的海洋里，在人体的皮肤、黏膜、头发、衣服，以及暴露在空气中的各种物品上，都存在着或多或少的细菌。在人体皮肤、黏膜等天然屏障完好的时候，细菌不会进入体内，故也不引起疾病，一旦皮肤、黏膜因某种原因引起损伤或破裂，病菌即可随之进入裂口，引发感染。

　　手术是一种创伤性疗法，不论手术范围大小，都需切破皮肤和黏膜。如果我们使用的器械、敷料带有病菌，这些病菌就可随之进入切口，造成切口污染，最终导致感染。

　　手术切口的污染，可以来自被病菌污染的手术器械、敷料、空气和飞沫、尘埃中的细菌，也可来自手术者的手、患者皮肤上的细菌，以及空腔器官的内容物。

　　无菌术，是设法杜绝或尽量减少切口被上述因素污染的技术，因此，无菌术是预防切口感染的一种基本措施，与手术治疗的成功与否，有着密切的关系。要做到无菌和减少污染，应

1

从以下三方面着手。

第一节 手术器械灭菌术

手术器械和手术用品的灭菌，有物理灭菌和化学灭菌两种。

物理灭菌也称无菌术，是用高温、紫外线、电离辐射等方法杀死病菌。目前普遍应用的是高温法，它能彻底杀灭手术用品上的一切微生物，包括细菌芽胞，适用于手术器械和其他手术用品，如手术衣、手术巾、纱布、盆、罐等。

化学灭菌称抗菌术，也称消毒，因为它虽能消灭所有微生物，但不能杀死细菌芽胞，一般只适用于某些不能耐高温的器械、手术室内的空气、手术人员的手、臂及患者的皮肤等。

一、高温灭菌法

有 3 种：高压蒸汽灭菌法，煮沸灭菌法，火烧灭菌法。

1. 高压蒸汽灭菌法 是用高温使细菌蛋白凝固、变质，来杀灭细菌和细菌芽胞，是目前应用最广、效果也最可靠的一种方法。它是通过高压灭菌器来完成灭菌的。高压灭菌器有卧式、立式和手提式等。它的基本结构和作用原理都是相同的，由一个具有双层壁的能耐高压的锅炉构成。蒸汽进入消毒室聚积后产生压力，同时温度也随之增高。当消毒室内的压力达 $1.06 \sim 1.40 \mathrm{kgf/cm^2}$（$15 \sim 20 \mathrm{lb/cm^2}$），温度可达 $121 \sim 126 \mathrm{℃}$。维持 30 分钟，即能杀死所有的细菌和细菌芽胞。

高压蒸汽灭菌法适用于一般耐热的手术器械和手术用品。需要注意的是：①需要灭菌的包裹不要过大，包裹的大小不应超过 55cm×33cm×22cm。②灭菌物品不宜过多，排列不要过紧，以免妨碍蒸汽透入，影响灭菌效果。③不宜灭菌易燃易爆物品，如碘仿、苯类等。④锐利器械，如刀、剪也不宜高压蒸汽灭菌，以免变钝。⑤灭菌瓶装液体时，要用玻璃纸和纱布包扎好瓶口，以免液体蒸发外溢。如瓶口用橡皮塞封闭，应在橡皮塞上插一针头排气，以免引起玻璃瓶爆炸。⑥每个灭菌包内，都应放置温度指示剂。常用的为硫黄，其溶点为 114~116℃。打开灭菌包，若硫黄已熔解，表示已达到上述温度，但硫黄有时效果不可靠，目前多数已改用 1% 三氮四氯的 2% 琼脂，放在耐高压的密封小玻璃瓶内，包在灭菌包内。当温度达到 120℃ 维持 15 分钟，管内琼脂变为蓝紫色，表示已达灭菌要求。⑦蒸汽灭菌器应有专人负责。在每次使用前必须检查安全阀的性能是否良好，以防锅内压力过高时发生爆炸。

各种不同物品灭菌时所需的温度、时间、压力见表 1-1。

表 1-1 各种物品灭菌所需温度、时间及压力

物品种类	温度（℃）	时间（分）	蒸汽压（kgf/cm²）	表压（lb/m²）
器械类	121~126	10	1.06~1.40	15~20
器皿类	121~126	15	1.06~1.40	15~20
敷料类	121~126	30~45	1.06~1.40	15~20
瓶装溶液	121~126	20~40	1.06~1.40	15~20
橡胶类	121	15	1.06~1.10	15

2. 煮沸灭菌法　是一种较简单的灭菌法。它是用煮沸灭菌器煮沸水灭菌的，若无煮沸灭菌器，也可用铝锅、不锈钢锅代替。本法适用于金属器械、玻璃制品和橡胶类物品。在 100℃ 的水温内持续煮沸 20 分钟，可杀死一般细菌，但对抗热力强的芽胞，需要煮沸 1 小时后才能杀死。如果在水中加入碳酸氢钠，使成为 2% 的浓度，可使水的沸点提高 5℃，成为

105℃，灭菌的时间可缩短到 10 分钟。同时碱性液还有防止金属器械生锈的作用。

煮沸灭菌应注意的是：①消毒物品应完全浸泡在水中，即水必须淹没消毒用品，否则影响灭菌效果。②橡胶类物品和缝线，应在水煮沸后放入，15 分钟后立即取出，以免煮沸过久影响用品的质量。③玻璃用品应先在冷水中放入，然后煮沸，切勿在水沸后放入，以免骤热而造成玻璃品破裂，并应在外面包裹纱布，以防碰碎和水碱沉积。消毒注射器时，应将内芯拔出，针筒、内芯分别用纱布包好，再放入冷水内。灭菌时间应从水煮沸后算起，如果中途加入其他物品，应重新计算时间。④煮沸器的锅盖要盖严密，以保持沸水的温度。⑤高原地区因气压低，水的沸点也低，因此，海拔高度每增加 300 米，煮沸时间应延长 2 分钟。若有民用压力锅，也可用压力锅来煮沸灭菌。一般民用压力锅的蒸汽压为 1.3kgf/cm^2，锅内最高温度可达 124℃左右，10 分钟即可达到灭菌。

3. 火烧灭菌法　是用火直接烧器械的灭菌方法。本法适用不广，仅适用于急用情况下的金属器械灭菌，如急用金属换药盘、换药镊、止血钳等。灭菌时，将需灭菌的器械置于一金属碗、盆或换药盘内，倒入 75% 酒精少许，然后点燃酒精进行灭菌。等火熄灭后，用冷盐水冲洗后即可用。此法对器械质量有损，可使器械的电镀失去光泽，使刀片、剪刀变钝，不宜应用。

二、化学药品灭菌法

是用药液浸泡器械的一种灭菌方法。它能杀灭细菌，但不能杀死细菌芽胞，故称其为消毒法。本法适用于不宜热力灭菌的器械和手术用物，如刀片、缝针、剪刀、内腔镜等。常用的消毒液有以下几种：

1. 器械消毒液　是一种混合消毒液，是目前我国使用最广的器械消毒液，其配方如下：苯酚（石炭酸）20g、甘油 266ml、95％酒精 26ml、碳酸氢钠 10g、蒸馏水 1000ml。

器械在消毒液内至少要浸泡 15 分钟才能用。每 2 周更换消毒液一次。器械、用物在浸泡前，应将其洗刷干净。浸泡时，应将消毒物品完全浸入消毒液内。瓶、管类物品的内外，均应浸泡在消毒液中。有轴节的器械，如剪刀、止血钳，应将轴节张开。使用前，应先用无菌盐水将消毒液冲洗干净后再用，以免组织受损。

2. 70％酒精　浸泡器械 30 分钟，可达消毒目的。酒精应每周过滤 1 次，并矫正浓度，以免影响效果。

3. 1：1000 苯扎溴铵（新洁尔灭）液　浸泡器械 30 分钟，可达到灭菌。若在 1000ml 液中，加入医用亚硝酸钠 5g，可防止金属器械生锈。药液应每周更换 1 次，以保证效果。

4. 1：1000 氯己定（洗必泰）液　抗菌作用较苯扎溴铵强，浸泡时间为 30 分钟。

5. 10％甲醛（福尔马林）溶液　适用于消毒输尿管导管、塑料类、有机玻璃类，浸泡 30 分钟。用前必须用生理盐水冲洗干净后再用。

6. 甲醛蒸汽熏蒸　是利用甲醛汽化的气体，来熏蒸器械，以达灭菌。本法适用于不耐热、不可湿的器械、精密器械和用品，它可防止纤细的缝线张力降低，精密器械的精细结构受损。方法是根据容器的大小，取不同量的甲醛液，原则是每立方米用 40％甲醛 20ml 加高锰酸钾 10g。例如一个 24cm 有蒸格的特制玻璃蒸器或铝锅，蒸格下放一杯 5ml 的 40％甲醛液，加入高锰酸钾 2.5g，蒸格上放需要消毒的物品，盖紧容器盖，熏蒸 4~6 小时，即可达到消毒目的，即能杀灭一般细菌，但对细菌芽胞，则需熏蒸 12 小时，才能将其杀死。

第二节　手术人员手、臂消毒

（一）一般准备

凡参加手术和进入手术室的人员，都应换上手术室准备的清洁衣裤和鞋。戴好口罩帽子。口罩要盖住鼻孔，帽子要盖住全部头发。剪短指甲，除去甲缘下的积垢。手或手臂的皮肤有破裂损，或有化脓感染时，不能参加手术。

（二）手的消毒（刷手）

常用的有以下几种方法：

1. 肥皂水刷手　是最古老最常用的方法，是一种用物理办法，清除皮肤上细菌的方法。具体刷洗如下：①先用温水和肥皂，将手和手臂洗一遍。目的是洗去手和手臂表面的油脂、污垢和细菌。②用煮沸灭菌的毛刷，蘸煮过的肥皂水刷手和手臂。两手交替刷。先从手的指尖、指缘、指间、指蹼、手掌、手背、手腕刷一遍，然后刷另一只手。刷完两手后刷前臂，刷至肘关节，刷完前臂后，再向上刷到肘关节以上 10cm。丢掉毛刷，手指朝上，肘朝下，用温水冲去手和手臂上的肥皂水。取另一无菌毛刷，如上法刷第二遍。刷完后如上法冲去肥皂水，不另换毛刷刷第三遍，共用时约 10 分钟。刷完三遍后，用无菌毛巾擦干手和臂。用干毛巾擦手时，应从手指开始向上擦，一手一块毛巾，不准一块毛巾擦两手。③擦干手和手臂后，将两手在 70% 的酒精筒内浸泡 5 分钟，只浸泡到肘关节。肘上 10cm 的刷手区，是为了不污染酒精筒口缘而用的，故不需泡酒精。

肥皂水刷手仅能消除皮肤表面的细菌，不能完全消灭和清除皮肤深处的细菌。并且在手术过程中，尤其是手出汗时，皮肤深处的细菌，会逐渐移到皮肤表面，因此，即使刷手后，还需穿无菌手术衣、戴无菌手术手套，其他的刷手方法也一样。

2. 诗乐手术消毒剂涂抹手和手臂消毒　诗乐手术消毒剂是一种1.8%氯己定复合型消毒剂，为中性、稳定、无毒、无刺激的液体。洗刷方法是：①先用温水、肥皂洗手、手臂一遍，洗去皮肤表面的油脂、污垢和细菌。②用无菌毛刷蘸诗乐液刷指尖、指缘、手和臂1分钟。用温水冲净污沫。③用海绵块蘸诗乐液搓擦手和手臂至肘关节3分钟。用干毛巾擦干手和手臂，再在手和手臂上涂抹少许诗乐液，待干后戴无菌手套，一般可持续灭菌4~6小时。

3. 聚维酮碘（强力碘）　为一种含有效碘0.5%的消毒液，可直接涂在皮肤上无须脱碘。用法是：先用温水和肥皂洗手和手臂一遍，用无菌刷蘸聚维酮碘刷手和手臂2分钟，然后用无菌毛巾擦干碘沫，即可穿手术衣和戴无菌手套。

除此之外，还有其他一些消毒剂，如氯己定（灭菌王）、碘附等，用法基本相同，不一一介绍。

4. 1∶1000苯扎溴铵液泡手　对酒精、碘过敏者，用肥皂水刷手10分钟后，在苯扎溴铵液内浸泡5分钟，取出后，待其干后，即可穿无菌衣和戴无菌手套。

5. 门诊小手术　一般刷手后，不穿无菌手术衣，只戴无菌手套即可，但在手术中，注意前臂消毒部，不要接触其他物品。一次手术后，脱去手套，干毛巾擦干手上的汗，再涂一层诗乐液或聚维酮碘，再戴无菌手套。若用肥皂水刷手，应在70%酒精中浸泡5分钟后，再戴手套进行下一个手术。在做完一次污染伤口手术后，或3次清洁手术后，须重新刷手。

（三）穿无菌手术衣

手术衣在高压灭菌时，是将内面叠在外面的。在穿着时，用手拿衣领部，衣服不要触碰其他物品。衣服下摆不要碰着地面。两手拿着衣领将衣服轻轻抖开、拉平，并向上轻轻抛起，同时两手迅速插入袖内，两臂前伸，再让护士协助穿妥，最后

7

双臂交叉提起腰带，向后递给身后的护士，在身后将腰带系紧（图 1-1）。

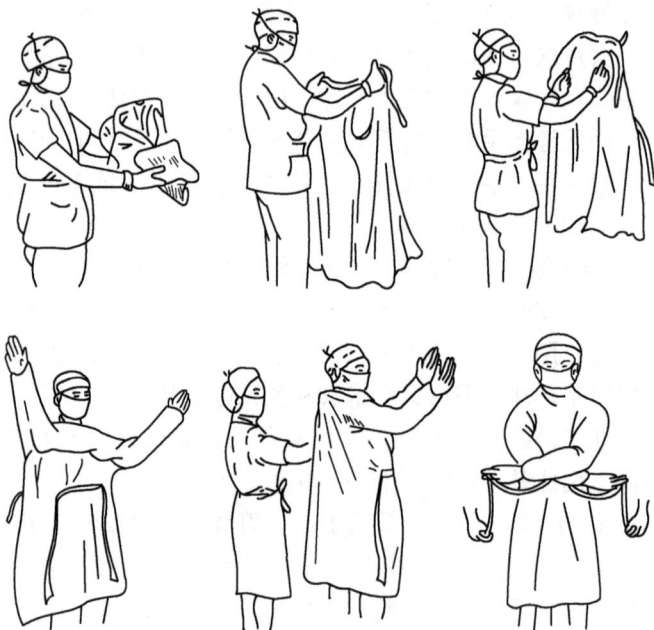

图 1-1　穿手术衣步骤

（四）戴无菌手套

从无菌手套包内取出手套，用右手捏住手套袖端翻折部，先将左手插入左手手套内，注意手勿触及手套外面。用已戴好手套的左手手指，插入右手手套的翻折部，并帮助右手插入手套。用戴好手套的右手拇指，压住左臂无菌衣的袖口，右手手指将左手手套的翻折部向上翻，盖住无菌衣袖口，然后用同样手法，戴好右手手套（图 1-2）。最后用无菌盐水冲净手套外面的滑石粉。

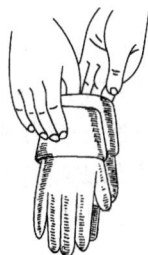

(1) 提起手套口，
先伸入左手

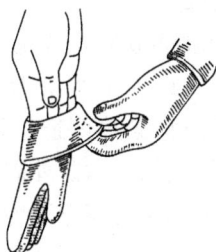

(2) 用戴上手套的左手手指插入右
手手套的翻折部，再伸入右手

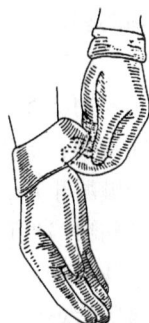

(3) 拉翻折部，
便于戴好

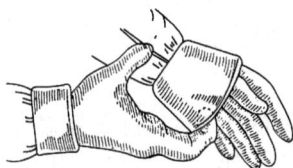

(4) 将衣袖口卷入手套内

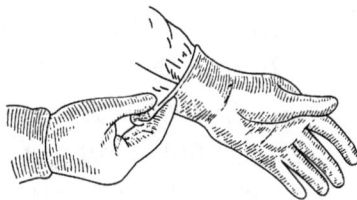

(5) 将翻折部翻开、放下，盖住手术衣袖口

图 1-2 戴手套步骤

第三节 患者手术区皮肤消毒

患者手术区的皮肤消毒，目的是消灭手术切口处及其周围皮肤上的细菌，以杜绝皮肤上的细菌污染切口。

（一）一般准备

手术前一天，嘱患者洗澡，以清除皮肤上的污垢、油脂、细菌。不能洗澡的患者，用肥皂水、清水清洁术区皮肤。多毛部位如腋下、下腹、会阴，应将毛剃去，注意不要划破皮肤。其他部位，除个别胸毛、腹毛过长的患者外，一般的汗毛可以不剃。现已有证明，剃汗毛的伤口感染率比不剃的要高。

（二）手术区皮肤消毒

用 2.5％的碘酊，从拟做切口的中心部开始，向外、向四周涂擦，涂擦范围至少要距手术切口 15cm。涂擦碘酊一遍，待碘酊干后，用 70％的酒精涂擦两遍，将碘酊脱净。若为感染伤口或肛门处手术，则应从手术区外周，向感染部或肛门处涂抹消毒。已经接触污染部位的消毒液纱布或棉球，不应返回擦清洁处。

对婴儿皮肤、阴囊皮肤、植皮的供皮区皮肤，不用碘酊，只用 70％酒精涂擦 3 次即可，以免碘酊烧坏皮肤。

皮肤消毒后，铺无菌手术巾。铺无菌手术巾的目的，是盖住切口周围的皮肤，以尽可能减少手术时污染切口。

（三）铺无菌巾的方法

取 4 块无菌巾，每块无菌巾的一边折叠 1/4。折叠部盖在手术切口处的四周。铺巾的顺序是：第 1 块先铺下腹会阴侧；第 2 块铺操作者的对侧；第 3 块铺患者头侧；第 4 块铺操作者侧。然后用巾钳，夹住两巾的交叉处四角，加以固定。若有手术无菌塑料薄膜，可以直接将膜贴在手术处的无菌巾和皮肤上，不必用巾钳固定手术巾。切开皮肤后，薄膜仍黏附在切口周围，可确保手术中无菌巾不移动。

门诊小手术一般只铺一块无菌孔巾即可。中、大手术还须铺无菌大孔巾或大单两层，头端盖过麻醉架，足端和两侧需下垂超过手术台边 30cm。

第四节　手术中的无菌注意事项

除上述一些无菌准备外，所有参加手术的成员，在手术进行的过程中，还需严格、认真执行无菌操作规则，否则，即使上述无菌准备做得非常好，伤口仍有可能受到污染，发生术后伤口感染。一旦发生感染，有时可使手术失败，甚至危及患者生命，因此，如发现有人违反，必须立即纠正。无菌操作规则包括：

1. 手术人员洗手、穿无菌手术衣、戴无菌手套后，手和手臂以及前胸上身，不准再接触未经消毒的任何物品。两手上抬于前胸，不得下垂。肩部以上、腰部以下，背部及手术台边缘下，均应视为有菌区，手不准触及这些区域。

2. 手术过程中，传递手术器械时，应在胸前传递，不准从术者背后，向助手传递。坠落到手术台边缘以下的器械或物品，不准拾回再用。

3. 在手术过程中，同侧手术人员需互换位置，应先退后一步转过身，然后背对背的转向另一位置，以防某术者的背部，触及另一术者的前胸，造成污染。

4. 手术中如发现手套破裂或触及有菌物，应及时更换手套。前臂或肘部触碰到有菌区，应带无菌袖套或更换手术衣。器械台上或患者身上铺盖的无菌单，发现已被湿透（无菌隔离作用已不完整），应加盖干的无菌单，以免深部细菌透出造成污染。

5. 在切开空腔脏器如胃、肠和为化脓感染病变手术前，如阑尾炎，要用纱布或纱布垫盖好周围组织，以免有菌流出液污染。处理完毕后，将纱布或纱布垫丢入污物桶，不可洗后再用。

6. 除体表手术外，术前应清点器械和敷料，并加以登记。在关闭胸腹腔前，应核对器械敷料，待核对无误后，才能关闭胸腹腔，以免遗留在胸腹腔内造成严重后果。

7. 在缝合切口皮肤前，用70%酒精再涂擦消毒切口周围皮肤1次，缝合皮肤后，再用酒精消毒皮肤1次。

8. 参观手术人员应加以限制，不宜太多，不要太靠近手术人员，并尽量减少在室内走动，以减少污染机会。

　　以上8项无菌规则，应自始至终自觉、认真、严格执行，并相互监督。发现有人违反，要立即纠正。

（伍冀湘　许怀瑾）

第二章

麻 醉

麻醉是用药物使身体的一部分或全部暂时失去疼痛感觉，以消除患者痛苦，保证手术顺利进行的一种方法。任何外科手术，都必须无痛，不管是大手术、小手术、门诊手术，都无例外，否则就无法进行手术。

麻醉可分为全身麻醉和部分麻醉。全身麻醉方法很多，在这里仅介绍对短小日间手术和基层医院较为实用的镇静止痛技术和一些能快速苏醒的全身麻醉。局部麻醉则是本书实施较多的，大多数可由外科医生自己完成，在此做一个详细介绍。

部分麻醉可分为：

1. 局部麻醉　表面麻醉和局部浸润麻醉（局麻）。

2. 神经阻滞麻醉。

3. 椎管内麻醉。

第一节　局部麻醉

一、表面麻醉

表面麻醉是将穿透力强的局麻药，直接施于黏膜表面上，使其透过黏膜，阻滞位于黏膜下的神经末梢，使黏膜产生麻醉现象。

表面麻醉适用于眼、鼻、咽喉、气管、尿道黏膜的浅表手术，或内镜检查术。

常用方法：眼部为滴入法；鼻腔用涂敷法；咽喉、气管用喷雾法；尿道用灌入法。

常用药物：1%~2%丁卡因，或2%~4%利多卡因。具体方法在手术中再介绍。

二、浸润麻醉

浸润麻醉可分为皮内浸润麻醉和组织间浸润麻醉，是最常用的局部麻醉。只要把局麻药注射到组织内就可以，但注射不当，可造成镇痛不全。而注射量过多，可引起组织水肿。穿破血管可造成皮下出血、血肿，而影响手术野和手术操作。

（一）皮内浸润麻醉

是将局麻药注射在拟作切口的皮肤皮内，像做皮试一样注入皮内。方法是先在手术切口端的一端进针，针尖斜面向下刺入皮内（不是像皮试那样，针尖斜面向上）。针尖斜面向下，不仅患者痛感小，而且能使较多麻醉药物注入皮内。注药后，皮面上即形成一橘皮样隆起（皮丘）。每个皮丘的直径应在1.5~2cm。注毕将针拔出，然后在第一个皮丘的边缘进针，如上操作，形成第二个皮丘，如此连续注射，使在切口线上形成一皮丘带，这样患者只在注射第一针时有痛感。

常用的麻醉药物为1%~2%利多卡因或0.25%~0.5%罗哌卡因。

皮内浸润麻醉，适用于体表肿瘤，如皮脂腺囊肿、体表脂肪瘤、乳腺纤维瘤、脓肿切开引流等。

（二）组织间浸润麻醉

是将局麻药直接注射于手术区的组织内，以阻滞该区的神经末梢，达到麻醉效果。

操作的基本方法是：顺切口先做一皮内麻醉，切开皮肤和皮下组织，如手术要达到的部位还在深层，可在深层的肌膜下和肌层内再注射麻醉药物。分开肌肉后，如为腹膜，应浸润腹膜。如此浸润一层，切开一层。这种麻醉，用药时间比较分散，单位时间内的用药量不会太多，较为安全。

常用的局麻药为0.5%普鲁卡因、0.25%~0.5%利多卡因、0.25%~0.5%罗哌卡因。

行组织间浸润麻醉时，应注意以下几点：

1. 注入组织内的麻醉药物，要有一定的容积，使其能在组织中形成张力，以便借水压作用，能与神经末梢广泛接触，从而增强麻醉效果。

2. 如果手术区较大，估计用药量较多，一次用药量可能超过一次限量，如普鲁卡因，成人一次限量为1g，利多卡因为400mg，罗哌卡因200mg。在这种情况下，可以降低药液浓度，如配成0.25%的普鲁卡因和利多卡因、罗哌卡因。

3. 每次注药前，都要回抽，以免将药液注入血管内，避免边注药边进针的操作。

4. 为预防麻醉药的毒性反应，在局麻前，应常规给予苯二氮䓬类药和其他药物。如成人给肌内注射阿托品0.5mg，咪达唑仑（咪唑安定）5~10mg。术中避免用高浓度麻醉药物，并在局麻药中加肾上腺素1∶200 000。注药时要反复抽吸，避免将麻醉药物注入血管内，过去有局麻药过敏史者应忌用。

5. 一旦出现局麻药毒性反应时，应立即停止注射局麻药，并肌内或静脉注射适量的咪达唑仑，以制止抽搐，同时针对呼吸、循环情况，进行相应处理。

局麻药的毒性反应，可表现在中枢神经系统、循环系统、呼吸系统三方面。早期是兴奋，晚期为抑制。在中毒早期，患者可出现烦躁不安、头痛、恶心、谵妄、脉搏加快、血压上升、呼吸次数和深度增加等，继而面部、手部小肌肉出现抽动，进而出现惊厥、抽搐、神志不清、肌肉瘫痪、反射消失以及循环、呼吸衰竭等。

第二节　神经阻滞麻醉

神经阻滞麻醉是指将麻醉药，注射在神经干周围，阻滞其冲动传导，使受其支配的区域产生麻醉的一种方法。它操作比较简便，往往只需注射一处，即可获得较大的麻醉区域，但操作时，应熟悉局部解剖，以免发生严重并发症。随着医学的快速发展，若有条件使用神经刺激仪或超声指导下操作则更精确，达到最佳麻醉效果，这二者均有专门的书籍进行介绍，而且需要专业的学习，就不做过多介绍。

一、指（趾）根神经阻滞麻醉

指（趾）根神经阻滞麻醉，用于手指和足趾手术，用处十分广泛。支配手指背侧的神经，是桡神经和尺神经的分支（图 2-1）。支配手掌、手指掌面的神经，是正中神经和尺神经的分支（图 2-2）。每指有 4 根神经，即左右各有一掌侧指神经和左右各有一背侧指神经（图 2-3）。

用 6 号针头，在指根背侧部刺入（图 2-4）。针尖向前滑过指骨，至掌侧皮下，术者用手指抵于掌侧，可感到针尖（见图 2-3）。

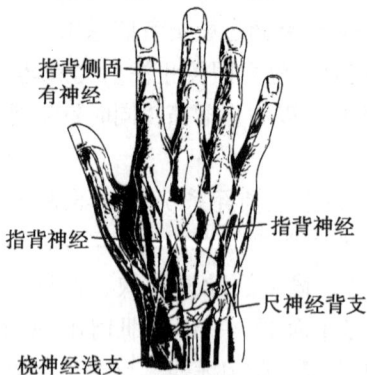

图 2-1　手背神经支配

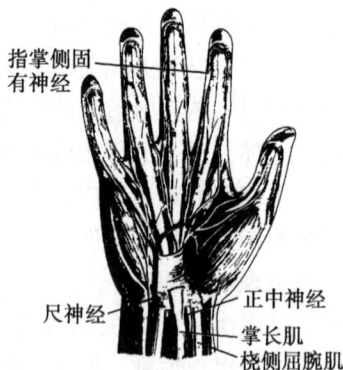

图 2-2　手掌神经支配

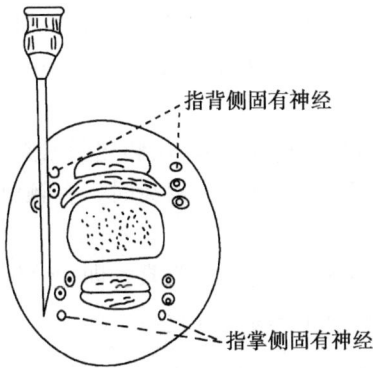

图2-3　手指神经支配示意图

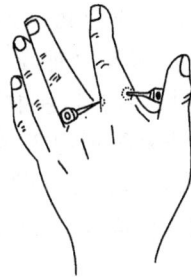

图2-4　指根部麻醉

　　将针后退0.2~0.3cm，注入2%利多卡因1ml。再将针后退至指背侧皮下，再注入利多卡因1ml。手指的另一侧如法注射。

　　每个手指注药不要超过6ml，以免局部肿胀严重，压迫指动脉，影响血液循环。

　　麻醉药物内不要加肾上腺素，以免指动脉收缩，影响手指血液循环，甚至造成手指坏死。

　　注射麻醉药物后应等待5分钟，待麻醉完全后再开始手术。

二、腕部神经阻滞麻醉

　　腕关节远端的掌指部手术，可采用腕部神经阻滞麻醉，需阻滞3根神经（图2-5）。

　　1. 阻滞桡神经　在桡骨茎突平面，桡动脉搏动处外侧（见图2-5），垂直进针，触及桡神经时，拇指、手背有触电感，即可注入2%利多卡因，或普鲁卡因2~3ml。

　　2. 阻滞正中神经　在患者握拳时，可见掌长肌腱和屈指浅肌腱突起，在掌长肌

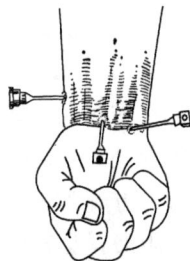

图2-5　腕部神经
阻滞麻醉

腱外侧，与桡骨茎突横切线的交叉点上（见图 2-5），将针垂直刺入。当触及正中神经时，手掌及第 2、3、4 指有触电感，即可注入麻醉药物 2~3ml。

3. 阻滞尺神经　在尺骨茎突平面上，尺侧屈腕肌腱内侧（见图 2-5），将注射针垂直刺入。触及尺神经时，有触电感，即注入麻醉药物 2~3ml。

麻醉药物内可加入 1∶200 000 的肾上腺素，即 2%的利多卡因或普鲁卡因 20ml 中，加肾上腺素 0.1mg。

三、臂丛神经阻滞麻醉

臂丛神经是由颈 5 至胸 1 脊神经前支组成。它们自椎间孔穿出后，经过前、中斜角肌之间的肌间沟，并在肌间沟中合并成臂神经丛，然后在锁骨上方，横过第 1 肋骨面，进入腋窝（图 2-6）。

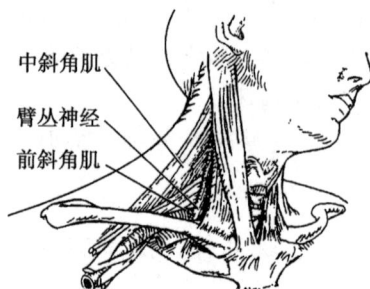

中斜角肌
臂丛神经
前斜角肌

图 2-6　臂丛神经与前、中斜角肌的解剖关系

在腋窝内，臂神经丛又分为正中神经、桡神经、尺神经和肌皮神经。并由椎前筋膜、斜角肌筋膜，形成一鞘膜包裹。在锁骨上方称为锁骨下动脉鞘膜，在腋窝内的则称腋鞘。

阻滞臂丛神经，一般在肌间沟、锁骨上、腋窝这三个径路进行（图 2-7）。实践中都把这三径路称为，颈进路、锁骨上进路和腋进路。

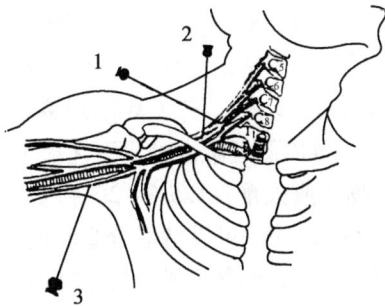

图 2-7 臂丛神经阻滞

1. 颈进路 又称肌间沟径路。患者取仰卧，头偏向对侧，手臂贴身旁，使肩下垂，头略抬，以显露胸锁乳突肌的锁骨头。在环状软骨水平，用手指在胸锁乳突肌锁骨头后缘，向外滑动，可摸到一条小肌肉，即前斜角肌，稍后即为中斜角肌。在前、中斜角肌之间有一凹陷，该凹陷上小下大，呈三角形。其深部可触及锁骨下动脉搏动，此凹陷即为肌间沟。于环状软骨做一水平线，与肌间沟的交点为穿刺点。用 7 号针头与皮肤垂直进针。在穿破椎前筋膜时，可有一突破感，然后针向内、向下方向进入少许，至接近臂丛时，患者常诉有异常感。

回抽无血或脑脊液后，即可注入局麻药，常用的是含 1 : 20 万肾上腺素的 1.5%~2% 利多卡因 20~25ml。

本法对尺神经阻滞可能不完全，因尺神经由颈 8 胸 1 神经纤维组成，位置较低，故本进路一般只适用于肩部手术。

2. 锁骨上进路 患者仰卧位，头转向健侧，肩部垫一小枕头，病侧上肢尽量向足端下伸。

在锁骨中点上缘上方 1cm 处进针，针向后、向内、向下刺入。当针头触及第 1 肋骨，沿第 1 肋骨纵轴向前后探索，直至患者有异常感，或放射到手指感，即示针头已达臂丛。注意，穿刺不能超过第 1 肋骨，以防刺破胸膜或肺（图 2-8）。

回抽无血、无气后，即可注入麻醉药物。本进路适用于上臂、前臂和手部手术，不适用于肩部手术。此外，上臂内侧皮肤由胸 1 或胸 2 神经支配，该区常出现麻醉不全，需另用0.5%普鲁卡因在上臂内侧近腋窝处皮下注射半圈。

常用麻醉药物，成人量，1.5%~2%利多卡因（加肾上腺素 1：200 000）20~25ml，可维持麻醉 2 小时左右；并发症有局麻药毒性反应、气胸、局部血肿、膈神经及喉返神经被阻滞以及 Horner 综合征等。

3. 腋进路　患者取仰卧位，剃去腋毛，患肢外展 90°，前臂向上屈曲 90°，呈行军礼姿势。常规消毒皮肤，铺无菌巾。术者站在患者患侧，先在胸大肌下缘，与臂内侧缘相接处，摸到腋动脉搏动后，沿搏动向腋窝顶部摸到搏动的最高点（图 2-9），即腋动脉。

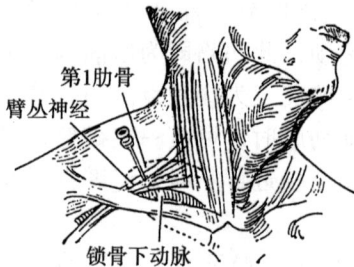

第1肋骨
臂丛神经

锁骨下动脉

图 2-8　锁骨上进路法

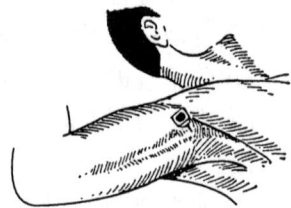

图 2-9　腋进路法

用左手示指和中指固定皮肤和动脉，在腋动脉两侧，各刺入 7 号针头一个，刺入时有刺破腋鞘的感觉，即停止深入。松开手指，见针头随动脉搏动而摇动，即表示穿刺位置准确。抽吸无血后，注入 1.5%利多卡因（加肾上腺素）30ml，或 1%利多卡因 40ml。

腋进路适用于前臂和手部手术，但由于肌皮神经在喙突水平处已离开腋鞘，进入喙肱肌，故肌皮神经常不易阻滞完全。

受其支配的前臂外侧、拇指底部，往往麻醉效果较差，为此，注药时，用一手指压迫注射点远端，以便使药液向腋鞘近端扩散，从而有可能阻滞肌皮神经。

腋进路的并发症较少，其主要并发症为局麻药的反应，故注药时应注意不要误注入血管内。腋进路也可用于儿童。麻醉药的剂量以 0.6ml/kg 计算。

四、颈丛神经阻滞麻醉

颈丛神经是由颈 1 至颈 4 脊神经组成，它们构成深丛和浅丛，支配颈部的肌肉和皮肤。

深丛位于斜角肌间。与臂丛神经在同一个平面，并且都为椎前筋膜所覆盖。

浅丛沿胸锁乳突肌后缘，从筋膜下穿出至表面，并分成多个分支（图 2-10），支配颈部的浅表结构和皮肤。

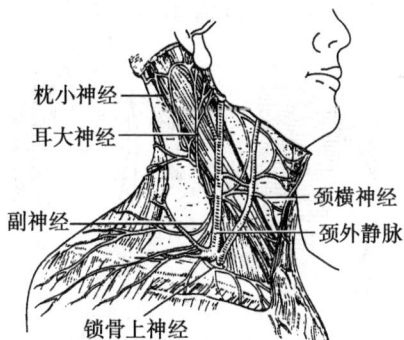

图 2-10 颈浅丛神经分布

颈丛神经阻滞适用于颈部手术，一般常用于甲状腺手术。

1. 深丛阻滞　患者仰卧，头转向对侧，在胸锁乳突肌和颈外静脉交叉点附近，用手指向深处压，即可触到第 4 颈椎横突，用 7 号针头，在此水平刺入 2~3cm，即可触及横突的骨质，回抽无血，注入 1% 利多卡因（加肾上腺素 1：200 000）

10ml。也可经肌间沟阻滞，方法与臂丛神经的肌间沟径路相同。但穿刺点应在肌间沟尖端。刺过椎前筋膜后，不需找异常感，即可注药。

2. 浅丛阻滞 体位同深丛阻滞，在胸锁乳突肌后缘中点，用 7 号针垂直刺入皮下，注入 1%利多卡因 6~8ml。

五、足踝部神经阻滞麻醉

足部感觉的神经支配由胫后神经（在足底又分为足底内侧神经和足底外侧神经），腓深、浅神经，隐神经和腓肠神经组成（图 2-11）。基本上所有的前、中足手术都可以在足踝部神经阻滞麻醉下完成。如外翻矫正手术、第 2 跖骨头坏死重建手术、跖间神经瘤松解切除术、足背隆突症的骨赘切除术甚至跖跗关节骨折脱位的复位固定等，可根据需要分别阻滞上述神经，如足内侧手术可以阻滞胫后神经，腓深、浅神经，隐神经。而如果还有足外侧手术就需要增加阻滞腓肠神经。

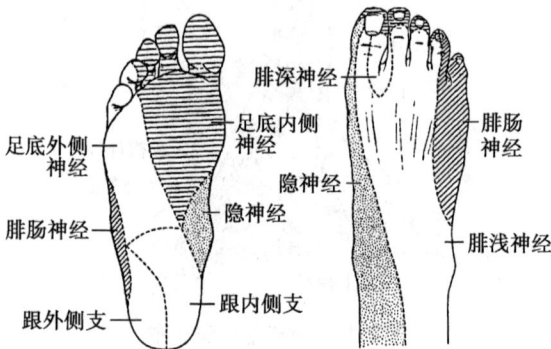

图 2-11 足部神经支配分布

为了延长神经阻滞麻醉的作用时间，可采用短、长效麻醉药物混合的方法。如使用 1%利多卡因 10ml 和 0.4%布比卡因（丁哌卡因）10ml 混合组成麻醉药物，在 20 分钟左右可达到足部完全无痛效果，完成 2 小时左右足部手术。术后镇痛的时间可达到 6~10 小时。

1. 胫后神经阻滞 胫后神经位于内踝后方的踝管内，和胫后动脉相毗邻。如果麻醉药物只注射进入踝管，麻醉药物起效的时间会很长。有时也不能确定是否确实注入了踝管，因此，不能保证具有较好的麻醉效果。如果在注射时，注射针头触及胫后神经，患者有足趾麻木或"触电"的感觉，此时针头稍微退出，注入麻醉药物。可产生确切的麻醉效果。

注射方法：

（1）患者仰卧位，患肢膝关节屈曲，髋关节外旋、外展。在内踝尖部上方约 3cm，从胫后肌腱的内侧缘前方水平向前进针，如未触及胫后神经，后神经阻滞而达到骨质后，可退出。抬高针尾后再次进针，触及胫后神经后，注入麻醉药物 2~3ml（图 2-12）。

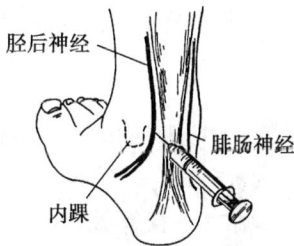

图 2-12 胫后神经阻滞

（2）患者体位如上。在内踝尖部上方约 3cm，从内踝后缘到跟腱内侧缘中点，针头与皮肤呈 60° 进针，进入 1~1.5cm，触及胫后神经后注入麻醉药物 2~3ml。有些患者内踝后方软组织较薄，可以用手指触及胫后神经，直接穿刺注入麻醉药物即可。

2. 腓浅神经、隐神经阻滞 腓浅神经和隐神经在踝前方都进入皮下组织。实际阻滞时不需要特别寻找，只要在踝关节间隙前方远端 2~3cm，从内踝前向外踝前皮下横向注射即可。一般注入麻醉药物 10ml（图 2-13）。

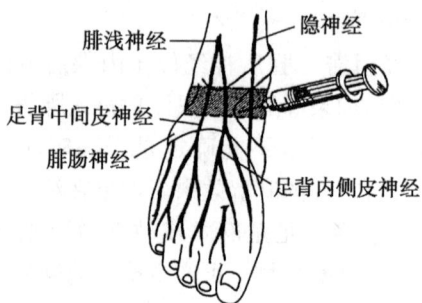

图 2-13 腓浅神经、隐神经阻滞

3. 腓深神经阻滞 腓深神经由踝关节前方深部组织穿出后，和足背动脉伴行向远侧，支配第 1、2 趾蹼间隙皮肤。腓深神经阻滞于踝前胫前动脉搏动处内侧进针 1~1.5cm，此处进针较深；也可于第 1、2 跖骨基底之间用手指触摸清楚足背动脉搏动后，由其内侧进针至皮下，推注麻醉药物 1~2ml，避免穿入胫前动脉（图 2-14）。

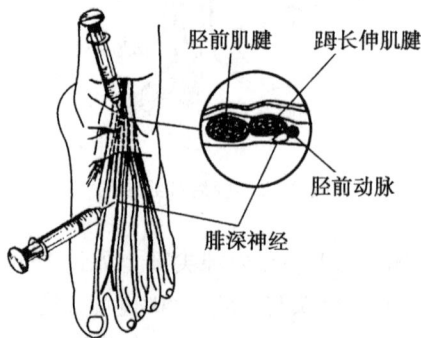

图 2-14 腓深神经阻滞

4. 腓肠神经阻滞 如果足外侧手术，需要增加腓肠神经的阻滞。可在阻滞腓浅神经、隐神经时，继续向足的外侧注射，达到足外侧缘即可。

神经阻滞存在局麻药中毒、血肿等不良反应，尤其是布比卡因，有心肌毒性副作用。故此在推注麻醉药物时应注意回抽无血，避免药物直接入血，造成全身中毒反应；推药后应压迫局部，避免血肿形成。更重要的是，施行麻醉时应注意不能超过药物的最大安全剂量。利多卡因单剂最大剂量不超过4.5mg/kg，即70kg成人不超过300mg，相当于1%利多卡因约30ml；布比卡因单剂最大剂量不超过2.5mg/kg，即70kg成人不超过175mg，相当于0.5%布比卡因35ml。

六、腰骶丛神经阻滞麻醉

1. 解剖　腰骶丛由腰丛和骶丛组成（图2-15）。腰丛来源于 $L_1 \sim L_3$ 神经根前支、一部分 T_{12} 和一部分 L_4 神经根，其出椎间孔后位于腰大肌深面、腰椎横突前方的筋膜间隙中，即腰大肌间隙。腰丛的主要分支为股神经（$L_2 \sim L_4$ 后股）、闭孔神经（$L_2 \sim L_4$ 前股），还包括支配腰大肌、髂肌和腰方肌的肌支和股前外侧皮神经（$L_2 \sim L_3$）、髂腹下神经（L_1）、髂腹股沟神经（L_1）、生殖股神经（$L_1 \sim L_2$）。骶丛来源于 $L_4 \sim L_5$、$S_1 \sim S_3$ 神经根前支和一部分 S_4 前支，其中 $L_4 \sim L_5$ 神经根组成腰骶干，长 3~4cm，横断面是卵圆形，宽约 10mm，厚 4mm，含约 40个神经束及许多神经外膜成分。它位于腰大肌下方，在骶骨体外侧斜行向外下横越骶髂关节前方，位于髂总血管后方，在梨状肌上缘加入骶丛汇合。骶丛的主要分支为坐骨神经，其中胫神经及腘绳肌肌支部分来源于 $L_4 \sim L_5$、$S_1 \sim S_3$ 的前股，腓总神经来源于 $L_4 \sim L_5$、$S_1 \sim S_2$ 的后股；还包括臀上神经（$L_4 \sim L_5$、S_1）、臀下神经（L_5、$S_1 \sim S_2$）、阴部内神经（$S_2 \sim S_4$）、股后皮神经（$S_1 \sim S_3$）和支配梨状肌、闭孔内肌、股方肌等的肌支。坐骨神经从梨状肌下的坐骨大孔穿出骨盆，并在股骨大转子和坐骨结节间下行，沿髋关节外旋肌表面走行，在腘窝腘横纹上方约 4~10cm 分离为两个部分胫神经和腓总神经（图2-19），并各自继续向下走行。

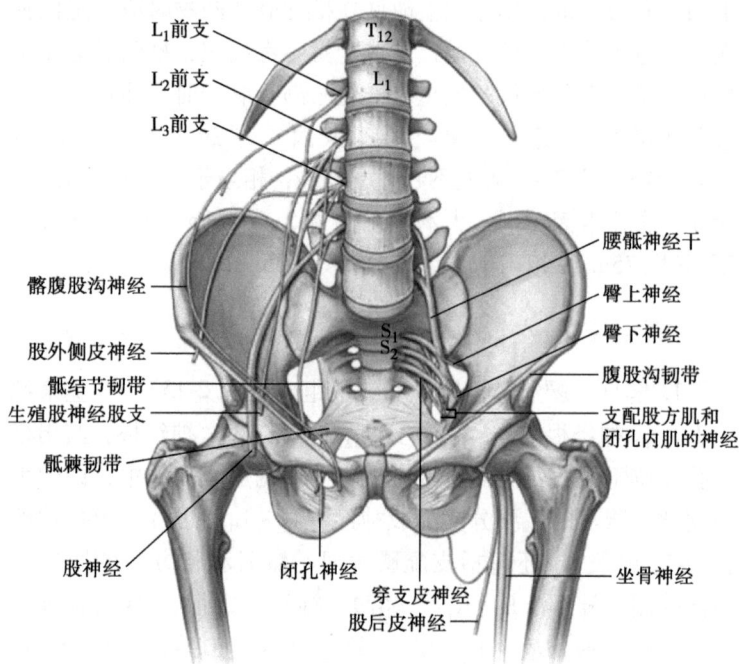

图 2-15 腰骶丛解剖图

2. 腰丛阻滞 首先说明一下，腰丛阻滞因为需要穿刺入深层肌肉，所以局麻药中毒的风险要远大于浅表阻滞技术。腰神经根临近硬膜外腔，这更有可能带来局麻药在硬膜外腔扩散的风险，鉴于以上原因，在选择局麻药的种类、容量和浓度时应当小心，尤其是对于高龄、虚弱、肥胖的患者。由于腰丛阻滞范围包括大腿前外侧和内侧、膝盖及膝盖以下隐神经支配区域，当联合坐骨神经阻滞时可使整个下肢得到阻滞效果。但其技术操作的复杂性和潜在风险常被其他更简单的操作替代（如髂筋膜和股神经阻滞），故选择腰丛阻滞要权衡利弊，同时也考验操作者的经验和熟练程度。

　　定位和操作使用标准的区域阻滞消毒包和 10cm 长 21G 穿刺针，患者取患侧在上的屈膝侧卧位，为提高穿刺成功率，患者双肩和臀部一定要与床垂直，穿刺针与患者身体垂直。穿刺点的定位分两种，一种叫 Capdevila 法：经髂后上棘画棘突连线的平行线，经 L_4 棘突画两平行线的垂直线，以两平行线之间的中外 1/3 交界点为穿刺点。另一种是常用的 Winnie 法（图 2-16）：骨盆最高点为髂峰，以髂脊连线中点（相当于 L_4 的棘突，或 $L_3 \sim L_4$ 间隙），垂直于脊柱水平线，向患侧 4～5cm，向骶尾侧 2～4cm 的范围均为腰丛神经阻滞的穿刺范围。消毒范围和方法类似椎管内麻醉，10cm 长的穿刺针经皮垂直刺入，直达 L_4 横突受阻，然后将针尖滑过 L_4 横突的上缘，再前进 0.5～2cm 后有明显的落空感表明已到位。或者用神经刺激器引发股四头肌肌颤或髌骨上抬确认腰丛注入局麻药，为保证起效快，作用时间长且毒性小，一般用 0.8% 利多卡因混合 0.4% 罗哌卡因 30～35ml。神经刺激器大大提高了该阻滞的准确度。

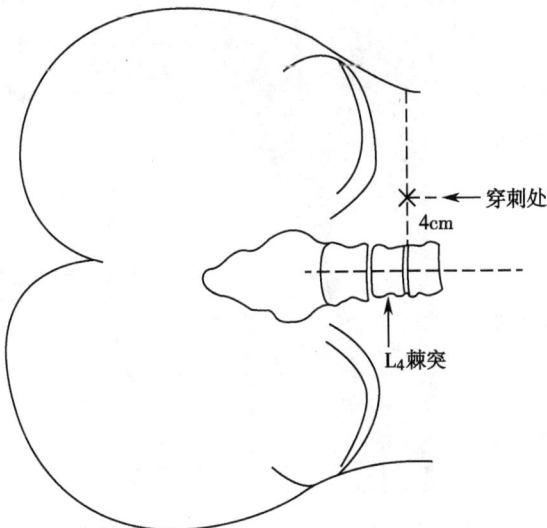

图 2-16　腰丛阻滞定位图

阻滞范围：一般为隐神经支配区域即大腿前内侧皮肤、膝以下腿部内侧皮肤和足部皮肤，还有股神经支配的股四头肌，闭孔神经发出的运动支和分布于大腿和膝关节内侧的皮肤感觉支，股外侧皮神经、髂腹下神经、髂腹股沟神经和生殖股神经的体表感觉支。

3. 坐骨神经阻滞 经臀肌入路（图 2-17）：标准的区域阻滞消毒包和 10cm 长 21G 穿刺针，患者处于患侧在上的侧卧位，大腿向腹部弯曲约 70°，在股骨大转子和髂后上棘之间画

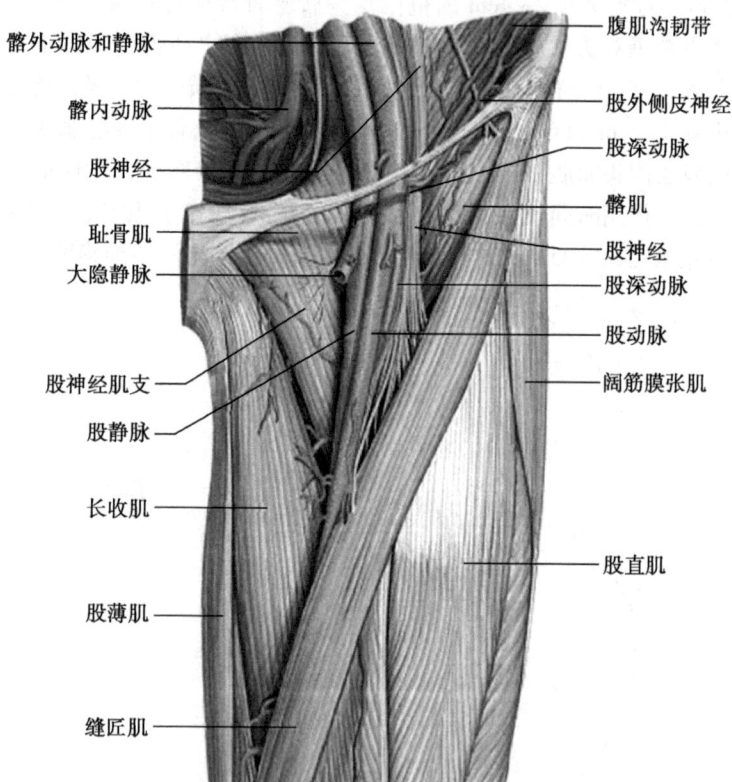

图 2-17 经臀肌入路坐骨神经阻滞定位图

一条直线并标出该线中点，经中点垂直于该线，向尾侧 4 ~ 5cm 处，或者此延长线与大转子和骶裂孔连线的交点即为进针点，常规消毒铺巾，10cm 长的穿刺针垂直刺入，可以此为中心在四周探测以觅得下肢异感，即可注入 0.8% 利多卡因混合 0.4% 罗哌卡因 20ml。或者用神经刺激器引发腘绳肌、腓肠肌、足或足趾的抽动效果更好。

坐骨神经的阻滞范围包括大腿后侧皮肤、腘绳肌、股二头肌、部分髋关节、膝关节以及膝以下出小腿内侧皮肤外的所有区域，坐骨神经阻滞联合腰丛基本能完成包括髋关节及以下整个下肢的手术。

七、股神经、腘窝神经阻滞麻醉

1. 解剖　股神经（图 2-15，图 2-18）起自腰丛，由腰 2、腰 3、腰 4 神经前支后股组成。它由腰大肌外缘穿出，向下斜行于髂筋膜深面，在腰大肌与髂肌之间到达股筋膜鞘，在髂窝内发出髂肌支及腰大肌支。主干经腹股沟韧带深面、髂腰肌表面，由肌间隙进入股三角，位于股动脉的外侧。股神经穿过腹股沟后 2 ~ 3cm，分出前支和后支，前支又分为股内侧皮神经和股中间皮神经，支配股前内侧皮肤，并发出运动支支配缝匠肌和耻骨肌；后支先分出肌支配股四头肌，后分出一皮神经，即隐神经。隐神经伴随股动脉、股静脉由股三角进入内收肌管，自该管的下端穿出筋膜，在膝部位于缝匠肌之后，然后行于皮下与大隐静脉伴行到达内踝。

腘窝解剖（图 2-19）：来自骨盆的坐骨神经在腘窝距腘横纹（即腘窝皱褶）4 ~ 10cm 胫神经、腓总神经，腘窝内还有腘静脉和腘动脉。胫神经位于腘窝的最浅面，于腘窝上角由坐骨神经分出，沿腘窝中线下行，到腘肌下缘穿比目鱼肌腱弓，进入小腿后区。在腘窝内，发出肌支、关节挚至附近肌肉和膝关节。另发出腓肠内侧皮神经，伴小隐静脉下行至小腿后面，加入腓肠神经。腓总神经为坐骨神经的另一终末支,一般起自腘窝上角,沿股二头肌腱内侧缘行向外下,越腓肠肌外侧头表面,至腓骨头下方,绕腓骨颈,在此分成腓浅和腓深神经。腓总神经在腘窝发出关节支和皮支(腓神经交通支和腓肠外侧皮神经)支配小腿下部。

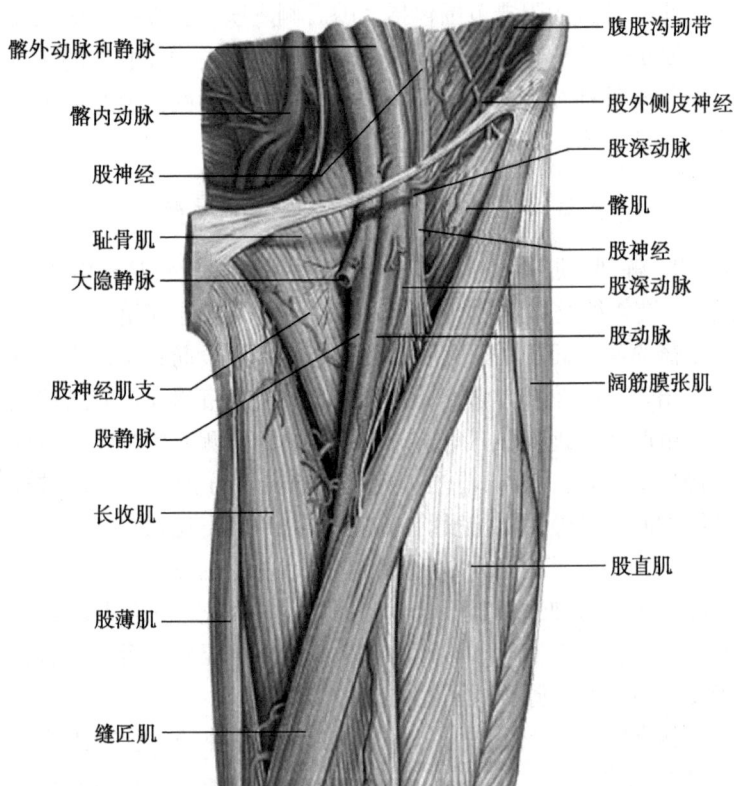

图 2-18 股神经解剖图

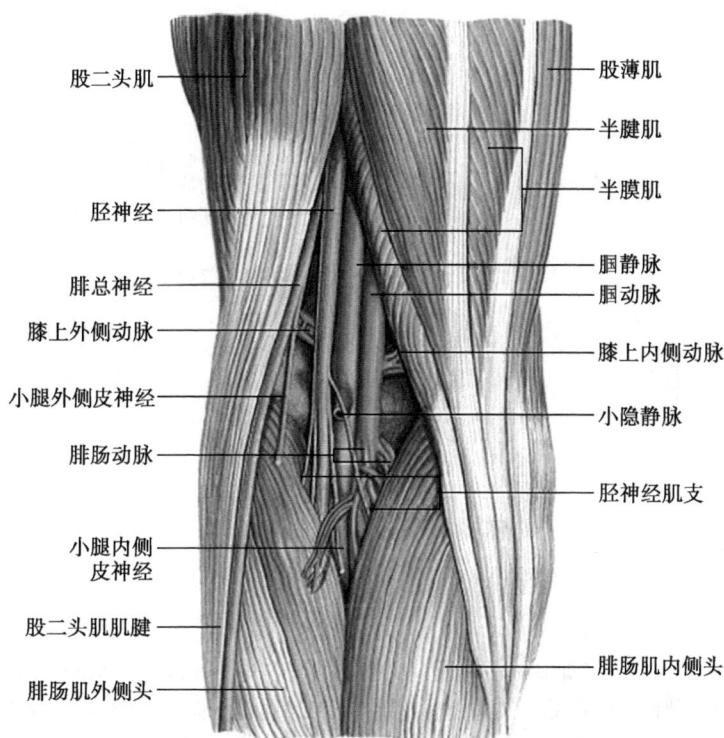

图 2-19　腘窝解剖

股二头肌

股薄肌

半腱肌

半膜肌

胫神经

腘静脉
腘动脉

腓总神经

膝上外侧动脉

膝上内侧动脉

小腿外侧皮神经

小隐静脉

腓肠动脉

胫神经肌支

小腿内侧皮神经

股二头肌肌腱

腓肠肌外侧头

腓肠肌内侧头

2. 股神经阻滞（图 2-20）　标准的区域阻滞消毒包和 10cm 长 21G 穿刺针，定位患者仰卧位，双腿伸直，在患侧腹股沟韧带下面扪及股动脉搏动，于股动脉搏动外侧 1cm 处，相当于耻骨联合顶点水平处作标记为穿刺点。在此穿刺点垂直刺入，针尖突破深筋膜时有落空感或者有异感出现，若无异感则与腹股沟韧带平行方向扇形注药 20ml。

股神经阻滞范围包括大腿前侧、大部分股骨和膝关节区域的皮肤和肌肉，以及小腿内侧的皮肤。

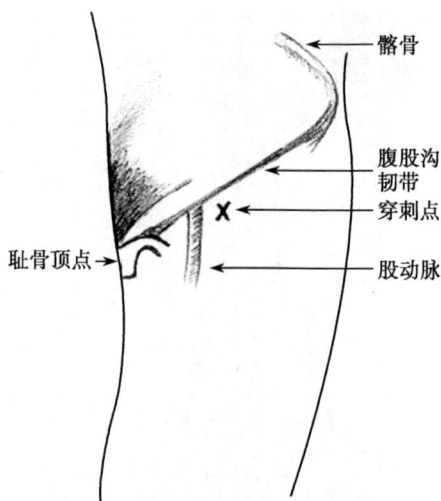

图 2-20　股神经阻滞定位图

3. 腘窝神经阻滞

（1）后路（图 2-21）：是腘窝水平坐骨神经阻滞的传统入路。标准区域阻滞消毒包和 5cm 长的 22G 穿刺针，取俯卧位，患侧膝关节屈曲，勾画出外侧的股二头肌肌腱、内侧为重叠的半膜肌腱和半腱肌腱，下界为腘横纹，在腘窝横纹往大腿向上 7cm 处做一水平线连接股二头肌肌腱和半腱肌腱，此连线的中点偏外侧 1cm 即为穿刺点，穿刺针与皮肤向大腿侧呈 45°~60°角度刺入，足踝、足、足趾有异感注药 30~40ml。

（2）侧入路（图 2-22）：优点是患者平卧，在患侧距髌骨上凹向外侧 10~12cm 即腘横纹处，向上方 7cm 处，即股外侧肌和股二头肌之间的凹陷内即为穿刺点，同后路法一样有异感即注药 30~40ml。

可以看出腘窝神经阻滞的腘窝水平的坐骨神经，范围包括除外内侧皮肤的整个小腿远端 2/3。内侧由隐神经支配，若增加隐神经阻滞使用小腿止血带完成膝关节以下手术，腘窝神经阻滞足够。

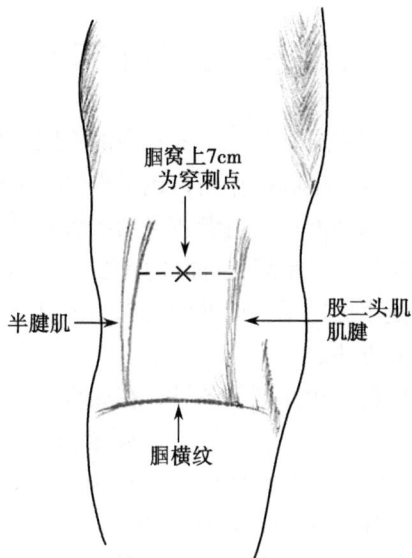

图 2-21 腘窝后路坐骨神经阻滞定位图

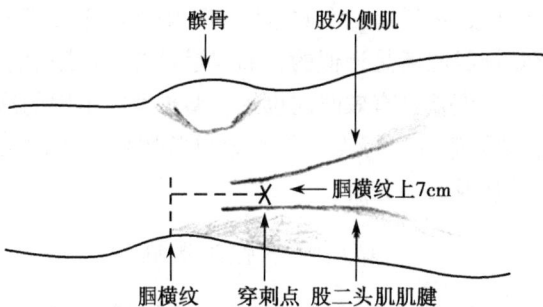

图 2-22 腘窝侧入路坐骨神经阻滞定位图

这里需要说明的是，由于下肢的神经阻滞比上肢位置更深，而且解剖变异也比较多，若无异常感觉则阻滞成功率大大降低，而在 B 超引导下或神经刺激仪提示下成功率更好，并发症也会降低。

（许怀瑾 张建中）

第三节 椎管内麻醉

椎管内麻醉系将局麻药注入椎管内的不同腔隙，使脊神经所支配的相应区域产生麻醉作用，包括蛛网膜下腔阻滞麻醉和硬膜外阻滞麻醉两种方法，后者还包括骶管阻滞。椎管内麻醉始于 19 世纪 90 年代，是现代麻醉的重要组成部分，尽管全身麻醉进展更快使用更广泛，但椎管内麻醉因自身特点仍是国内目前常用的麻醉方法之一。

椎管内麻醉药物相同剂量各异，在此将药物一起介绍，常用的局麻药有丁卡因、布比卡因（丁哌卡因）、辛可卡因（地布卡因）、罗哌卡因和利多卡因。其作用时间取决于脂溶性及蛋白结合力。上述药物的作用时间从短至长依次为：利多卡因、丁卡因、辛可卡因、布比卡因、罗哌卡因。所以可根据手术时间长短选择不同局麻药。罗哌卡因是第一个纯镜像体长效酰胺类局麻药，用等量的罗哌卡因和丁哌卡因于硬膜外阻滞所产生的感觉神经阻滞是近似的，而对运动神经的阻滞前者则不仅起效慢、强度差且有效时间也短，鉴于罗哌卡因的这种明显的感觉-运动阻滞分离特点，临床上更常用罗哌卡因硬膜外阻滞做术后镇痛及无痛分娩。

一、蛛网膜下腔阻滞麻醉

蛛网膜下腔阻滞系把局麻药注入蛛网膜下腔，使脊神经根、背根神经节及脊髓表面部分产生不同程度的阻滞，常简称为脊麻。每种麻醉方法的适应证和禁忌证都存在相对性，在选用时，除参考其固有的适应证与禁忌证外，还应根据麻醉医师自己的技术水平、患者的全身情况及手术要求等条件来决定。

【适应证】

1. 下腹部手术 如阑尾切除术、腹股沟疝修补术。

2. 肛门及会阴部手术 如痔切除术、肛瘘切除术、前庭大腺囊肿摘除术、阴茎及睾丸切除术等。

3. 盆腔手术 包括一些妇产科及泌尿外科手术，如子宫及附件切除术、膀胱手术、下尿道手术及开放性前列腺切除术等。

4. 下肢手术 包括下肢骨、血管、截肢及皮肤移植手术。止痛效果比硬膜外阻滞更完全，且可避免止血带不适。

【禁忌证】

1. 精神病、严重神经症以及小儿等不能合作的患者。

2. 严重低血容量的患者 此类患者在脊麻发生作用后，可能发生血压骤降，甚至心搏骤停，故术前访视患者时，应切实重视失血、脱水及营养不良等有关情况，特别应衡量血容量状态，并仔细检查，以防意外。

3. 凝血功能异常的患者 凝血功能异常者，穿刺部位易出血，导致血肿形成及蛛网膜下腔出血，重者可致截瘫。

4. 穿刺部位有感染的患者 穿刺部位有炎症或感染者，脊麻有可能将致病菌带入蛛网膜下腔引起急性脑脊膜炎的危险。

5. 中枢神经系统疾病，特别是脊髓或脊神经根病变者，麻醉后有可能后遗长期麻痹，疑有颅内高压患者也应列为禁忌。

6. 脊椎外伤或有严重腰背痛病史者，禁用脊麻。脊椎畸形者，使解剖结构异常，也应慎用脊麻。

【穿刺步骤】

1. 麻醉前准备

（1）麻醉前用药：患者最好保持清醒状态，以利于进行阻滞平面的调节。除非患者术前疼痛难忍，麻醉前不必使用吗啡或哌替啶等镇痛药。

（2）麻醉用具：目前一般用市售一次性穿刺包。在准备过程中，认真检查穿刺针、各种药物核对，并把手术台调节到需要的位置。准备好给氧装置、人工通气器械及其他急救用品和阿托品、麻黄碱等药品，以备紧急使用。

（3）药物的配制：一般配成重比重液、等比重液或轻比重液以利药物的弥散和分布。重比重液其比重大于脑脊液，容易下沉，向尾侧扩散，常通过加葡萄糖溶液，重比重液是临床上应用最多的脊麻液。轻比重液其比重小于脑脊液，但由于轻比重液可能导致阻滞平面过高，目前已很少采用。利多卡因重比重液常用 2% 利多卡因 60～100mg，加入 5% 葡萄糖液 0.5ml。丁卡因重比重液常用 1% 丁卡因、10% 葡萄糖液及生理盐水各 1ml 配制而成。布比卡因重比重液取 0.5% 丁哌卡因 2ml 或 0.75% 布比卡因 2ml，加 10% 葡萄糖 0.8ml 及生理盐水 0.2ml 配制而成，罗哌卡因重比重液取 0.75% 布比卡因 2ml 或 1% 布比卡因 1.5ml，加 10% 葡萄糖 0.8ml 及生理盐水 0.2/0.7ml 配制而成。

2. 穿刺体位　蛛网膜下腔穿刺体位，一般可取侧位或坐位，以前者最常用。

（1）侧位：取左侧或右侧卧位，两手抱膝，大腿贴近腹壁。头尽量向胸部屈曲，使腰背部向后弓成弧形，棘突间隙张开，便于穿刺。背部与床面垂直，平齐手术台边沿。采用重比重液时，手术侧置于下方，采用轻比重液时，手术侧置于上方。

（2）坐位：臀部与手术台边沿相齐，两足踏于凳上，两手置膝，头下垂，使腰背部向后弓出。这种体位需有助手协助，以扶持患者保持体位不变。如果患者于坐位下出现头晕或血压变化等症状，应立即平卧，经处理后改用侧卧位穿刺。鞍区麻醉一般需要取坐位（图 2-23）。

3. 穿刺部位　蛛网膜下腔常选用腰 2～腰 4 棘突间隙，此处的蛛网膜下腔最宽，脊髓于此也已形成终丝，故无伤及脊髓

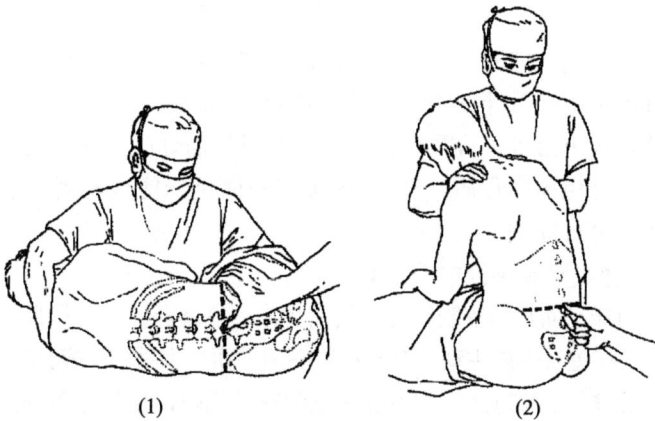

图 2-23 脊椎麻醉穿刺体位

（1）侧卧位；（2）坐位

之虞。确定穿刺点的方法是：取两侧髂嵴的最高点做连线，与脊柱相交处，即为第 4 腰椎或腰 3~腰 4 棘突间隙，再往头侧一个间隙为腰 2~腰 3 棘突间隙。

4. 穿刺方法 穿刺点用 1%~2% 利多卡因做皮内、皮下和棘间韧带逐层浸润。

常用的蛛网膜下腔穿刺术有以下两种：

（1）直入法：用左手拇指、示指固定穿刺点皮肤。将穿刺针在棘突间隙中点，与患者背部垂直，针尖稍向头侧缓慢刺入，并仔细体会针尖处的阻力变化。当针穿过黄韧带时，有阻力突然消失"落空"感觉，继续推进常有第二个"落空"感觉，提示已穿破硬膜与蛛网膜而进入蛛网膜下腔。如果进针较快，常将黄韧带和硬膜一并刺穿，则往往只有一次"落空"感觉。

（2）旁入法：于棘突间隙中点旁开 1.5cm 处做局部浸润。穿刺针与皮肤成 75° 对准棘突间隙中心点刺入，经黄韧带及硬脊膜而达蛛网膜下腔。本法可避开棘上及棘间韧带，特别适用于韧带钙化的老年患者或脊椎畸形或棘突间隙不清楚的肥胖患者。

针尖进入蛛网膜下腔后，拔出针芯即有脑脊液流出，如未见流出可旋转针干 180°或用注射器缓慢抽吸。经上述处理仍无脑脊液流出者，应重新穿刺。穿刺时如遇骨质，应改变进针方向，避免损伤骨质。经 3~5 次穿刺而仍未能成功者，应改换间隙另行穿刺。

【影响阻滞平面的因素】

阻滞平面是指皮肤感觉消失的界限，麻醉药注入蛛网膜下腔后，须在短时间内主动调节和控制麻醉平面达到手术所需的范围，且又要避免平面过高。这不仅关系到麻醉成败，且与患者安危有密切关系，是蛛网膜下腔阻滞操作技术中最重要的环节。

许多因素影响蛛网膜下腔阻滞平面，其中最重要的因素是局麻药的剂量及比重，椎管的形状以及注药时病人的体位。其中患者体位和局麻药的比重是两个主要因素，局麻药注入脑脊液后，重比重液向低处移动，轻比重液向高处移动，等比重液即停留在注药点附近，但是体位的影响主要在 5~10 分钟内起作用，超过此时限，药物已与脊神经充分结合，体位调节的作用就会无效。一般来讲，注药的速度愈快，麻醉范围愈广；相反，注药速度愈慢，药物愈集中，麻醉范围愈小（尤其是低比重液）。一般以每 5 秒注入 1ml 药物为适宜，但利多卡因容易扩散，注射还可以减慢，鞍区麻醉时，注射速度可减至每 30 秒 1ml，以使药物集中于骶部。总之影响蛛网膜下腔阻滞平面的因素有：

1. 患者情况　年龄、身高、体重、性别、腹内压、脊柱的解剖结构、体位。

2. 穿刺技术　穿刺点、针头方向、斜面方向、注射速度、抽液加药注射。

3. 脑脊液因素　脑脊液组成、循环、容量、压力、密度。

4. 局麻药因素　局麻药比重、局麻药体积、局麻药浓度、局麻药注入量、辅助用的血管收缩药。

【麻醉中的管理】

蛛网膜下腔阻滞后可能引起一系列生理扰乱，其程度与阻滞平面有密切关系。平面愈高，扰乱愈明显。因此，须切实注意平面的调节，密切观察病情变化，并及时处理。

1. 血压下降和心率缓慢 蛛网膜下腔阻滞平面超过胸4后，常出现血压下降，多数于注药后 15～30 分钟发生，同时伴心率缓慢，严重者可因脑供血不足而出现恶心、呕吐、面色苍白、躁动不安等症状。这类血压下降主要是由于交感神经节前神经纤维被阻滞，使小动脉扩张，周围阻力下降，加之血液淤积于周围血管系，静脉回心血量减少，心排血量下降而造成。心率缓慢是由于交感神经部分被阻滞，迷走神经呈相对亢进所致。血压下降的程度，主要取决于阻滞平面的高低，但与患者心血管功能代偿状态以及是否伴有高血压、血容量不足或酸中毒等情况有密切关系。处理上应首先考虑补充血容量，如果无效可给予血管活性药物（麻黄碱、间羟胺等），直到血压回升为止。对心率缓慢者可考虑静脉注射阿托品 0.25～0.5mg 以降低迷走神经张力。

2. 呼吸抑制 因胸段脊神经阻滞引起肋间肌麻痹，可出现呼吸抑制表现为胸式呼吸微弱，腹式呼吸增强，严重时患者潮气量减少，咳嗽无力，不能发声，甚至发绀，应迅速有效吸氧。如果发生全脊麻而引起呼吸停止，血压骤降或心搏骤停，应立即施行气管内插管人工呼吸、维持循环等措施进行抢救。

3. 恶心、呕吐 诱因：①血压骤降，脑供血骤减，兴奋呕吐中枢；②迷走神经功能亢进，胃肠蠕动增加；③手术牵引内脏。一旦出现恶心、呕吐，应检查是否有麻醉平面过高及血压下降，并采取相应措施；或暂停手术以减少迷走刺激；或施行内脏神经阻滞，一般多能收到良好效果。若仍不能制止呕吐，可考虑使用昂丹斯琼、异丙嗪或氟哌利多等药物镇吐。

二、硬膜外间隙阻滞麻醉

将局麻药注入硬脊膜外间隙，阻滞脊神经根，使其支配的区域产生暂时性麻痹，称为硬膜外间隙阻滞麻醉，简称为硬膜外阻滞。

硬膜外阻滞有单次法和连续法两种。单次法系穿刺后将预定的局麻药全部陆续注入硬膜外间隙以产生麻醉作用。连续法是在单次法基础上通过穿刺针，在硬膜外间隙置入塑料导管，根据病情、手术范围和时间，分次给药，使麻醉时间得以延长，并发症明显减少。连续硬膜外阻滞已成为临床上常用的麻醉方法之一。

根据脊神经阻滞部位不同，可将硬膜外阻滞分为高位、中位、低位及骶管阻滞。

【适应证与禁忌证】

参见本节"一、蛛网膜下腔阻滞麻醉"。

【穿刺步骤】

术前准备，及穿刺体位与蛛网膜阻滞法相同。穿刺点应根据手术部位选定，一般取支配手术范围中央的相应棘突间隙。通常上肢穿刺点在胸 3~胸 4 棘突间隙，上腹部手术在胸 7~胸 10 棘突间隙，中腹部手术在胸 9~胸 11 棘突间隙，下腹部手术在胸 12~腰 2 棘突间隙，下肢手术在腰 3~腰 4 棘突间隙，会阴部手术在腰 4~腰 5 间隙，也可用骶管麻醉。

穿刺方法亦与蛛网膜阻滞法相同，针尖所经的组织层次也与脊麻时一样，如穿透黄韧带有阻力骤失感，即提示已进入硬膜外间隙。临床上一般穿刺到黄韧带时，阻力增大有韧感，此时可将针芯取下，用一湿润的空注射器与穿刺针衔接，当推动注射器芯时即感到有弹回的阻力感，此后边进针边推动注射器芯试探阻力，一旦突破黄韧带则阻力消失，犹如"落空感"，同时注液毫无阻力，表示针尖已进入硬膜外间隙。临床上也常用负压法来判断硬膜外间隙，即抵达黄韧带后，拔出针芯，于针尾置一滴液体（悬滴法）或于针尾置一盛有液体的玻璃接管（玻璃法），当针尖穿透黄韧带而进入硬膜外间隙时，悬滴（或管内液体）被吸入，此种负压现象于颈胸段穿刺时比腰段清楚。除上述两项指标外，还有气泡外溢试验（将空气快速注入，如针尖在硬膜外间隙，可见多个气泡外溢）、抽吸试验（硬膜外间隙抽吸无脑脊液）、正压气囊试验（正压气囊进入硬膜外间隙而塌陷）及置管试验（在硬膜外间隙置管无阻力）。试验用药也可初步判断是否在硬膜外间隙。

确定针尖已进入硬膜外间隙后，即可经针蒂插入硬膜外导管。插管时应先测量皮肤至硬膜外间隙的距离，然后即行置管，导管再进入硬膜外腔 3～5cm，然后边拔针边固定导管，直至将针退出皮肤，在拔针过程中不要随意改变针尖的斜口方向，以防斜口割断导管。针拔出后，调整后导管在硬膜外的长度，然后在导管尾端接上注射器，注入少许生理盐水，如无阻力，并回吸无血或脑脊液，即可固定导管。置管过程中如患者出现肢体异常感或弹跳，提示导管已偏于一侧而刺激脊神经根，为避免脊神经损害，应将穿刺针与导管一并拔出，重新穿刺置管。如需将导管退出重插时，须将导管与穿刺针一并拔出。如导管内有全血流出，经冲洗无效后，应考虑另换间隙穿刺。

常用药物利多卡因常用 1%～2% 浓度，作用持续时间为 1.5 小时，成年人一次最大用量为 400mg。丁卡因常用浓度为 0.25%～0.33%，10～15 分钟起效，维持时间达 3～4 小时，一次最大用量为 60mg。布比卡因（丁哌卡因）常用浓度为 0.5%～0.75%，4～10 分钟起效，可维持 4～6 小时，但肌肉松弛效果只有 0.75% 溶液才满意。罗哌卡因浓度 0.5%～1%，总剂量可用至 150～200mg，10～20 分钟起效，持续时间为 4～6 小时。

决定硬膜外阻滞范围的最主要因素是药物的容量，而决定阻滞深度及作用持续时间的主要因素则是药物的浓度。一般颈胸部手术浓度相对低，用于腹部手术浓度相对高。此外，浓度的选择与患者全身情况有关，健壮患者所需的浓度宜偏高，虚弱或年老患者，浓度要偏低。

穿刺置管成功后即应注入试验剂量 3~5ml，目的在于排除误入蛛网膜下腔的可能；此外，从试验剂量所出现的阻滞范围及血压波动幅度，可了解患者对药物的耐受性以指导继续用药的剂量。观察 5~10 分钟后，如无蛛网膜下腔阻滞征象，可根据临床经验一次性注入预定量，一般需 15~20ml，之后每 40~60 分钟给予追加首次用量的 1/3~1/2，直至手术结束。

【硬膜外阻滞的管理】

1. 药物容量和注射速度　容量愈大，注速愈快，阻滞范围愈广，反之，则阻滞范围窄，但临床实践证明，快速注药对扩大阻滞范围的作用有限。

2. 导管的位置和方向　导管向头侧时，药物易向头侧扩散；向尾侧时，则可多向尾侧扩散 1~2 个节段，但仍以向头侧扩散为主。如果导管偏于一侧，可出现单侧麻醉，偶尔导管误入椎间孔，则只能阻滞几个脊神经根。

3. 患者的情况　婴幼儿、老年人硬膜外间隙小，用药量应减少。妊娠后期，由于下腔静脉受压，间隙相对变小，药物容易扩散，用药量也应减少。某些病理因素，如脱水、血容量不足等，可加速药物扩散，用药应格外慎重。

【术中管理】

硬膜外间隙注入局麻药 5~10 分钟内，在穿刺部位的上下各 2、3 节段的皮肤支配区可出现感觉迟钝；20 分钟内阻滞范围可扩大到所预期的范围，麻醉也趋完全。针刺皮肤测痛可得知阻滞的范围和效果。除感觉神经被阻滞外，交感神经、运动神经也遭阻滞，由此可引起一系列生理扰乱。同脊麻一样，最常见的是血压下降、呼吸抑制和恶心、呕吐。因此术中应注意麻醉平面，密切观察病情变化，及时进行处理。

鉴于脊麻及硬膜外麻醉各有其特点，临床上有些情况下采用脊椎硬膜外联合麻醉技术，此方法既有脊麻的起效时间快、阻滞效果好的优点，也可通过硬膜外置管提供长时间手术麻醉及术后镇痛。脊椎硬膜外联合麻醉常用于产科麻醉和镇痛。

麻醉方法：患者准备同硬膜外阻滞，当硬膜外穿刺针进入硬膜外间隙后，取一根长脊麻针（Sprotte 24G）经硬膜外穿刺针内向前推进，直到出现典型穿破硬膜的落空感。拔出脊麻针的针芯，见有脑脊液顺畅流出，即可证实。将麻醉药物注入蛛网膜下腔，然后拔出脊麻针，再按标准方法经硬膜外穿刺置入导管。需再次止痛时，可试验硬膜外导管并按标准方法经其给药达到止痛标准。因其起效迅速，在产科麻醉中，无论是在常规行硬膜外麻醉之前的产程初期，还是在临近分娩时，这种联合麻醉技术都很适用。

三、骶管阻滞麻醉

骶管阻滞是经骶裂孔穿刺，注局麻药于骶管腔以阻滞骶脊神经，是硬膜外阻滞的一种方法，适用于直肠、肛门会阴部手术，也可用于婴幼儿及学龄前儿童的腹部手术。

骶裂孔和骶角是骶管穿刺点的重要解剖标志，其定位方法是：先摸清尾骨尖，沿中线向头方向摸至 4cm 处（成人），可触及一个有弹性的凹陷，即为骶裂孔，在孔的两旁可触到蚕豆大的骨质隆起，是为骶角。两骶角连线的中点，即为穿刺点。髂后上嵴连线在第二骶椎平面，是硬脊膜囊的终止部位，骶管穿刺针如果越过此连线，即有误穿蛛网膜下腔而发生全脊麻的危险。

骶管穿刺术：可取侧卧位或俯卧位。侧卧位时，腰背应尽量向后弓曲，双膝屈向腹部。俯卧位时，髋部需垫厚枕以抬高骨盆，暴露骶部。于骶裂孔中心做皮内小丘，将穿刺针垂直刺进皮肤，当刺到骶尾韧带时有弹韧感觉，稍进针有阻力消失感觉。此时将针干向尾侧方向倾倒，与皮肤成30°~45°角，顺势推进2cm，即可到达骶管腔。接上注射器，抽吸无脑脊液，注射生理盐水和空气全无阻力，也无皮肤隆起，证实针尖确在骶管腔内，即可注入试验剂量，观察无蛛网膜下腔阻滞现象后，可分次注入药液。

骶管穿刺成功的关键，在于掌握好穿刺针的方向。如果针与皮肤角度过小，即针体过度放平，针尖可在骶管的后壁受阻；若角度过大，针尖常可触及骶管前壁。穿刺如遇骨质，不宜用暴力，应退针少许，调整针体倾斜度后再进针，以免引起剧痛和损伤骶管静脉丛。

骶管有丰富的静脉丛，除容易穿刺损伤出血外，对麻醉药物的吸收也快，故较易引起轻重不等的毒性反应。此外，当抽吸有较多回血时，应放弃骶管阻滞，改用腰部硬膜外阻滞。约有20%正常人的骶管呈解剖学异常，骶裂孔畸形或闭锁者占10%，如发现有异常，不应选用骶管阻滞。鉴于传统的骶管阻滞法，针的方向不好准确把握，难免阻滞失败。近年来对国人的骶骨进行解剖学研究，发现自骶2~骶4均可裂开，故可采用较容易的穿刺方法，与腰部硬膜外阻滞法相同，在骶2平面以下先摸清骶裂孔，穿刺针自中线垂直进针，易进入骶裂孔。改进的穿刺方法失败率减少，并发症发生率也降低。

（王家和）

第四节　监控下麻醉管理

本书中大多数手术都是在局部麻醉下能完成，但仅局麻不能消除病人的恐惧和焦虑。局麻辅以镇静术（sedation）既可以减轻恐惧和焦虑的程度，又安全无痛。Scamman将镇静术的特点概括为三个方面：①可与病人保持语言交流；②遗忘，消除焦虑；③止痛，又有学者将其称为镇静止痛术（sedative analgesia）。随着患者对舒适手术的需求增加，术者希望患者术前减少焦虑、恐惧，减少术中因恐惧不适造成的不自主运动，增加患者的合作程度和对手术的耐受，这需要专业麻醉医师提供特殊的麻醉服务，监护患者的生命体征并适当给予麻醉药达到术者所需的镇静镇痛，称为监控下麻醉管理（monitored anesthesia care，MAC），以强调麻醉安全。MAC 的宗旨是监测患者的生命体征，在不危害循环和呼吸的条件下，使用镇痛、镇静、抗焦虑和遗忘的药物使实施 MAC 的患者有一个轻松而舒适的手术前期、平稳应激反应小的手术期，还必须有一个快而满意的恢复期。

MAC 的分级，有几种方法：Ramsay 评分，警惕性/镇静评分（OAA/S），镇静目测类评分（VAS），脑电-双频指数评分（EGG-BIS）等，基本大同小异，这里不做详细介绍，这里仅介绍 ASA 1999 年 10 月制定镇静分级标准：

1. 浅镇静（minimal sedation，anxiolysis） 对指令反应迅速，呼吸、循环无变化，认知/运动功能可能受损。

2. 中度镇静/镇痛（moderate sedation，concious sedation）只对指令或轻度的刺激出现有目的的反应，能维持自主呼吸和循环功能的稳定，保护性反射存在。

3. 深镇静/镇痛（deep sedation/analgesia） 意识水平受到抑制，病人不易唤醒，对疼痛刺激有反应，可能需要辅助通气，心血管功能稳定。

4. 全麻（general anesthesia） 失去意识，自主通气功能通常受损。

可以看到，尽管对镇静程度进行分级，但镇静镇痛在麻醉中是随用药量增加而发生的连续性过程。单药物而言，这些镇静止痛药同时也是全身麻醉所用药物，仅剂量和复合药物数量不同而已。由于个体差异，对药物的反应不同，很容易从一个镇静深度过渡到另一深度，甚至变成全麻。而一般 MAC 希望控制在浅至中度镇静，即安全又能满足术者的需要，这里需要强调说明的是，必须在术者局麻满意，有完善的镇痛下才能达到此要求，仅靠 MAC 的镇痛是不能满足手术的镇痛要求的。因此在局麻完善的情况下，镇静止痛术给药必须是渐进性的，在病人舒适和安全之间获得一个满意的平衡点，防止镇静过深，同时对呼吸、循环系统的变化持续监护，否则难以保证病人安全。如需逆转过深镇静，可用相应拮抗药。

以眼科手术为例，部分眼科手术操作在局麻完善的基础上，MAC 可获得满意效果。成年人可用氟哌利多 10μg/kg 加芬太尼 1μg/kg 静脉注射为首次量，此后不再应用氟哌利多，仅以芬太尼 0.008～0.01μg/(kg·min) 静脉注射维持，手术结束前提前 20～30min 停药即可。该法镇静、镇痛作用较好，但顺行性遗忘欠佳。咪达唑仑（咪唑安定）首次剂量 25～60μg/kg 静脉注射，0.25～1.0μg/(kg·min) 静脉注射维持，或丙泊酚首剂量 250～1000μg/kg 静脉注射，10～50μg/(kg·min) 静脉注射维持，可维持镇静于 OAA/S 评分的 2～3 级。术中与病人保持语言联系，随时了解镇静程度，调整注药速度，可取得完善的镇静遗忘和心理保护作用。

一、常用的药物

1. 镇静催眠药　氟哌利多、地西泮、咪达唑仑（咪唑安定）、丙泊酚（异丙酚）等。地西泮和咪达唑仑作为术前用药对患者镇静抗焦虑和遗忘有很好的作用且不影响患者的配合度，丙泊酚是目前使用最多的超短效静脉麻醉药之一，以镇静为主，大剂量可实施一般浅表手术。据报道，局麻时静注咪达唑仑 2mg 和丙泊酚 25～75μg/(kg·min) 有明显增强顺行性遗忘和抗焦虑作用，且不延长苏醒期。氟哌利多 5mg、芬太尼 100μg、咪达唑仑 2mg 是最常用的局麻、神经阻滞和椎管内麻醉的辅助镇静镇痛药，能缓解患者焦虑、减轻术中牵拉的不适，提高患者麻醉质量。

2. 镇痛药物 阿片类镇痛药芬太尼、瑞芬太尼。瑞芬太尼是目前最常用的麻醉性镇痛药，瑞芬太尼起效快，作用持续时间 5~10 分钟，其分布半衰期为 1 分钟，消除半衰期为 6 分钟，停止给药后 5~10 分钟，镇痛效果消失，是阿片类药物作用时间最短的。其起效快，作用时间短，术后苏醒快的特点特别适合短小日间手术。一般镇静剂量在 $0.5~1\mu g/(kg \cdot min)$，常与丙泊酚联合输注。COX-2 抑制剂帕瑞昔布钠、氟比洛芬酯。帕瑞昔布钠镇痛效果与芬太尼相仿，时间长，用于外科局麻小肿物切除、疝气修补，术前 30 分钟肌注 40mg 可持续 6~12 小时，且无呼吸抑制，是外科医生能使用的安全性较高的镇痛药物，氟比洛芬酯有类似效果但时效稍短，约 4~6 小时。为消除患者的恐惧心理，达到记忆遗忘，小剂量丙泊酚辅以短效阿片类药芬太尼或瑞芬太尼，可取得更好的镇静镇痛效果。有了充分的镇静、抗焦虑和遗忘，许多患者可以监护下的麻醉管理替代全麻或椎管内阻滞完成手术。

3. 镇静止痛药 氯胺酮，尽管它的镇痛短而镇静时间长，有术后谵妄、嗜睡等副作用，但该药便宜，正常剂量时呼吸影响小，给予静脉 0.2~0.4mg/kg 镇静，仍是基层医院较好的镇静药。

4. α_2 受体激动剂 可乐定、右美托咪啶等。右美托咪定是一种新型高选择性的 α_2 受体激动剂，亲和力是可乐定得 8 倍，具有镇静、催眠、抗焦虑、镇痛、抑制交感兴奋、减少儿茶酚胺释放等作用，是目前用于 MAC 研究最多的药物之一，术前经鼻给药用于儿童 1~2μg/kg，起效时间 25 分钟，持续时间 55~100 分钟，取得满意镇静效果。静脉 0.2~0.7μg/(kg·h) 用于成人 MAC，提高各类手术的麻醉管理质量，有许多的优势，但它的副作用又使它的应用需要麻醉医师的专业知识。

5. 拮抗剂 氟马西尼在术毕用来拮抗苯二氮䓬类药物的镇静作用，纳洛酮、佳苏仑常用来拮抗阿片类药物的呼吸抑制作用。

二、常用的给药技术

1. 医师控制镇静技术 是目前最常用的镇静方法。根据情况可以采用间断给药或连续给药。间断给药法：根据患者的具体情况和手术需要选择合适的镇静、镇痛药物，采用逐步给药，使患者达到理想的镇静、镇痛状态。间断给药常用于简单和短小手术。一般开始给予镇静药物如咪达唑仑（0.05mg/kg）或丙泊酚（0.5mg/kg），手术开始前 3~5 分钟给予芬太尼 25~50μg（缓慢注射）。术中根据需要追加镇静，镇痛药物。间断给药时，应注意防止因药物滞后效应反复追加用药而引起累积现象，出现镇静过深。连续给药法：连续静脉注射可避免间断给药出现的药效波峰和波谷现象，维持镇静中相对平稳的血药浓度，减少镇静、镇痛药物的用量，缩短清醒时间，减少并发症的发生。术中应根据患者的反应、手术刺激的强度及时调节静脉输注的速度。联合用药时，应充分考虑药物之间的相互作用。目前最常用的是丙泊酚和瑞芬太尼。右美也常用于恒速输注，但可控性较丙泊酚差一些，需要监护并提前停药。

2. 患者自控镇静技术 是指由医师制定镇静给药方案，而由患者决定给药时间和次数的镇静方法。该技术克服了个体之间药代动力学的差异，适合不同个体的镇静需要；同时赋予患者自己控制镇静深度的权力，在心理上获得成就感。患者自控镇静最常用的药物为丙泊酚和咪达唑仑，或单独或联合应用阿片类药物芬太尼、瑞芬太尼。

相对于全身麻醉而言，MAC 用药种类和剂量都要少很多，但是围术期监护要求是一样的，要监护血压、ECG、心率、血氧，备好人工辅助通气的有关设备，一旦麻醉过深呼吸抑制要有及时供氧措施。

三、MAC 恢复期管理和离院标准

一般 MAC 患者手术结束即苏醒，但离院应更严格，达到以下几点：生命体征平稳至少 1 小时，定向力恢复正常，能自主行走且不伴头晕，疼痛轻微，无恶心、呕吐等不良反应，由麻醉医师和手术医师共同签署术后回家注意事项和需要帮助时的联系地点和专业人员，必须由具备负责能力的成人护送并在家照看。

第五节 全身麻醉

全身麻醉是通过麻醉药物在中枢神经系统发挥药理抑制作用，使人进入可逆的无意识状态，达到手术时无痛的目的和一些其他抑制性要求（如肌肉松弛、反射抑制）。临床表现为神志消失、全身痛觉消失、遗忘、反射抑制和骨骼肌松弛。这种抑制是完全可逆的，当药物被代谢或从体内排出后，患者的神志及各种反射逐渐恢复。相对局部麻醉而言，全身麻醉对患者生理状态的影响更为显著，但随着患者对手术舒适度要求的提高，手术的微创化，快通道麻醉的发展，特别是日间手术的开展，对患者实施安全高效的全身麻醉逐渐成为一些小手术的首选。

一、麻醉前处理

1. 患者的选择 由手术医生和麻醉医生共同决定。患者的选择原则上选择创伤小、对生理影响小，术后不会发生严重并发症的手术，一般来讲，患者病情不十分复杂，多为 ASA 分级 I～II级，近几年认为 ASA 分级 III级的患者若处于病情稳定期和代偿状态，手术时间不超过 90 分钟，患者年龄 6 个

月至 70 岁之间较合适。健康状况差于 ASA 分级 Ⅲ 级，如脆性糖尿病、不稳定心绞痛、未缓解的哮喘患者，困难气道不易气管插管，合并循环呼吸问题的过度肥胖患者，年龄小于 60 周的早产儿或伴有呼吸道疾病的儿童，手术出血量大，凝血功能障碍，近期滥用药物，服用单胺氧化酶抑制剂，心理障碍患者等均不宜日间麻醉。另外患者不能独自居住，手术后必须有成人陪同回家，保证家中有家人或邻居照看，并有完善的通讯设备，以便术后出现紧急情况时能及时与医生取得联系。

2. 麻醉前准备　虽然手术相对小且快（24 小时内完成住院到手术完成并出院全过程），但从安全性来说术前处理要更详细，明确让患者了解诊疗步骤、检查的目的和预期结果，以及出现并发症可能转为住院留观的必要性。术前禁食仍是必需的，时间不能少于 6 小时。

3. 术前用药　应达到抗焦虑、镇静、镇痛、遗忘、对抗迷走神经作用、预防术后恶心呕吐和反流误吸，并且不影响术后苏醒。常选用短效苯二氮䓬类和抗交感类药。咪达唑仑（咪唑安定）可在术前静注 1~3mg。右旋美托咪啶为 α_2-肾上腺素受体激动剂，有较好的镇静作用，可减少麻醉药和镇痛药的用量。由于全麻术后有一定恶心、呕吐的发生率，会大大影响术后离院，严重者需留院观察，因此可适当给予 H_2-受体拮抗药和甲氧氯普胺减少残留胃液量。

4. 全麻相关机器和药物均应备齐全。

二、常用麻醉药物

首先要说明的是全身麻醉药物很多，这里只介绍与日间手术相关的各种中短效麻醉药，除吸入麻醉药外，靶浓度控制技术（target controlled infusion，TCI）使用的丙泊酚（异丙酚）和瑞芬太尼，可控性好，无药物蓄积，更是日间手术中 MAC 和全身麻醉的主要药物（区别是剂量不同而已）。总之全身麻醉就是要维持患者无痛，意识消失，肌肉松弛及器官功能正常，应激反应得到抑制，水、电解质及酸碱保持平衡，血液丢失得到及时补充。为实现这个目的，完善的全身麻醉主要涉及三大类药：一是全麻药，如丙泊酚、咪达唑仑、七氟烷（七氟醚）等，这类药物可以使患者入睡，意识消失，对手术过程无记忆；二是麻醉性镇痛药，如芬太尼等阿片类药物，可以减少疼痛，抑制应激反应；三是骨骼肌松弛药，日间手术一般用短效药物。

1. 吸入性麻醉药物　氧化亚氮、七氟烷等，氧化亚氮的镇痛效果比较好但效能低，可用于口腔科的拔牙，一般与其他麻醉药联合应用。七氟烷因诱导苏醒均快，常用于小儿和成人门诊小手术，小儿用面罩吸入法 6L/min 氧+8% 七氟烷吸入，2~3 分钟可插喉罩，3%~4% 维持下能完成许多小手术。

2. 静脉麻醉药物　阿片类（芬太尼、舒芬太尼、瑞芬太尼）、丙泊酚、咪达唑仑、依托咪酯等，现在使用最多的是诱导瑞芬太尼 $1~2\mu g/kg$，丙泊酚 $2~3mg/kg$，加上肌松药可插喉罩和气管导管；维持量：一般瑞芬太尼 $0.1~0.2\mu g/(kg \cdot min)$，丙泊酚 $4~8\mu g/(kg \cdot min)$。停药后一般 20 分钟内苏醒。

3. 肌肉松弛药　非去极化肌松药（罗库溴铵、阿曲库铵、维库溴铵、米库氯铵）、去极化肌松药（如琥珀胆碱），在日间手术中一般对肌松要求不高，尽量少用，即使用也以短效药为主。

三、麻醉的实施

1. 全身麻醉方法　有吸入麻醉、静脉麻醉和复合麻醉。吸入麻醉是指挥发性麻醉药或麻醉气体由麻醉机经呼吸系统吸收入血，抑制中枢神经系统而产生的全身麻醉方法。单纯的吸入麻醉诱导适用于不宜用静脉麻醉及不易保持静脉开放的小儿、困难气道和喉罩插管等，对嗜酒者、体格强壮者不宜采用。静脉麻醉是指将一种或几种药物经静脉注入，通过血液循环作用于中枢神经系统而产生全身麻醉的方法。静脉麻醉诱导更为舒适，适合多数常规麻醉情况（包括吸入性全身麻醉）。复合麻醉是同时或先后使用几种不同的麻醉药物或技术，达到镇痛、遗忘、肌松、自主反射抑制并维持生命体征稳定的麻醉方法。它强调联合用药，不仅可以最大限度地体现每类药物的药理作用，而且还可减少各药物的用量及副作用。这种方法在提高麻醉质量、保证患者的安全和降低医疗费用等诸多方面都发挥出了十分重要的作用。静吸复合麻醉是其典型代表。如静脉麻醉诱导，吸入麻醉维持；或吸入麻醉诱导，静脉麻醉维持；或者静脉诱导，静吸复合维持。由于静脉麻醉起效快，诱导平稳，而吸入麻醉易于管理，麻醉深浅易于控制；纯 TCI 控制的瑞芬太尼和丙泊酚静脉麻醉起效和苏醒均快而平稳。除以上全身麻醉外，现在临床上开展的无痛检查/治疗技术越来越多，例如无痛胃镜，无痛人流等，这其实也是一种全身麻醉技术，给予静脉麻醉剂（丙泊酚常用）和镇痛药物（瑞芬太尼），达到患者入睡和无痛的状态，但是多为短小操作，大多不需要插管控制呼吸，但是有呼吸抑制、误吸性肺炎等风险。根据手术刺激强度及每个患者具体情况来调节吸入麻醉药的浓度、静脉麻醉药的输注速率，以提供相对合理的麻醉维持血药浓度。但应注意，由于伤害刺激在术中并非一成不变，因此应根据具体情况（手术的大小、刺激的程度及患者的反应等）选择合适的靶浓度。

2. 麻醉诱导　可采用静脉注射丙泊酚、瑞芬太尼诱导，但七氟烷作为一种新型吸入麻醉药，对呼吸道无明显刺激性，诱导没有丙泊酚的注射疼痛，适合小儿。

呼吸道管理分为三类：①开放气道保留呼吸或者面罩辅助通气。有一些 10 分钟以内的简单操作或手术采取此种方式，例如无痛胃镜检查、节育吸宫术、肛周脓肿切开，膀胱镜检查等，一般使用瑞芬太尼和丙泊酚。②气管内插管一般可在静脉诱导后完成，但刺激较强有较大的心血管反应和咽喉相关不适。有些手术如气管异物、食管异物、鼾症等，由于手术部位与气道通用，为保证手术安全，只能气管插管全麻，手术短小，只要使用半衰期短的药物，还是安全的，目前最常用的是瑞芬太尼和丙泊酚维持的静脉麻醉，单独或者联合使用七氟烷吸入麻醉。③喉罩全麻这是目前日间手术使用越来越多的一种麻醉方式，相对于开放的气道，喉罩更安全，而与气管插管比，心血管反应和咽喉不适的副作用更少，它的诱导用药更少更平稳，苏醒也更快捷舒适。而且能满足大多数需要全麻的小手术的需要。

3. 麻醉维持 所有的全麻药几乎都曾用于门诊麻醉。氯胺酮可广泛用于小儿门诊手术，静脉或肌内注射均可。但用于成人门诊手术，术后噩梦发生率高。丙泊酚麻醉诱导迅速、苏醒快，是目前应用最广的静脉麻醉药。它具有高度脂溶性，静注后迅速分布至组织中，极少发生术后恶心、呕吐，且苏醒期有一定程度的欣快感，符合静脉麻醉药的"黄金标准"。丙泊酚镇痛作用较差，而芬太尼为强效麻醉性镇痛药，镇痛效果强，作用时间短。丙泊酚与超短效阿片类镇痛药瑞芬太尼合用更好，其起效快，作用时间短，术后苏醒快的特点特别适合短小日间手术。吸入麻醉药在全麻维持中仍占有主要地位。七氟烷临床作用迅速、消失快。七氟烷对呼吸道无刺激性是其最大优点，尤其适用于小儿麻醉。也可与短效阿片类药瑞芬太尼合用。门诊短小手术可以不使用肌松药。时间稍长的可使用中短效肌松药阿曲库铵、维库溴铵和短效的米库氯铵。即使在门诊短小手术中使用也很少需要拮抗，气管插管后恢复快，不用新斯的明和格隆溴铵，降低了术后恶心、呕吐的发生率和肌痛等不良反应。

4. 麻醉苏醒 吸入和静脉药物停止后患者会逐渐清醒，

吸入麻醉药苏醒过程中的残余易导致患者烦躁、呕吐，甚至抑制清醒状况和呼吸。在洗出吸入性麻醉药时，静脉可给予一定的止痛药来增加患者对气管导管的耐受，以有利于吸入药的尽早排出，同时还可减轻拔管时的应激反应。而静脉麻醉只要有足够镇痛，其苏醒过程患者会更平稳。丙泊酚恢复期副作用最少。依托咪酯麻醉后，苏醒期常出现躁动，咪达唑仑可以较好地减少这些副作用，但使得恢复延迟。患者在恢复期出现躁动首先应该排除缺氧、二氧化碳蓄积、伤口痛及肌松药残余；如果使用了吸入麻醉药还应考虑其洗出是否彻底。目前停药前根据手术刺激给予芬太尼、氟比洛芬酯、派瑞昔布钠等止痛药后，先停吸入麻醉药，再停瑞芬太尼和丙泊酚后苏醒效果更好更平稳。

四、麻醉恢复和离院标准

（一）麻醉恢复

日间手术患者的麻醉恢复可分为 3 个阶段，即早期、中期和晚期。①早期恢复：麻醉结束至患者从麻醉中苏醒，本阶段为麻醉后并发症的高发期，患者平卧需严密的生命体征监护；②中期恢复：清醒后至达到出院标准，中期恢复在院内完成，即在麻醉后恢复室（postanesthesia care unit PACU）经生命体征的监护、吸氧、镇静、镇痛及止吐等处置后，直至患者能独立饮水、行走和活动，如果患者在手术室即达到恢复中期，叫作快通道；③晚期恢复：是指能进行正常的日常活动，需离院后回家继续恢复，直至完全恢复正常生活并能重新开始工作。需在院内恢复的两个阶段尤为重要，因为术后发生剧烈疼痛、恶心、呕吐、头晕、嗜睡、呼吸抑制等并发症在这两个时期为高发期，会延长患者离院时间，恰当地预防和处理这些并发症可有效地缩短术后患者的院内恢复时间，增加床位周转率。

（二）离院标准

对于接受日间手术麻醉的患者离院标准应该比住院患者离开手术室或麻醉后 PACU 的标准更严格。患者离院时应达到相应的离院标准，其具体要求为：①意识和定向能力恢复正常；②下肢的感觉、运动功能、本体觉和反射以及排便功能恢复正常，尤其是硬膜外麻醉和蛛网膜下腔麻醉的患者；③呼吸、循环稳定；④无手术和麻醉相关并发症；⑤无出血、渗血；⑥坐立或走动无眩晕，且无恶心、呕吐；⑦使用止血带或石膏固定远程肢体无肿胀、感觉正常、血液循环良好；⑧膀胱镜检查后尿液清澈；⑨切勿自驾车或最好能有人护送；⑩改良 Aldrete 评分法是判定患者能否进入快通道的一种新的评分系统，包括：清醒程度，活动能力，血流动力学稳定程度，氧合状态，术后疼痛评估，呼吸稳定与否，术后恶心、呕吐症状。每项评分 0~2 分，最高分 14 分，任何一项不得低于 1 分，如高于 12 分可进入快通道，由麻醉医师和手术医师共同签署术后回家注意事项和需要帮助时的联系地点和专业人员，必须由具备负责能力的成人护送并在家照看，即可离院。

尽管日间手术的麻醉有种种优点，但也存在着客观风险。首先，麻醉医生作为麻醉的主体，其综合素质及能力的高低在一定程度上决定了患者在麻醉过程中是否安全和平稳，麻醉医生对患者的安全保障起着至关重要的作用。麻醉医生如果接受过良好的教育和专业训练、规范操作、态度认真负责，患者的安全性就会得到较大提高；其次，麻醉设备也是尤为重要因素，通过对包括 SpO_2 在内的麻醉监护仪器的研究表明：加强监护能够明显改善监测效果，而且可以及早发现和处理可能对患者造成伤害的危险情况。当然，手术因素也是不容忽视的。随着外科技术、麻醉技术和其他诊疗技术的不断发展与进步，日间手术麻醉量将逐年增加，但麻醉医生仍然应该把患者的安全和舒适放在首位，对于接受门诊手术的患者要严格掌握适应证，重点强调麻醉前访视、麻醉方法和药物选择及术后恢复和离院标准的判断，确保实施了全身麻醉的患者的安全。总之，需要选择适当的手术病人，全面的术前检查，最佳的围术期管理，让患者安心的良好的术后随访。

（潘楚雄　杨　静　王家和）

第三章

外科基本技术操作

第一节 基本器械的使用

一、执 刀

执刀有四种方法：执弓式、抓持式、执笔式和反挑式。

1. 执弓式 这里的弓，不是弓箭的弓，是乐器提琴的弓，如拉小提琴执弓的姿势一样。执弓式是最常用的一种执刀方法，其动作范围大而灵活，多用于胸腹部和肢体皮肤的切开（图 3-1）。

2. 执笔式 像我们拿钢笔、铅笔、圆珠笔样，一般用于做短小切口、解剖器官，如血管、神经和游离皮瓣、切筋膜。用刀轻柔，操作精细（图 3-2）。

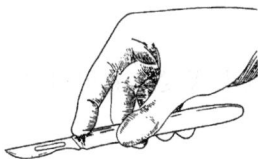 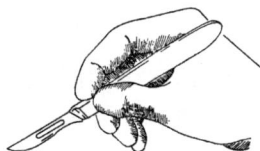

图 3-1 执弓式 图 3-2 执笔式

3. 抓持式 用于切割范围较大，用力需大的手术切开，如截肢（图 3-3）。

4. 反挑式 本式的执刀姿势仍是执笔式，不同的是本式的刀刃向上，一般用于向上挑开切口时用，以免损伤深部组织（图3-4）。

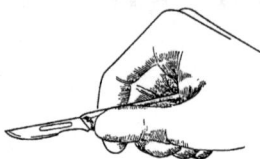 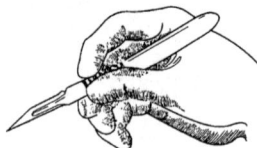

图 3-3 抓持式　　　　　图 3-4 反挑式

二、持 剪

手术剪刀有两类：组织剪和敷料剪。

1. 组织剪 亦称解剖剪，其尖端较薄较尖，剪刀锐利，有一定弯度，长度根据手术的深浅而异，用来剪切组织、解剖组织用。持剪姿势是右手拇指、环指套入剪把环内，示指抵在剪身上，剪刀的凹面永远朝向术者身体（图3-5）。

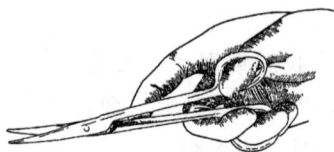

图 3-5 持剪姿势

2. 敷料剪 头圆大，剪身平直无弯度，剪刃较钝，用于剪线、剪敷料和引流管等。

三、执止血钳

执止血钳的姿势与持剪刀姿势相同。开放止血钳的手法是：利用右手已套入止血钳环内的拇指，与环指相对挤压，继而旋开的动作，即可打开止血钳（图3-6）。

用左手打开止血钳时与右手不同，是用拇指和示指捏住止血钳的一个环口，中指和环指挡住另一环口，把拇指和环指稍用力对顶一下，止血钳即可打开（图3-7）。

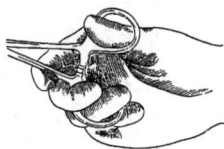

图3-6　右手打开止血钳姿势　　　图3-7　左手打开止血钳姿势

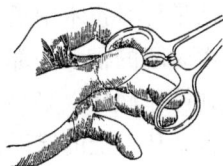

四、持持针器

持针器又称持针钳或针持，用于把持缝针缝合组织。正确的使用方法是：用针持的最前端夹持缝针，而缝针被夹持的部位，是缝针尾部的 1/4～1/3 处。持针持的手法与持剪的姿势相同，但为了缝合方便，拇指和环指不套入把环内，而只把持于其近端手柄处（图3-8）。

五、持手术镊

手术镊主要用于夹持或提夹组织，以便于剪开、剥离、缝合。手术镊可分为有齿和无齿两种。有齿镊用于夹提较坚韧的组织，如皮肤、筋膜、肌腱等。无齿镊用于夹持脆弱组织，如血管、神经、黏膜等。正确的持手术镊的方法（图3-9），以拇指对示指和中指，轻、稳、用力适当地把持组织。

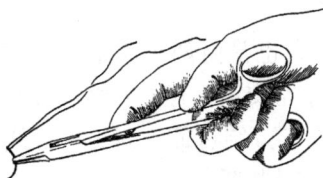

图3-8　持持针器姿势　　　　　　图3-9　持手术镊姿势

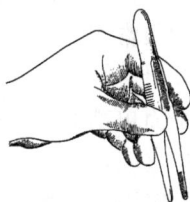

第二节 打 结

打结是外科技术中最基本、最常用的操作之一，它可占用整个手术时间的很大一部分。因此，一位手术医师，在手术中如要做到操作敏捷，必须熟练掌握打结这个技术。很多时候，由于手术者技术上的错误，或未加注意，常把结打成了十字结或滑结。这种结很容易松开，甚至完全滑脱。有些手术后的出血、死亡，常是由线结滑脱所致。这种惨痛教训，我们应当引以为戒。

外科医师要学好正确的打结法，必须经常练习打结，才能把结打得准确、敏捷、牢固，且用力适当。这样不仅可缩短手术时间，还能避免严重并发症的发生。

一、结的分类

结可分为简单结、方结、十字结、滑结、外科结 5 种。

1. 简单结　又称单结，是由线的一头绕过另一头作成（图 3-10）。简单结只是一个完全结的一半，故又称半结。这种结一般极少用，只偶尔用于结扎表浅的微细出血点，即使脱落亦无大碍。

2. 方结　亦称平结，是主要的手术用结，是由两个简单结合成，但后半个结的方向，恰好与前半个结相反（见图 3-10）。由于两个简单结的相反交叉合成，不易松脱，比较安全可靠，手术中最常用。

3. 十字结　又称老妇结，它也是由两个简单结合成，但这两个简单结的方向相同，呈十字交叉，像妇女缝衣服时打的结一样（见图 3-10）。这种结没有方结可靠，因为两个线头不在同一平面上，容易松脱，且不易扎紧。

4. 滑结　滑结是最不可靠的线结。当血管内压力增高时，它就可能松脱（见图 3-10）。它是手术者在打结时，不知不觉中因忽视正确打结而造成的，如打结时，只拉紧长头线头，短头只在同一个方向打结。这种结用在结扎血管很危险，但有时可用止血钳夹住结（图 3-11）缝合皮肤，可防止切割过重。当组织水肿时，滑结可以自动松脱。

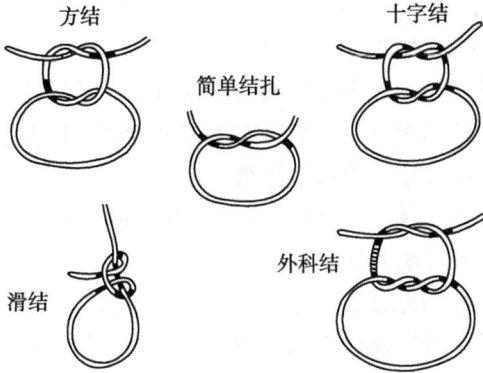

图 3-10 各种外科结

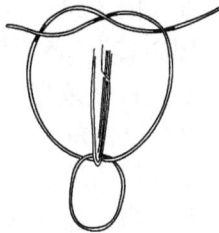

图 3-11 用止血钳夹住结

5. 外科结 外科结是在打前半个结时将线绕两次，收紧后再打后半个结（见图 3-10）。但此结体积较大，而整个线结不易扎紧，不如方结可靠，它虽有外科结之称，但极少应用。其做法是在打前半个结时，将线绕两次，其用意是在打第二个简单结时，第一个结不至于松开，结果线结太大，并且还不易扎紧，故目前在打方结时，为防止第一个结松开，常用止血钳在线结上轻轻夹住，然后再打第二个结，当第二结打到第一个结处，即放开止血钳，最后再收紧第一个结，这样，结就不会松开（见图3-11）。

二、打　结　法

（一）打结方法

有单手打结、双手打结和血管钳打结。单手打结又有左手打结、右手打结之分。一般以右手打结为多，但左手打结较方便，顺手，现介绍左手单手打结。

1. 左手单手打结　即左手握结扎线的短头，这也有两种打法，即正手打法和反手打法。

（1）正手打结法：当结扎线的短头在结扎线长头下方时，用左手拇指、示指捏住短头线头，中指和环指压住短头线身（图3-12）。将扎线的长头，越过短头，压在中指和环指上。左手拇指、示指将短头略向上提起（图3-13），此时，中指趁势弯曲，越过短头前方（图3-14），伸直中指，挑出线头，夹住中指和环指之间（图3-15），最后拉平打结（图3-16），并使结线点与两手拉紧点，在一条直线上（图3-17）。打第2个结时，左手拇指、中指捏住短头，拉紧，左示指挑起短头（图3-18）。右手拉紧长头，绕过左手示指指腹，略上提，左示指趁势弯曲，在长头下方，将短头挑出（图3-19），夹在左手示指和中指之间，将线拉平，两手交叉（图3-20、图3-21）。

（2）反手打结法：如结扎线短头在结扎线长头上方交叉（图3-22），长头绕中指和环指先用左手示指挑短头线（图3-23）。打第一个结，用反手打结，然后用正手打第二个结，最后双手交叉（图3-24~图3-26）。

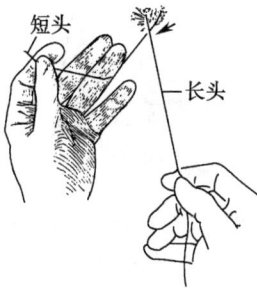

图 3-12　短头在长头下面

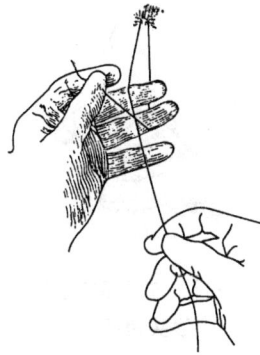

图 3-13　长头压在左中指和
环指上

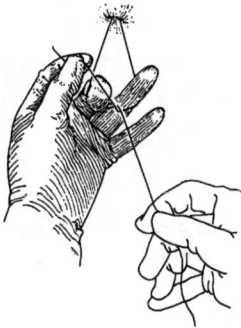

图 3-14　左中指趁势弯曲

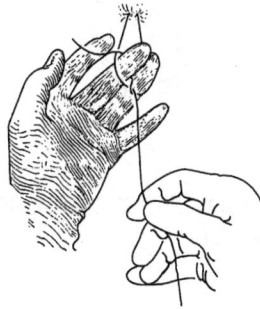

图 3-15　伸直中指

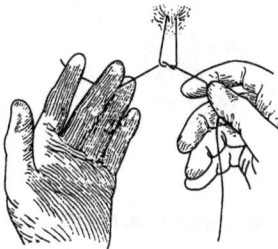

图 3-16　线挑出拉平

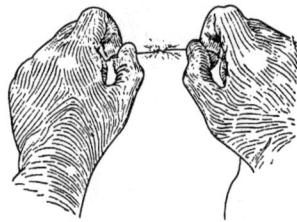

图 3-17　打结

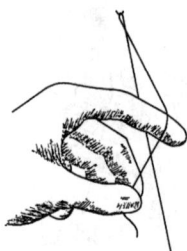

图 3-18　左手示指挑起
　　　　线头短头

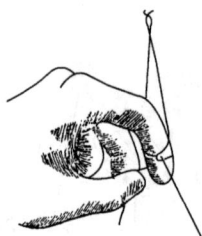

图 3-19　在长头下方挑出
　　　　短头线

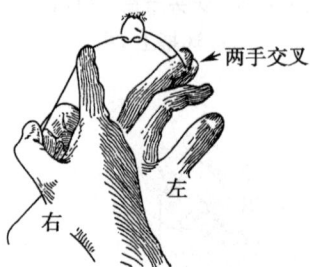

图 3-20　两手交叉将线拉平

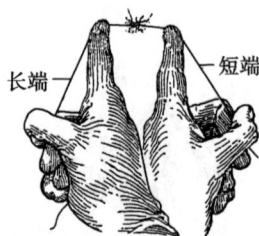

图 3-21　两手交叉打结

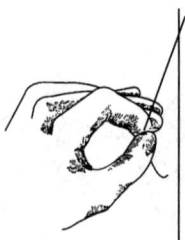

图 3-22　短头在长头
　　　　上方交叉

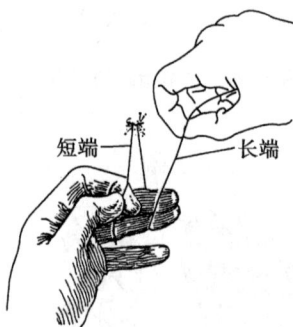

图 3-23　长头绕中指和环指

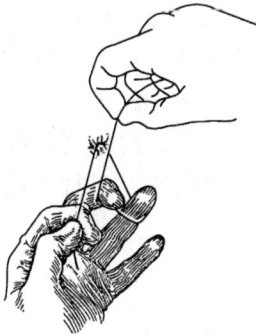

图 3-24　中指弯曲

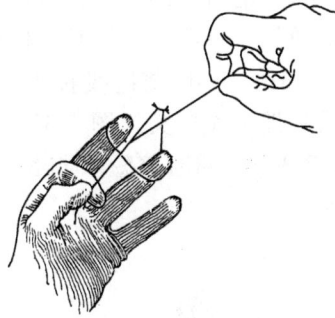

图 3-25　中指绕过短头

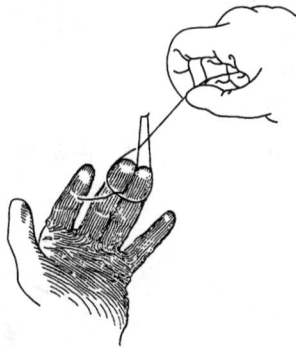

图 3-26　中指、环指夹住短头

2. 持针器打结法　在很多情况下，用持针器打结既快又方便，是非常实用的一个方法。如骨科手术、缝皮，常用这个方法。其步骤如下：

缝针穿出组织后，将缝线渐渐拉出，至缝线短头端仅剩3cm。将持针器的头部压住缝线长头（图 3-27），同时将缝线的长头，在持针器上绕一圈（图 3-28）。用持针器夹住缝线短头（图 3-29），将缝线长头向手术者对侧拉紧（图 3-30），同时将持针器所夹的短头，与长头相反方向拉紧，即作成第一个简单结。打第二个结时，将持针器头置于缝线长头的下面（图3-31），同时将缝线长头在持针器上绕一圈（图3-32）。用持针器夹住短头（图3-33），将缝线长头，向术者侧拉紧（图3-34），同时将短头与长头相反方向拉紧，即打成第二个结。

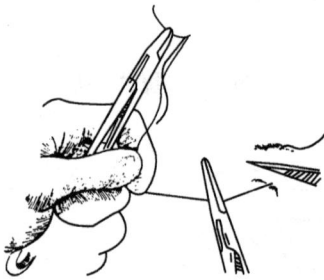

图3-27 短头留3cm

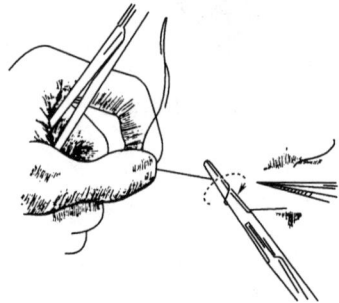

图3-28 线在针上绕一圈

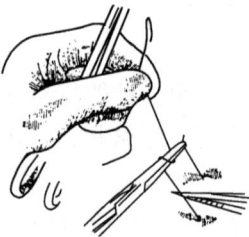

图3-29 针持夹住短头

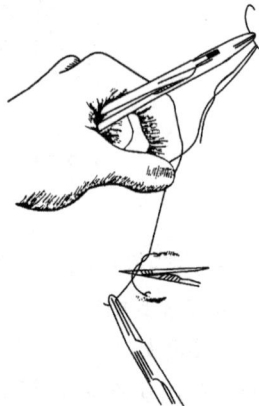

图3-30 长头线向外拉

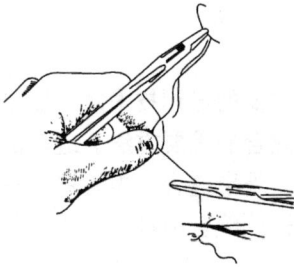

图 3-31　持针器置长头线下方

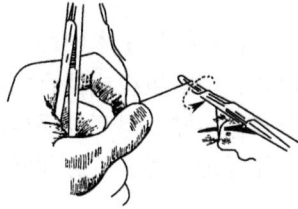

图 3-32　针持绕线一周

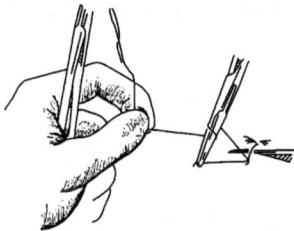

图 3-33　针持夹住短头

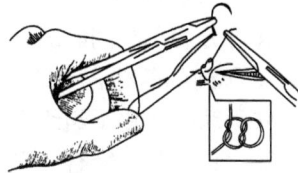

图 3-34　拉紧缝线

（二）打结的原则

要使结稳固、不脱，应注意以下 3 个原则：

1. 必须是方结，因此第二个简单结，应与第一个简单结的方向相反（见图 3-10），否则打出的结不是方结，而是十字结。

2. 打完第一个简单结后，在打第二个简单结时长、短两线都应拉紧，张力要相等，否则第一个结就会松脱，或打成了滑结（见图 3-10）。

3. 收紧线结时，线结点与两手打结点，应在一直线上（见图 3-17、图 3-21），否则结打不紧，或成为滑结。

第三节 缝 合 术

缝合是外科手术中最基础、最重要的操作技术之一，是保证切开、切断组织或器官的修补和愈合的重要方法。缝合的方法虽多种多样，但不外乎单纯缝合、外翻缝合、内翻缝合三大类，并且每一类又可分间断缝合、连续缝合两种。

一、单纯缝合

单纯缝合用途最广，适用于缝合皮肤、肌肉、筋膜和血管、胃肠道的修补。单纯缝合又可分为间断缝合和连续缝合。

（一）间断缝合

又可分为单纯间断缝合和"8"字形间断缝合。

1. 单纯间断缝合 即一针一线的缝合（图3-35）。用于缝合皮肤、筋膜、皮下组织等。

2. "8"字形缝合 即两针交叉的间断缝合连在一起缝（图3-36）。常用于缝合腱膜、肌腱和张力较大的组织，以及出血点的缝扎。

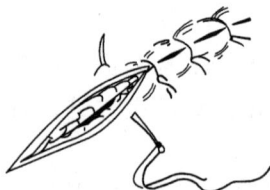

图3-35 单纯间断缝合　　图3-36 "8"字形缝合

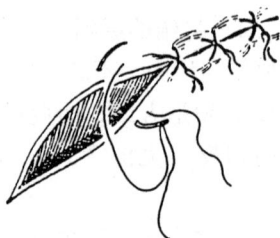

（二）连续缝合

又可分单纯连续缝合和连续锁边缝合。

1. 单纯连续缝合 即用一根线，顺着裂口或切口连续缝

（图 3-37），一般用于缝合腹、修补裂孔，偶尔也有缝合皮肤的。

2. 连续锁边缝合　在单纯连续缝合的基础上，在每连续缝合一针时，将线绕过缝针尖端，呈锁边样（图 3-38），常用于胃肠吻合、甲状腺切除缝合。

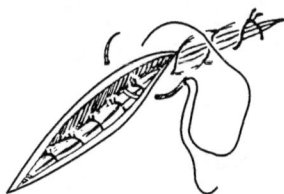

图 3-37　单纯连续缝合　　　图 3-38　连续锁边缝合

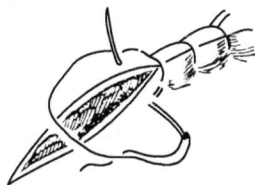

二、外翻缝合

外翻缝合用于要求缝合线内面光滑时，如关闭腹膜、吻合血管，也可用于松弛皮肤的缝合，以免皮肤内翻。外翻缝合也可分为间断缝合和连续缝合两种。

1. 间断外翻缝合统　称为褥式缝合。可分为横向间断褥式缝合，用于缝合腹膜和血管吻合（图 3-39）和垂直间断褥式缝合。常用于缝合松弛的皮肤（图 3-40）。

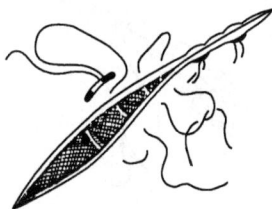

图 3-39　间断外翻缝合　　　图 3-40　垂直褥式
　　　　　（横褥式）

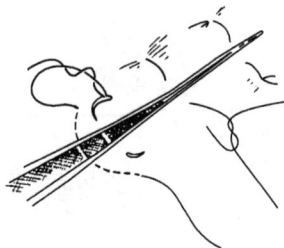

2. 连续外翻缝合 常用于血管吻合，如脾肾静脉吻合（图 3-41）。

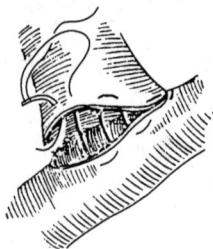

图 3-41 连续外翻缝合

三、内翻缝合

用于要求缝合处外面光滑的情况，如胃肠道吻合。内翻缝合，也可分间断缝合、连续缝合两种。

1. 间断内翻缝合 常用于胃肠道的浆肌层缝合（图 3-42）。虽属单纯缝合，但有内翻作用，也称 Lembert 缝合。

2. 连续内翻缝合 是针从切缘外面进针，同侧缘内面出针，然后越至对侧缘，从外面进针，内面出针，如此连续缝合（图 3-43）。这种缝合法也称 Connell 缝合法。

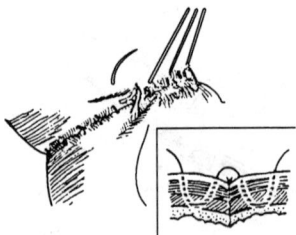

图 3-42 间断内翻缝合
（lembert 缝合）

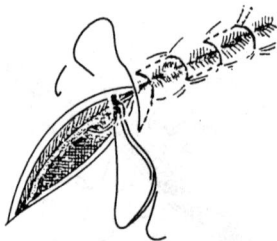

图 3-43 连续内翻缝合
（connell 缝合）

3. 荷包缝合　也属连续内翻缝合（图 3-44）。

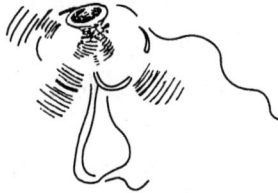

图 3-44　荷包缝合

第四节　胃肠道造瘘术

一、胃造瘘术

胃造瘘术是在胃前壁建立一个瘘管，通至腹壁外的手术。其主要目的是：①胃肠减压；②灌注食物，改善患者全身营养情况。

胃造瘘的方法有两种：①暂时性造瘘：瘘管的内壁是胃浆膜，其内插有一根造瘘导管，一旦不需要造瘘，拔除造瘘管，胃壁的瘘管即能自行闭合，适用于暂时性胃内给食、胃肠减压。这种造瘘手术比较简单，可以在局麻下进行，也较常用，瘘管维持时间可从几天到数月。②永久性胃造瘘：瘘管的内壁是胃黏膜，瘘管不能自行愈合，手术较复杂，适用于需长期造瘘的患者，不在这里介绍。

本节只介绍暂时性造瘘。

【适应证】

晚期食管癌手术无法切除者，可做一种减轻症状的姑息手术；良性食管狭窄的患者，做暂时胃造瘘作为手术准备；一些特殊的患者，暂时性胃造瘘，作为胃肠减压。

【麻醉】

可用局部麻醉，也可用硬脊膜外麻醉或全身麻醉。

【手术步骤】

1. 荷包缝合法造瘘术　亦称 Stamm 胃造瘘术。

（1）取左上腹，旁正中线，做一长约 7~8cm 的皮肤切口，切开腹直肌前鞘，纵行分开腹直肌进入腹腔。在胃前壁中部选一造瘘部。

（2）用干纱布覆盖好腹部切口，以保护切口和腹腔，避免污染。

（3）在做造瘘口处，用中丝线做约 2.5cm 直径大小的荷包缝合一个。

（4）在荷包缝合的中央，切开胃壁，插入吸引器，吸净胃内容物，然后插入 18~20 号蘑菇头尿管一根，并向幽门方向插入约 5cm，结扎荷包缝线（图 3-45）。并在第一个荷包缝合线外 1cm 处，再缝一个荷包缝合，必要时也可以缝第三个（图 3-46）。

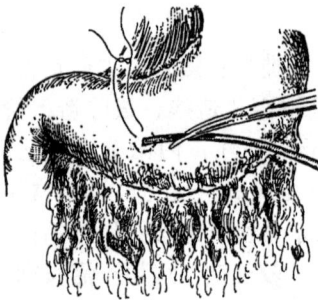

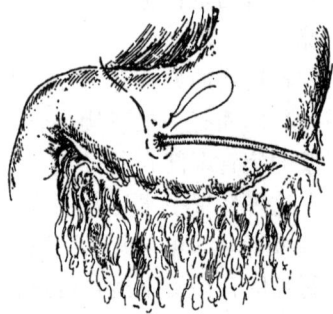

图 3-45　第一个荷包缝合　　　图 3-46　第二个荷包缝合

（5）将导管两侧的胃壁，缝在腹膜切缘上，然后将导管从切口下端引出腹壁（图 3-47）。

（6）逐层关闭腹部切口，并将造瘘导管，用缝线固定在腹壁上（图 3-48）。

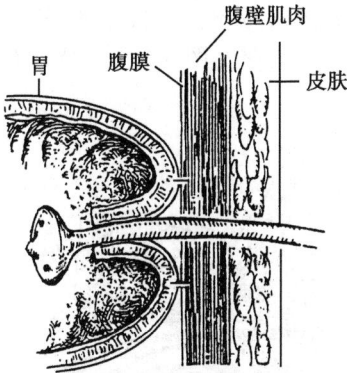

图 3-47 腹壁戳孔引出

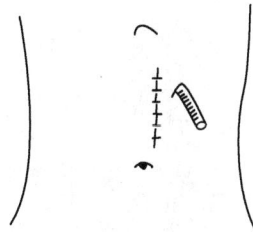

图 3-48 关闭切口

2. 隧道缝合造瘘法 也称 Witzel 胃造瘘术。

（1）切口同前。先在胃上做一荷包缝合。

（2）在荷包缝合中央，将胃壁切开，如 Stamm 法插入造瘘管。

（3）将造瘘管向幽门端撑插入 5cm，收紧荷包缝线，然后顺胃纵轴将导管紧贴在胃壁上，再沿导管两侧，缝一排间断浆肌层缝合（图 3-49），将导管埋入胃壁隧道内，长约 5cm（图 3-50）。

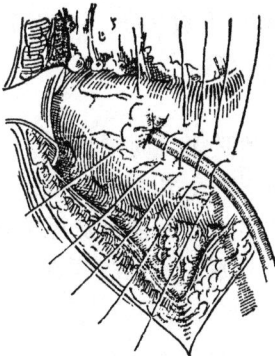

图 3-49 使导管沿胃壁纵轴贴在胃壁上，用细丝线做一排浆肌层缝合

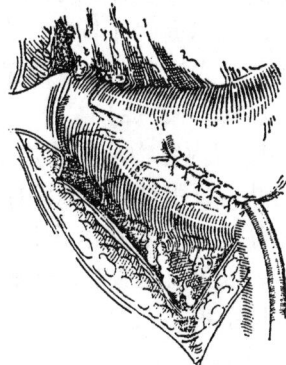

图 3-50 逐一结扎缝线，将导管埋入约 5cm

73

（4）将导管从腹壁另一小切口拉出，并固定在腹膜上（图 3-51）。导管外端用缝线固定于腹壁（图 3-52），最后逐层缝合腹部切口。

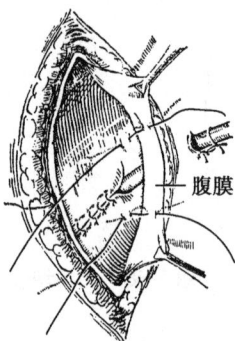

图 3-51 在切口左侧做
另一小口

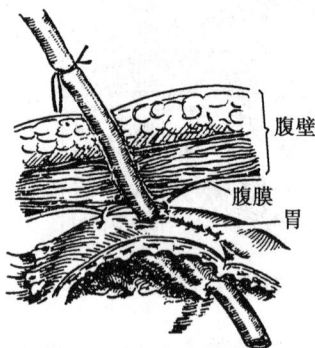

图 3-52 导管固定于腹壁上

【术后处理】

1. 造瘘目的是为了胃肠减压，应立即将造瘘管接于引流瓶上，待胃肠蠕动功能恢复后，夹管、进食。夹管、进食后若无腹胀，可在术后 2 周，待瘘管与腹壁产生粘连后，拔管。

2. 造瘘是为了饲食，则先将造瘘管开放 2~3 天减压引流，开始先注入流食，然后再逐渐改给半流食。

【术后并发症】

1. 胃内容物从导管周围溢出，刺激瘘口周围皮肤，为保护皮肤，可用氧化锌油涂抹瘘口周围皮肤，以保护皮肤。

2. 造瘘管若在术后 2~3 天内脱出，避免盲目从原造瘘孔插入，以免引起假道，造成胃液流入腹腔，引起腹膜炎，因此应立即手术。

二、空肠造瘘术

空肠造瘘术是一种暂时性的造瘘，其主要目的是灌注营养物质，改善患者全身情况，方法多为插管式造瘘。

【适应证】

1. 食管狭窄，不能进食，全营养不良者。

2. 幽门梗阻、十二指肠瘘、胃肠吻合口瘘者。

3. 其他不能经口进食的患者，如昏迷患者。

【麻醉】

局麻或硬膜外阻滞麻醉。

【手术步骤】

1. 患者仰卧位，同胃造瘘，取左上腹，经腹直肌切口进腹。

2. 进腹后，助手提起横结肠，术者用右示指探入肠系膜根部，触及脊柱左缘，并用右示指向上提出空肠，在距空肠起始部，约20cm处选一造瘘部位。

3. 在选定造瘘部的肠系膜对侧的空肠壁上，用细丝线做一直径约1.5cm的荷包缝合。

4. 在肠管周围，用盐水纱布加以保护。用尖头刀，在荷包缝合中央戳一小孔，取一16号导尿管，在其尖端剪3个侧孔，插入戳孔，尖端朝肠管远端推入15cm左右。

5. 结扎包缝合线，将导管顺肠管纵轴平放在近端肠壁上，然后沿导管两侧，用细丝线做浆肌层间断缝合（同胃隧道缝合法如图3-49所示）埋入肠壁，长5cm左右。

6. 将导管穿过大网膜，并将网膜覆盖在造瘘口处，再在切口外侧腹壁上做一戳孔，将导管引出腹外。

7. 将造瘘管的浆肌层，与壁腹膜固定几针，腹壁外导管与皮肤缝扎固定。最后逐层缝合腹部切口。

【术后处理】

1. 通常术后6~12小时，即可从导管内滴入糖水、牛奶、维生素等饮料。起初时每小时滴入50~60ml，以后逐渐增加。

2. 待患者病情好转，不需要造瘘管时，可在术后10天拔出导管，腹壁瘘口能自行愈合。因这时瘘口周围已有瘢痕粘连。

三、结肠造瘘术

结肠造瘘的目的主要是暂时解除远端结肠的梗阻和功能性减压。造瘘方法有双腔结肠造瘘和单腔结肠造瘘。

【适应证】

1. 如晚期结肠直肠癌肠梗阻，直肠癌根治术后永久性结肠造瘘。

2. 结肠广泛损伤、炎症穿孔、缝合修补后，在病变以上的肠段上做造瘘，以作减压。

3. 直肠阴道瘘、直肠膀胱瘘、多发性肛门直肠瘘手术前准备。

【麻醉】

可采用局麻、硬膜外或腰麻。

【手术步骤】

以横结肠造瘘为例。

1. 患者取仰卧位，经上腹正中切口，或右旁正中切口，进入腹腔。

2. 显露横结肠，将横结肠提出切口，若因远端梗阻，结肠扩张，肠段难以提出，遇此情况，可用一粗针刺入结肠，连接吸引器，将气液体吸出，使肠段缩瘪后，再将其提出。

3. 分离选定段结肠的大网膜，结扎出血点，再在选取的横结肠系膜无血管区切一小口，用一短玻璃棒穿过，玻璃棒两端用一段胶管套住固定（图3-53、图3-54）。

4. 逐层缝合腹壁切口。将外置肠管的脂肪垂与腹膜缝合，腹膜和筋膜用中丝线间断缝合，皮肤用细丝线缝合，最后用手指探查切口松紧度，一般切口与肠壁间间隙，能容一指为合适。

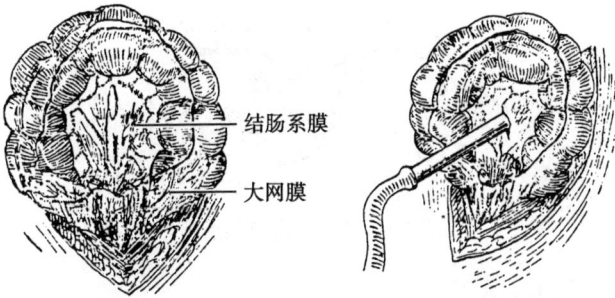

(1) 切开横结肠系膜

(2) 玻璃棒穿过肠系膜

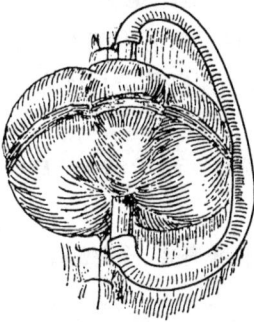

(3) 两端用橡皮管连接

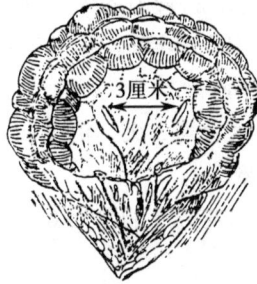

(4) 用同样方法穿过另一玻璃棒

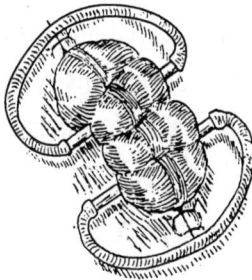

(5) 用同样方法穿过另一玻璃棒

图 3-53 横结肠造瘘术

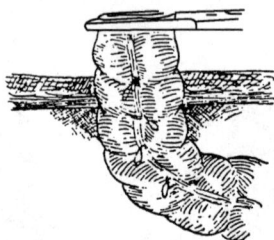

图 3-54　乙状结肠单腔造瘘术

【术后处理】

1. 若结肠膨胀较重应即时减压。可在外置肠管上做一小口，向近端肠管内插入一蘑菇头导尿管，然后用细丝线做一荷包缝合封闭，导管连接引流瓶。肠管外盖以凡士林纱布，并将玻璃棒垫起。

2. 术后第 3 天，沿结肠带切开肠壁，术后第 10 天左右拔去玻璃棒。

3. 原发病灶切除后 6~8 周，可根据需要，将瘘口关闭。

第五节　静脉穿刺和静脉切开

静脉穿刺和静脉切开，是一个最常用，最普通的技术。它既可用于采集血液标本，也可作为治疗用的途径，如补液、输血、注入药物和营养物质输入等。由于患者的情况、治疗的要求不同，静脉穿刺又有不同的方法。

一、四肢浅静脉穿刺

四肢浅静脉穿刺是最常用的穿刺部位。它适用于采集血液标本、短期的输液输血、一次性的药物注入。穿刺的具体操作如下：

1. 患者取一舒适体位。取血送检验可取坐位，输液、输血取平卧位。

2. 穿刺前应选一根充盈饱满、富有弹性和柔软的静脉。常选的静脉有肘部的正中静脉和贵要静脉，腕部和手背部静脉，下肢内踝部的大隐静脉。

采血样标本、一次性药物注入都采用肘部的正中静脉或贵要静脉。输液输血一般采用手腕和手背部静脉，或下肢内踝部大隐静脉。

3. 选好静脉后，在肢体穿刺部的下面，垫一小薄枕头，在穿刺部的上端扎一止血带，阻止静脉血到回流，使静脉充盈，以便于穿刺。

4. 若患者因失血、脱水、血容量少，或血管细、静脉不充盈、不易穿刺时，可在穿刺静脉上端扎好止血带后，伸屈活动肢体，或轻拍、轻揉、轻轻摩擦局部皮肤，有助于静脉充盈。也可局部稍加热敷，或肢体下垂 3~5 分钟，都能使静脉有较好的充盈。

5. 消毒穿刺部皮肤后，术者用左手拇指、示指绷紧穿刺部皮肤，右手持注射器或输液针，从穿刺静脉旁，针尖斜面向上，与皮肤成 30°~45°角，快速刺入皮肤，再将针头经过一段皮下组织，移至静脉表面，再与血管呈平行，直刺入静脉内，此时注射针管内，或输液管内可见到回血。

6. 将静脉内的针头，与静脉一并稍稍抬起，并将针继续向静脉内推进 0.5~1.0cm，使针头能良好地位于静脉内。

7. 松开止血带，若为取血标本，待取够血后，用干棉球压住针眼，拔出针头，再按压片刻。若为输液，则接好输液瓶，用胶布固定好针头。

二、中心静脉穿刺技术

静脉通路的建立是急症、重症患者抢救治疗中经常遇到的问题。在循环不稳定、休克、昏迷及各种原因引起的躁动患者，一般的静脉穿刺及保持较困难，特别是当需要扩容治疗、长时间维持静脉通路及同时输注几种药物时更为明显。以往在这类情况下常需要行静脉切开插管。随着深静脉穿刺技术的普及、提高，及其深静脉导管的材料与性能的改进，许多医院已用深静脉穿刺置管技术取代了传统的静脉切开插管的方法，从而使静脉通路的建立更为简单、迅速，利于抢救，同时还为肠外营养的实施创造了条件，故已成为临床医生所应掌握的技术之一。

【适应证】

在急症、重症患者的抢救治疗中常遇到静脉通路的开放问题，尤其在以下几种情况时可考虑行中心静脉穿刺置管术。

1. 呼吸、循环不稳定及各类型休克患者。

2. 药物中毒、躁动或昏迷患者。

3. 严重创伤、烧伤，失血失液量较多，要求液体负荷量较大，需快速扩容，或需要持续补液者。

4. 应用药物种类较多，特别是应用血管活性药物的患者。

5. 循环不稳定、心衰等情况下需要监测中心静脉压（CVP）或前负荷情况时，或有严重心律失常需要随时经中心静脉导管放置起搏器者。

6. 需要较长时期的肠外营养支持。

【中心静脉导管的放置】

中心静脉分为上腔静脉与下腔静脉两个系统，常用的上腔静脉穿刺部位包括双侧颈静脉及锁骨下静脉，下腔静脉系统可选择双侧股静脉穿刺。临床上多选择上腔静脉系统，因为锁骨下静脉途径导管相关性感染的发生率最低。颈内静脉插管邻近口咽分泌物，皮温高，导管固定困难，使得细菌容易定植。因双侧股静脉穿刺部位距会阴较近，污染机会增多，发生导管感染的机会多，而且股静脉血流相对缓慢，血栓性并发症的发生高于其他部位置管，再者经股静脉插管时，导管顶端不能达到横膈以上，故不能准确地监测中心静脉压力，因而对于心功能不全、休克等患者不宜选择，也不宜长时间（1周以上）使用。

以下将几处常选择的深静脉穿刺置管要点做一简单介绍。

（一）颈内静脉解剖及穿刺方法

1. 解剖　颈内静脉在颈部被胸锁乳突肌覆盖，上段于颈总动脉及胸锁乳突肌前缘的外侧，下段位于胸锁乳突肌锁骨头内后缘，其内侧深处为颈总动脉。其下行于胸锁关节深面与锁骨下静脉汇合为无名静脉（图3-55）。右侧颈内静脉、无名静脉走行较直，与上腔静脉几乎成一直线，较左侧易于穿刺成功。临床上常选右侧颈内静脉穿刺置管。

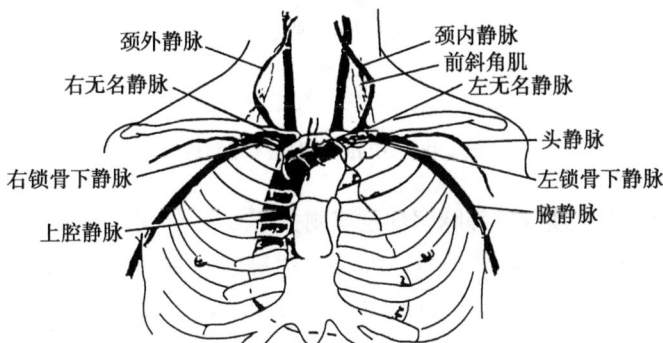

图3-55　胸廓入口处静脉解剖

2. 体位选择　去枕平卧位，肩部垫起使颈过伸，头转向斜对侧，双上肢平放于躯体两侧，暴露颈部与上胸部。

3. 穿刺方法　根据颈内静脉与胸锁乳突肌的相对关系，分为前路、中路、后路三个穿刺点，较常选择的是中路进针。即在胸锁乳突肌的胸骨头与锁骨头夹角处，亦为胸锁乳突肌三角的顶端，针干与皮肤成20°~30°角，沿胸锁乳突肌进针，针尖指向同侧乳头，进针约3~4cm。边抽回血边退针，抽出通畅静脉血后即可放入导丝，再沿其放入导管，一般置管深度为12~15cm，可达上腔静脉入心房处。此外，亦可在锁骨缘上两横指靠近胸锁乳突肌锁骨头内缘进针，即在颈总动脉外侧，针尖向外倾斜5°~10°角，穿刺针沿该肌肉后缘走行，易于成功，但此处进针较浅，约2cm即可进入颈内静脉（图3-56）。除上述中路穿刺点外，亦有从前路及后路进针者，在此从略。

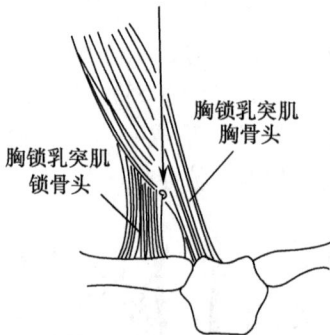

图 3-56　中路颈内静脉穿刺点

（二）锁骨下静脉解剖及穿刺方法

1. 解剖　见图 3-55。锁骨下静脉起于第一肋骨外侧缘，成人长约 3~4cm，其前方为锁骨内侧缘，下面是第一肋骨的上表面，后为前斜角肌。该静脉越过第一肋骨轻度向上成弓形，然后向内、向下和轻度向前跨越前斜角肌，最后与颈内静脉汇合。锁骨下静脉最高点在锁骨中点略向内，此处静脉高出锁骨上缘。锁骨下动脉位于该静脉的后方略下，其间有斜角肌，约 0.5~1.0cm 厚。

2. 经锁骨下入路行锁骨下静脉穿刺

（1）体位选择：去枕平卧，背部正中脊柱处垫高，双肩向后，双上肢下垂于躯体两侧，头转向斜对侧。

（2）穿刺方法：见图 3-56。取锁骨中点或中外 1/3 交界处下缘下方 1.0~1.5cm 处为穿刺点，沿锁骨后侧面进针，针尖朝向胸锁关节上缘方向。如未穿到静脉可调整针尖使其向甲状软骨方向略抬高。进针时应嘱患者于平静呼气末屏住呼吸片刻，以免刺伤胸膜与肺尖。

3. 经锁骨上入路行锁骨下静脉穿刺

（1）体位选择：去枕平卧，肩部垫起，头转向斜对侧，暴露锁骨上窝。

（2）穿刺方法：穿刺点位于胸锁乳突肌下端的锁骨头与锁骨夹角的平分线，距其夹角 1.5~2.0cm 处，针尖朝向胸锁关节，进针深度 1.5~2cm，针干与皮肤夹角约 15°（图 3-57）。此处进针可避开锁骨下动脉与胸膜，相对安全且易于穿刺成功。

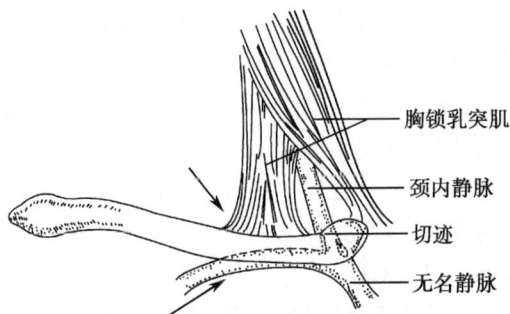

图 3-57 锁骨下静脉穿刺点

（三）股静脉解剖及穿刺方法

1. 解剖 股静脉位于股鞘内，于股动脉内侧。体表投影相当于腹股沟韧带中、内 1/3 交界处下方约 2.0~2.5cm 处（图 3-58）。

2. 体位选择 平卧位，穿刺侧下肢轻度外展外旋 45°。

3. 穿刺方法 于腹股沟韧带下 1~2cm 处触及股动脉搏动，其内侧一横指

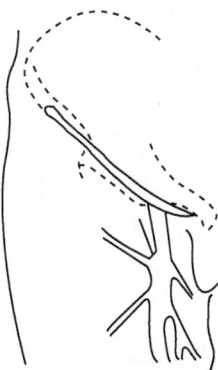

图 3-58 股静脉解剖

处进针，针干与皮肤夹角为 30°~40°左右，针尖朝向脐眼。进针 3~4cm 后边抽回血边退针，如针尖触及骨面则需减小针干与皮肤夹角后再进针。

穿刺点靠近腹股沟韧带且与皮肤夹角较大时易于穿刺成功，但置管常遇到困难，穿刺点位置低些，并缩小与皮肤夹角，则利于导管的放置与固定，临床上应根据情况，两者兼顾。误穿动脉应立即将针退出并局部压迫，出现血肿将影响再穿刺成功率，此时最好改换另一侧。

股静脉穿刺简单易行，并发症少且安全，对患者体位要求不高，所以可在紧急抢救和体位受限等情况下选用。但其部位靠近会阴易于污染，增加导管感染的发生率；同时由于血流相对缓慢，置管后影响下地活动，甚至是床上活动，易导致导管及下肢静脉血栓的形成；另外，因穿刺点位于关节处，局部活动度大而不易固定保留。鉴于上述因素，股静脉穿刺置管不宜作为长时间保留的静脉通路，一般置管时间不超过 1 周。

（四）经外周静脉置入中心静脉导管（peripheral inserted central catheter，PICC）

1. 解剖　首选贵要静脉，其次可选择肘正中静脉、头静脉。

贵要静脉起自手背静脉网的尺侧，沿前臂尺侧上行，在臂内侧中点与肱静脉汇合，或伴随肱静脉向上注入腋静脉，是最直和最直接的途径。贵要静脉管腔由下至上逐渐变粗，静脉瓣较少，利于置管术的顺利完成。

头静脉起自手背静脉网桡侧，沿前臂桡侧上行至前臂掌侧，汇入腋静脉或锁骨下静脉。头静脉位置表浅，在肘窝外侧可见其管径粗直，但是其前粗后细，走行迂曲，静脉瓣相对较多，且较大角度汇入腋静脉，易反折进入腋静脉，经头静脉置管成功率低。

2. 体位　患者平卧于床的一边，上肢外展与躯干呈 90°。

3. 穿刺方法　测量从欲穿刺点沿静脉至胸锁关节再向下至第三肋间距离，将多余长度的导管剪掉。穿刺成功后，推进套管，将导管缓慢推进静脉内至上腔静脉；当导管送至肩部时，嘱患者头转向穿刺侧，下颌靠肩以防导管误入颈静脉。置管成功后可用 10ml 以上的注射器正压封管，封管肝素盐水浓度为：儿童 10U/ml，成人 100U/ml。

PICC 简化了的穿刺点在外周静脉，直观，穿刺点表浅，止血较容易，创伤小，感染机会少。操作简单，可由护士完成。

（五）导管的种类与选择

理想的导管材料应具备以下优点：①质地柔软、韧性好；②抗血栓性能好；③组织反应小；④长时间使用不变质；⑤价格合理等。

以往使用的聚氯乙烯、聚乙烯、聚丙烯等材料的导管虽价格低廉，但质地较硬，尤其使用一定时间后还会变硬，且易对血管造成损伤，现已少用。硅橡胶、凡纶、聚尿胺酯导管的柔韧度较适宜，并组织反应小，使用寿命较长。有些公司产品如 ARROW、B-D 的产品，导管内壁材料中还加有肝素或抗感染物质（磺胺嘧啶银及氯己定），使该导管的抗血栓和抗感染性能得到提高。

导管的种类有单腔、双腔、三腔静脉导管。多腔导管每一管腔彼此独立，分别开口于导管末端的不同部位，可同时输注不同的液体。对于多腔导管，可用一腔作为取血标本通路。但应注意，用毕应用生理盐水冲洗，不用时以肝素液封闭。

【中心静脉穿刺置管步骤】

1. 选择好体位后戴无菌手套，常规碘酒、酒精消毒穿刺部皮肤，铺巾。有研究表明，导管感染的发生与穿刺时局部皮肤的清洁程度直接相关，因此，皮肤的清洁与消毒是防止导管相关性感染的第一步。

2. 选择好穿刺点，行局部皮肤麻醉，可先用细针试穿，有助于确定进针的方向、角度及深度。如所用套管针或导管较粗，可先将皮肤戳一小口以利其通过及防止套管前端劈裂、卷曲。

3. 穿刺置管。如使用套管针，抽出回血后将外套管推进2~3mm以保证其进入静脉腔，置管时注意固定住外套管以免随导管移动。如经导丝置管，置管时将导管沿顺时针方向旋转推进。上腔静脉置管的深度一般为12~15cm，位置调整好后固定导管，以防止滑动或脱出。最后局部用无菌敷料覆盖。

4. 穿刺置管前后应常规行肺部听诊，以确定双肺呼吸音正常与否及是否对称，穿刺后应拍胸部X线片以明确导管位置。

【中心静脉穿刺置管注意事项】

1. 患者的体位与穿刺成功率及并发症密切相关。如颈内静脉穿刺时，患者头转向对侧的程度不同可影响胸锁乳突肌与其深处静脉的解剖关系。而在经锁骨下静脉入路时，只有将脊柱垫起、双肩向后才有利于显露锁骨下静脉及减小穿刺针与皮肤的夹角，从而降低锁骨下动脉与胸膜、肺尖损伤的机会。对于肩胛骨下移困难者，锁骨上窝显露常不理想，使经锁骨上入路穿刺较为困难，此时选颈内静脉穿刺较为安全易行。左侧锁骨下静脉与颈内静脉汇合处有胸导管汇入，故常常首选右侧穿刺，尤其是经锁骨上入路时更宜如此。

2. 穿刺成功抽出回血后，有时会遇到送套管针、导丝或导管受阻，此时多因进针过深或过浅，套管针、导丝或导管顶于血管壁所致，应试将穿刺针向外退出少许，如抽回血顺利再试送套管或导丝，如退针后抽不出回血，应再向内进针直至能顺利抽出回血，再送套管或导丝。如上述方法不能奏效，则应重新穿刺。

3. 应用套管针穿刺时，通过皮肤及锁骨下缘时如遇阻力勿强行进针，以免使外套管前端破裂、卷曲而影响穿刺及损伤血管。如发现前端卷曲、破裂则应及时更换套管针。

4. 注意穿刺针与皮肤夹角不宜过大，以免伤及动脉、肺与胸膜等。如误穿动脉，局部血肿则可使静脉位置发生变化及穿刺成功率下降，此时应更换穿刺点。股静脉穿刺如遇到骨质结构进针受阻时，适当减少针干与皮肤的夹角多能成功。

【中心静脉插管常见并发症及处理】

由中心静脉插管所致的并发症分为两类，一类属于因穿刺置管过程中对局部组织及相关的器官损伤所导致的并发症，如气胸、血肿等。这类并发症的发生与否和操作者对该项技术掌握的熟练程度密切相关，随着近年来中心静脉插管在临床上逐步推广应用，这类并发症的发生率大大降低。另一类属于插管后期并发症，主要是导管留置期间出现的与之相关的感染性并发症与导管阻塞。它的发生与护理质量等有密切关系，重者可导致全身性严重感染。下面就常见的并发症做一介绍。

（一）穿刺置管过程中发生的并发症

1. 血管损伤　穿刺针过粗或静脉壁撕裂等均可造成局部出血，不论穿刺点选择如何，都有误穿毗邻动脉之可能，从而造成局部血肿。因此不论是静脉还是动脉损伤，一旦发现，应立即拔出穿刺针并局部压迫 5~10 分钟。锁骨下静脉或动脉出血因其位置较深，位于锁骨后方，故很难压迫，重者可导致锁骨上窝以至于颈、胸背甚至同侧上臂的广泛血肿，甚至巨大的胸膜外血肿并危及生命；颈内静脉或动脉出血可压迫气管，造成气管偏移甚至窒息。因此，尽可能选择较细的穿刺针及做好试穿非常重要。另外，局部出现血肿后，再穿刺的成功率下降，应更换对侧或其他部位穿刺。

2. 肺与胸膜损伤　这一并发症发生于锁骨下静脉穿刺和颈内静脉穿刺过程中，特别是经锁骨下路径行锁骨下静脉穿刺，主要是穿刺针、导管损伤了胸膜与肺尖而导致气胸发生。

一般少量气胸可不予处理，临床上亦无明显症状，破口可自行闭合。严重者需行胸腔闭式引流。如同时给予机械通气患者常常较重，且可出现张力性气胸，需要紧急处理。临床表现为静脉插管后出现的呼吸困难、胸痛等。由此，在上腔静脉穿刺置管前后应做肺部听诊对比，插管后拍胸片检查。气胸处理后如导管位置良好则不必拔管。

3. 血胸与胸腔积液　若中心静脉导管误入胸腔或纵隔，输液后可造成胸腔积液或纵隔积水；如血管损伤同时又损伤了胸膜，血液流入胸腔则可造成血胸。不论哪一种情况发生，当胸腔内液体达到一定程度，使肺脏受压则可出现憋气等临床症状，应予引流处理。为防止上述并发症的发生，在插管后应试抽回血，观察回血是否通畅，验证导管确实存在血管腔内，方可输液。

4. 导管异位　即指插入的静脉导管并未达到预期的静脉腔内，常见为静脉导管经锁骨下静脉插入到同侧颈内静脉，亦可进入对侧的无名静脉，还可见导管于穿刺的静脉腔内发生反折者。经股静脉插管可误入对侧髂静脉，当发现导管位置不良时可在 X 线指导下进行调整或重新置管。

5. 栓塞　在插管过程中可发生空气栓塞，其发生原因常为以下几点：

（1）穿刺针较粗而静脉导管相对细，插管时气体经两者间空隙进入。目前所用导管多为配套产品，此类问题已较少发生。

（2）穿刺成功后取下注射器，将静脉导管与套管针连接的时间较长，胸腔负压大，前负荷较低时可发生。故此时应嘱患者不要大幅度吸气，最好于呼气末屏住呼吸片刻。置管期间每日更换输液器、三通等给药装置时亦可发生空气栓塞，应注意先夹闭静脉导管再予更换。

（3）导管留置期间液体走空使气体进入。

在经穿刺置管时，尽量不要在穿刺针内移动导管，尤其是拔管，如果此时导管尖端已过针尖，穿刺针锐利的斜面可将导管切断而形成导管栓子，造成肺栓塞等。当然，在使用经套管或导丝置管后则可避免这一并发症的发生。

6. 神经损伤　行上腔静脉插管时，如触及臂丛神经可出现同侧手臂放电样麻痛感，遇此情况应立即拔针。

（二）导管留置期间的并发症

1. 导管相关性感染　置管后的主要并发症为中心静脉导管相关性感染（central venous catheter related blood infection, CRBI），指患者在中心静脉插管存在的条件下发生的临床感染，外周血与导管尖端培养分离出相同的致病菌，同时找不到其他可能的感染灶。缺乏实验室检查确证时，具有血行性感染临床表现者，如拔除可疑导管后体温恢复正常，也认为是CRBI 的间接证据。

在中心静脉穿刺置管及导管留置期间，皮肤表面孳生的致病菌可通过导管与组织间的经皮隧道移动，逐渐移至导管尖端及血管内，引起菌血症。有研究表明，穿刺部位的细菌可沿导管全长移动，通过导管表面渗出液的毛细作用，进入血液循环，而这种运动是单向的。患者皮肤表面的菌落是菌血症最为重要的来源。其他来源还有：输注的液体，特别是营养液被细菌污染或病原菌经输液的管道连接部进入，以及全身其他处感染灶的病原菌随血流种植于血管内导管。

常见的病原菌有金黄色葡萄球菌、表皮葡萄球菌、革兰阴性杆菌和念珠菌等。

临床上中心静脉导管相关性感染的诊断非常困难，因为凡保留中心静脉导管的发热患者都可能存在。通常仅在这些患者找不到其他明确的感染源时高度怀疑。其主要的临床表现为不能用其他原因解释的发热、寒战，白细胞增高，重者可出现血压下降；穿刺局部的炎症表现，如局部红斑、压痛甚至有分泌物；无其他的感染灶；导管拔除后症状消失等。遇此情况应立即停止原液体输注并拔除导管，同时行导管尖端、导管血与外周血细菌学检查。一般讲，拔管后上述症状即可缓解，必要时可配合全身抗生素应用。

2. 导管堵塞与静脉血栓形成　导管外部扭曲、输液速度过慢等时可出现导管端血栓形成而堵管；对于长期置管患者，如接受较长时间肠外营养支持时可发生静脉血栓形成。静脉血栓形成与导管材料有关，硅橡胶、聚尿胺酯及凡纶导管的应用使这一并发症明显降低。短时间的导管堵塞可试抽回血，亦有报道用尿激酶溶解，但应注意不要向导管内注水，以免将导管尖端栓子冲入血液循环中。不能再通者应予拔除之。

三、静脉切开术

静脉切开术是一项急救技术，在病情紧急情况下，如急性大出血、休克、脱水等所致的静脉缩瘪，周围静脉充盈不佳时，做静脉穿刺有困难时，静脉切开术，不失是一个最有效的、开通补液通道的方法。每一位医生都应掌握，尤其是外科医生，更应熟练。

静脉切开术并不复杂。但常因经验不足，切口选择不当，分离皮下组织过深，常会遇到长时间找不到静脉的情况，并不少见。因此，不要轻视静脉切开术。

下肢大隐静脉是最常用来做静脉切开的静脉，常用的切开部位是足内踝部和腹股沟处的大隐静脉。内踝部的大隐静脉切开最常用，只有在内踝部切开失败时，才选用腹股沟处大隐静脉。

（一）踝部大隐静脉切开术

1. 患者取平卧位，常规碘酒、酒精消毒皮肤，铺无菌巾。

2. 在内踝上缘上方 2 横指（约 3cm）处，做一与静脉走向平行纵切口，或垂直横切口（图 3-59）。

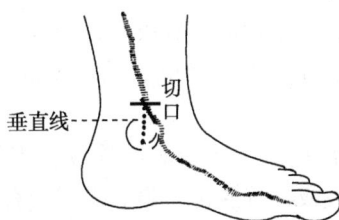

图 3-59　踝部切口示意图

3. 切皮前，用利多卡因或普鲁卡因，做皮内麻醉，不要用皮下浸润麻醉，以免皮下水肿，影响寻找静脉。切口中点，应正好在内踝中心垂直线交界点（图 3-59）。切口长约 1.5~2cm。

4. 切开皮肤后，用弯蚊式血管钳，轻轻分开皮下组织，因静脉在皮下，故分离皮下组织时不要分得太深，一般只要分开皮下组织，即可见到一纵行径路的静脉。为了使静脉充盈得好一些，可嘱助手用手捏紧切口上端，常可使静脉充盈。

5. 找到静脉后，在静脉两侧略做分离，然后用小蚊式钳，将静脉挑起，从静脉下穿过两根 4 号丝线（图 3 60），一根丝线在静脉远端扎闭静脉，另一根丝线在静脉近心端将静脉提起，用尖头小剪刀，在两线之间的静脉前壁，剪一斜行小切口（图 3-61）。

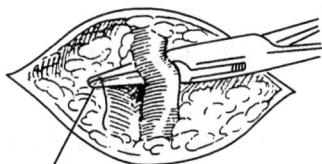

图 3-60　在静脉下穿过两根丝线

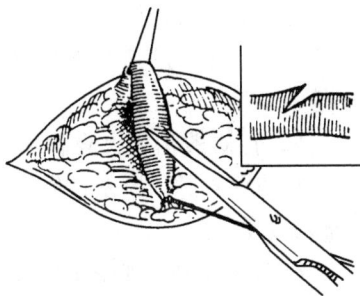

图 3-61　剪开血管壁

取一根与静脉口径相应的硅胶管，经静脉前壁的斜切口插入静脉内，并向上插入 10～15cm，然后将静脉近心端的丝线，把静脉和硅胶管扎在一起（图 3-62）。结扎时，线不要扎得过紧，以免将硅胶管扎瘪，影响输液速度；当然也不要扎得太松，以免切口漏液或导管脱出。最后全层缝合切口皮肤，硅胶管从切口穿出，并与皮肤缝线做结扎固定（图 3-63），远端连接输液瓶。

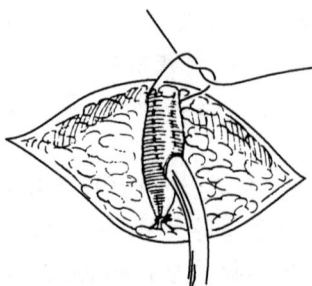

图 3-62　插入硅胶管

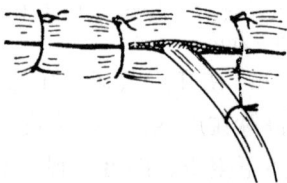

图 3-63　硅胶管与皮肤
缝线固定

6. 待患者情况改善，或不需要输液时，剪断硅胶管切口外结扎线，将硅胶管直接拔出，局部轻做压迫，盖上敷料即可，不必再打开切口结扎静脉。术后第 10 天拆除缝线。

一般内踝部大隐静脉切插管输液，不超过 72 小时，通常 72 小时后，进液都不通畅，应改用别处静脉输液，拔除插管。

（二）腹股沟处大隐静脉切开术

在两踝静脉已闭塞或做踝静脉切开失败，可做腹股沟大隐静脉切开。

1. 患者平卧，剃去阴毛，常规碘酒、酒精消毒术侧腹股沟处皮肤。铺无菌巾。

2. 摸清术侧耻骨结节，向外旁开 2 横指，再向下垂直 2

横指（约2cm），即在腹股沟韧带下方2横指，作为切口中点，用亚甲蓝（美蓝）做横切口的标记。示意图见图3-64。

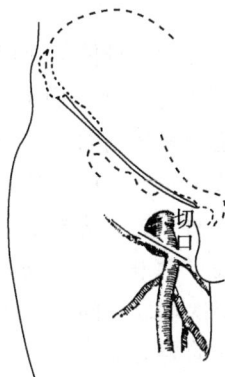

图3-64　腹股沟处切口示意图

3. 用利多卡因或普鲁卡因做切口部皮内麻醉。麻醉后切开皮肤和皮下组织，切口长约5cm。用止血钳垂直向下，轻轻分开皮下脂肪组织和浅筋膜。通常分开脂肪组织和浅筋膜后，即可见到大隐静脉。因此分离皮下组织时，不要分得太深，也不要太向内分，否则可将大隐静脉连同脂肪组织，一起分到外侧而找不到静脉。分离时若见到肌筋膜，表示分得太深了，应回到浅层去找。

4. 找到大隐静脉后。轻轻将大隐静脉周围分开，挑起静脉，若遇有分支不必结扎，但勿将其拉断。取一长约40cm、直径约3mm的硅胶管，同内踝部大隐静脉切开插管一样，将导管插入股静脉，再经髂静脉，进入下腔静脉脐部水平，一般需插入导管25~30cm。

5. 导管接输液瓶，缝合切口，固定导管于皮肤上。导管留置时间，一般不要超过7天，时间过久，可引起感染和血栓。

第六节 游离皮肤移植术

游离皮肤移植术，是指自身体某处切取一块部分厚度或全层厚度的皮肤移植于身体另一处创面上，重新建立血液循环，并继续保持活力，以达到修复创面的目的手术。游离的皮肤又称皮片。游离皮肤移植是一种简便而又有用的皮肤缺损的修补方法，在皮肤缺损，创面不能直接缝合，又无深部骨、肌腱等组织外露时，可使用皮肤移植消灭创面。根据临床的不同需要，可在皮肤的不同层次切取不同厚度的皮片。因此，我们先对皮肤的解剖结构做一简要的复习。

一、皮肤的解剖与各种游离皮片的特点

（一）皮肤的解剖

皮肤由表皮、真皮和皮下组织 3 层组成（图 3-65），并附属有毛发、皮脂腺、汗腺和指（趾）甲等结构。表皮主要由角质细胞形成，还有黑色素细胞、朗格汉斯细胞和触觉细胞等的参与，由外向内，表皮又可分为角质层、颗粒层、棘层和基底细胞层 4 层。

表皮以基膜连接真皮层，真皮层由结缔组织组成，它可分为较浅的乳突层和较深的网状层，其主要成分为胶原纤维、弹力纤维和网状纤维。胶原纤维和弹力纤维给皮肤以韧性和弹性，使皮肤能耐受一般的摩擦和挤压。在真皮层中，还有毛发、毛囊、皮脂腺和汗腺等结构。皮下组织主要为疏松结缔组织和脂肪组织，真皮和皮下组织之间为一种不规则连接，即真皮的纤维束与皮下组织的脂肪柱之间互有交错。皮肤的血液和真皮交界处形成真皮下血管网，并由此血管网发出分支形成真皮内血管网，再到皮肤附件及皮肤乳头下。表皮层没有血管，所以在非常浅的切割时，没有出血。

（二）各种游离皮片的特点

在皮肤不同层次切取，可以得到 4 种不同厚度的皮片，即表层皮片、中厚皮片、全厚皮片和带真皮下血管网皮片（图3-65）。

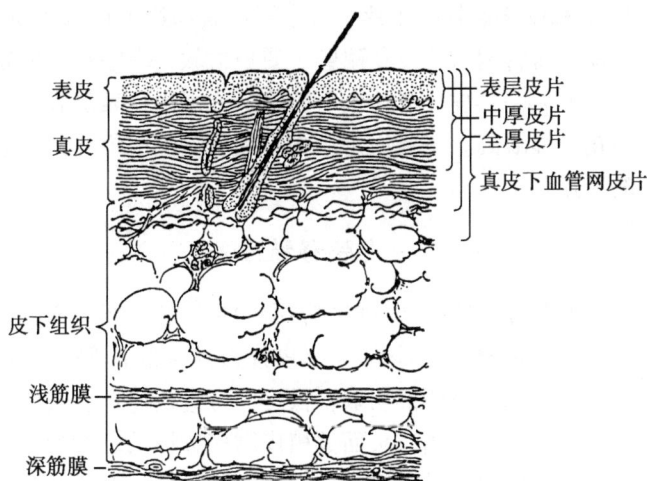

表皮
真皮
皮下组织
浅筋膜
深筋膜

表层皮片
中厚皮片
全厚皮片
真皮下血管网皮片

图 3-65　皮肤解剖

1. 表层皮片　又称刃厚皮片、替尔什（Thiersch）皮片，包括表皮和少许真皮乳头，厚约 0.2～0.6mm。此皮片最薄，容易成活，抗感染能力强，供皮区可不留痕迹。但愈合后易挛缩，弹性差，不耐摩擦，移植到关节部位易影响关节功能。主要用于感染肉芽创面、大面积皮肤缺损、非重要功能部位。

2. 中厚皮片　又称断层皮片，平均厚度 0.3～0.6mm，含表皮及真皮一部分。又可分为薄中厚皮片和厚中厚皮片。前者包括真皮的 1/2，后者可达真皮层厚度的 3/4。皮片切取后创面呈散在点状出血。此种皮片易成活，挛缩较轻，用于各种新鲜创面、整形及皮肤缺损的创面覆盖。

3. 全厚皮片　又称全层皮片，厚约 0.75～1.0mm，为皮肤全层。此种皮片耐磨，皮片存活后收缩小，颜色及质地均好。但不能生长于肉芽创面，供皮区需缝合或另行移植表层或中厚皮片。主要用于颜面、颈部、手掌、足等磨损和负重较大的新鲜无菌创面和修复整形。

4. 带真皮下血管网皮片　含全层皮肤和约 1.0~2.0mm 脂肪及真皮下血管网。此皮片耐磨、质地柔软、挛缩小。但缺损面积不宜太大，且皮片成活率不够稳定，可出现表层表皮坏死呈小疱花斑等缺陷。主要用于小面积无菌深部组织外露的新鲜创面的覆盖。

二、皮肤移植方法

1. 供皮区的选择　供皮区应尽可能选在隐蔽、宽阔、平坦、毛发稀少的部位。小块全厚皮片多从大腿内侧、上臂内侧、前臂上内侧和季肋部切取，供皮区可直接缝合。大块中厚皮片多取自大腿前内侧。头面部植皮则多选择毛发稀少、皮肤薄、色素浅的部位为供皮区，如上臂内侧、锁骨上窝及锁骨下胸部皮肤。

2. 供皮区准备　可先用软毛刷蘸肥皂液刷洗 5~6 分钟，不必剃毛，以免损伤皮肤表皮，降低皮片成活可能。清水清洗后擦干皮肤，用硫柳汞、酒精、1:1000 苯扎溴铵或氯己定液消毒两遍。

3. 受皮区准备　新鲜创面要彻底清创止血。对于肉芽创面，要求肉芽新鲜无水肿，若肉芽水肿则需用高渗盐水湿敷几天或用刀片刮除水肿的肉芽并彻底止血。

三、皮片切取法

1. 徒手切取法　主要适用于小块全厚皮片的切取。供区皮肤消毒后，用 0.5% 利多卡因溶液做局部浸润麻醉。用布片在创面印样后，将其面积放大 25% 左右。在腹部、大腿内侧或前臂内侧按布样用手术刀划一切口痕迹〔图3-66（1）〕，从一端先切开少许，并缝一针牵引线〔图3-66（2）〕，左手示指将皮片垫起，右手持刀紧贴皮肤切取〔图3-66（3）〕，不带皮下脂肪。也可切到皮肤、皮下组织深部，然后把皮下组织剪去〔图3-66（4）〕，修剪皮片。供区可直接缝合不留创面〔图3-66（5）〕。

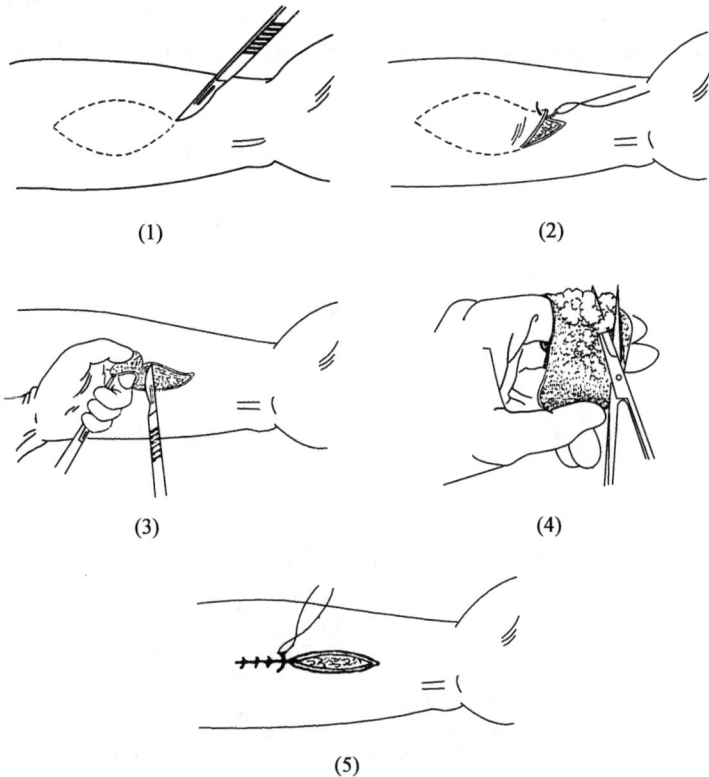

(1)

(2)

(3)

(4)

(5)

图3-66 皮片切取法

2. 滚轴式取皮刀切取法 一般在大腿前内侧切取。供区一般不用碘酒消毒，仅用75%酒精或0.1%苯扎溴铵溶液消毒。把刀片安装固定在滚轴式刀架上调节旋钮达所需厚度，一般每一小格约 0.1mm。然后术者和助手各持一木板，将取皮区两端皮肤压紧并向外牵拉，使取皮区平坦、紧张，但皮下组织要松弛。术者右手持刀，使刀架与皮肤呈 40°角切入皮肤，然后改为 10°~15°角以拉锯式方法向前推进［图 3-67（1）］。同时观察切下皮片厚度，视需要调整握刀的力量和角度，一直到足够的长度，切下皮片。创面立即用无菌凡士林纱布和敷料包扎。如果无滚轴刀时，也可用剃刀或直血管钳夹持保险刀片切取皮片［图 3-67（2）］。

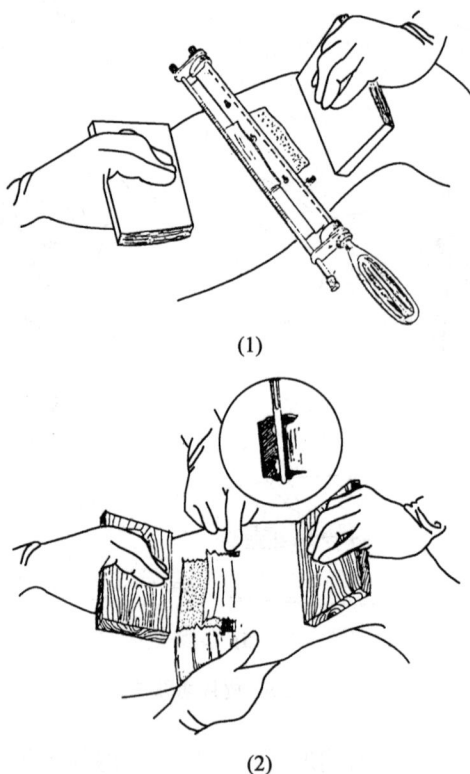

(1)

(2)

图 3-67 滚轴式取皮刀取皮法

3. 鼓式取皮机取皮法　供皮区准备同前，把取皮机安装后，推紧夹刀板［图 3-68 （1）］。调整刻度到所需要的皮片厚度的度数［图 3-68 （2）］，每小格为 0.1mm。将鼓面固定到机架上，用止血钳夹一纱布卷蘸乙醚擦洗供皮区和鼓面以除去其油脂，然后换一止血钳及纱布卷蘸胶水均匀地涂抹于供皮区和鼓面上［图 3-68 （3）］，胶水不宜太厚或太薄。等胶水干后，将取皮机鼓面前缘按压在皮肤上［图 3-68 （4）］，充分黏合后略向前推，放下刀片使其靠近鼓的边缘，左右推拉切取皮片［图 3-68 （5）］，一面切皮一面将取皮鼓转向后方，直至所需皮片完全取下。将刻度盘转向最大限度，使刀刃远离鼓面，将鼓面拉离皮肤，以剪刀剪下皮片备用［图 3-68 （6）］。如所需皮片大小超过一鼓面时（10cm×20cm），在切完一鼓面后可不剪断，仅将皮片揭离鼓面，重新涂胶，将原皮片穿入刀架与鼓面之间的间隙，继续向下切割［图 3-68 （7）］。用盐水纱布覆盖皮片，将皮片从鼓面上卷下备用。也可用双面胶纸粘贴在鼓面上代替胶水。供皮区处理同上。

当大面积皮肤撕脱时，常把皮肤修剪成中厚皮片植回原处，称为反取皮。可将皮肤脂肪面朝外，平放在取皮鼓上，不用胶水，只是把皮肤各个部分拉紧、拉平。调节刀架刻度，用刀切取皮下脂肪及部分真皮层，即可获得大片中厚皮片。

4. 带真皮下血管网的全层皮片切取法　此皮片可取自胸、腹或大腿内侧。用布片印取创面留样后，放大 25%，在上述部位切取皮肤和皮下脂肪。创面直接缝合。切下之皮瓣小心修剪皮下脂肪，保留真皮下 1~2mm 脂肪组织并能看清真皮下的毛细血管网，加以保护，不要损伤。

四、植 皮 法

1. 缝合固定植皮法　适用于新鲜创面和瘢痕切除后创面的植皮，或小面积肉芽创面经抗感染扩创后的植皮。创面彻

(1)

(2)

(3)

(4)

(5)

(6)

(7)

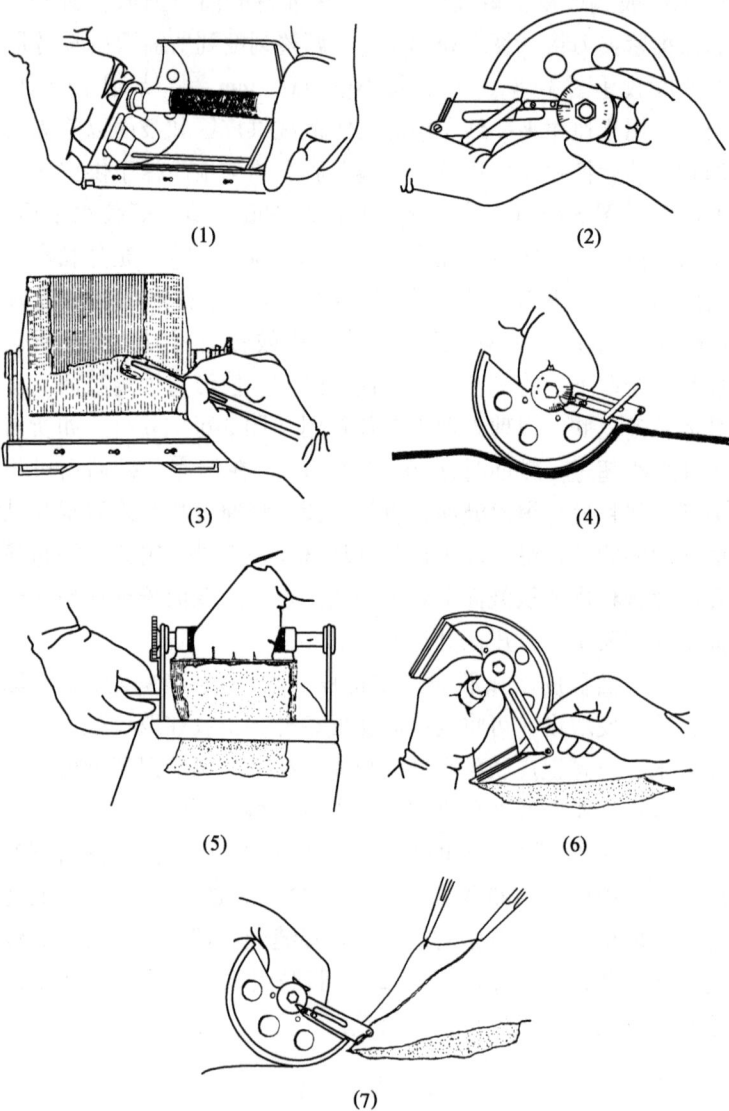

图 3-68　鼓式取皮机取皮法

底止血后，把皮片放在创面上，调整皮片方向使其完全覆盖创面，可先用缝线固定数针。检查皮片张力，覆盖均匀合适后将皮片与创缘皮肤间断缝合［图 3-69（1）］。针距要均匀，皮片与创缘皮肤要外翻缝合，每隔 2~3 针保留一根长线头，以对角线整理线尾。用纱布驱赶皮下积血，取一大块凡士林纱布覆盖皮片上［图 3-69（2）］，用纱头或剪碎的小纱布块堆放在凡士林纱布上面，注意压好皮片的边缘，使皮片和创面贴紧［图 3-69（3）］。将留出的尾线按对角线形状分别加压打包［图 3-69（4）］，加压用力要适中，边缘不要留空隙，可使皮片与创面紧密相贴，有利于植皮成活。另外，碎纱布或纱头可吸收创面的小量渗血、渗液，防止皮下积血、积液。

2. 点状、邮票状或贴敷植皮法　适用于溃疡、大面积肉芽创面。肉芽创面一般均存在感染，为使皮片能够成活，术前应对创面分泌物做细菌培养及药物敏感试验，以选用敏感抗生素，术前 2~3 天用 3% 高渗盐水湿敷换药。植皮时，将先切取的表层皮片或薄中厚皮片的皮面贴敷于已消毒的玻璃纸上，使皮片伸张不卷缩，然后将皮片剪成 0.3~0.5cm 的小方形或长方形或 1~2cm 如邮票大小的方块。如无玻璃纸，可在切皮板上交叉切成小方块或徒手将皮片剪成小方块，也可用油纱布或盐水纱布代替剪切皮片。点状植皮时，将小的皮片方块移植于已准备好的创面上，皮片间隔越小，愈合越快。邮票植皮则把邮票大小的皮片贴敷创面上，皮片间距相隔 0.5~1.0cm 左右，小皮片应该排列成行［见图 3-69（5）］。将玻璃纸或油纱布、盐水纱布去除，用一层凡士林纱布覆盖，固定皮片，外面再用无菌纱布、棉垫加压包扎。包扎时松紧要适度，压力要均匀，不要移动敷料，以免影响皮片成活。

对于大面积或难以包扎的部位的植皮，如面部、颈部、臀部、会阴部等部位，可采用暴露法。随时细心的清除创面分泌

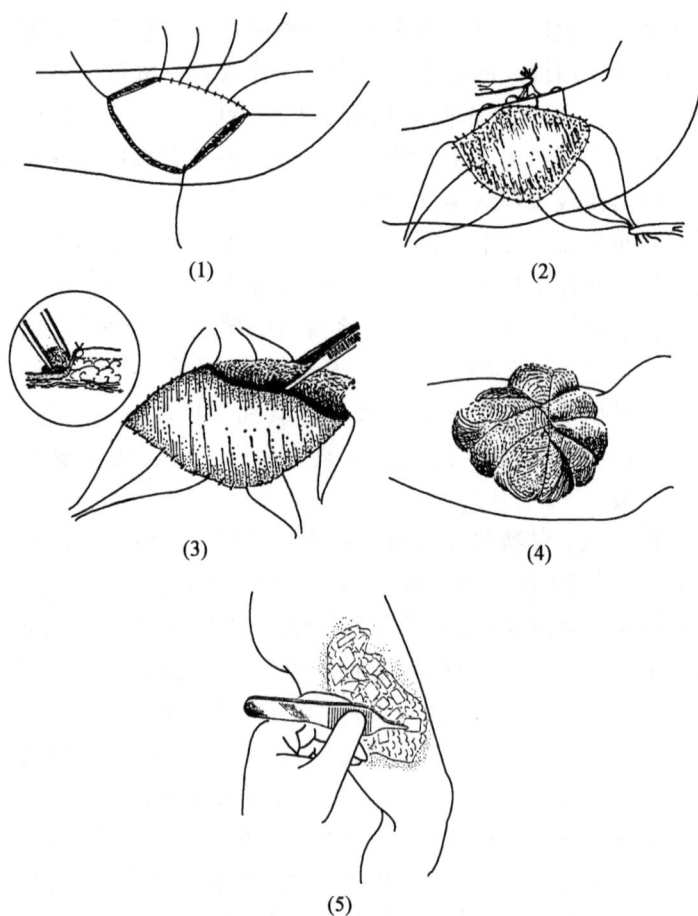

(1)

(2)

(3)

(4)

(5)

图 3-69　植皮法

物。但需具备一定的条件，如病房应保持恒温、通风及无菌隔离等。

采用点状、邮票状植皮时，远期遗留斑状瘢痕，外观不满意。在关节部位可引起挛缩，影响功能。

五、术后处理

植皮术后，患者应卧床 1 周左右，下肢的植皮，应卧床 2～3 周，并抬高患肢。关节部位植皮，应使用石膏或夹板固定制动。应经常检查创面敷料松紧、渗出及夹板固定情况。清洁的小面积植皮，可不用抗生素，否则可适当选用抗生素并密切观察病情变化。如患者术后 3～4 天体温仍不下降，甚至升高，伤口疼痛加重，敷料外有渗液、并有臭味，提示创面有感染，应及时打开创面敷料换药。无菌新鲜创面于术后 6～8 天第一次换药，污染或肉芽、溃疡创面首次换药应在术后 2～3 天。首次换药时，逐层揭开敷料，在揭开最内层敷料时，应先用盐水润湿后再揭，以免撕脱皮片。如创面有水疱、血肿，可将水疱、血肿剪破排液、引流。如创面有部分植皮坏死，小面积时，可逐步换药使创面愈合，大面积坏死则应重新植皮。对供皮区创面 2 周左右换药，但紧贴创面的内层敷料不必更换，可待其自行脱落。

植皮术后 7～10 天，皮片又生长较好，可允许患者逐步行功能锻炼，但要继续包扎 10～14 天，下肢植皮 2～3 周后可以弹力绷带包扎下逐步下地行走。

六、影响植皮成活的因素

1. 血肿　皮片下血肿是新鲜创面植皮失败的最常见原因，所以在植皮时，应耐心地止血。皮片只有在无血肿及血块情况下才有望成活，如果止血时创面渗血不止，可将皮片覆盖创面，暂时压迫 5～10 分钟，待渗血停止后翻起皮片，清除创面及皮片上的小血块，再缝合皮片。如患者凝血障碍，可使用止血药物，维生素 K、钙剂或输新鲜血。

2. 感染　也是植皮失败的常见原因。所以新鲜创面应彻底清创，肉芽创面在植皮前应做湿敷、清洗、引流及使用适当抗生素等准备。皮片移植后如有感染迹象，需及时换药、引流。

3. 敷料包扎过松、过紧　妥善的包扎固定并有适当的压力，有利于创面和皮片间毛细血管的联结。包扎过紧，可使植的皮片坏死。包扎过松，则皮下易形成积血，皮片也易移动，影响皮片成活。

4. 其他　在裸露的肌腱、骨骼上植皮时，皮片难以成活。患者全身情况差或具有某些全身性疾病，如糖尿病患者，下肢血管、神经病变时，皮片不易成活。

第七节　换　药

换药也称更换敷料，是手术科室日常工作的重要一部分。换药的目的，主要是观察伤口，清理伤口，治疗伤口。根据伤口的局部情况，可分为闭合伤口、开放伤口、清洁伤口和感染伤口。闭合伤口，是指经过缝合、伤口边缘整齐对合的伤口。开放伤口，是未经缝合，或经缝合因感染拆线开放的伤口和切开引流的伤口。

一、闭合伤口

（一）闭合伤口的分级

闭合伤口，根据原发病和伤口污染的情况，切口（伤口）可分3级。

Ⅰ级切口：是指无污染的切口，即清洁伤口，如甲状腺切除切口、乳腺瘤切除切口、疝修补术切口、脾切除切口等。

Ⅱ级切口：是指有可能污染的切口，不是绝对清洁的切口，如消化道手术切口、肺切除手术切口，非手术性外伤伤口。

Ⅲ级切口：是指有明显污染的切口，如胃穿孔、肠穿孔、阑尾炎穿孔等手术的切口，以及外伤伤口经清创后缝合的切口。

（二）切口愈合的分级

根据上述缝合切口的愈合情况，又分为 3 个等级愈合，即甲、乙、丙 3 级。

甲级：是指伤口对合，愈合良好，无任何不良反应。甲级愈合，通常称为一期愈合。

乙级：指伤口愈合欠佳，有缺陷，如伤口有炎症反应、血肿、积液、严重缝线反应，经处理后未发生化脓，伤口仍获一期愈合的伤口。

丙级：伤口出现化脓，并需要扩开伤口，或切开引流，伤口经换药后，获得二期愈合。

术后对闭合性伤口的处理

术后对闭合性伤口的处理，主要是观察伤口、更换敷料。Ⅰ、Ⅱ级伤口，一般都保持在清洁状态下，故术后无须特殊处理，通常只在手术后第 3 天，观察一次伤口，更换一次敷料。观察伤口，主要是观察伤口有无炎症、有无溢液、有无血液供应不良等情况。

（三）切口的正常反应

由于手术切口的正常反应，在术后 72 小时内，切口局部常因有血液、淋巴液的渗出，可出现暂时性的水肿，有时还可见到缝线周围稍有红肿，但范围很小，伤口疼痛日趋减轻。这种现象，实为组织的正常反应，不能视为切口有感染，一般再过 2~3 天，这些反应可以消退，以后可以不需更换敷料，直到拆线。

（四）拆线的日期

根据切口的部位、张力、缝合的层次、局部血液供应情况、患者的年龄、体质等因素来决定切口拆线的时间。

1. 一般头、脸、颈部于术后 4~5 天拆线。

2. 胸、腹、背、臀部为术后 7~9 天，会阴部为术后 5~6 天。

3. 四肢为术后 9~11 天，近关节部应再延长 1~2 天。

4. 手、足背、包括手指、足趾为术后 11~14 天，足底部为术后 15~18 天。

5. 减张缝线为术后 14 天，腹壁切口裂开再次全层缝合者为术后 15~18 天。

在术后第 5 天，若患者出现发热，切口疼痛加重，切口周围红肿明显，或有异样隆起，并出现压痛、硬结，要想到切口有了感染。这时，可在切口周围局部涂以 2.5% 碘酒，一日 2 次，或 70% 酒精纱布湿敷，一日 2~3 次，并全身给予有效抗生素。经上述处理，部分患者的局部炎症可以逐渐消退；若无效，可根据部位拆除 1~2 针缝线，用换药镊将切口分开，以减压引流；若疑有积血积液，也可用穿刺抽液。

二、开放伤口

（一）换药原则

开放伤口的处理，主要是清洁伤口和换药。虽然开放伤口仍有感染，但在换药时仍应遵守无菌操作规程，以防交叉感染，故应严守以下换药原则：

1. 先换无菌伤口，后换有菌伤口。先换简单伤口，后换复杂伤口，最后换特殊感染伤口。

2. 对有高度传染性疾病的伤口换药时，如破伤风、气性坏疽、铜绿假单胞菌等感染，要严格遵守隔离术。工作人员应穿隔离衣。用后的换药用具，应分别处理，换下的敷料应予以焚毁。

3. 换药动作要轻巧，尽可能减少患者的痛苦和损坏伤口。患者可在换药室或病床上换药。

（二）换药的具体方法

1. 换药者在换药前应洗手，戴口罩、帽子，准备换药包

（两个无菌换药碗或盘，一个盛放无菌纱布、油纱布、引流条等干敷料，另一个盛放酒精棉球、盐水棉球或湿纱布等湿敷料；两把换药镊，有齿、无齿各一把）。根据伤口情况，夹一定量的敷料、剪刀、探针。并最好另取一换药碗，盛放换下的敷料。

2. 先用手取下伤口外层的敷料，再用换药镊取下伤口内层的敷料，并放在备用的换药碗内。要注意，在揭创面上敷料时，应顺伤口长轴揭，即与伤口呈平行方向（图 3-70），不要与伤口呈垂直方向（图 3-71），以免使已愈伤口裂开。

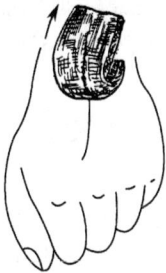

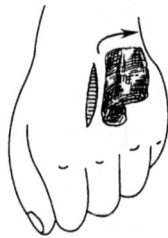

图 3-70　与伤口呈平行方向　　　图 3-71　与伤口呈垂直方向
　　　　　（正确）　　　　　　　　　　　　（不正确）

3. 有的浅表创面，如烧伤，或近愈的伤口，敷料的内层，已与创面完全干结成痂，则不必强行揭下，可待其愈合后自行脱落。勉强揭下，不仅患者感到疼痛，并且会损伤创面。如果只有部分敷料与创面干结成痂，则可将未结痂部分的敷料，用剪刀剪去，留下已干结的敷料。

4. 创面内层已被脓性分泌物浸透的敷料，应去除换药。为了容易揭下敷料，减轻患者的疼痛和不损伤创面，可先用盐水湿润敷料后，待敷料与创面分离，再轻轻地将敷料顺创面长轴取下，切忌硬撕，或与创面呈垂直方向揭敷料，以防伤口裂开和创面出血。

5. 去除敷料后，先用酒精棉球，从伤口外周向伤口擦洗，先擦去皮肤周围的污垢和脓迹。胶布迹或其他污垢，可用汽油棉球擦拭。待伤口周围皮肤处理完毕后，用盐水棉球，轻轻地的清除或吸去伤口创面上的分泌物，避免来回反复擦拭创面，以免损伤创面的肉芽组织和上皮。擦、吸创面的盐水棉球不要太湿，否则不但不易清除分泌物，反而引起脓性液体外溢，污染伤口外皮肤，甚至被褥，因此，应用换药镊将棉球内过多的盐水挤掉，然后再清洁创面。

6. 在清洁创面时，要注意创面的肉芽组织是否健康、有无坏死组织、有无窦道。若有窦道，应注意窦道内有无异物，如线头。很多窦道，都是因窦道内有线头而长期不愈。因此要耐心寻找，将其取出。

7. 创口清洁后，再用酒精棉球擦拭伤口皮肤一次，根据伤口情况，敷以药物和敷料。

（1）若肉芽鲜红、颗粒细、触之易出血，表示为健康肉芽，不需特殊的外用药，只需盖一薄层油纱布，保护肉芽面即可。外面敷料也不必太多。

（2）若肉芽发紫或发白，颗粒粗大发亮，表示肉芽过老或水肿，为不健康肉芽，应先用生理盐水，或5%高渗盐水纱布外敷，消除水肿，使其变成健康肉芽。

（3）若创面脓性分泌物较多，并有坏死组织，伤口较深，肉芽不多，可用攸琐（EUSol）冲洗、填塞换药。

攸琐有杀菌、去腐、刺激肉芽生长作用，其配制是：漂白粉12.5g，硼酸12.5g；加蒸馏水1000ml，摇匀，静置24小时后取其上清液。

攸琐是英国爱丁堡大学在第二次世界大战中配制的一种外用药。EUSol一字，是取Edinburgh University solution（爱丁堡大学溶液）三字的字母组成的。

当然还有一些其他外用药，如依沙吖啶（rivanol）、利福平及一些中药等，但用药的原则是相同的。

8. 在换药的过程中，应注意，在两把换药镊子中的一把，必须始终保持无菌状态，不可污、净不分，随意乱用。

第八节　绷带包扎法

绷带是常用的敷料。绷带包扎是基本技术，并且用途很广。它可用于包扎敷料、压迫止血、固定骨关节损伤、约束肢体活动等，也是急救处理中不可缺少的物质。

绷带一般指的是轴卷绷带，但急救中常用的三角巾、多头带，也属于绷带的范围。

一、轴卷绷带包扎法

轴卷绷带有纱布、棉布、弹力三种。其规格为长 500cm，宽有 3cm、5cm、7cm、10~15cm 数种。纱布绷带的宽度为 3、5、7cm 三种，即我们日常所用的 3、4、5 联三种。

弹力绷带是一种弹性网织品，具有弹性和伸缩力，通常用于压迫包扎，如关节损伤、下肢静脉曲张等。长度为 300cm，宽有 5、10cm 两种。

（一）包扎要点

1. 包扎时肢体要置于舒适位置，需要肢体抬高时，要有托扶物。

2. 包扎前应洗洁、擦干包扎部位的皮肤。有皱襞的皮肤处，如腋下、乳房下、腹股沟、骨突处，应垫以棉垫、纱布加以保护，以免压伤。

3. 避免用潮湿的绷带，以免干后收缩造成绷扎过紧，影响血液循环。

4. 用右手拿绷带卷，带卷向上。左手拿绷带短头，展平紧贴包扎部位，并拉紧固定（图 3-72）。右手将绷带卷在包扎部先绕两圈加以固定,然后再按需要包扎。

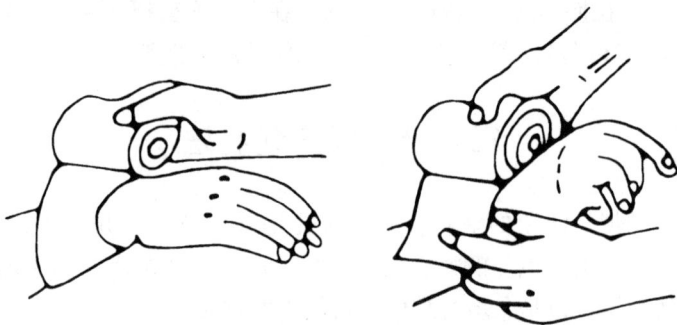

图 3-72 环形包扎法

5. 包扎四肢时,先从远端开始,然后向近端,逐渐向上包扎(图 3-73),以免远端充血肿胀。

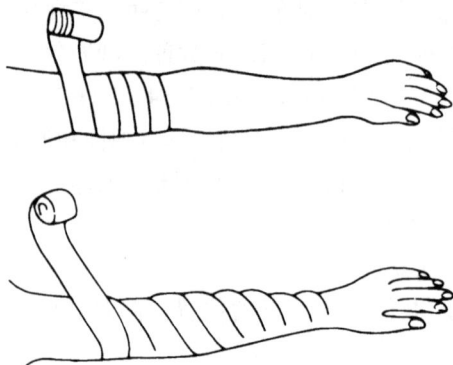

图 3-73 螺旋形包扎法

6. 包扎关节处,应置关节于功能位,如肘关节,置于 90° 直角,前臂半旋前,拇指垂直向上。包扎膝关节时,膝关节应取轻度屈曲位(图 3-74)。

7. 包扎时绷带的第二圈应盖过第一圈的一半或 2/3,并且每一圈的距离应相等,压力要相同,不要过紧或过松,两圈之

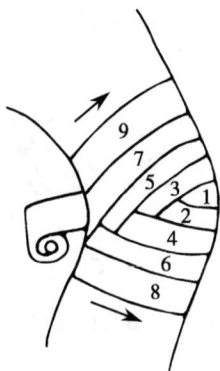

图 3-74　"8"字形包扎法

间不要露出敷料。包扎完毕时，在停止处再绕两圈，然后撕开绷带尾打结，或用胶条固定。

（二）基本包扎法

1. 环形包扎法　即环形缠绕，一圈压一圈。在第一圈绕完时，将短头在第一圈上折一角，然后将第二圈压在其上面缠紧，第三圈压在第二圈上，这样绷扎后不会滑脱。此法适用于头部和腕部（图 3-72）。

2. 螺旋形包扎法　先将绷带在要包扎部位的远端，环形环绕两圈，然后将绷带螺旋形绕肢体上行，后一圈盖住前一圈的一半或 2/3。此法多用于周径相似的肢体，如前臂、大腿（图 3-73）。

3. 螺旋回返包扎法　与螺旋包扎法基本相同，不同的是，在每绕一圈时，用左手拇指按住绷带正中央，右手将绷带从该处向下反折，并盖住前一圈的 1/2，如此反复缠绕即成（图 3-75）。此法多用于周径不等的肢体，如前臂、小腿。

4. "8"字形包扎法　多用于包扎关节。包扎方法：在关节处先绕两圈，然后绷带顺关节，由近端向远端，上下交叉绕转，并且后一圈盖住前一圈的一半，如膝关节（图 3-74）、肘关节（图 3-76）、踝关节（图 3-77）和腹股沟。

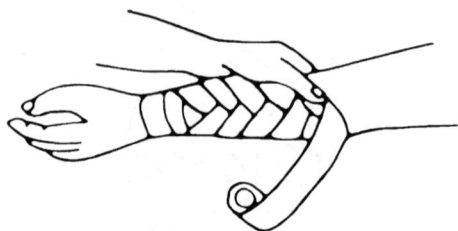

图 3-75 螺旋回返包扎法

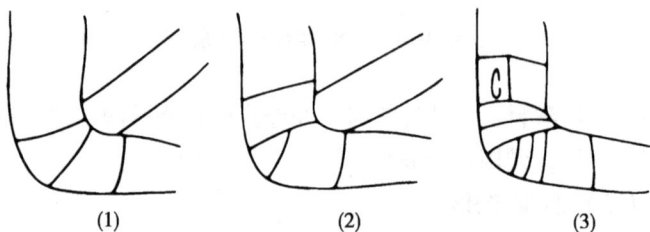

(1)　　　　　　　　(2)　　　　　　　　(3)

图 3-76 肘关节"8"字形包扎法

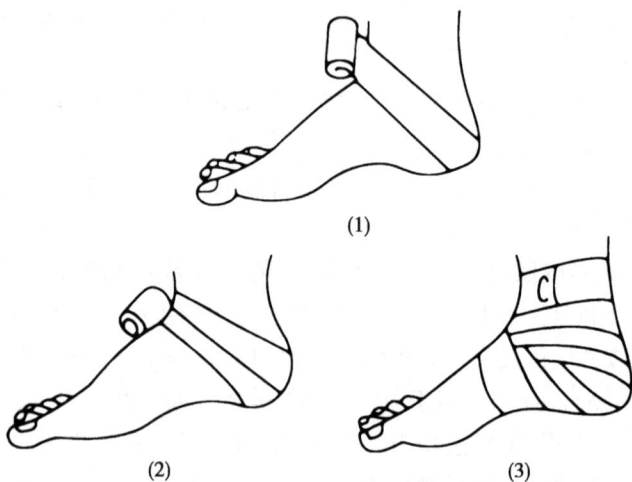

(1)

(2)　　　　　　　　　　　　　(3)

图 3-77 足跟、踝关节包扎法

5. 回返包扎法　此法用于指端和残肢端。包扎方法：在残肢近端先绕两圈，然后做一连串的反折。第一圈反折做在中央，以后每一圈分向左，并回返到起点，直至全部包住残端，最后再做环形包扎固定（图 3-78）。

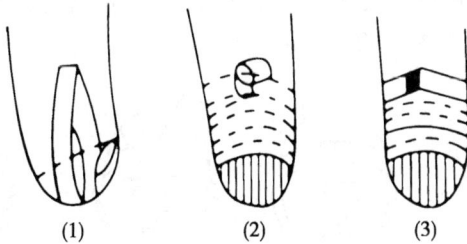

图 3-78　回返包扎法

（三）各部位包扎法

1. 额枕部包扎法　先从右耳上方开始，斜行绕过前额上部，经左耳后绕到枕后下部，并回到起点，环绕两圈固定。然后再将绷带绕到前额，压住前一圈下方的 1/2，接着绕到枕部，压住前一圈上方的 1/2，直至将伤处包没为止，最后绕额两圈，固定于前额（图 3-79）。

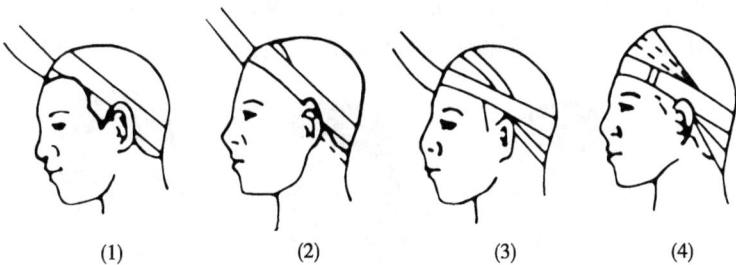

图 3-79　额枕包扎法

2. 帽状包扎法　用于头顶部外伤。方法：从右耳上方开始，经前额眉上，经左耳上方，绕过枕骨下方，环绕两圈后回到前额正中［图 3-80 （1）］，然后将绷带折向上，经头顶中线反折到枕骨下［图 3-80 （2）］。由助手按住前额反折的绷带，术者用左手按住枕骨部反折的绷带，然后再从前额到枕后，从枕后到前额，由中向左右两侧回绕，每次都压住前一圈的一半，直到包没整个头顶［图 3-80 （3）］。最后再在额枕部环绕两圈后固定［图 3-80 （4）］。

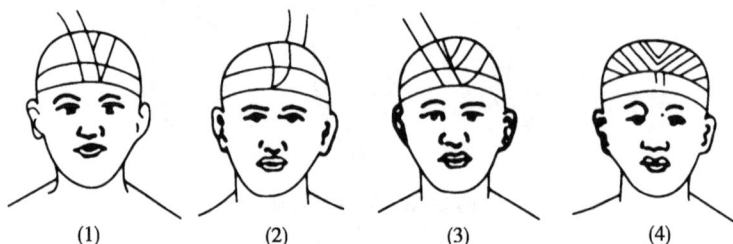

| | | | |
| (1) | (2) | (3) | (4) |

图 3-80　帽状绷带包扎法（方法之一）

3. 单眼包扎法　先在额枕部环绕两圈，再从枕骨粗隆，经病眼侧的耳下，斜行向上，盖过病眼，使绷带的下缘经鼻梁斜向上，绕过顶骨隆突，回到枕骨粗隆下［图 3-81 （1）］。同上法，再从枕骨粗隆，经病眼侧耳下，斜行向上盖过病眼，并在眼部逐渐上叠，而在枕部则逐渐下移，直至包没眼部［图 3-81 （2）］。最后在额枕部再环绕两圈后固定［图 3-81 （3）］。

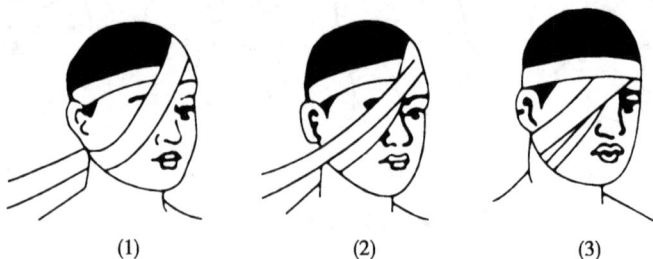

| | | |
| (1) | (2) | (3) |

图 3-81　单眼包扎法

4. 双眼包扎法　在如上述单眼包扎，包过第一只眼后，在绷带绕到顶骨隆突处后，将绷带绕到对侧顶骨隆突部，然后向下斜行，盖过第二只眼，使绷带下缘越过对侧鼻梁时，与对侧交叉 ［图 3-82（1）、（2）］。反复上述包扎，直至双眼包没为止，然后绕头两圈固定 ［图 3-82（3）］。

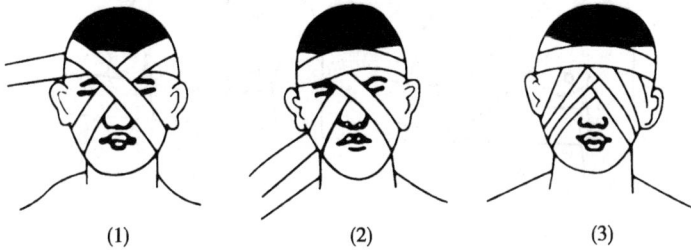

(1)　　　　　　　　(2)　　　　　　　　(3)

图 3-82　双眼包扎法

5. 单耳包扎法　从健侧耳上方开始，绕头两圈 ［图 3-83（1）］，然后将绷带绕到病耳侧颞部，斜行向下，绕到病耳的耳根部 ［图 3-83（2）］。反复上述包扎，每圈在耳根部应较前一圈高，并直至包没全耳为止。最后绕头两圈后固定 ［图 3-83（3）］。

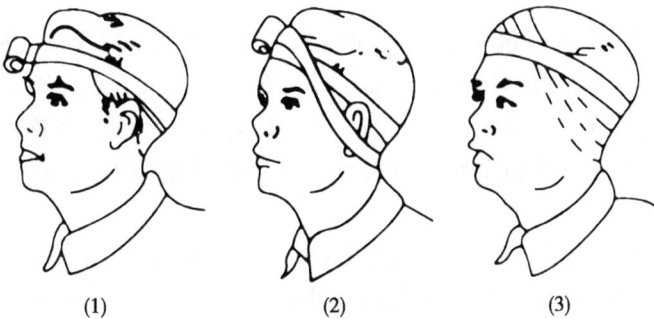

(1)　　　　　　　　(2)　　　　　　　　(3)

图 3-83　单耳包扎法

6. 单乳包扎法　先在乳房下方胸壁环绕两圈，再从乳房下向上斜盖病乳，并向上斜行到对侧肩部［图3-84（1）］，然后从背部斜行回到病乳下，绕胸环绕一圈［图3-84（2）］。每一圈都要盖过前一圈的2/3，直至包没整个乳房为止，最后绕胸两圈后固定［图3-84（3）、（4）］。

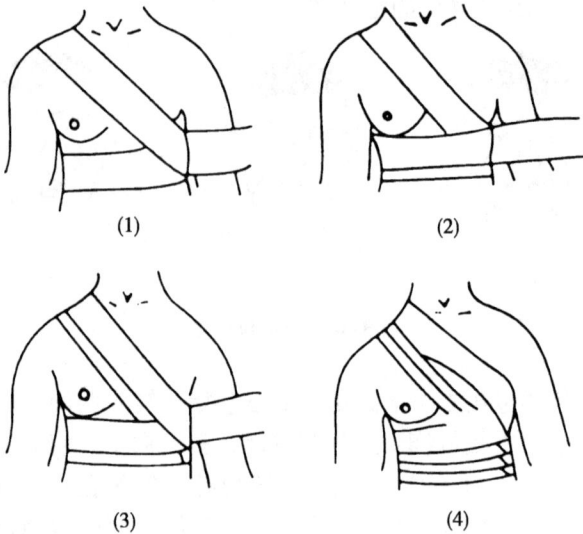

(1)　　　　　　　　　　(2)

(3)　　　　　　　　　　(4)

图3-84　单乳包扎法

7. 肩关节包扎法　先在伤肩靠近腋下上臂处，环绕两圈，然后经臂越过前胸，穿过对侧腋下，再从背后，绕回到伤侧上臂［图3-85（1）、（2）］。反复重复数圈，并逐渐上升，直至包没整个肩关节为止，最后绕到前胸固定［图3-85（3）、（4）］。

8. 腹股沟"人"字形包扎法　先将绷带在腹股沟下方大腿上环绕两圈，然后将绷带从大腿外，向前向上，斜行越过耻骨前面，到达对侧髂嵴。从对面髂嵴向后，从腰后绕到病侧腹股沟前，斜行向下，与前一圈交叉在腹股沟前。反复同上绕行，直至包完为止。最后在腰部环绕两圈后固定（图3-86）。

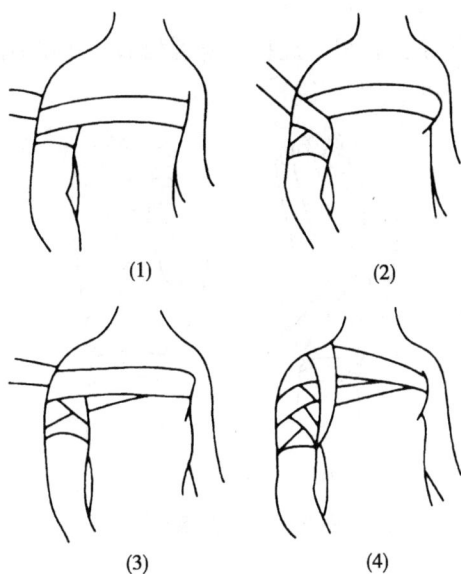

(1)　　　　　　　　　(2)

(3)　　　　　　　　　(4)

图 3-85　肩关节包扎法

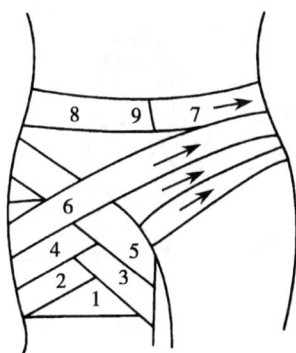

图 3-86　腹股沟"人"字形包扎法

9. 单指包扎法　先将绷带在腕部环绕两圈，再从手背绕到病指指根，并从指根向指尖做螺旋状缠绕，待绕到指尖后，再从指尖向下绕到指根，经指根绕到腕部，并在腕部环绕两圈后固定［图3-87（1）、（2）］。

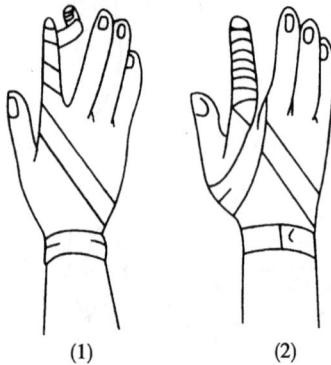

(1)　　　　　　　　(2)

图 3-87　单指包扎法

10. 露指尖包扎法　先在手指间垫以纱布，四指并拢。将绷带先在手掌部环绕两圈，然后绕至手背做"8"字形包扎，露出指尖，将全手包上，最后在腕部绕两圈固定（图3-88）。

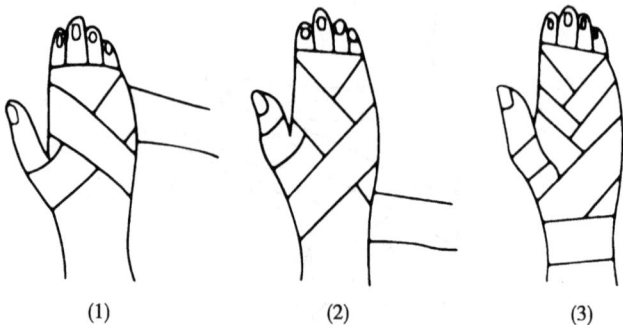

(1)　　　　　　　(2)　　　　　　　(3)

图 3-88　露指尖包扎法

11. 全手包扎法　先用单指包扎法包好拇指，然后在指间

和手心垫以纱布，在指尖做回返包扎［图3-89（1）］。用左手
拇指、示指压住回返端，并环形环绕两圈以压住和固定回返端
［图3-89（2）］。再用"8"字形包扎法，将全手包扎，最后在
腕部环绕两圈后固定［图3-89（3）］。

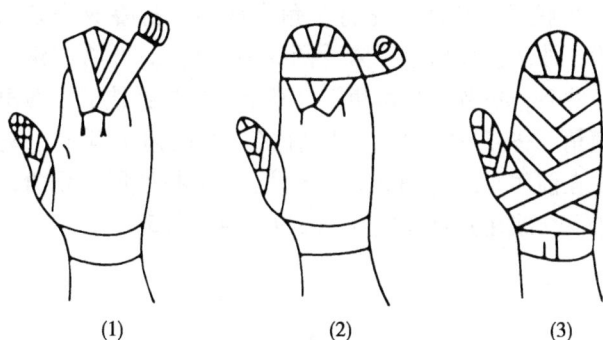

(1)　　　　　　　(2)　　　　　　　(3)

图3-89　全手包扎法

二、三角巾包扎法

三角巾包扎法是一种很有用的急救包扎方法。包扎快而简
便，适用于急救、战伤和临时处理，可包扎全身各部。

取一块90cm的正方形白布，将其对角剪开，即成两条三
角巾。它的底边长为130cm，顶角到底边中点为65cm，若需
要，在其顶角上，还可接一根带子。

（一）包扎要点

包扎时，各角要拉紧，各边要固定，中心要展平，敷料要
贴紧。打结要牢靠，不要用十字结，要用方结（图3-90）。

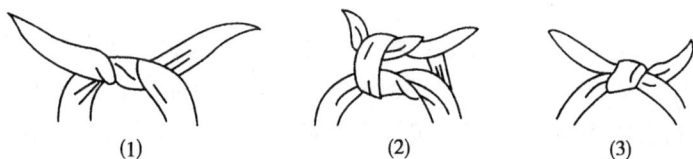

(1)　　　　　　　(2)　　　　　　　(3)

图3-90　打结法

（二）各部位包扎法

1. 头面部包扎 头面部包扎有 6 种包扎法：帽式包扎法、风帽式包扎法、面具式包扎法、单眼包扎法、双眼包扎法和下颌包扎法。

（1）帽式包扎法：先将三角巾底边，折叠成一条约 5cm 宽的边，放于前额眉上拉紧［图 3-91（1）］，并将三角巾的顶角放在枕后，拉紧左右两角，经耳上向后拉到枕下，两角交叉压住顶角［图 3-91（2）］，然后将左右两角于耳上，绕到前额，并在前额打结［图 3-91（3）］。最后拉紧展平顶角，塞于结扎带下，或用别针固定［图 3-91（4）、（5）］。

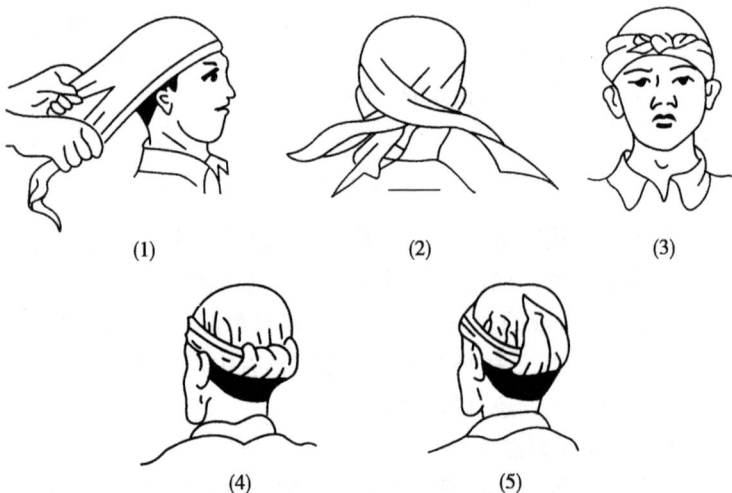

(1) (2) (3)

(4) (5)

图 3-91 帽式包扎法

（2）风帽式包扎法：将三角巾顶角和底边中央各打一结［图 3-92（1）］，放于前额和枕下，向前向面部拉紧底边两角，并折叠成 5cm 宽条状，包绕于下颌，然后绕过下颌，于枕后打结［图 3-92（2）、（3）］。

(1)   (2)   (3)

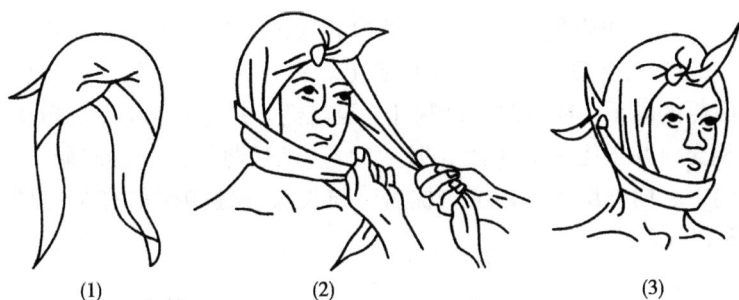

图 3-92　风帽式包扎法

（3）面具式包扎法：将三角巾顶角打一结，结下垂套住下颌，罩住面部［图 3-93（1）］，然后将底边平放于头顶，并向枕后拉。再将底边两角在枕后交叉拉紧，压住底边［图 3-93（2）］，最后将底边两角向前，绕至前额打结。包扎完毕后，在眼、鼻、口处，分别剪一小孔［图 3-93（3）］。

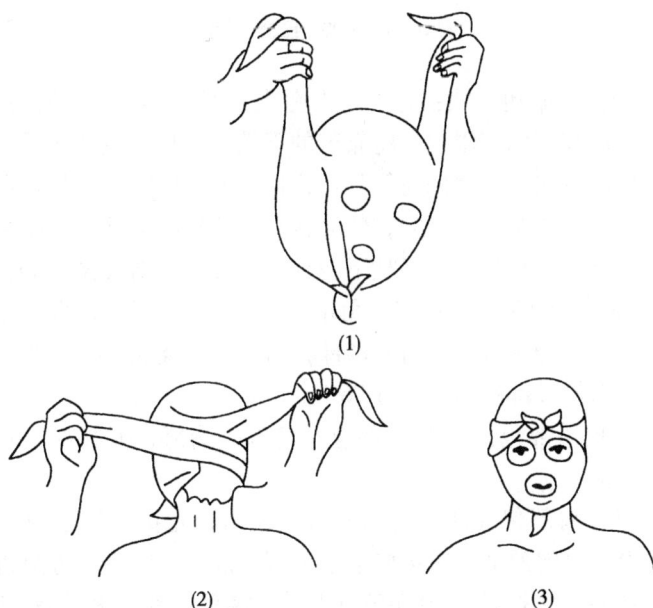

(1)

(2)   (3)

图 3-93　面具式包扎法

（4）单眼包扎法：将三角巾叠成约 6cm 宽的布带，将其 2/3 向下，1/3 向上斜放在伤眼上。将向下的 2/3 长头，经伤眼侧的耳下，向后绕向健侧耳上至前额，并与向上 1/3 的短头相交，并压住其上［图 3-94（1）］，然后将短头在健侧眉上，向下、向外反折，并拉向枕后，与长头在健侧额部打结［图 3-94（2）］。

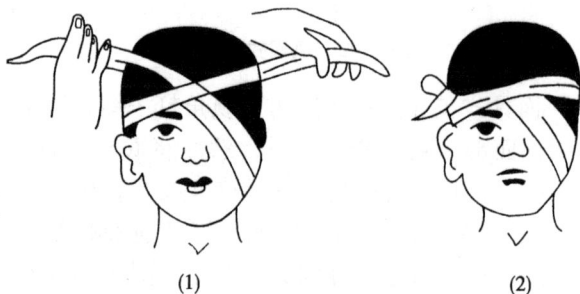

(1)　　　　　　　　　　　　　　(2)

图 3-94　单眼带式包扎法

（5）双眼包扎法：将三角巾叠成一 10cm 宽的长带，将中央部斜放在一侧伤眼上，将布带的下端，从耳下绕到枕后，再从枕后斜行向上，绕到对侧耳上，再向前至眉上方，与布带上端相交，压在布带上端处，然后将布带上端向下反折，盖住另一伤眼，再绕至耳下，经枕下绕到对侧耳上打结（图 3-95）。

（6）下颌包扎法：将三角巾叠成一 10cm 宽的长带，兜住下颌，一端绕过头顶到对侧颞部，与另一端绕成十字，然后横行绕到对侧颞部打结（图 3-96）。

2. 躯干部包扎　躯干部包括肩部、胸部、下腹部、髋关节和臀部。

（1）肩部包扎法：需用两块三角巾，先将一块三角巾顶角向上，对向颈部，底边向下于上臂上部，然后将底边两角相交，环绕上臂打结［图 3-97（1）］。将另一块三角巾叠成一 5cm 宽的长条，于伤侧肩部压住第一块三角巾的顶角，并斜行到对侧腋下打结固定，然后将第一块三角巾的顶角，向下折转，用别针固定［图3-97（2）］。

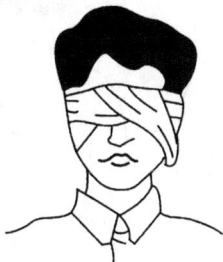

图 3-95　双眼带式包扎法

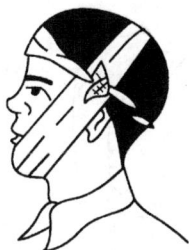

图 3-96　下颌包扎法

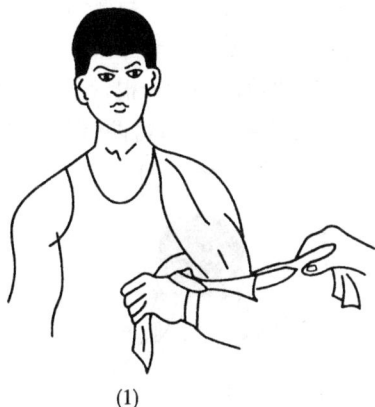

（1）

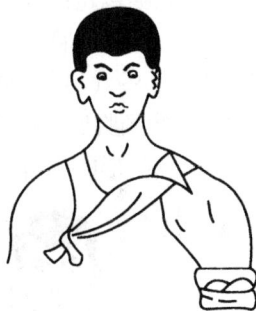

（2）

图 3-97　肩部三角巾包扎法

（2）胸部包扎法

1）单胸包扎：将三角巾底边向下，顶角向上，并越过伤侧肩上，平放在伤侧肩胸部［图3-98（1）］，然后将底边二角向后拉紧，打结，并将其中的一头，与顶角打结［图3-98（2）、（3）］。

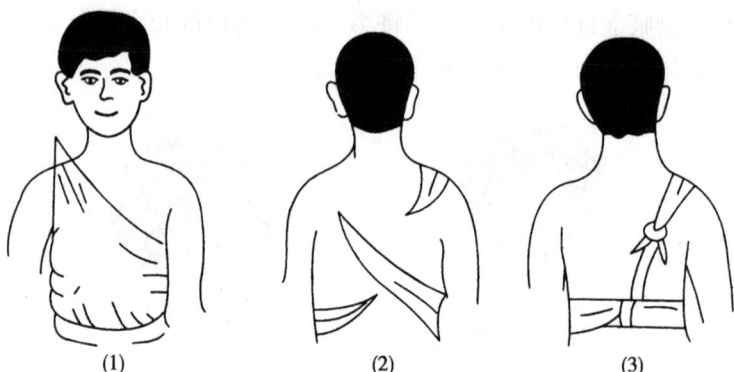

图 3-98 单胸包扎法

2）双胸包扎：将三角巾底边的一角向上折，与底边的另一角成一"×"形。将"×"形的凹处向上对准胸骨上凹，平放于胸前［图 3-99（1）］，再在下方底的两角，各接一根带子，然后将两带子绕到胸后，拉紧在后背中央打结，最后将两带的一头，向上与"×"形的两角，在肩上打结［图 3-99（2）］。

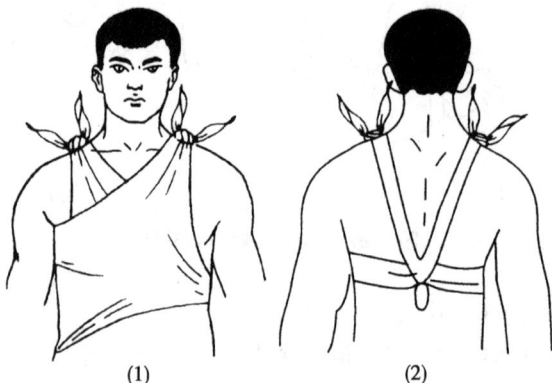

图 3-99 双胸包扎法

（3）下腹包扎法：将三角巾底边向上，顶角向下，平放在下腹。将底边的两角向两侧，向后绕过腰，在后腰中央打结

［图 3-100（1）］，然后在顶角上接一根带子，并将其穿过裤裆，拉到后面，与底边角打结处打结［图 3-100（2）］。

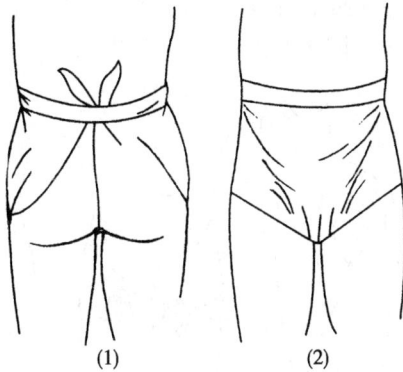

(1)　　　　　　　　(2)

图 3-100　下腹部包扎法

（4）髋关节包扎法：将三角巾底边，叠一条 3~5cm 宽的边，并将其中点放在大腿外侧，顶角向上拉至腰部，再将底边两角，绕至大腿内侧交叉，然后绕至大腿外侧打结［图 3-101（1）］。另取一块三角巾，折成一条状带，绕腰，固定前一条三角巾的顶角，然后将顶角向上拉紧，折转向下，用别针固定［图 3-101（2）］。

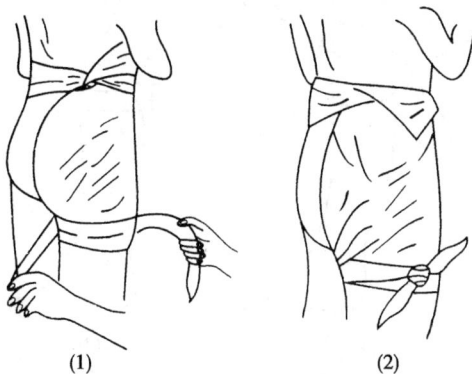

(1)　　　　　　　　(2)

图 3-101　髋关节包扎法

（5）双臀包扎法：取两块三角巾，将两顶角打结连在一起，然后放在腰部［图3-102（1）］，然后提起上面两角，向前绕到腹部，并在腹部打结。下面两角则各绕至大腿内侧，与相对的底边打结［图3-102（2）、（3）］。

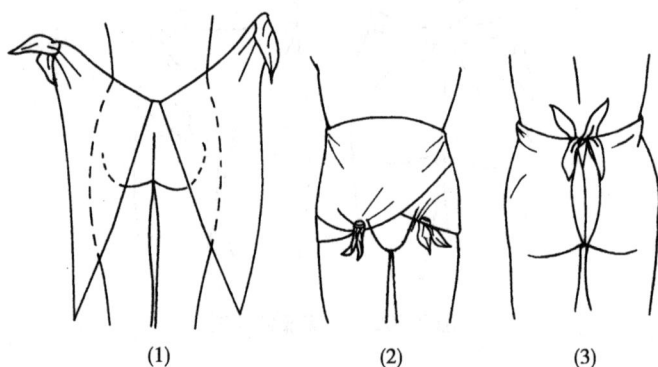

(1)　　　　　　　　　(2)　　　　　　　　　(3)

图 3-102　双臀部包扎法

（6）膝关节包扎法：将三角巾折叠成一相应宽的布带，将布带的中部斜放在膝关节上，并将两端分别压紧上下两边［图3-103（1）］，然后包绕膝关节一圈打结［图3-103（2）］。

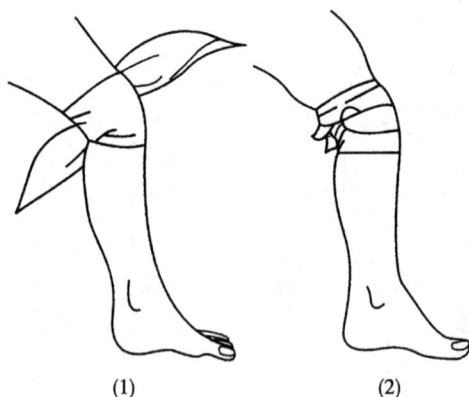

(1)　　　　　　　　　　　(2)

图 3-103　膝关节包扎法

（7）全足包扎法：将足趾对向三角巾顶角，平放在三角巾中央，将顶角上翻，盖住足趾和足背［图3-104（1）］，然后将三角巾底边两角，向足背，在踝关节部打结［图3-104（2）］。最后，将三角巾顶角向下反折到足背，再用别针固定［图3-104（3）］。

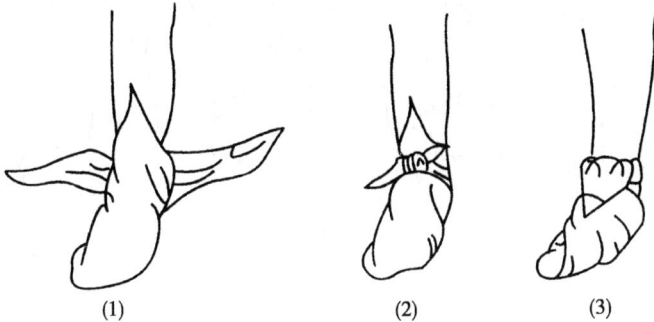

(1)　　　　　　　(2)　　　　　　　(3)

图3-104　全足包扎法

（8）前臂悬吊法：将三角巾放在前臂与胸壁之间，顶角对肘关节，一角置于健侧肩部，另一角下垂［图3-105（1）］。屈肘90°，拇指朝上，腕平放，将下垂的三角巾角向上折，兜住前臂，并从伤臂侧肩上，经颈后绕到健侧肩上，与另一角打结［图3-105（2）］。最后，将肘关节处的顶角，包住肘关节，并用别针固定好［图3-105（3）］。

三、四头带包扎法

四头带是一种最简便的多头带，制作容易，使用方便，它多用于头面部。它的制作按需要而定。取一长宽布条，将两端适度剪开即可。用于眼、鼻部，其长宽约为80cm×8cm。用于头顶部约为80cm×20cm。有眼四头带包扎法［图3-106（1）］、鼻四头带包扎法［图3-106（2）］、下颌部四头带包扎法［图3-106（3）］、头顶四头带包扎法［图3-106（4）］。

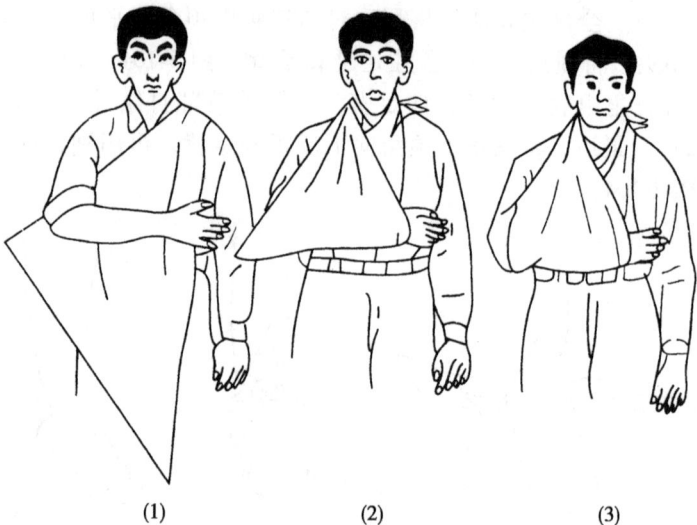

(1)   (2)   (3)

图 3-105 前臂悬吊法

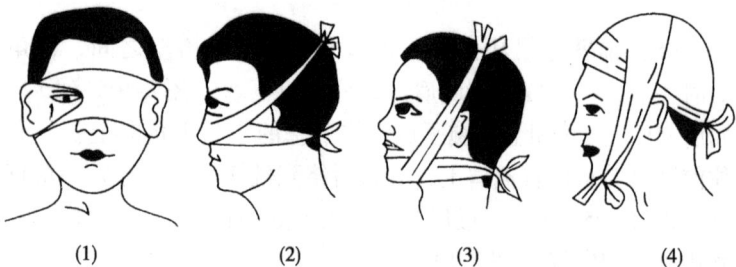

(1)   (2)   (3)   (4)

图 3-106 四头带包扎法

第九节 出血与止血

出血是各种创伤的主要症状。止血，是治疗各种出血的必要措施。在我们的日常生活中，出血并不少见，有小出血，也有大出血。虽然小出血多见，但大出血凶猛，一旦处理不当，可导致伤者休克，甚至死亡。因此，熟知各种急救止血方法，非常必要，只有这样，才能给予适时而有效的止血。

出血分为外出血和内出血两类：外出血是指可见血从创口流出的出血；内出血是指外面见不到的体腔内出血，如腹腔内出血、胸腔内出血。本节所讲的是外出血，而且是大出血的现场急救。现场急救止血法，常用的有 3 种，即指压止血、止血带止血和加压包扎止血。

一、指压止血法

出血可分毛细血管出血、静脉出血和动脉出血 3 种。指压止血，是对动脉出血的一种临时和短时间的止血方法。方法较简单易行并有效，但它不能持久。因此，在指压止血的同时，应同时行钳夹出血点止血、结扎动脉出血点止血和创口加压包扎止血，或止血带止血等。

指压止血法是根据动脉的分布情况，用手指、手掌、拳头，在动脉的上端，用力将动脉压在骨骼上，以阻断血流，达到止血。下面分述体外各部出血时的指压止血法：

【操作方法】

1. 头顶部出血　急救者用一手固定伤员的头部，另一手的拇指压迫伤侧耳孔前方颞动脉搏动处，可以达到头顶部出血的止血（图 3-107）。

2. 面部出血　急救者一手固定伤员头部，另一手的拇指或示指用力压在伤侧下颌骨角前方 1.5~3cm 处的凹陷处，此处可触及一搏动动脉，即颌外动脉，压迫此点，可止住面部出血（图 3-108）。

3. 头面部较大出血　急救者用拇指或其他四指，在伤侧胸锁乳突肌与气管之间，即颈总动脉处，用力向后压在第 6 颈椎横突上，即可达到止血目的（图 3-109）。但要注意，不能同时压迫双侧颈动脉，否则将会阻断全部脑血流。

4. 上肢出血　肩部、腋窝、上肢出血，可用拇指在伤侧锁骨上窝中部摸清锁骨下动脉跳动后，用拇指向下、向后压在第一肋骨上，即可止血（图3-110）。

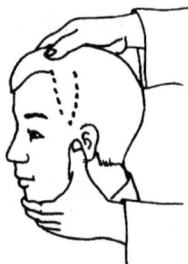

图 3-107　颞动脉指压
止血法

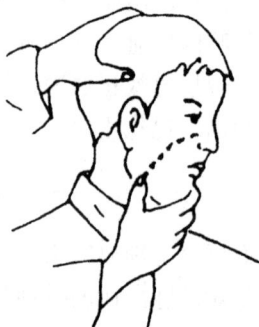

图 3-108　颌外动脉指压
止血法

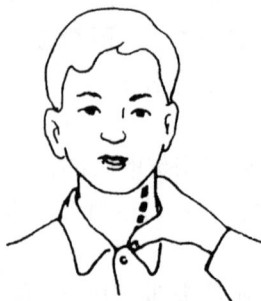

图 3-109　颈总动脉指压
止血法

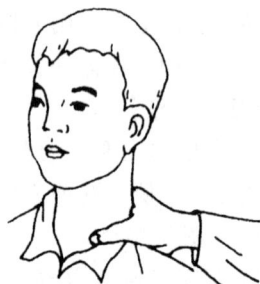

图 3-110　锁骨下动脉指压
止血法

5. 前臂和手出血　可在上臂中部或肱骨下端内侧压迫肱动脉，即可止血（图3-111）。

6. 手指手掌出血　用双手拇指用力压迫伤手腕横纹后方2~3cm处的尺、桡动脉搏动点，即可达到止血（图3-112）。

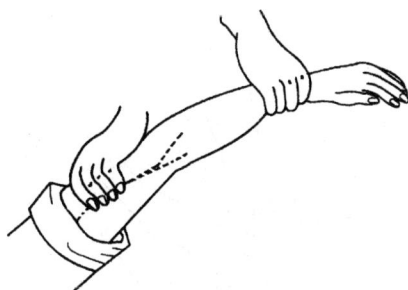

图 3-111 前臂出血压迫点（压肱动脉法）

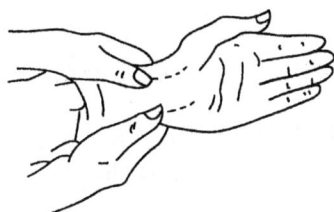

图 3-112 手掌和手背出血压迫点（压桡、尺动脉法）

7. 大腿及下肢出血 用双手拇指或双手重叠压在腹股沟韧带中点稍下方，即股动脉处，进行止血（图 3-113）。

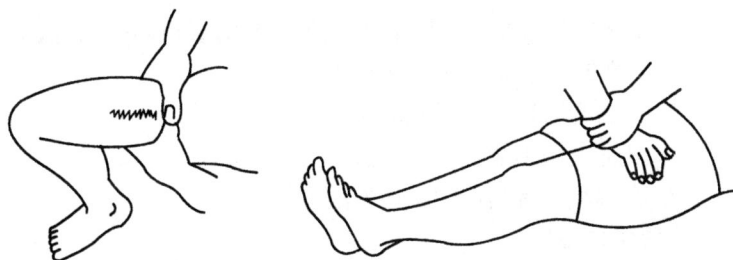

图 3-113 下肢出血压迫点（压股动脉法）

8. 足部出血 用一手拇指压迫足背的足背动脉，另一手拇指压迫足内侧与内踝之间的胫后动脉，双手拇指同时压迫，即可止血（图 3-114）。

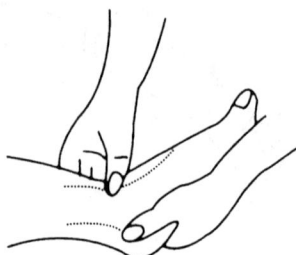

图 3-114 足部出血压迫点（压胫前后动脉法）

二、止血带止血法

止血带止血法主要用于上下肢较大的动脉出血，即将止血带绑扎在出血部的近端，阻断肢体的全部血流，以达到止血。

目前可用的止血带有，橡胶管止血带、橡皮带止血带、充气止血带等。最常用的是橡胶管止血带。在紧急情况下，没有上述止血带时，可用绷带、三角巾、领带、毛巾、布带以及长筒袜等来代替。

【适应证】

由于止血带阻断了肢体全部血流，能引起肢体坏死，故应慎用，要掌握适应证，其适应证是：

1. 作为暂时性、短时性的止血。

2. 其他方法不能止住的出血。

3. 在现场没有其他的止血方法可用。

【操作方法】

先在出血伤口近端的肢体皮肤上，围上一块毛巾或布块，取一根橡胶管止血带，一端夹在急救者的拇指和手掌之间，并手背贴在布块上［图 3-115（1）］，将橡胶管的另一端（长头）拉紧，绕过肢体和手掌两圈［图 3-115（2）］，然后将橡胶管的长头，从橡胶圈底下拉出［图 3-115（3）］。

若用三角巾，或其他布条代替橡胶管止血带，应先用一块布折成一小垫，放在出血伤口近端肢体的皮肤上，将三角巾折成一带，将其中点压在小布块上，然后将其交叉拉紧，圈绕肢体两圈拉紧、扎紧打结［图 3-115（4）］。

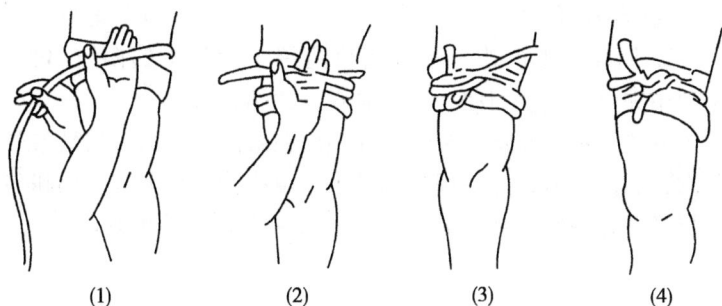

(1)   (2)   (3)   (4)

图 3-115　止血带止血法

【注意事项】

1. 止血带应扎在伤口的近端，但不要离出血伤口太远，以免使更多组织缺血。

2. 止血带不应直接扎在皮肤上，应加衬垫，以免皮肤损伤。

3. 止血带应达到完全止血，若远端仍有出血，表示结扎太松，应重新结扎。

4. 结扎止血带后，应每隔 30 分钟松止血带一次，每次松 2~3 分钟。

5. 使用止血带的时间要尽量的短，以 1 小时为宜，最多不能超过 4 小时，否则可致肢体缺血坏死、代谢产物吸收过多，出现所谓"止血带休克"。

6. 扎止血带后，应在明显易见的部位，标明扎止血带的时间。

三、加压包扎止血法

加压包扎止血法，是急救止血中最常用的方法，虽方法简单，但应用很广。加压包扎止血法可分：敷料加压包扎和屈肢加压包扎两种。

1. **敷料加压包扎** 对小血管、毛细血管出血很有效。

方法：将无菌敷料或干净毛巾、布料压盖在伤口上，外面再用绷带加压包扎。

2. **屈肢加压包扎** 本方法只适用于无骨折的四肢出血，是利用关节的极度屈曲，压迫血管，达到止血。

方法：用纱布垫、布垫、棉垫放在腋窝、肘窝、腘窝或腹股沟，屈曲关节，然后用绷带或三角巾将前臂与上肢、小腿与大腿紧缚在一起（图 3-116），可止住关节远端的出血。

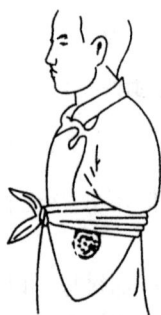

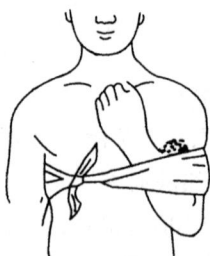

(1)用于前臂出血　(2) 用于肘部或上肢出血

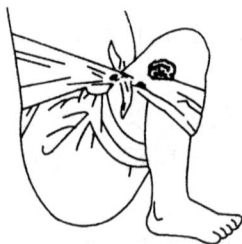

(3)用于小腿出血　(4)用于大腿出血

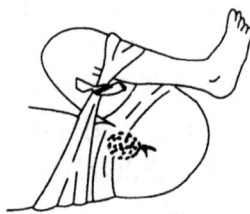

图 3-116　屈肢加压止血法

（伍冀湘　许媛　何伟　周华　许怀瑾）

第四章

外科感染

第一节　皮肤感染

皮肤感染，是外科常见的感染，但本节只讲疖、痈的处理和手术。

一、疖

疖是外科常见的皮肤感染，是由皮肤毛囊感染所致。疖虽是一个小病，处理得当，可以很快治愈，处理不当，可以扩展到皮下组织。唇面部疖还可引起颅内感染。

疖常是由于局部皮肤不洁和损伤引起的。如不常洗澡，衣领、衬衫不洁，内衣布料质粗，擦伤颈、背、腋、四肢等皮肤，故疖发生的部位多见于颈、头、背、腋、腹股沟、小腿、会阴和面部。其病原菌主要是存在皮肤表面的葡萄球菌。

【临床表现】

疖的最初表现是皮肤局部有一红、肿、痛的小结节，伴有微痒，触之质硬。若不处理，小结节可逐渐增大，呈一锥形突起，继之小结中央组织因坏死而变软，并可见有一黄白色小点（脓栓）。渐之红肿范围扩大，疼痛，继之脓栓脱落，脓液排出，肿、痛渐渐消退而愈。

单纯的颈、背、小腿部疖，一般无全身症状，若不及时治疗，可扩展成痈。唇、鼻部疖，因处理不当，如挑刺、挤压，可致感染进入颅内海绵状静脉窦，引起海绵状静脉窦炎，致使患者出现严重的全身症状，因此，唇面部的疖，切忌挑刺挤压。其他部位的疖，应及时作适当处理。

【治疗】

初起疖的治疗较简单。可用2.5%碘酒涂在疖及其周围皮肤上。涂抹的范围要大一些，至少要大于疖的2倍，并不用酒精脱碘，每日涂3次。早期的疖，经2.5%碘酒涂抹后，都能很快消退，无脓而愈。

疖切开术：若疖已出现白头，疼痛严重，红肿浸润区扩大，可在局麻下做切开减压，同时取出脓栓。切口不需太大，只要切开能取出脓栓即可，并切勿用力挤压，尤其是唇、鼻间（危险三角区）的疖。

二、痈

痈是多个毛囊及其邻近的皮脂腺、汗腺的急性化脓性感染，也有是由多个疖融合而成的。

引起痈的原因，除与疖相同的因素外，患者抵抗力低下、糖尿病，也是起病的原因。痈的致病菌，亦是葡萄球菌。通常为金黄色葡萄球菌。痈好发于颈背部（图4-1）。

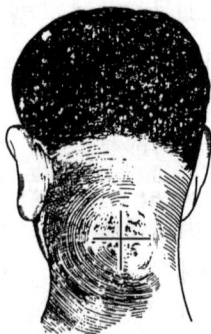

图4-1 颈痈

【临床表现】

痈的临床症状是局部疼痛，患区稍隆，皮色紫红，触之质坚韧，浸润界限不清，中央表面有多个白头脓栓，形如蜂窝和莲蓬状。

痈易向四周和深部发展。患者除局部疼痛外，多伴有全身症状，如畏寒、发热、食欲缺乏，血化验检查显示白细胞增加等。

初起的痈，局部也可涂 2.5% 碘酒，还可用 4% 硼酸液、70% 酒精湿敷。同时全身给予抗生素治疗。经治疗后，红肿范围仍扩大，中央坏死组织增多，应及早做切开引流治疗。唇痈不做切开引流。

【治疗】

痈切开术：手术切口一般采用"十"字形切开（见图 4-1）。手术原则是切口的长度，要超过炎症处，即切到正常组织，并深达筋膜，将皮瓣掀起，尽量剪去所有的坏死组织，然后伤口内填入碘仿纱布或攸琐（EUSol）纱布料。若无上述溶液，也可填入凡士林油纱布。以后每日换药一次。

痈大而中央尚未坏死者，可采用"艹"形切开，或多条纵行切开减压和引流（图 4-2）。

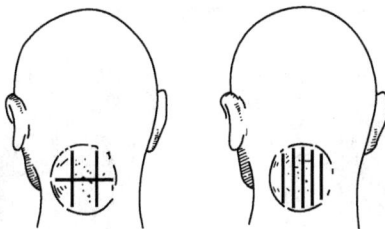

图 4-2 艹和多条切开

1. 常规消毒术野皮肤，铺无菌巾。
2. 麻醉 除较大的痈需在全麻下行切开外，范围小的痈，可在局麻下进行切开。由于颈背部的皮肤较紧厚，用平行进针注射麻醉药物较困难，可改用垂直进针注药。即在痈边缘的外侧正常皮肤上，先用麻醉药物做一皮丘，然后将针垂直刺入直达筋膜。注入 0.5％利多卡因或普鲁卡因 2～3ml。拔出针头，再在其邻近同法注射。这样连续绕痈注射一圈。

3. 麻醉后，在痈的正中处做一"十"字形切口，切口深度应达痈的底部。切口长度，达正常皮肤边缘。用有齿镊或鼠齿钳夹住皮瓣角，用刀尖做皮下潜行分离，使皮瓣与下面的坏死组织分开（图 4-3）。

分毕四周皮瓣后，用剪刀剪去皮下所有的腐烂和坏死组织。如深筋膜也已坏死，也应将其一并切除（图 4-4）。创面用盐水清洗后，用碘仿纱布，或盐水纱布填压创面止血（图 4-5），再将皮瓣盖在填压物上，外加加压包扎。除非皮肤已坏死，否则应尽量多地保留些皮瓣，以免术后瘢痕收缩，延迟伤口愈合。

若痈的病变范围较广，患者全身中毒症状明显，可在全麻下，做整块痈切除。如有条件，最好用电刀切，因术中渗血较多，不易止血。

手术方法是：从正常的皮肤边缘起，围绕痈的周围，做一环痈切口，深达病变底部，做整块切除（图 4-6）。创口边缘

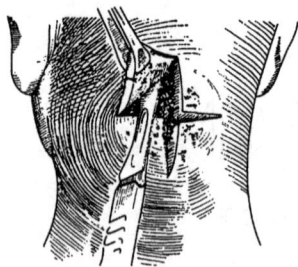

图 4-3 游离皮瓣

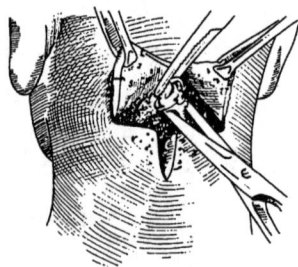

图 4-4 剪去坏死组织

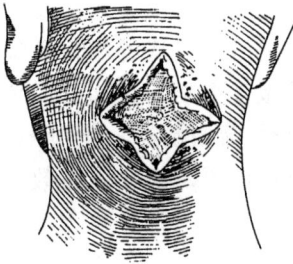

图 4-5 置入药液纱布

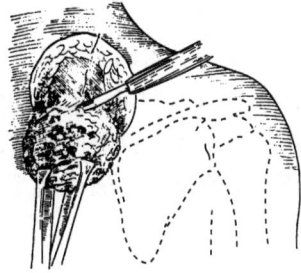

图 4-6 整块痈切除

和底部，必须切至健康组织，否则仍有炎症扩散的可能。较大的出血点，用细丝线结扎止血。结扎线头稍留长一些，待换药时将其拉脱，以减少伤口内异物。创面敷以碘仿纱布或盐水纱布，48 小时后换药。待创面健康肉芽组织生长后，再行植皮。

三、新生儿皮下坏死

新生儿皮下坏死，多见于体质较弱的婴儿，是一急性蜂窝织炎，起病很快，扩散迅速，若不及时适当的治疗，可以并发败血症。引起本病的细菌，常是金黄色葡萄球菌。

本病好发于容易受压的部位，如背部、骶尾部，偶尔见于枕部、肩部、腿及会阴部。由于新生儿的皮肤嫩薄，受压、受潮，极易损伤皮肤，细菌则由受伤部位进入，引起感染。

【临床表现】

新生儿皮下坏死的主要症状是发热、哭闹、拒食。局部皮肤初起是微肿、发红、界限不清，质地较硬，压之皮色可由红变白。可以单发，只限于骶尾部，也可以发生在多个部位。数小时内，病变可迅速扩展，皮肤变软，中央部分皮色转为暗红。触之皮肤有漂浮感，皮下空虚，继之中央皮肤变黑，坏死区逐渐扩大。

【治疗】

一旦诊断明确，应立即做切开引流。引流的切口无须太大，一般1cm即可。范围大的，可做多个切口。切口内置油纱条引流，但不要塞得过紧，以保持引流通畅。全身给予抗生素及支持治疗。一般引流后炎症很快消退，伤口也在数天内愈合。

第二节 手部感染

手部感染是一种较为常见的，手部化脓性疾病。引起感染的原因，常是一些微小的损伤，如甲根部的倒刺、刺伤、擦伤，有的由于砸伤，甲下或指腹血肿等所致。这些微小的损伤，一旦发生感染，若不及时治疗，或治疗不当，也可造成手不同程度的病残。最常见的手部感染有以下几种。

一、急性甲沟炎

急性甲沟炎，是甲沟及其周围组织的急性化脓性感染。引起甲沟炎的原因，多因倒刺逆剥、微小的刺伤、挫伤，或剪指（趾）甲过深等损伤所致。致病菌多为金黄色葡萄球菌，为此甲沟部的微小损伤，也应很好处理，否则很易发生感染。

【临床表现】

初起时，指甲一侧皮下组织发红、发肿和疼痛。有的红肿疼痛，在1~2天后可以自行消退，有的则很快化脓，形成一甲沟旁脓肿。化脓后，炎症可从甲沟一侧，蔓延到甲根部皮下及对侧甲沟，形成全甲沟上皮炎，如不处理，在甲根部形成一呈半环形脓肿，继之脓肿向甲下蔓延，成为甲下积脓（图4-7）。这时甲下可见有黄白色脓液，甲床与指甲分离。整个甲下积脓时，触之指甲有漂浮感，这时若再不及时治疗，可导致指骨骨髓炎。

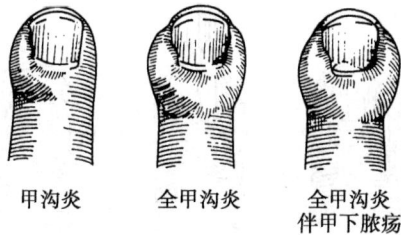

甲沟炎　　　全甲沟炎　　　全甲沟炎
　　　　　　　　　　　　伴甲下脓疡

图4-7　各类甲沟炎

有的甲沟炎，在形成甲沟旁脓肿后，可自行破溃，继之甲沟部出现一肉芽组织，并向外突出，变成慢性甲沟炎，且经久不愈。

甲沟炎除局部疼痛外，多无全身症状。

【治疗】

初起的甲沟炎，可在红肿处局部，涂以2.5%碘酒一日3次，多数甲沟炎可以消退而愈。也可局部热敷或理疗，促使炎症尽快吸收。一般不需用抗生素。若已形成脓肿，应做切开引流。单侧甲沟脓肿做单侧切开，双侧脓肿做双侧切开。甲下积脓者，应拔除指甲，可具体操作如下：

1. 单侧甲沟脓肿切开　常规碘酒、酒精消毒手指，在指根部做神经阻滞麻醉。于病侧甲沟缘上，做一纵行而稍呈弧形的向外切口 ［图4-8 (1)］。用尖头刀尖，分离病侧部指甲皮肤，并将其翻起，排出脓液，然后在皮下填入一小块凡士林纱布或橡皮条片作引流 ［图4-8 (2)、(3)］，外加包扎。两天后取出引流条，压紧切口皮肤包扎。

2. 双侧甲沟脓肿切开　若感染已侵入指甲根部（全甲沟炎），可在双侧甲沟部做弧形切开，并用尖头刀尖，将甲根部皮肤游离开 ［图4-9 (1)、(2)］。排出脓液，填入橡皮片或凡士林纱布块 ［图4-9 (3)］，包扎。2天后取出引流条，换药。

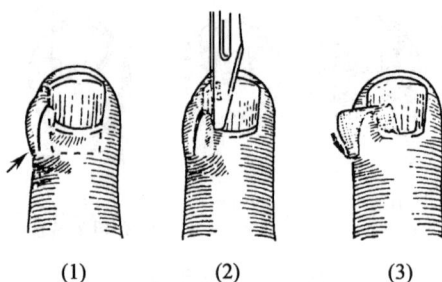

图 4-8 单侧甲沟炎切开引流

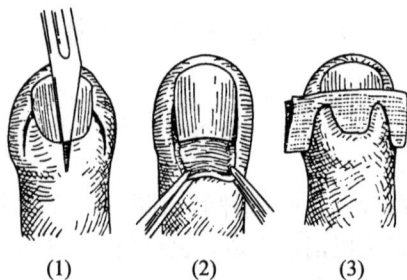

图 4-9 全甲沟炎切开引流

甲根部下积脓,先纵行切开双侧甲沟皮肤,用刀尖分离开甲根部皮肤,用镊子挑起指甲根部指甲,用剪刀剪去根部指甲,排出甲下脓液,创面用凡士林油纱布覆盖(图 4-10)。

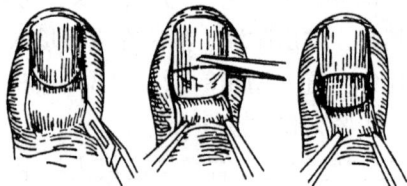

图 4-10 甲下脓肿切开引流

手术中注意点:①剪下的指甲,应检查是否完整,若有甲根残留,应将其取净,以免影响伤口愈合;②操作时,应小心不要损伤指甲上皮和甲床组织，以免造成术后指甲永久性畸形；③术后2天检查伤口，拔除引流条，换药包扎，一般无须抗生素治疗。

二、慢性甲沟炎和嵌甲

（一）慢性甲沟炎

慢性甲沟炎是因甲沟脓肿自行破溃，引流不畅，或处理不当所致。其症状是患侧甲根部慢性流脓，并有一肉芽突出，触之疼痛，伤口经久不愈。

轻症病人可用硝酸银液灼烙肉芽，隔日一次，一般灼2~3次即可治愈。若经硝酸银灼烙无效，应检查有无甲根角浮动，如有甲根角浮动，应在指根麻醉下，将浮动的甲角或甲根剪走，否则甲根炎难以治愈，严重者还需拔甲。

（二）嵌甲

嵌甲多见于足趾，常由于穿过小、过紧鞋，压迫趾，使甲端甲角向甲沟内生长，或剪趾甲过多，或真菌甲（灰趾甲）引起。临床上的主要症状是甲沟流脓，患趾端一侧的趾甲角，向甲沟内生长，甲沟皮肤软组织向上向内卷起，并突出，触之疼痛。有的还有一新生肉芽，并有疼痛，伤口经久不愈。

轻症病人可先剪去趾端甲尖，症状即消。若有新生肉芽，可用硝酸银灼烙，以后剪趾甲时，不要将趾甲角剪成圆形，应剪成方形（图4-11），穿宽松鞋以免复发。

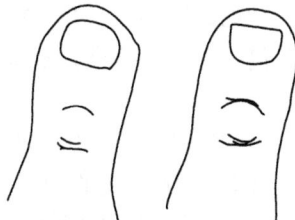

错误剪趾甲　　正确剪趾甲

图4-11　剪趾甲方法

久治不愈者，应拔去患侧趾甲。合并真菌灰趾甲者，应做全趾甲拔除，具体操作如下：

1. 半侧趾甲拔除术　用碘酒、酒精常规消毒趾甲皮肤，先在趾根部做神经阻滞麻醉。术者用手指捏紧趾根，或用细橡皮条扎紧趾根（图4-12）作止血带用。

用尖头刀，将增生肉芽分离，再用尖头刀，将嵌入软组织内的趾甲分开，并将刀紧贴甲下插入（图4-13），使趾甲和甲床分开。

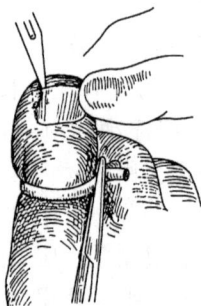

图4-12　橡皮条止血　　　　　图4-13　分离趾甲

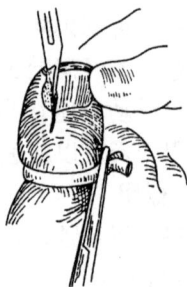

用刀或剪刀，纵行劈开患侧趾甲 1/4~1/3，直到甲根上皮处，并斜行向外切开皮肤。用血管钳夹住游离的趾甲，并将其翻转切除（图4-14）。

切去甲旁过长的肉芽（图4-15），用小破匙或刀，轻刮甲床表面，刮去甲床，以免趾甲再生，并注意勿残留甲根。创面用凡士林油纱布覆盖包扎，若无感染，术后7天检查伤口，更换敷料。

2. 全甲拔除术　全甲拔除，适用于外伤所致的趾（指）甲下血肿，并已引起甲与甲床分离的趾甲、甲沟炎已蔓延至甲下的全甲下脓肿、双侧嵌甲、真菌灰趾甲，药物治疗无效者。

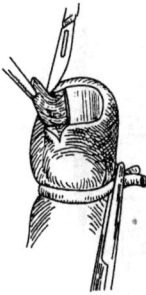

图 4-14 将趾甲翻
起切除

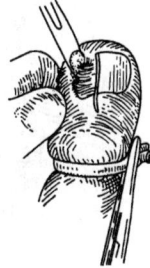

图 4-15 切去肉芽组织

　　用碘酒、酒精常规消毒患指皮肤，做趾根神经阻滞麻醉（图 4-16）。等待 5 分钟，试无痛后再手术在趾根部扎一细橡皮条，或用手指捏住趾根部止血。右手用尖头尖刀，将趾甲上皮与趾甲分开（图 4-17）。将刀插入甲沟一侧甲下，即在甲与甲床之间，紧贴甲下，以免损伤甲床，并向对侧切割，直至整个趾甲与甲床完全分离，然后用血管钳夹紧趾甲，稍加摇动，用刀抽拔，即可将趾甲拔下（图 4-18）。

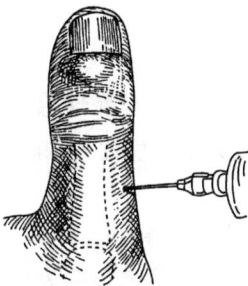

图 4-16 趾神经阻滞麻醉

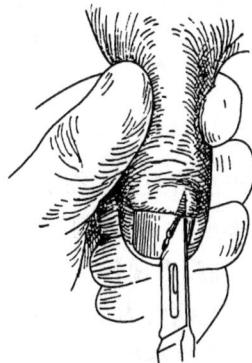

图 4-17 分离趾甲上皮

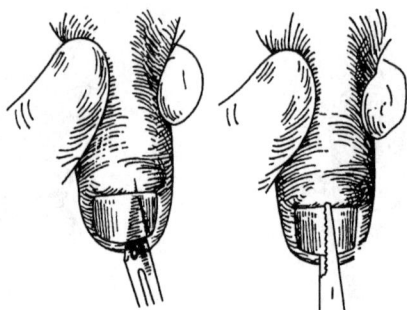

图 4-18　游离趾甲并拔除

拔出趾甲后，应检查趾甲是否完整，特别是甲根两侧的甲角，若有缺损，必须将残角取出。最后用两层凡士林油纱布覆盖甲床，外加纱布加压包扎，解除止血橡皮条。若无感染，术后 7 天检查伤口，更换敷料。

个别患者的嵌甲，即使做了全甲拔除，仍有复发者，可做患侧趾侧腹楔形切除（图 4-19）。

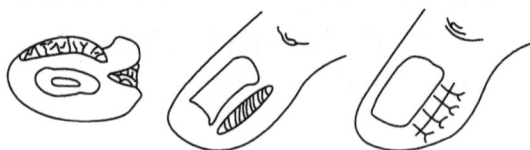

图 4-19　趾侧腹切除

三、脓性指头炎

脓性指头炎是指手指末节掌面皮下组织的化脓性感染，亦称"瘭疽"，多由刺伤引起。致病菌多为金黄色葡萄球菌。

【临床表现】

在起病时为指尖部针刺样痛，继之指头肿胀，疼痛加剧，并呈持续性疼痛。当指动脉因肿胀被压时，疼痛可变为搏动性跳痛，尤其在肢体下垂时疼痛加重。

脓性指头炎时，指头虽肿胀，但皮色不红，反呈黄白色，局部触痛明显，且患者多伴有发热、全身不适等症状。

脓性指头炎若不及时处理，可造成指骨缺血性坏死。这是因为手指末节指骨骨骺线处有一坚韧的纤维间隔，其一端固定在末节指骨的骨膜上，紧靠屈指肌腱的附着点，另一端于末节手指基底，和第二节指骨间的掌侧皮肤相连，使第一节手指的掌面皮下间隙，与第二节手指的掌面皮下间隙不通，第一节指骨的掌面皮下间隙，即成一密闭间隙（图4-20）。

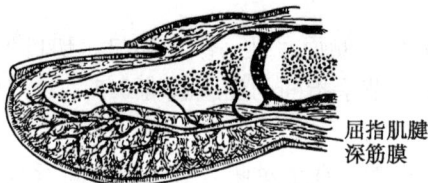

图4-20　末节手指解剖图

屈指肌腱
深筋膜

同时，间隙内的脂肪组织，又被许多坚韧、致密、无伸缩性的纤维条分隔成许多密闭小腔，因此一旦感染，发生化脓，脓液不能的四周扩散，形成一高压脓腔，故除产生剧痛外，还能压迫末节指骨的滋养血管，造成指骨因缺血坏死。为此，指端虽无明显的脓肿波动感，也应及早切开引流，以防指骨坏死（图4-21）。

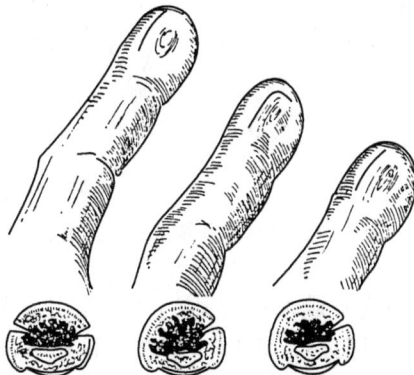

图4-21　末节手指切开部位

【治疗】

如指头只有一点针刺样痛，指腹轻微压痛，且张力不大，可先取保守治疗。用 2.5% 的碘酒涂抹指头，一日 4 次，注意手指不要着水，口服抗生素，在初起者可以治愈。若出现持续跳痛，指腹肿胀，皮色黄白，触痛明显，应立即做切开引流。

【手术步骤】

1. 常规用碘酒、酒精消毒手指皮肤，做双侧指根部神经阻滞麻醉。

2. 在末节病指侧面，做一纵向切口。切口近端应止于末节手指，与第二节手指间的屈纹远端 0.5~1cm 处，以免切开屈指肌腱鞘。

用刀横贯指端，直至对侧，切断指腹间所有的纤维间隔，使引流通畅。必要时可在对侧做一同样切口，用直形蚊式血管钳将其两侧贯通。内置一橡皮引流条，然后包扎，24 小时后换药，48~72 小时拔除引流条。以后继续换药至痊愈（图 4-22）。

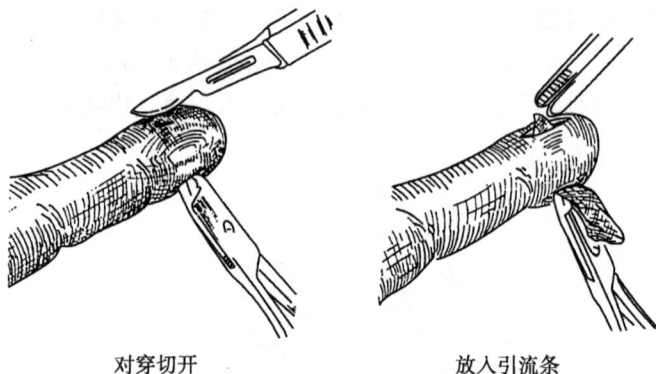

对穿切开　　　　　　　　放入引流条

图 4-22　脓性指头炎对穿切开引流

若有末节指骨骨髓炎或坏死，可考虑用鱼嘴切口切除死骨（图 4-23），但无指骨坏死，需做指骨切除者，不宜用鱼嘴切口。

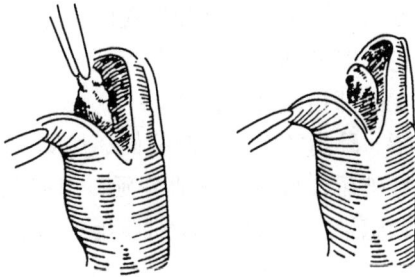

图 4-23　鱼口切开，切除死骨

四、化脓性腱鞘炎

手指腱鞘和手掌感染并不少见，若处理不当，可造成手的残疾。

手的掌面，有两个滑囊，即桡侧滑囊和尺侧滑囊。有两个间隙，即鱼际间隙和掌中间隙。有 5 根腱鞘，即屈拇指腱鞘、屈示指腱鞘、屈中指腱鞘、屈环指腱鞘和屈小指腱鞘（图 4-24）。

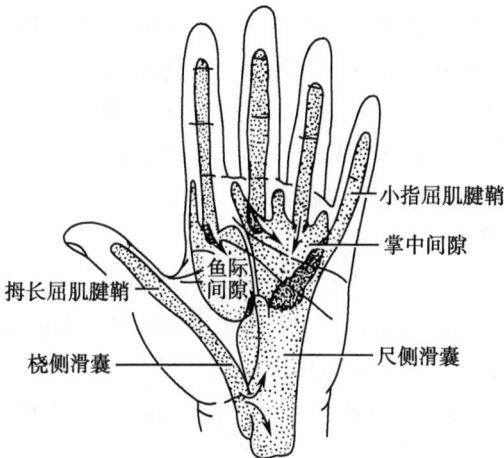

图 4-24　手指腱鞘、滑囊和掌筋膜间隙

屈拇长肌腱鞘，被包绕在桡侧滑囊内，并与其相通；屈小指肌腱鞘，被包绕在尺侧滑囊内，并与其相通。桡侧滑囊与尺侧滑囊，有的在腕部相通（见图 4-24）。

示指、中指、环指的腱鞘，与桡侧、尺侧滑囊不通，但当示指腱鞘脓肿穿破后，可沿蚓状肌蔓延，引起鱼际间隙感染。中指、环指腱鞘感染，可沿各蚓状肌蔓延到掌中间隙。但不易侵犯滑囊。

由于桡、尺滑囊在腕部相通，拇指和小指的感染，可经腱鞘、滑囊而蔓延到对侧，甚至蔓延到前臂的肌间隙。

（一）急性化脓性腱鞘炎

急性化脓性腱鞘炎，多见于屈指肌腱鞘，极少见于伸指肌腱鞘，引起屈指肌腱鞘炎的原因，多因手深部刺伤感染后引起，致病菌多为金黄色葡萄球菌。感染后，病情发展很快，24小时后，疼痛和局部炎症反应就很明显。

【临床表现】

腱鞘炎的典型症状是：除患指末节外，全指呈明显的均匀肿胀，皮肤极度紧张，所有患指的关节，为减轻疼痛，常处于腱鞘松弛状态，呈轻度弯曲。任何微小的被动性伸指活动，都能引起患指的剧痛。沿腱鞘触诊，全腱鞘都有压痛。

由于感染发生在腱鞘内，化脓性炎症受坚韧鞘套的限制，波动不明显，与脓性指头炎一样，疼痛非常剧烈，患者整夜不能入睡，同时多伴有全身症状。

【治疗】

化脓性腱鞘炎，若不及时切开引流减压，鞘内脓液积聚，内压增高，可致肌腱坏死，致使患指功能丧失而成残疾。并且感染亦可蔓延到手掌深部间隙。

1. 用碘酒、酒精常规消毒手指皮肤，做双侧指根部神经阻滞麻醉。

2. 在手指侧面做与手指长轴平行切口 [图 4-25（1）]，

切口不要做在手指掌面正中，否则可致肌腱脱出，术后发生粘连、皮肤瘢痕挛缩，影响患指伸直。也应避免把切口直接做在关节上。

3. 切开皮肤后，要小心辨认腱鞘，防止损伤血管神经。

4. 腱鞘切开后，排出脓液，用注射器抽取生理盐水，接上注射针头，冲洗腱鞘及伤口。在腱鞘外，放置一橡皮引流片〔图4-25（2）〕，然后包扎，手指用夹板固定。

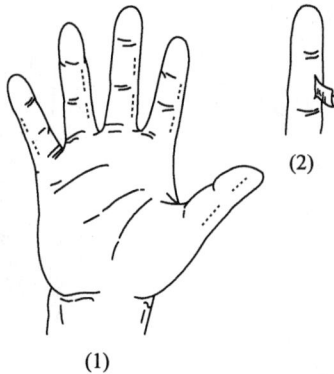

图4-25 化脓性腱鞘炎切开引流操作

（二）急性化脓性滑囊炎

急性化脓性滑囊炎，多是因拇指和小指腱鞘炎引起。

【临床表现】

尺侧滑囊炎的症状是，小鱼际处隆起，于掌侧横纹交界处最明显。小鱼际处和小指腱鞘区压痛，小指和环指呈半屈状态。若试行将其伸直，可引起剧痛。

桡侧滑囊炎的症状是，拇指肿胀、微屈，不能外展和伸直，拇指、大鱼际部压痛明显，但多无波动感。

【治疗】

1. 切开引流 在臂丛麻醉下，用碘酒、酒精常规消毒手部皮肤，铺无菌巾。

2. 尺侧滑囊炎切开引流 在小鱼际桡侧缘处，做一弧形切口，必要时，可向远端，延伸到小指（图4-26）。

3. 桡侧滑囊炎切开引流 在大鱼际尺侧缘处，做一弧形切口，必要时，可向远端，延至拇指（图4-27）。切下端应止于腕横韧带上方1.5~2cm处，以免损伤正中神经运动支。

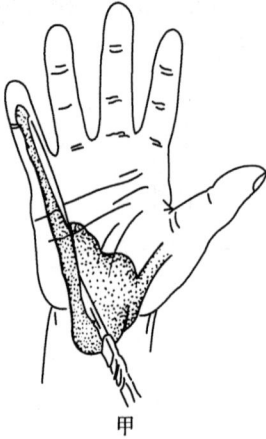

图4-26 尺侧滑囊切开引流   图4-27 桡侧滑囊切开引流

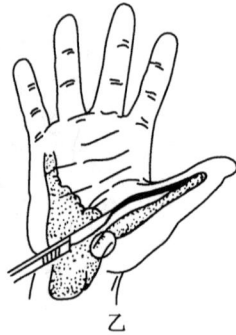

切开排脓后，用盐水冲洗伤口，并放置橡皮引流片引流，最后包扎，用颈腕带悬吊前臂固定。术后24小时后换药，全身应用抗生素控制感染，待炎症控制、引流液不多后，拔除引流条，练习手指活动，以促进手部功能恢复。

五、掌深部间隙感染

掌深部间隙，位于手掌屈指肌腱和滑囊深面的疏松组织内。其前面为掌腱膜和肌腱，后面为掌骨和骨间肌筋膜，内侧为小鱼际肌，外侧为大鱼际肌。在第3掌骨处，有一纤维隔，将其分为尺侧和桡侧两个间隙。尺侧的称为掌中间隙，桡侧的称鱼际间隙（图4-24）。

掌深部间隙感染，多由示指、中指、环指的腱鞘炎延伸引起，也可因直接刺伤而发生，致病菌多为金黄色葡萄球菌。

（一）掌中间隙感染

掌中间隙感染，多由中指、环指屈肌腱鞘炎扩散所致，也可因掌部损伤引起，其临床特点是，手掌肿胀，掌凹消失，皮肤紧张发白，疼痛剧烈，压痛明显。中指、环指、小指呈半屈曲状。手指活动受限，被动伸指可引起剧痛。感染可沿蚓状肌越过指蹼，蔓延到手背，形成哑铃样脓肿。手背肿胀明显，呈半球状，多半患者伴有全身症状，如高热、头痛、脉搏快、白细胞增高等。

（二）鱼际间隙感染

通常继发于示指屈肌腱鞘炎，或刺伤等引起。

【临床表现】

其临床特点是，大鱼际处明显隆起，但手掌掌凹仍然存在。拇指肿胀明显，"虎口"增大，拇指掌面和大鱼际处有压痛，拇指呈外展，末节指关节半屈，示指屈曲，伸展时疼痛，常伴有全身症状。

【治疗】

在初起时，可用大量抗生素治疗，若在短期内不见感染有所消退，或5~6天后感染仍不能控制，则应做切开引流，若时间过长，可引起骨、皮肤、肌腱等的坏死。

掌中间隙切开引流：可在掌侧示指和中指之间的指蹼处，做一直切口，或做一向尺侧弯曲的弧形切口（图4-28）。切开皮肤后，用止血钳，仔细分开皮下组织达脓腔内，排出脓液。将脓液排出后，放以橡皮引流条，包扎后，将手固定于功能位。

鱼际间隙切开引流：在第一掌骨背侧骨间肌的桡侧，做一弧形切口（图4-29），或在大鱼际内侧，做一弧形切口（见图4-28）。切开皮肤后，用止血钳，分开皮下组织达脓腔，排脓后，内置橡皮引流条，包扎后，手固定于功能位。

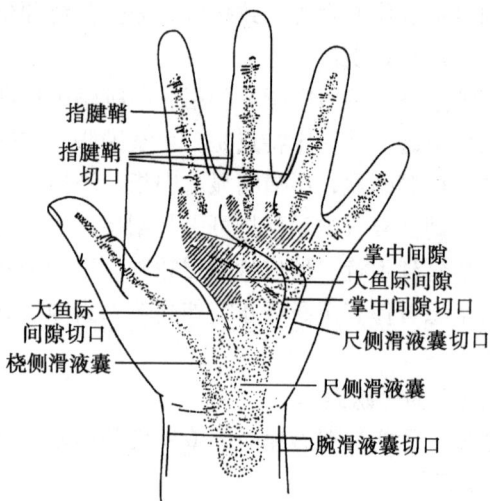

图 4-28　手部感染引流切口示意图

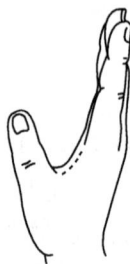

图 4-29　鱼际间隙切口

第三节　脓肿切开引流

脓肿是由组织或器官病变感染，造成组织坏死、液化，形成局限性脓液积聚，其周围，有一完整的脓腔壁。根据其所在的不同部位，有不同的名称。如浅表脓肿、深部脓肿、髂窝脓肿、阑尾脓肿、膈下脓肿、盆腔脓肿等。

浅表脓肿位于体表，可触及波动，深部脓肿波动感常不明显。一旦诊断为脓肿，最好的治疗是切开引流，大多数可以在局麻下进行。

一、浅表脓肿切开引流

浅表脓肿是指人体浅表部位的脓肿，常继发于各种化脓性感染，如疖、急性颈部、颌颌下、腹股沟淋巴结炎、急性皮下蜂窝织炎。

【临床表现】

除有原发病的病史外，局部隆起，皮肤有红、肿、痛、热的炎症现象。与周围正常织的界限清楚，触之剧痛，有明显的波动感。

【手术步骤】

切开引流可在局麻下进行。在脓肿的隆起处，用 1% 利多卡因或普鲁卡因，做皮内麻醉（图 4-30）。

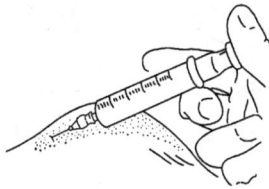

图 4-30 局部麻醉

用尖头刀先将脓肿切开一小口，再把刀翻转，刀刃朝上，由里向外挑开脓肿壁，排出脓液（图 4-31、图 4-32）。继之用手指或止血钳伸入脓腔，探查脓腔大小，并分开脓腔内间隔（图 4-33）。脓肿较大者，可用止血钳作引导，向两端延长切口，达脓肿边缘，把脓肿前壁完全切开（图 4-34）。如脓腔较大，或因局部解剖、美容的关系，不宜做大切口者，可做对穿引流，以使引流畅（图4-35）。排净脓液后，用止血钳，把油纱条一直送到脓腔底部（图4-36、图4-37），另一端留放在脓腔外。盖以干纱布，外加包扎。

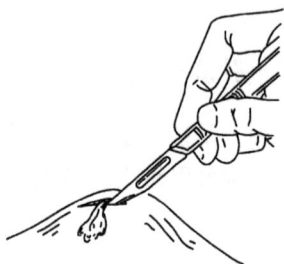

图4-31　切开小口

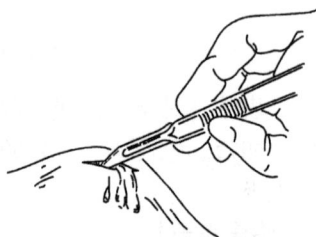

图4-32　刀挑开脓肿切口

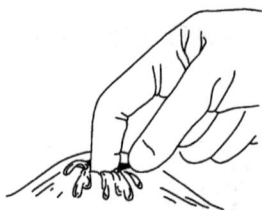

图4-33　手指探查脓腔

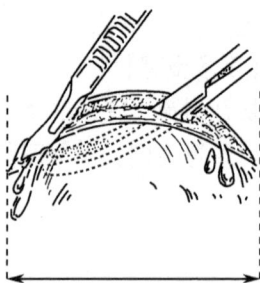

图4-34　脓腔壁全长挑开

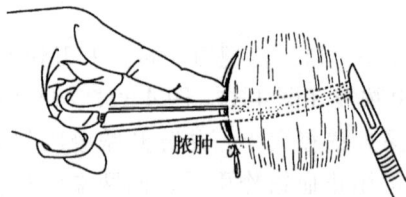

脓肿

图4-35　脓肿对穿引流

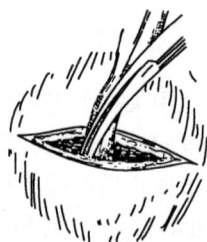

图4-36　脓腔内放入
油纱条

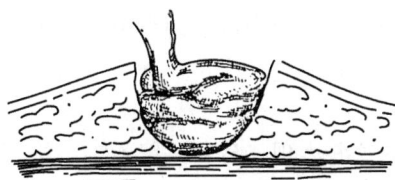

图 4-37　油纱条填满脓腔

术后第 2 天，拔除油纱引流条，换放新引流，以后每日或隔日换药 1 次，脓液多者，应每日换药 1 次。

二、深部脓肿切开引流

深部脓肿，皮肤表面的红肿多不明显，并常触不到波动感，但局部有疼痛、压痛和凹陷水肿。患者多有较明显的全身状，如发热、头痛、食欲缺乏、白细胞增高。

在压痛或水肿明显处，用粗针试穿，抽出脓液，即可确诊。可在该处做皮内麻醉，在切开皮肤和皮下组织后，再用粗针试穿，待穿得脓后，顺穿刺针用尖头刀将脓肿切一小口，其他手术操作，如同浅表脓肿切开。

三、髂窝脓肿切开引流

髂窝脓肿是指髂窝部的淋巴结，周围的疏松结缔组织，化脓后形成的局限性脓肿。髂窝位于盆腔两侧，在腹膜和髂腰肌筋膜之间，内有髂动静脉，精索（卵巢）动静脉，淋巴结及输尿管。感染可以有血行感染，也可因下肢、会阴、肛门、髂窝附近器官的感染，经淋巴扩散引起。

【临床表现】

由于解剖关系，部位较深，多数患者初起时，局部症状不明显。一般仅感腹股沟上方疼痛，渐之感行走困难，髋关节呈屈曲状，并在髂窝部出现包块。包块呈长圆形，有压痛，但常无波动感。髋关节不能伸直，伸髋时可使疼痛加重。

发病一般较急。患者常可出现畏寒、发热、头痛、乏力和全身不适等。白细胞增高。

【治疗】

根据临床的这些表现，诊断一般不难。想到本病时，应做穿刺，以帮助诊断。早期感染，可用抗感染保守治疗，一旦抽出脓液，应做切开引流。切开引流可在局麻或硬膜外麻醉下进行。

【手术步骤】

1. 局部麻醉　用碘酒、酒精常规消毒术野皮肤，铺无菌巾。在髂骨前上棘内侧2cm处，做一皮丘麻醉。用10ml注射器，7号注射针，抽取1%利多卡因或普鲁卡因，经麻醉皮丘，将注射针直接刺入，直达髂骨，然后将针向后退至腹内外斜肌之间，注入麻醉药物10ml。将注射针放平，并向内侧推进，向下呈扇形注入麻醉药物10ml。然后，再在髂前上棘内侧2cm，腹股沟韧带上缘2cm，与腹股沟韧带下平行，做长约8~10cm的皮内皮肤麻醉，然后在麻醉处，做一5cm长的斜切口（图4-38）。

2. 切开皮肤皮下组织腹外斜肌腱膜，显露出腹内斜肌。顺肌纤维方向剪开筋膜，钝性分开腹内斜肌和腹横肌纤维，显露出腹膜（图4-39~图4-41）。

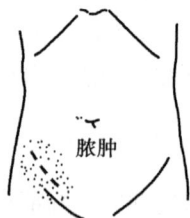

脓肿

图 4-38　腹壁切口

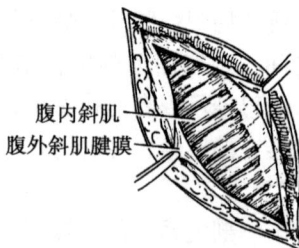

腹内斜肌
腹外斜肌腱膜

图 4-39　切开腹外斜肌

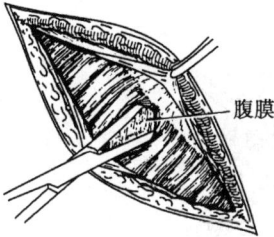

图 4-40 分开腹内斜肌

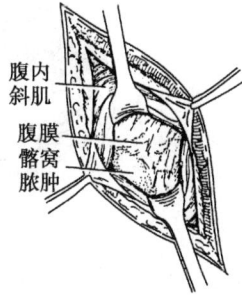

图 4-41 显露腹膜

3. 用手指包裹湿盐水纱布，轻轻向上、向内推开腹膜，即显露出髂窝，可见髂窝脓肿向前突起（图4-42）。在突起的脓肿上，用粗针从脓肿突起部垂直刺入试穿，这既可确定脓腔部位，又可估计出脓腔壁的厚度。抽出脓液后不要拔针，留作切开脓肿的导针。切开脓肿壁后，用止血钳分入脓腔，并用吸引器吸净脓液（图4-43、图4-44）。

4. 用手指探入脓腔，测定脓腔大小，然后根据脓腔大小，扩大脓腔壁切口，使引流通畅。在脓腔内放置两根软橡皮管，或香烟引流。引流管外端，应别上别针或缝线固定，以防滑入脓腔。如渗血较多，可用凡士林纱布填塞脓腔止血。纱布另一端留在体外（图4-45）。

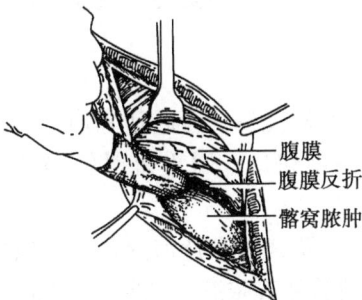

图 4-42 推开腹膜，显露脓肿

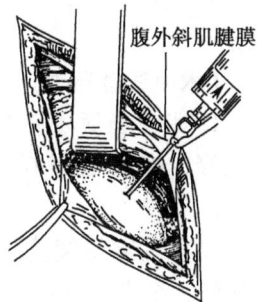

图 4-43 穿刺脓肿

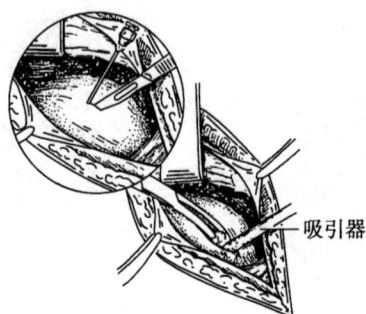

图 4-44 留针切开脓肿

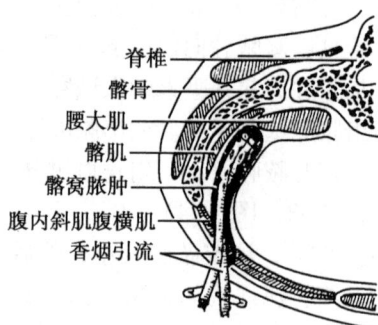

图 4-45 髂窝脓肿切开引流

5. 最后逐层缝合切口，在引流管处不要缝得过紧，以免引流不畅。

【术中注意事项】

1. 术中必须注意髂血管，切勿误伤，因此切开前，必须先试穿，然后顺穿刺针先做一小切口，用止血钳轻轻扩大切口。

2. 术后需继续抗生素治疗，及其他支持治疗。脓腔内的引流管，至少要留置 5 天。引流管随着脓液的减少，逐次向外拔出一小段，并予以剪除，直至脓腔渐渐缩小。

3. 如果引流不多，而临床症状不缓解，应想到可能引流不畅，应在换药时戴上消毒手套，用手指探查脓腔，轻轻分开纤维隔，或重新扩大引流，切勿用止血钳盲探、盲扩。

四、膈下脓肿切开引流

膈下脓肿是指脓液积聚在一侧或两侧膈肌下和横结肠及其系膜之间的脓肿，通称为膈下脓肿。

膈下脓肿常继发于内脏穿孔、内脏炎症等腹膜炎的并发症，如胃十二指肠溃疡穿孔，胃肠道外伤破裂术后，胃、脾切除术后，急性化脓性阑尾炎穿孔，肝脓肿穿破等。在患者平卧时，膈下部位最低，液体易积聚于该区。

由于膈肌下方有肝、胃、肝胃韧带，将膈下分成数个间隙，使膈下脓肿复杂化。

1. 肝 将膈下分为肝上间隙和肝下间隙。

2. 镰状韧带 将肝上间隙又分为右肝上间隙和左肝上间隙。

3. 冠状韧带 将右肝上间隙分为右肝前间隙和右肝上后间隙。在两层冠状韧带的裸区，称腹膜外间隙。

4. 肝圆韧带 将肝下间隙，分为右肝下间隙和左肝下间隙。

5. 胃、肝胃韧带 将左肝下间隙，分为左肝下前间隙和左肝下后间隙。

这样膈下共有7个间隙（图4-46）。膈下间隙在解剖上虽有7个，但膈下脓肿则多见于右肝前间隙、右肝后间隙和左肝下后间隙。

【临床表现】

早期的膈下脓肿，往往被原发病或手术反应所掩盖，因此症状常在原发病好转后才明显。如持续高热、脉搏增快、乏力、衰弱、盗汗、食欲缺乏、消瘦、血白细胞计数增高，中性粒细胞比例增高，上腹、剑突下、肋缘下持续钝痛，咳嗽、深

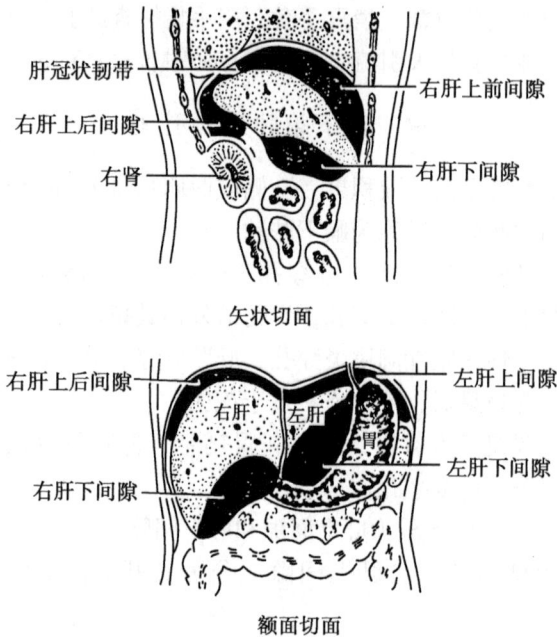

肝冠状韧带

右肝上后间隙

右肾

右肝上前间隙

右肝下间隙

矢状切面

右肝上后间隙

左肝上间隙

右肝

左肝

胃

左肝下间隙

右肝下间隙

额面切面

图 4-46　膈下脓肿分区图

呼吸时疼痛加重。若脓肿位于肝下靠后，有时还有肾区痛。有的还可有肩、颈部的牵涉痛。脓肿刺激膈肌，可引起呃逆、反应性胸腔积液。若脓肿穿破膈肌，可造成脓胸。腹部触诊，上腹有肌紧、深压痛和季肋部叩击痛。

因此，凡腹部手术后、内脏炎症、腹膜炎后，原发病曾一度好转后，又出现高热、腹痛等上述症状，而又找不出其他原因者，应想到膈下脓肿。经胸腹部 X 线片、B 超、CT 等检查，确诊有膈下脓肿，除非较小的脓肿，有时经保守治疗可以治愈，较大的脓肿应及时切开引流。

【治疗】

膈下脓肿切开引流，通常有 3 个径路，即胸膜外-腹膜外、经胸、经腹。

（一）后侧胸膜外-腹膜外引流

右肝上后间隙脓肿、右肝下间隙脓肿及腹膜外间隙脓肿，均可采用右后侧胸膜外腹膜外径路，做切开引流。左肝下后间隙脓肿，可采用左后侧胸膜外腹膜外径路切口引流。

【手术步骤】

1. 患者取左侧卧位，健侧在下，并略向前倾斜约 15° 左右，用沙袋垫起左腰部。常规用碘酒、酒精消毒术野皮肤，铺无菌巾。

2. 麻醉　可采用局麻或全麻。

局麻：在第 10、11、12 肋间，旁开脊柱中线 8~10cm 处，各注射一皮丘麻醉。先从第 10 肋间开始，用左手拇指将皮肤轻轻上拉，右手持 10ml 注射器连接 7 号针，经皮丘麻醉点垂直刺入，触及肋骨骨质后，松开左手拇指，针头随皮肤下移，即达肋骨下缘。沿肋骨下缘，将针再刺入 0.2~0.3cm，回抽无血或气体后，注入 1% 利多卡因或普鲁卡因 5ml，然后用同样手法注射 11、12 肋间，以阻滞肋间神经。再在胸 12、腰 1 棘突平面之间腋后线，做一长约 8~10cm 斜行皮内皮肤麻醉。

3. 顺皮肤麻醉处切开皮肤、皮下组织。拉开背阔肌和下后锯肌（必要时也可将其切断），显露第 12 肋（图 4-47）。然后顺肋骨切开肋骨骨膜，剥离骨膜，并切除一段 5cm 左右肋骨，需注意，在剥离肋骨骨膜时，要特别小心，尤其是肋骨上缘和内面，以免损伤胸膜。

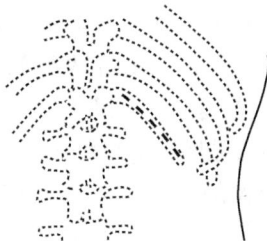

图 4-47　皮肤切口

4. 切除肋骨后，在第 1 腰椎棘突水平处，横向切开第 12 肋骨内面的骨膜，缝扎肋间血管，显露深层处的膈肌，将膈肌在脊柱附着部切开，即为肾周围脂肪囊的上区（图 4-48、图 4-49）。将肾周围脂肪做钝性分离，即见肾包膜的后壁。

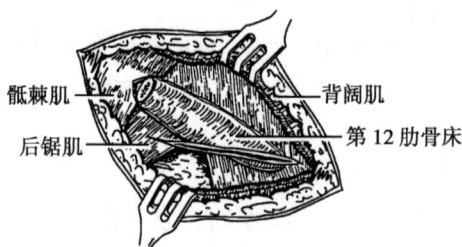

图 4-48　横行切第 12 肋骨床

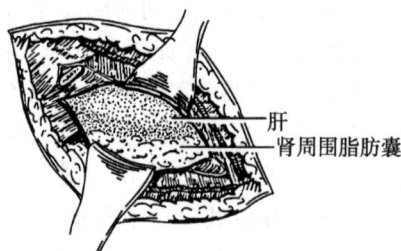

图 4-49　显露肝后区及肾周围脂肪囊

5. 用手指探查脓肿部位，若为肝上间隙，或脓肿偏上，可用手指将腹膜从膈面轻轻推开，向上分离。如为肝下肾前脓肿，应在肾上极向前向下分离（图 4-50、图 4-51）。

6. 经上述方法分离后，找清脓肿部位，用针试穿（图 4-52）。如抽得脓液，沿穿刺针切开一小口，然后用止血钳扩大切口，再用手指伸入脓腔，分开纤维隔。较小的脓腔，放入香烟引流条引流。较大的脓腔，应放入较大的软橡皮管引流（图 4-53）。

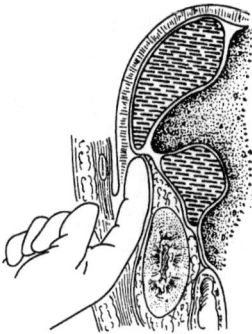

图 4-50　脓肿偏上，
　　　　 向上分离

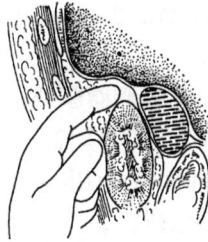

图 4-51　脓肿偏下，
　　　　 向下分离

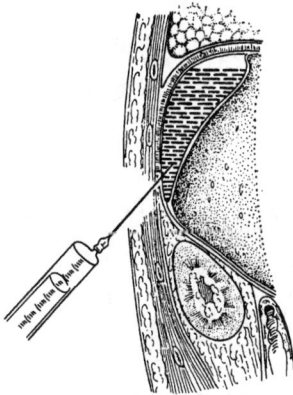

图 4-52　脓肿试验穿刺

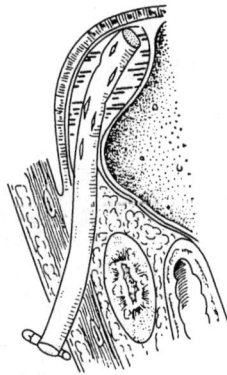

图 4-53　脓肿内放置引流

　　如果手术中发现胸膜破裂，可先用纱布压迫，然后缝闭裂口。如无严重气胸和呼吸困难，可不作处理，术后空气会自行吸收。如果有呼吸困难，应及时做胸穿排气。

　　7. 最后逐层缝合切口，引流管用缝线固定在皮肤上，外盖敷料固定。

　　用香烟引流者，术后 2~3 天内可以不动，只更换外面被脓湿的敷料，以后根据引流液的多少，逐渐拔出引流条。

放软橡皮管的引流患者，换药时可用生理盐水冲洗脓腔。待脓腔逐渐缩小到 10ml 以下时，可将引流管拔除，改用一般换药。

（二）前侧腹膜外引流

前侧腹膜外引流，适用于右肝上前间隙，左肝上前间隙和左肝下前间隙的脓肿。

【手术步骤】

1. 患者取平卧位，常规碘酒、酒精消毒术野皮肤，铺无菌巾。

2. 麻醉　硬膜外麻醉或局麻。

3. 沿肋缘下 2cm 做一斜切口（图 4-54）。切开皮肤、皮下组织、腹外斜肌、腹内斜肌、腹横肌及腹横筋膜。若脓肿靠内侧、应切断腹直肌，不切断腹内外斜肌。显露腹膜，但不要切开腹膜。

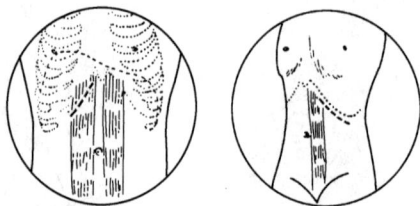

右肋缘下切口　　　　左肋缘下切口

图 4-54　左、右肋缘下切口示意图

4. 用右手示指在腹膜和膈肌之间，向上分离（图 4-55）。

5. 触及脓肿后，先用针做穿刺。如穿出脓液，即沿穿刺针切开脓肿一小口，再用手指伸入脓腔，分开纤维隔，用吸引器吸净脓液，切口不必扩大，以免脓液进入游离腹腔。然后放置引流条。逐层缝合切口，术后处理同后侧腹膜外切开引流。

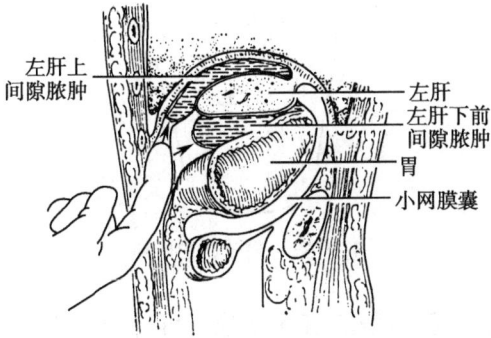

(1) 腹膜、膈肌间向上分离

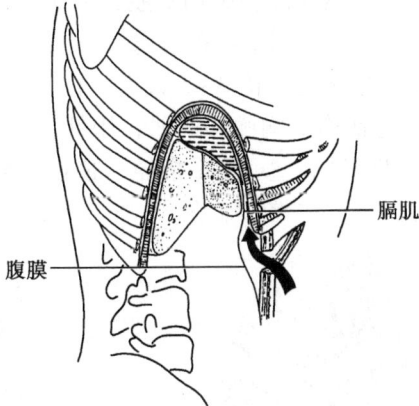

(2) 腹膜与膈肌间进入

图 4-55　前侧腹膜外引流径路

(三) 经胸腔膈下脓肿切开引流

经胸膈下脓肿切开不常用，只适用于右肝上高位的脓肿。

【手术步骤】

1. **体位**　同后侧胸膜外腹膜外引流术。

2. **麻醉**　可用肋间局麻或全麻。

3. 经第 9、10 肋腋中线，做一与肋骨平行的，长约 8～10cm 切口。切除一段肋骨，显露胸膜（图 4-56）。

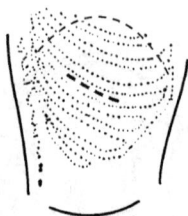

图 4-56 胸壁切口膈肌

4. 根据胸膜与膈肌有无粘连，可分为一期和二期手术。如已有粘连，行一期手术，即直接在粘连部行穿刺，抽得脓液后，沿穿刺针切开粘连的胸膜和膈肌，引流脓肿。若无粘连，则用碘酒涂擦胸膜，再用干纱布填塞伤口（图 4-57），使肋膈角胸膜与膈肌产生粘连，待 3~5 天后，行二期手术，即从原切口进入，通过粘连的胸膜和膈肌，用针穿刺，待抽得脓液后，沿穿刺针切开脓肿壁。用手指伸入脓腔（图 4-58），分开纤维隔，吸净脓液，放置引流条。

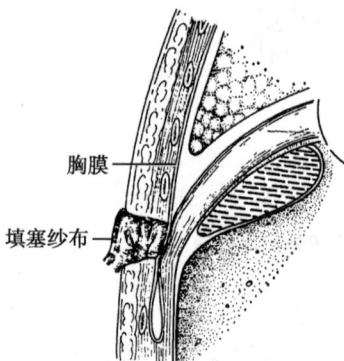

胸膜

填塞纱布

图 4-57 切口内填塞纱布　　图 4-58 手指探查脓腔

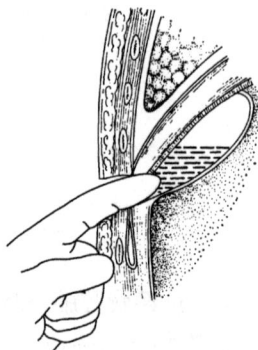

5. 缝合切口，固定引流条。其他术后处理，同后侧胸膜外腹膜外切开引流术。

（四）经腹腔膈下脓肿切开引流

经腹腔膈下脓肿切开，只适用于肝下间隙脓肿。

【手术步骤】

1. 患者取平卧位，常规消毒上腹皮肤，铺无菌巾。

2. 麻醉　局麻或硬膜外麻醉。

3. 取肋缘下斜切口。若需剖腹探查，取旁正中经腹直肌切口，达腹膜。

4. 探查腹膜是否与脓肿壁粘连，若病已有粘连，可在粘连部用针试穿。待抽得脓液，则沿穿刺针在该区切开引流。如无粘连，则切开腹膜，找寻脓肿部位，并用穿刺证实脓肿。找到脓肿后，最好将下缘腹膜与脓肿壁缝合后再切开。如缝合有困难，则用纱布垫将脓肿与周围脏器隔开后，再切开脓肿，并应先切一小口，将吸引器头对准切口，及时将脓吸出，避免脓液外溢，然后伸入手指，进行探查，并分开纤维隔。

5. 放置引流条或软橡皮管。切口小者，可以不缝合切口，可在切口内填塞凡士林纱布。切口大者，除引流管处，缝合其部位切口。术后处理，与前述引流术相同。

五、阑尾脓肿切开引流

若阑尾脓肿体积小，局部检查无波动感，病情稳定，可用保守治疗。如果脓肿体积较大，经保守治疗，脓肿不仅不缩小，反而增大，并出现明显波动感，患者持续发热，全身中毒症状明显，应做切开引流。

【手术步骤】

1. 患者平卧，常规消毒下腹部皮肤，铺无菌巾。

2. 麻醉　局麻或硬膜外麻醉。

局麻：于髂骨前上棘内侧 2cm 处，取 10ml 注射器，接 7 号针头垂直刺入，直达髂骨骨质，然后向上退至腹内外斜肌之间，注入 1%利多卡因或普鲁卡因 5ml。在麦氏切口略偏外约

1cm，做顺麦氏切口皮肤皮内麻醉。这样切口略偏外，切开引流时，可避免损伤肠管。

3. 在皮内麻醉皮肤上，做一长约 5cm 的切口。切开皮肤皮下组织后，在腹内外斜肌之间，做浸润麻醉。按麦氏切口，切开腹外斜肌，顺肌纤维分开腹内斜肌、腹横肌，显露腹膜。

4. 可见腹膜水肿、增厚、变脆，示腹膜与脓肿有粘连。用针试穿，抽出液体时，要辨清是脓液还是肠液。若抽出为脓液，则沿穿刺针切一小口，将吸引器头对准切口，及时将脓吸出，然后将吸引器头伸入切口，使切口略扩大，再用手指进入脓腔探查。

5. 根据脓腔适当扩大切口，寻找阑尾，但不要勉强，一般不易找到。若见到脱落的阑尾，将其尽量取出。见到盲肠部的阑尾断口，用间断缝合将其缝闭，否则即放引流条即可。缝合引流条周围切口。

【术后处理】

与上述的切开引流相同。

六、盆腔脓肿切开引流

盆腔位于腹腔的下端，也是腹腔最低的部位。腹腔内的炎性渗出、空脏穿孔的漏出液、腹膜炎的脓液，很易聚积于盆腔而形成盆腔脓肿。由于盆腔腹膜面积小，吸收毒素能力较低，患者的全身中毒症状常比较轻。

腹部手术后的患者或盆腔炎症的患者，治疗中体温持续不降，或体温下降后又突然升高，脉搏加快，伴有直肠或膀胱刺激症状，如里急后重、大便频而量少、便带黏液，尿频、尿急、排尿困难等，应想到有盆腔脓肿的可能。应作直肠检查和其他检查，以确定有无盆腔脓肿。

盆腔脓肿的患者腹部检查多无阳性发现。直肠指检时，可发现肛门括约肌松弛，直肠内空虚，直肠前壁触痛，并向直肠腔内膨出，有时还可触及波动感。已婚妇女做阴道检查，可在后穹隆处触及膨隆、触痛。做后穹隆穿刺，可抽出脓液。腹部B超或CT检查，可确定脓肿部位及大小。

小的盆腔脓肿经抗生素治疗常可治愈消退，但较大的脓肿，则需切开引流。

切开引流有两个途径：经直肠；女性经阴道。

术前患者应清洁洗肠。

（一）经直肠盆腔脓肿切开引流

【手术步骤】

1. 患者取截石位。臀部尽量靠近并略超出手术台边缘。常规碘酒、酒精消毒肛门周围皮肤，留置导尿管排空膀胱，铺无菌巾。

2. 麻醉 肛门周围局麻。

3. 用右示指伸入直肠，再确定直肠前壁脓肿的部位和大小。然后用手指扩张肛门，使括约肌松弛，直到能进4指。

4. 放入肛门镜，显露直肠前壁脓肿隆起部位，用9号长针在隆起部行试穿（图4-59）。当抽得脓液后，用一有槽探针，顺穿刺针插入脓腔（图4-60），然后拔出穿刺针。

5. 用尖头刀沿有槽探针切开直肠壁，将脓液排出（图4-61）。再用弯止血钳扩大切口（图4-62），用吸引器将脓吸尽，最后脓腔内放置香烟引流条（图4-63）。

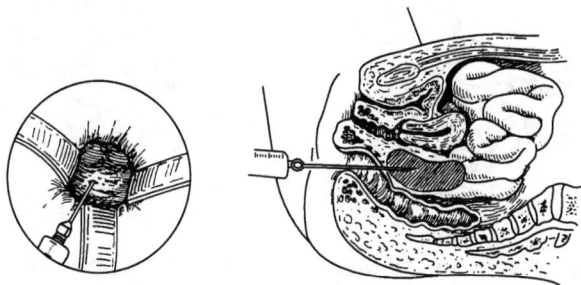

图4-59 盆腔脓肿试穿

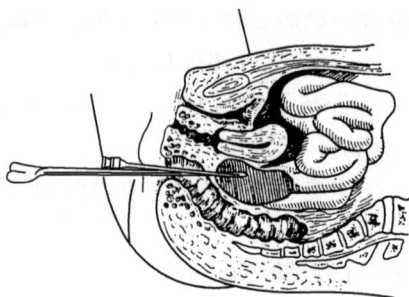

图 4-60 顺穿刺针插入有槽探针

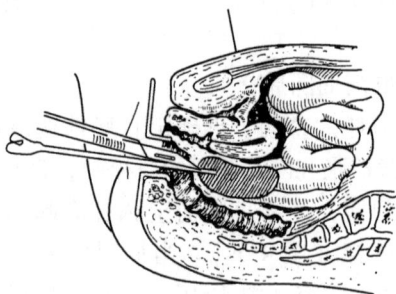

图 4-61 顺探针槽切开脓肿

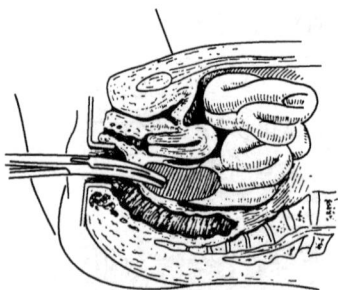

图 4-62 用弯止血钳扩大切口

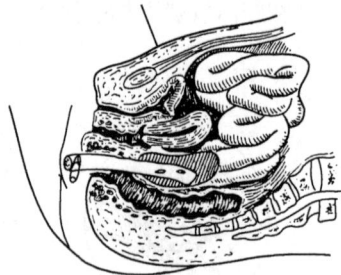

图 4-63 脓腔内放置引流

【术后处理】

1. 术后48小时内，给流食或少渣饮食。取半卧位，以利引流。保持引流3天。

2. 若引流条过早脱出，应作肛门指诊检查，并用手指扩大引流口。如引流口比较大，可以不放置引流条。

（二）经阴道盆腔脓肿切开引流

【手术步骤】

1. 患者取截石位，常规用碘酒、酒精消毒会阴皮肤，铺无菌巾，放置导尿管，排空膀胱。

2. 麻醉　已婚经产妇女，盆腔脓肿经阴道切开引流比较容易，一般无须麻醉，必要时可用骶管麻醉。

3. 用阴道拉钩扩开阴道，用2.5%碘酒涂擦阴道黏膜一遍，用70%酒精脱碘2次，消毒阴道。

4. 用子宫颈钳夹住子宫颈后唇，向前提起。在后穹隆处，用9号长针行试验穿刺（图4-64）。抽得脓液后，保留穿刺针头，取一有槽探针，顺穿刺针插入脓腔。拔出穿刺针头，用尖头刀，沿探针槽切开脓腔（图4-65）。

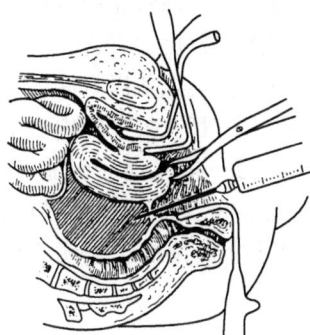

图4-64　显露后穹隆试穿

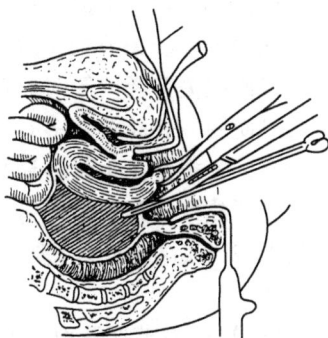

图4-65　沿探针切开脓腔

5. 用右手示指伸入脓腔，扩大切口（图4-66），吸出脓液，然后放置引流条（图4-67）。

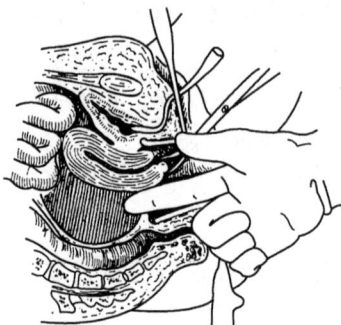

图4-66 手指扩大脓腔　　图4-67 脓腔内放置引流

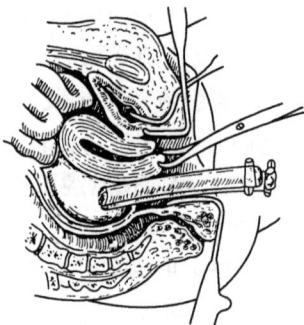

【术后处理】

同经直肠盆腔脓肿切开引流。

七、关节切开引流术

四肢关节化脓性感染积脓，经穿刺抽液，关节冲洗，多次注入抗生素等积极治疗疗效不佳，或脓液黏稠穿刺引流不畅时，可做关节切开引流。在关节切开后，彻底抽吸脓液并用大量生理盐水冲洗关节腔，然后在关节腔内放置抗生素，一期缝合伤口或在关节腔内暂时放置一细的引流管，以备以后注入抗生素时使用。如脓液较多时可放置两根引流管在关节腔内做灌注引流，一根接抗生素溶液持续滴注，另一根接地面引流瓶。伤口皮下放橡皮条引流。等引流液清亮，全身症状好转以后，观察1~2天后拔出引流管。下面介绍几个常见的关节切开引流途径。

（一）髋关节切开引流术

有以下两个入路：

1. 后侧切口　患者侧卧身体前倾30°，患肢略屈曲，由股骨大粗隆向髂后上棘做约8~10cm的切口［图4-68（1）］。切开皮肤、皮下组织后，将臀大肌按纤维方向分开，钝性分离其深部脂肪组织，显露出短外旋肌群。可见梨状肌下缘穿出的坐骨神经，向内侧牵扯开并加以保护，用一注射器经外旋肌行关节穿刺。如穿出脓液，可在靠近大转子处横向切断外旋肌并将其向内牵扯开，显露后关节囊，沿股骨颈方向切开或做"十"字形切开关节囊。

2. 外侧切口　切口起自髂前上棘外下方 2.5cm 处，向后下经大粗隆顶部，再向下延伸 3~4cm［见图 4-68 (2)］。切开皮肤、皮下组织。从臀中肌与阔筋膜张肌间进入，将臀中肌前部纤维自大粗隆向上分开，即可见髋关节前上方关节囊，沿股骨颈方向切开或"十"字形切开关节囊。

（二）膝关节切开引流术

如为膝关节后部积脓，患者取俯卧位，在膝关节外侧腓骨小头与股二头肌腱之间，做 7~8cm 一纵向切口［见图 4-68 (3)］。在股二头肌前缘切开髂胫束向前，后分别牵扯开，即可显露后部，切开关节囊。手术时注意切口不要太低，以免损伤腓总神经。

如果膝关节前部积脓，取仰卧位。在髌骨内侧或外侧缘做长约 6~7cm 切口。如果脓液较黏稠，引流不畅，可做双侧切口［见图 4-68 (4)］。

（三）踝关节切开引流术

可做踝关节前外侧切口或前内侧切口。

1. 前外侧切口　在外踝的前面 1.5~2cm 处做一纵向切口，起自踝关节上方约 3~4cm 止于踝关节下方 2~3cm。沿趾长伸肌腱的外缘，切开直达关节囊［见图 4-68 (5)］。

2. 前内侧切口　在胫前肌腱的内缘，做一纵向切口长约 5~6cm，直达关节囊［图 4-68 (5)］。

（四）肩关节切开引流术

有前后两个入路：

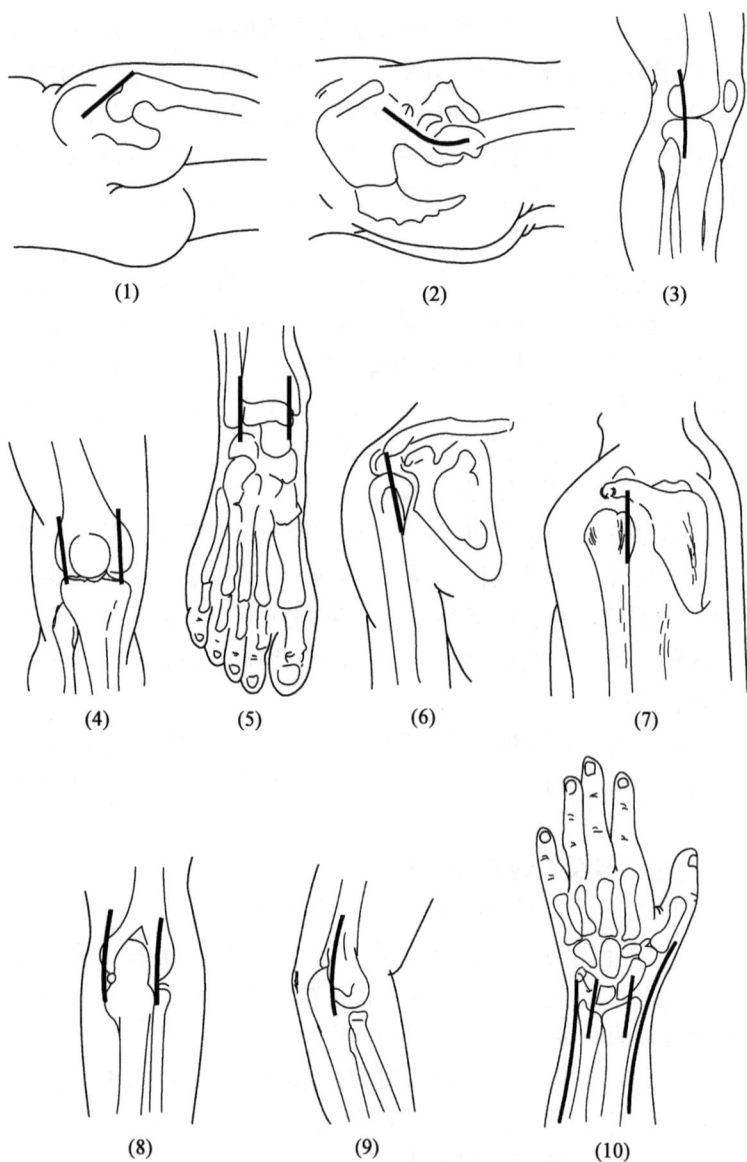

(1)　　　　　　(2)　　　　　　(3)

(4)　　　(5)　　　(6)　　　(7)

(8)　　　　(9)　　　(10)

图 4-68　关节切开引流切口示意图

1. 前切口 患者仰卧，患侧肩和上臂后用沙袋垫高，使肩略向后垂。摇高手术床头侧 10°~20°，在肱骨头前方正中做一长约 4~5cm 的纵向切口。分开三角肌，注意不要损伤位于胸大肌和三角肌之间的头静脉，从结节间沟找出肱二头肌长头腱牵开。旋转肩关节，确认关节囊后，纵向切开关节囊［见图 4-68（6）］。

2. 后切口 患者侧卧位。由肩峰后方基底部开始，顺三角肌纤维走行向外下方做纵向切口，长约 5cm。分开三角肌，显露短外旋肌群，在肱骨大结节的后侧分开冈下肌、小圆肌即达关节囊［见图 4-68（7）］。手术中注意防止损伤腋神经。

（五）肘关节切开引流术

患者侧卧位，在肘后鹰嘴外侧或内侧做纵向切口［见图 4-68（8）］，切口长约 5~6cm。切开皮肤、皮下组织及肱三头肌腱，然后纵向切开关节囊。在做内侧切口时，应注意勿损伤尺神经。也可做肘外侧切口，起自肱骨外髁上方 5cm，止于其下方 2.5cm。切开皮肤、皮下组织，分开肱三头肌与腕长伸肌之间的间隙，显露关节囊，纵向切开［见图 4-68（9）］。注意切口不要太靠前，以免损伤桡神经。

（六）腕关节切开引流术

在腕关节背侧，拇长伸肌腱或尺侧腕伸肌桡侧做一纵向切口，长约 3~4cm，经腕背韧带牵头关节囊［见图 4-68（10）］。

【术后处理】

1. 继续使用抗生素和全身支持疗法。

2. 抬高患肢并制动。对有骨质破坏的患者术后可用皮牵引或石膏固定。

3. 患者全身情况差时，应注意全身支持疗法，适当输血、补液。

4. 急性炎症过后，可以开始活动关节，必要时辅以理疗，以促进关节功能恢复。

5. 根据引流量的多少，确定换药时间，如伤口未愈合者，每日或隔日换药 1 次，直到愈合。

6. 如果手术后关节再次积液，可每 1~2 日再次行关节穿刺并可注入抗生素。

第四节　浅表性静脉炎症

浅表性静脉炎临床上并不少，它有浅表性血栓性静脉炎、浅表性闭塞性静脉炎两种。

一、浅表性血栓性静脉炎

浅表性血栓性静脉炎，为一种浅表静脉内血栓形成，合并炎症性静脉病。它多见于四肢浅表静脉，尤其是下肢。引起本病的原因，可能与局部血液淤滞凝结有关，如下肢静脉曲张扩张迂曲部位的血液停滞凝结。也可由静脉穿刺、药液输入刺激血管壁、外伤，以及一些原因不明因素引起。

【临床表现】

主要的临床症状是局部疼痛，并可触及皮下有一条硬结条索。因有静脉周围炎，常伴有皮肤微红和触痛。

【治疗】

用肝素注射液，局部皮内点注治疗。浅表性血栓性静脉炎，虽有炎症样的局部表现，但只需局部注射肝素即可，无须抗生素治疗。早期一般注射 1~2 次即可治愈，炎症消退，静脉再通。病程长的可以每隔 3~4 天注射一次，多能消退。

【操作步骤】

1. 先用手摸清皮下索条的部位、走向和长度，用圆珠笔沿索条划一标记线，然后用碘酒、酒精消毒皮肤，在酒精脱碘时，注意不要将标记线擦去，以免部位不准。

2. 取肝素注射液 1 支（2ml，12 500U）。用 1ml 皮试注射

器，吸取肝素液 0.5ml（便于注射），先在索条的两端皮内，各注射 1 个直径约 1cm 大小的皮丘，然后沿索条（按圆珠笔标记线）每隔 1cm，注射 1 个 1cm 大小的皮丘，2 个皮丘之间的间距，不要超过 0.5cm（图 4-69），间隔太大效果欠佳。

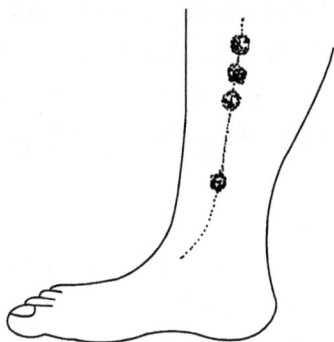

图 4-69　肝素皮丘注射示意图

【注意事项】

1. 肝素液一次用量为 2～4ml（2 支），若静脉索条过长，可以分次分段注射。注射完毕后，再用酒精消毒皮肤 1 次，盖上无菌纱布包扎。每个注射点都会有一点渗血，无须特殊处理。

2. 肝素液必须注射在索条表面皮肤的皮内，不要注射到皮下或索条周围，以免皮下出血。

3. 第一次注射后，若索条未完全消退，可于第 3 天，在第一次注射的两针之间，再注射 1 次，或在未消失的索条硬结上，再注射 1 次。一般早期病变，注射 1～2 次，索条即消退，症状也即消失而痊愈。

二、浅表性闭塞性静脉炎

浅表性闭塞性静脉炎，是一种浅表静脉闭塞性内膜炎，为无菌性炎症，与感染无关。该病由 Mondor 首先描述报道，故又称 Mondor 病。

【临床表现】

本病的临床症状是，皮下有一条条索状物，质坚韧如弦，与皮肤粘连，但皮肤不红不肿，有微触痛，常见于胸腹壁皮下，也可见于上臂内侧。伸腰、展臂肘，有紧张、牵拉和疼痛感。病因与外伤、手术有关，如乳腺活检手术、乳腺癌根治术后，常在术侧胸壁、上腹、术侧上臂内侧，出现痛性索条。但有少数人却找不到明显诱因。本病可自行消退，但病程较长，需 3 个月左右。

【治疗】

可用肝素皮内点注治疗，若无效，可做局部切断治疗。

【局部切断治疗的适应证】

1. 无肝素注射液。

2. 病程过长。

3. 局部皮内点注治疗效果不佳。

【手术步骤】

1. 选择索条的中间部位，也就是最紧张的部位。常规碘酒、酒精消毒皮肤，铺无菌巾，局部做皮内麻醉。做一长约 1.5cm 的与索条走向垂直的横切口。做切口时用力不要太大，以免索条与皮一起切断。

2. 切开皮肤后，用弯蚊嘴血管钳，轻轻分开皮下组织，拉紧皮肤，即见一绷紧的索条组织，将其与周围组织分开，挑起索条，并将其切除 3~4cm，然后全层缝合切口，术毕，外加敷料包扎，术后第 9 天拆线。术后无须抗生素治疗。

浅表性闭塞性静脉炎切断术后，虽能解除局部疼痛和紧张感，但皮下有的仍可触及索条，但无须治疗，它能自行消退。

三、大隐静脉曲张

下肢大隐静脉曲张为一常见病，治疗多以手术治疗为主。

常用的手术方法有两种，即大隐静脉高低位结扎术和大隐静脉剥脱切除术。在拟做大隐静脉手术前，必须了解下肢深静脉的情况，若有深静脉阻塞，则属手术禁忌。

（一）大隐静脉高低位结扎术

【术前准备】

1. 患者术前一天洗澡，剃去下肢和外阴部毛，以便手术时选择切口和寻找静脉。

2. 嘱患者站立，用亚甲蓝液描绘出所有曲张静脉的走向，并用碘酒将其固定，以免消毒皮肤时将其擦掉。

【手术步骤】

1. 患者平卧，患肢略外展，常规碘酒、酒精消毒全下肢，包括下腹部，铺无菌单。

2. 麻醉 局麻，在耻骨结节外侧2cm，向下2cm（腹股沟韧带下3cm），用手深触，可摸到股动脉的搏动，在其内侧为中点，用1%利多卡因或普鲁卡因，做与腹股沟韧带平行的皮内麻醉，长约8cm。然后在麻醉处做一长6cm斜切口（图4-70），也有人做纵向切口。

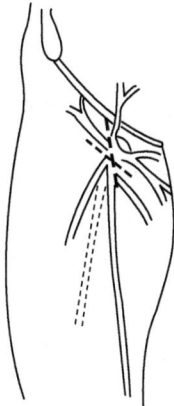

图4-70 大隐静脉结扎切口示意图

3. 切开皮肤和皮下脂肪，用小弯止血钳，在皮下组织内，分出大隐静脉主干。在主干后面，绕过一根纱布条，作为牵引（图 4-71），并分离其分支。

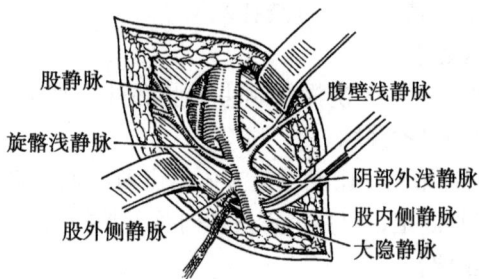

图 4-71 分离大隐静脉及其分支

4. 沿大隐静脉干，分出腹壁浅静脉、旋髂浅静脉、阴部外浅静脉、股内侧静脉和股外侧静脉，并将其一一结扎切断，直至大隐静脉进入股静脉处（图 4-72）。

5. 在离股静脉 1.5cm 处，用 4 号线结扎大隐静脉，然后在结扎线的远端，用两把止血钳夹住大隐静脉，在两钳间切断静脉，并将结扎端再做贯穿缝扎（图 4-73）。

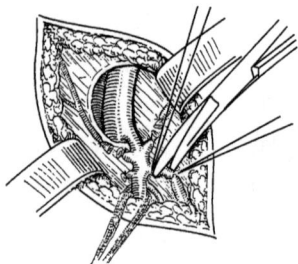

图 4-72 切断大隐静脉分支

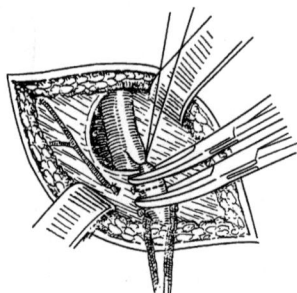

图 4-73 结扎后切断大隐静脉

6. 提起大隐静脉远端的止血钳，向下继续分离静脉，结扎遇到的分支，直到不能再往下分为止（图 4-74）。分离时注

意，牵拉静脉用力不要过大，以免拉断静脉

7. 再在大腿远端，曲张静脉的部位，做皮内麻醉，做一横向切口，分出静脉，并向上分离，达到与上端游离静脉相接，并将上端静脉从切口拉出。然后以同样方法，剥离、结扎、切除远端的曲张静脉（图 4-75）。这就称作大隐静脉高低位结扎切除术，适用于没有剥脱器的条件下采用。最后用绷带加压包扎。

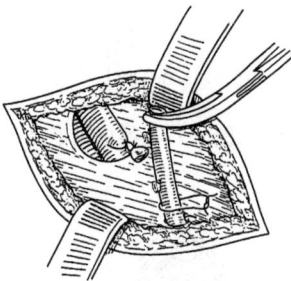

图 4-74　分离下端静脉

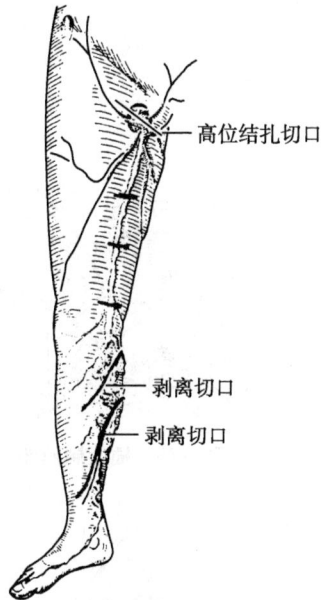

图 4-75　分段结扎切除大隐静脉

（二）大隐静脉剥脱切除术

【手术步骤】

1. 术前准备、皮肤消毒、皮肤切口、寻找静脉等步骤都与大隐静脉高低位结扎切除相同。

2. 麻醉　以硬膜外麻醉为佳。

3. 在高位结扎、切断大隐静脉之后，在静脉远端套一松结，放开止血钳，插入大隐静脉剥脱器（图 4-76）。然后沿静脉向下推进（图 4-77），如遇到阻力，表示可能已达静脉交通支水平，或静脉曲折部位。这时，可在受阻处另做一切口，显露出静脉，切断结扎交通支。在剥脱器的近、远端，将静脉分别结扎，使静脉与剥脱器头固定（图 4-78）。然后在剥脱器头以下，切断静脉主干（图 4-79）。

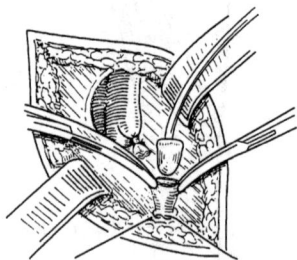

图 4-76　插入剥离器

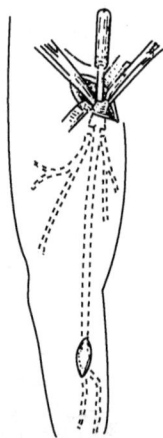

图 4-77　推进剥离器

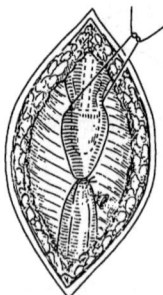

图 4-78　结扎远近端静脉

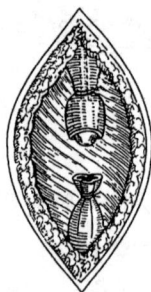

图 4-79　切断远端静脉

4. 将剥脱器自腹股沟切口，缓慢、用力抽拔，将静脉连同剥脱器一起抽出（图4-80）。应边抽边压迫止血，并用绷带自下端切口，向上压迫包扎剥脱部位（图4-81）。

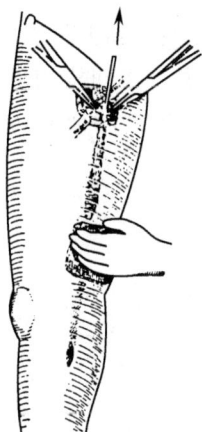

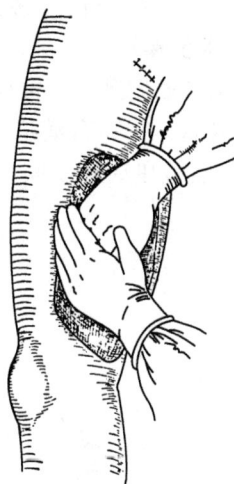

图 4-80　拔出剥脱器　　　　　图 4-81　剥脱道用手压迫止血

5. 再在肢体下部以同样的方法向下分段抽出曲张静脉，直至踝部。也可用高低结扎切除法，处理不能用剥脱器的静脉。若有小腿溃疡，或曲张静脉蜿蜒屈曲明显，不能继续用剥脱器时，可在小腿内侧，或根据静脉曲张情况，做一斜行或"S"形切口，剥离出曲张静脉（图4-82）。将曲张静脉一一剥除，然后缝合切口。于静脉剥离处，衬以厚棉垫，外加弹力绷带压迫包扎，自踝部直至大腿根部。

【术后注意事项】

1. 术后卧床休息，抬高患肢，肢体经常做肌肉收缩，以促进血液循环。术后第3天可下床活动。绷带加压包扎应维持1周。如有松脱，应重新包扎。

2. 静脉曲张的下肢，血运较差，不宜过早拆线，以免切口裂开，应于手术 10 天后拆线。

（三）小隐静脉曲张高位结扎分段切除术

小隐静脉沿小腿后面皮下组织内上行，至腘窝横纹下进入深筋膜，再继续上行，在腘窝横纹上 3~4cm 处进入腘静脉。

【手术步骤】

1. 患者取俯卧位。常规消毒下肢皮肤，铺无菌单。

2. 局麻，在腘窝横纹上二横指，做一横向皮内麻醉，长约 8cm。然后在局麻皮肤上，做一长约 5cm 的横向切口（图 4-83）。

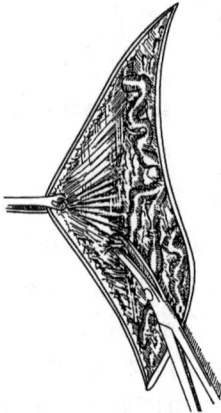

| 图 4-82　剥离蜿蜒曲张静脉 | 图 4-83　切口 |

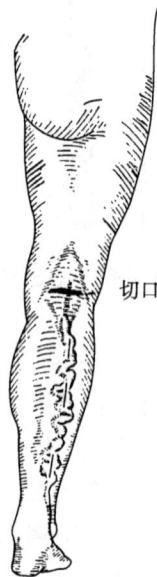

3. 切开皮肤、皮下浅深筋膜后，切断、结扎进入小隐静脉的各个分支，找到小隐静脉进入腘静脉的汇合处。分出小隐静脉后，近端做高位结扎，切断静脉，远端插入剥脱器进行剥脱。如静脉过分弯曲，无法插入剥脱器，可分段剥脱切除。

4. 术毕缝合切口，衬以敷料，自踝部至膝上，用绷带加压包扎。

5. 术中注意在腘静脉内侧有腘动脉、外侧有胫神经，术中应避免损伤。

【术后处理】

同大隐静脉剥脱术。

四、建立血液透析血管通路

（一）手术适应证和禁忌证

【适应证】

1. 慢性肾衰竭需要长时间血液透析治疗的患者。

2. 肾小球滤过率<25ml/min 或血清肌酐>352μmol/L。

3. 老年患者、糖尿病、系统性红斑狼疮以及合并其他脏器功能不全的患者，应尽早实施自体动静脉内瘘成形术。

【禁忌证】

1. 绝对禁忌证

（1）四肢近端浅表主干静脉或中心静脉存在严重狭窄、明显血栓或因邻近病变影响静脉回流。

（2）患者前臂 Allen 试验阳性，禁止行前臂动静脉内瘘端-端吻合。

2. 相对禁忌证

（1）预期患者存活时间短于 3 个月。

（2）血流动力学障碍，心力衰竭未控制，低血压。

（3）手术部位存在感染。

（4）同侧锁骨下静脉安装心脏起搏器导管。

（二）局部应用解剖

上肢浅静脉有：头静脉，起源于手部，经过解剖学上的鼻烟窝，自前臂桡侧上行；贵要静脉，位于前臂后内侧于肘窝处静脉变异较大；肘正中静脉，连接头静脉和贵要静脉系统。头静脉在上臂肱桡肌和肱二头肌间，并进入胸三角肌间沟，最终汇入腋静脉。贵要静脉走行于肱骨内侧髁浅面，继续上行至上臂，于上臂中份穿深筋膜汇入腋静脉或肱静脉。贵要静脉/肱静脉在接近胸小肌附近延续为腋静脉。其中肘窝处有数支相对恒定的穿静脉连接肘正中静脉和深部的肱静脉系统（图4-84）。

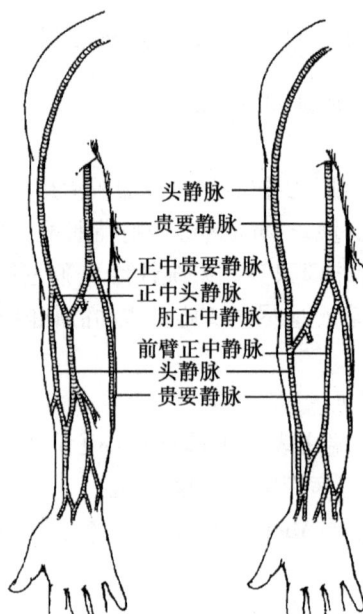

图 4-84　上肢浅静脉

位于手背桡侧的解剖学鼻烟窝为拇长展肌/拇短伸肌、拇长伸肌和桡骨茎突组成的三角形区域。该部位头静脉和桡动脉非常邻近，适合进行端-侧或侧-侧动静脉吻合，无须过度游离动脉或静脉（图4-85）。由于该部位位于肢体远端，当动静脉内瘘失效后可在其近端建立常规腕部动静脉瘘。

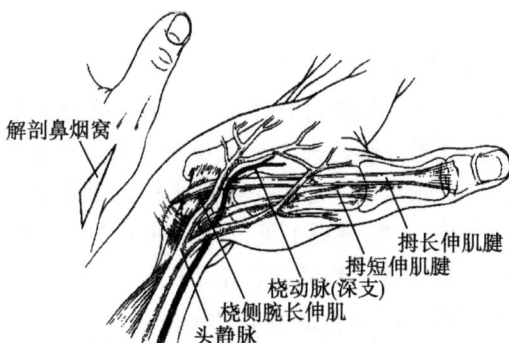

图 4-85 手鼻烟窝解剖

建立前臂血管透析通路以前应进行 Allen 试验以评估手部血流灌注情况。正常情况下尺动脉为手部优势供血动脉，连接掌浅弓；桡动脉则连接掌深弓，两者间通过侧支循环连接。如果患者桡动脉为优势动脉或既往存在尺动脉损伤，建立动静脉内瘘需十分小心以避免出现严重的手缺血。

当双上肢血管条件相同时，首选非优势侧肢体。

（三）腕部头静脉-桡动脉自体内瘘术（Brescia-Cimino 内瘘）**的建立**

由 Brescia 和 Cimino 首先报告。在腕部建立桡动脉-头静脉内瘘，血流负荷量大，可靠。因该处静脉常用于静脉穿刺输液或取材，术前应仔细评价头静脉以及前臂浅静脉。特别注意有些患者虽然头静脉起始部通畅，但走行于前臂处时可能出现狭窄或闭塞，尤其是既往有静脉穿刺史者。吻合方式包括静脉端-动脉侧、静脉侧-动脉侧（远端静脉结扎/不结扎）、动脉端-静脉端以及动脉端-静脉侧。其中侧-侧吻合简单易行，静脉不易发生扭转，但可导致手部静脉高压。动脉端-静脉端可最大限度减少动脉窃血和静脉高压的机会，但仍然可导致低流量瘘。动脉端-静脉侧难度最大，且流量相对较低。头静脉端-桡动脉侧最为常用，可最大限度减少手部静脉高压，建立高流量瘘。

【手术器械准备】

显微镊子2把、显微持针器1把、显微剪刀1把、小型哈巴狗钳3只、肝素冲洗针头1只（可用24G套管针代替）。不同直径的血管扩张器用于静脉扩张。小拉钩2只（也可准备一眼科开睑器代替）。眼科镊1把，眼科剪刀1把，蚊式血管钳若干，11#及15#刀片。血管吻合用7-0聚丙烯缝线。条件许可时建议准备一副2.5~3.0倍手术放大镜。

【手术步骤】

1. 体位和麻醉 患者平卧位，手术侧肢体外展。术者位于患者足侧，助手位于术者对侧。1%利多卡因局部浸润麻醉。标记前臂桡动脉走行和头静脉走行以及两者间拟行手术切口的位置（图4-86）。

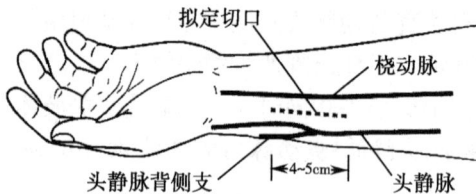

图4-86 切口选择

2. 15#手术刀沿标记纵向切开皮肤4~5cm，钝性-锐性分离皮下组织，双极电凝止血。较大的血管分支用5-0线结扎。游离头静脉，使用眼科镊提起血管外膜，蚊式血管钳其表面的结缔组织层面分离，并向血管两侧分离，避免直接夹取静脉。游离头静脉后，用显微镊提起头静脉外膜，显微剪刀修剪静脉周围组织。

3. 游离桡动脉约2cm，动脉周围有一薄层疏松结缔组织需要分离，注意勿伤及动脉旁两条伴行静脉，也不要撕裂桡动脉的小分支。动脉小分支需用5-0不可吸收线结扎。

4. 眼科剪刀斜行切断头静脉，注意切断部位及角度朝向桡动脉预定吻合处。小哈巴狗血管夹阻断静脉近心端。阻断前注意摆正静脉轴向角度，防止扭曲，在整个手术过程中注意保持静脉的原始角度，尤其是施行端-侧吻合时。如发生旋转扭曲而术中未发现，术后数小时内管腔内即可形成血栓。静脉管腔内用肝素盐水冲洗（5000U 肝素+500ml 生理盐水），血管扩张器或液力轻柔扩张静脉。

5. 再次修剪近心端头静脉吻合口使之大小适中。远心端静脉双重结扎。硅胶带提起桡动脉，哈巴狗钳阻断动脉吻合口两端，也可使用硅胶阻断带环绕桡动脉吻合口两端后悬吊阻断。但如动脉硬化明显，则不能使用阻断带悬吊以免损伤管腔。

6. 11#尖刀在动脉上切开 1~2mm。使用显微剪刀扩大动脉切口至 8~10mm，与待吻合静脉口径一致。肝素生理盐水冲洗动脉管腔。

7. 采用两定点缝合，静脉两角动脉吻合口两角缝合，先缝合吻合口近心端，后缝合远心端。动脉进针方向由内至外，助手协助防止缝及动脉后壁。吻合口近端处打 3~4 个结，注意动脉角处缝合边距不要大于 1mm。

8. 同法缝合吻合口远心端角［图 4-87（1）］。吻合口两角固定后，首先缝合吻合口后壁，自动脉切口近端开始将针首先自静脉角由外向内进针，再由动脉角穿出［图 4-87（2）］，连续缝合吻合口后壁至吻合口远端［图 4-87（3）］，最后一针与吻合口远端缝线打结 6~7 个［图 4-87（4）］。同法利用吻合口远端缝线连续缝合前壁［图 4-87（5）、（6）］。

9. 吻合完成后依次开放近端静脉、远端动脉和近端动脉。此时即可见静脉充盈良好并可及吻合口震颤。如吻合口有少量漏血，用手指轻压数分钟后即可自止，一般无须补针。若仅可触及静脉端搏动而无震颤，说明静脉近端有狭窄或梗阻，应重

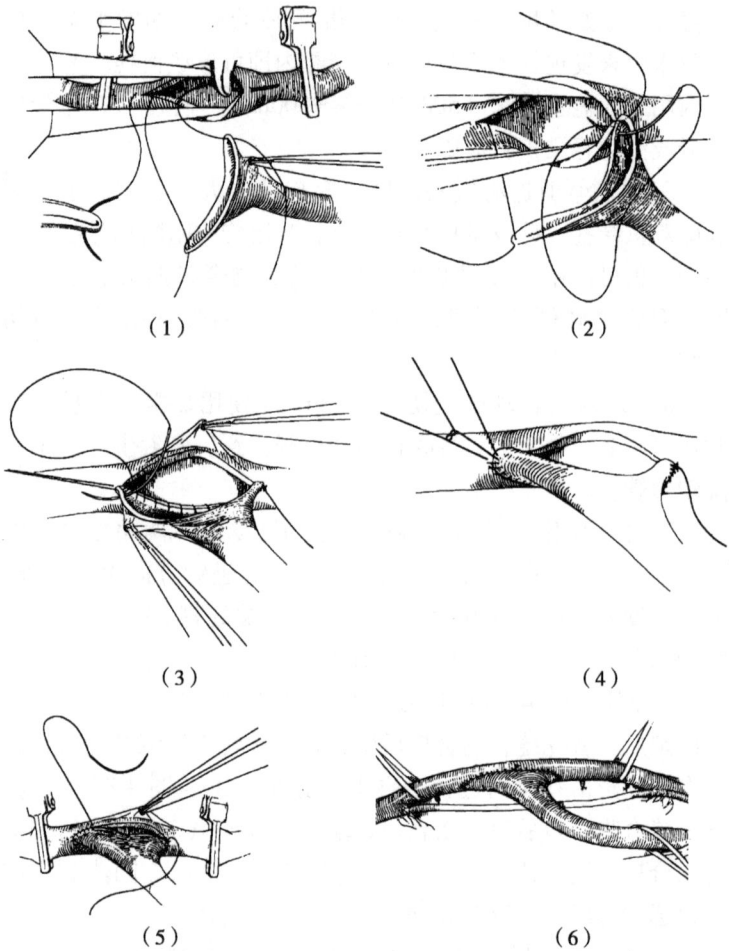

（1）

（2）

（3）

（4）

（5）

（6）

图 4-87　头静脉-桡动脉吻合过程

新探查。确认创面无出血后，缝合皮下、皮肤。伤口轻松包扎，勿环绕包扎或用胶带环绕粘贴。

【术后注意事项】

术后抬高患肢以减轻水肿。手术后 10～14 天开始练习手部运动以促进头静脉成熟（可握一软橡胶球）。

（四）鼻烟窝内瘘

手术器械、体位及麻醉均与腕部头静脉-桡动脉自体内瘘术相同。

【手术步骤】

1. 嘱患者拇指外伸、外展位，拇长伸肌、拇长展肌与拇短伸肌腱之间鼻烟窝处，头静脉表面做切口标记。

2. 检查该处桡动脉深支搏动是否正常。在桡动脉搏动最强处标记切口约 2cm，15#刀片切开皮肤，电凝止血。头静脉即位于切口下方。

3. 游离头静脉约 2.0cm 长，硅胶带悬吊牵开。头静脉正下方触及桡动脉搏动后，于其表面切开深筋膜，暴露桡动脉。于预定吻合部位用眼科剪剪断头静脉，如静脉口径过细，可用血管扩张器适当扩张，显微剪刀修剪近心端吻合口斜面至合适形状和口径（约 6～8mm），哈巴狗钳暂时阻断。

4. 头静脉远心端用 3-0 不可吸收线结扎。用 2 根细硅胶血管带绕过桡动脉后悬吊，阻断血管（也可用小哈巴狗钳阻断），11#尖刀切开桡动脉，显微剪刀扩大切口（6～8mm）使之与静脉吻合口大小一致。

5. 用 7-0 聚丙烯缝线分别将静脉吻合口两角缝合至动脉吻合口（两定点缝合法）。注意静脉勿成角及扭曲。自吻合口远端顶点连续缝合吻合口前壁，至吻合口近端与此处线尾打结（6～8 个结）。前壁吻合完成后，翻转吻合口，肝素盐水冲洗管腔，自吻合口近端连续缝合后壁至吻合口远端并与该处线结打结，完成吻合。

6. 依次开放静脉、远端桡动脉、近端桡动脉，观察静脉充盈情况、有无成角及扭曲，检查静脉端震颤是否良好。缝合切口，伤口敷料包扎。

【术后注意事项】

同腕部动静脉内瘘。

（栗光明　郁正亚　张建中　许怀瑾）

第五章

体表肿瘤

体表肿瘤是指人体表面肉眼能看见，或经简单的触诊即能明确确定的体表肿瘤和浅表的局限性肿块。它们多数是独立性的疾病，也有一部分是全身性疾病的一个表现。

体表肿瘤的组织来源可来自皮肤、结缔组织、肌肉、神经、血管、浅表淋巴结和体表的器官。就病变的性质而言，包括外伤、炎症、发育异常、肿瘤、增生或退行性变。治疗上都可行手术切除。在手术操作上虽基本相同，但在某些地方仍有所区别，现分述如下。

第一节　表皮增生性病变

一、疣

疣是皮肤表皮层由人类乳多空病毒感染引起的一组皮肤增生和角化病，俗称"瘊"。由于发生的部位和人体反应不同，临床表现也不一样。按外观特点，分为扁平疣、寻常疣、跖疣以及传染性软疣和尖锐湿疣。

（一）扁平疣

【临床表现】

也称"扁瘊子"，好发于青年、儿童。多见于颜面和手背部。皮疹为棕色，深浅不一，为一实质性扁平丘疹。呈圆形，多角形或不规则形，有时还略带光泽。因搔抓或不慎在患部弄破皮肤，不久可在破伤皮肤出现成串的新皮疹。这种现象称为同形反应现象，这是扁平疣的一个特征。因此不要乱抓皮疹，否则老的皮疹未脱反而引出新的皮疹。

一般患病期间多数患者无任何不适，偶有患者有痒感。病程长短不一，有的可持续 2~3 年，甚至 5~6 年，但最终都能消退，不治自愈。

【治疗】

扁平疣的治疗，目前尚无特效方法。一般采用病毒治疗，如肌内注射板蓝根注射液，每日一次，每次 2~4ml，连续 20~30 天。口服吗啉胍（病毒灵），一日 3 次，每次 0.1~0.3g。外用药有 5-氟胞嘧啶软膏或酞丁安软膏外涂 2~3 次。如皮疹数目少，也可用液氮冷冻治疗，无须手术切除。

由于扁平疣具有一定的接触传染性，故患者不要乱用别人的毛巾、脸盆，以免传染给别人。

（二）寻常疣

【临床表现】

俗称"刺瘊子"，多见于儿童、青壮年。好发于手背、手掌、足背、指（趾）背（图 5-1、图 5-2）。可单发或多发。初为针头大的扁平角质隆起，以后逐渐增大似黄豆、蚕豆大的半球状肿块，色灰白至污褐色。表面粗糙不平，似多数小刺密集，呈花蕊状或菜花样突起，像倒立的小钉，质硬。随着病程的延长，体积增大，数目增多。一般不痛、不痒。若强行剥去、会出血，不久又复发。通常发病前有外伤史或蚊虫叮咬史。

【治疗】

有条件的单位可采用液氮冷冻或激光、电烧灼。也可用手术切除或挖出。皮肤松的部位行切除缝合，紧的部位行挖除。

方法：局麻后，在离疣外缘 1mm 处将疣连同全层皮肤切除，然后缝合。如做挖除，在疣外缘 1mm 处，用三角尖头刀，切开皮肤，达疣基底将其挖出。局部用压迫止血，待其自愈。

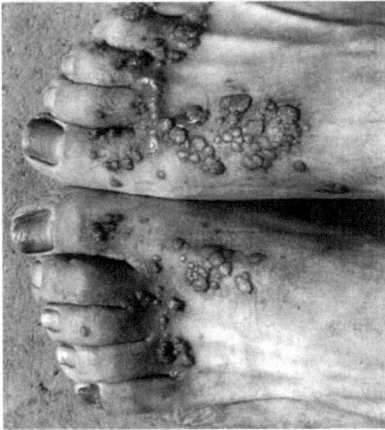

图 5-1　足背寻常疣

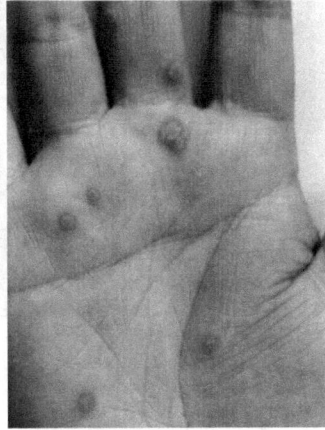

图 5-2　手掌寻常疣

（三）跖疣

【临床表现】

长于足底，与寻常疣相似，但因受压原因疣往往向皮内部深层发展，形成一坚硬、下陷斑块。表面粗糙不平，见有多数小刺簇集呈花蕊状，周围呈黄褐色，中心呈灰色（图 5-3、图 5-4）。走路时可有疼痛。常被误诊为胼胝（脚垫）、鸡眼。胼胝表面光滑，鸡眼中心有一透明的圆心，不难鉴别。

【治疗】

局麻下行挖出疗法。局部不留瘢痕，优于切除缝合。

（四）传染性软疣

俗称"水瘊子"，是由痘病毒感染引起的，有一定的接触传染性，主要发生于儿童，偶见于成人。

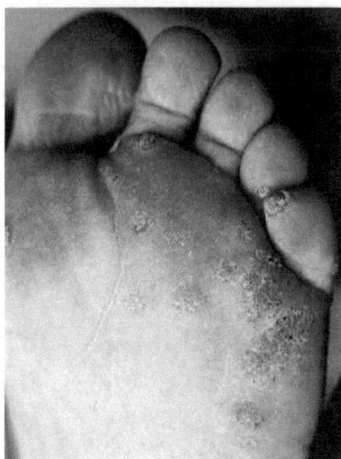

图5-3 足底跖疣

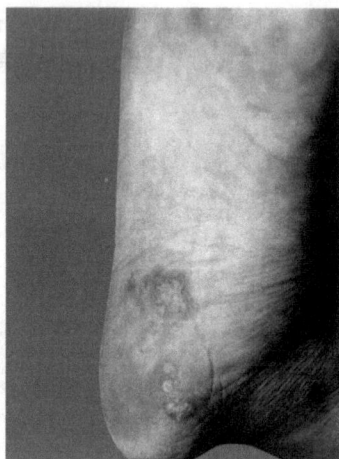

图5-4 足跟跖疣

【临床表现】

痘病毒进入皮肤后2~7周时，皮肤表面渐渐出现一个或多个圆形小丘疹，大小似米粒或绿豆，颜色同周围正常皮肤，或呈珍珠色，表面像涂有一层蜡而有光泽。皮疹的中心略下陷呈一小坑。有时在小坑中央有一小白点，用小镊子将其挤压后，可见白色奶酪样物从中挤出。皮疹多见于胸、背、腰、腹部（图5-5），偶见于面部、颈部和四肢，也可见于腹股沟（图5-6），呈散在分布，有时也可见有1~2个区域内呈群集分布。除少数患者有不同程度的瘙痒外，大多患者无任何感觉。因痒而搔抓或自己挤压后发生感染，可出现皮疹周围红、肿，以及中心处出现脓疱。有时因洗澡时的水、肥皂、毛巾的刺激，可引起湿疹样的改变，即在皮疹周围出现红斑、血疹、抓痕和血痂。

【治疗】

传染性软疣不能自行消退，并可自体接触传染，或传染给别人，一旦发现，应及时治疗。通常采用挤压或刮除法。

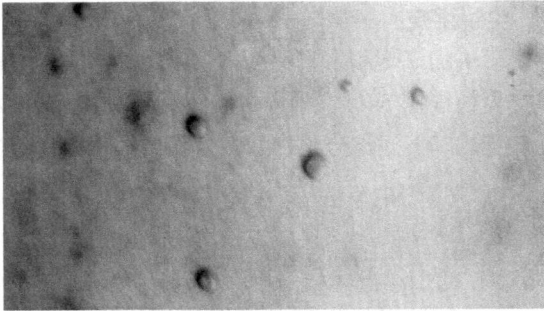

图 5-5　背部传染性软疣

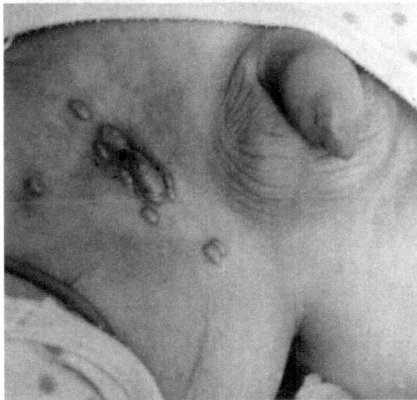

图 5-6　腹股沟传染性软疣

方法：在皮疹上行常规碘酒、酒精消毒。无须麻醉。用无菌小镊子夹住疣的基底部，然后用力向上一提，把整个疣体取下。也可用一刮勺将疣体从其底部刮下，然后涂以 2.5% 碘酊，外面也不需盖敷料，但应换上干净内衣。治后若发现疣未清除干净或又长出新的疣，可再用同样方法治疗，直至治愈，一般需治 2~3 次才能完全治愈。如果疣已有感染，应先控制感染，待炎症消退后再行挤压治疗。

（五）尖锐湿疣

由人类乳头瘤病毒引起。多见于肛门附近和外生殖器的皮肤与黏膜交界处（图5-7），常由性接触传染，故又称肛门生殖器疣或性病疣。其发病与分泌物的刺激和局部不洁有密切关系。

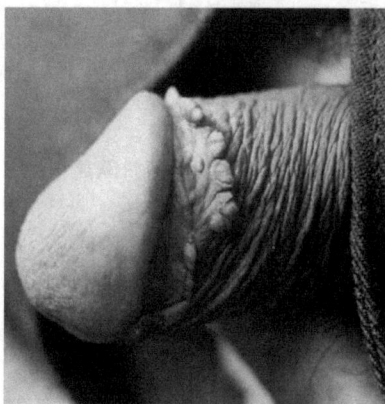

图5-7　尖锐湿疣（冠状沟）

【临床表现】

临床检查可见生殖器或肛门部有单个或多个大小不等的乳头状、菜花状或鸡冠状潮湿肉质增生疣状物。色呈灰白、淡红或暗红色不等（图5-8、图5-9）。表面高低不平，初起时为针头大小的丘疹，无不适症状。以后丘疹迅速增大，呈一半球形或略扁平的实质丘疹，有蜡样光泽，境界明显，并有痒感。表面易糜烂，常伴继发感染，有恶臭。

【治疗】

主要是局部治疗，保持局部清洁干燥。其他的有：

1. 外用药　10%～15%足叶草脂（鬼臼树脂）酊，疣必治。将药液涂在疣表面，注意勿接触正常皮肤。用药后1～4小时，用清水将其冲洗干净，擦干局部，使局部保持干燥，每周用药1～2次，一般用数次后疣即消失。病变广泛者应分批治疗，以免引起药物中毒。另外还有疣敌、疣脱欣、疣克等药，效果与足叶草脂差不多，但毒性小一些。尿道口的尖锐湿疣，不要用上述药液，可用激光或电灼。

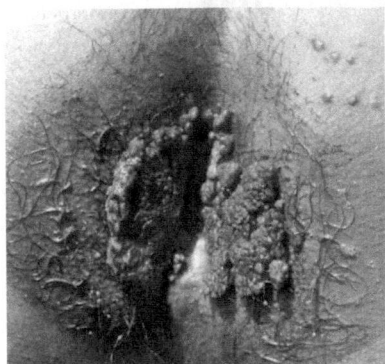

图 5-8　尖锐湿疣　　　　　　图 5-9　尖锐湿疣
　　（肛门周围）　　　　　　　　　（阴唇）

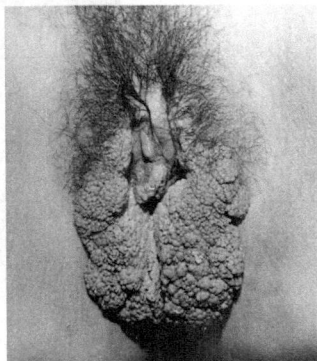

2. 手术治疗　较大的尖锐湿疣可用外科手术切除。在局部麻醉下，距疣缘 1mm 将疣切除缝合。如有条件，对散在的、孤立的也可用激光、电灼切除，以及液氮冷冻治疗。

尖锐湿疣的预后一般良好，但各种治疗都有复发的可能，因此需再治疗。

二、鸡　眼

鸡眼是由足趾或足底皮肤受到长期摩擦或压迫引起的。局部皮肤的角质层、逐渐增厚，并向内推入，形成一个由同心角质层围绕的致密角质物，形似尖端向深处的圆锥体。尖硬的顶端触压着神经末梢，引起局部疼痛。

【临床表现】

鸡眼的外观为以平扁圆的同心圆角质突起，界限清楚，大小常在 1cm 以内，数目不定，一般只有 1～2 个，多发生在足部（图 5-10），足趾及足底多见，有不同程度的触痛。由于鸡眼发生的部位不同，可分为软、硬两种。

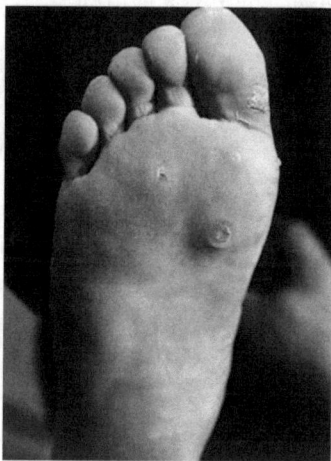

图 5-10 鸡眼

硬鸡眼非常坚实，发生在足的突隆处，多见于第 5 趾的外侧或锤状趾的近侧趾间关节背面。

软鸡眼多见于趾的侧面，常位于相邻足趾互相挤压的部位，如第 4、5 趾的相邻面。由于趾间潮湿、温暖，鸡眼被汗水浸泡而变软，并且变为灰白色，有时还可继发感染。

根据上述特点，诊断不难，但常有把跖疣误诊为鸡眼的。误诊的原因是对这两种病认识不足。跖疣多数发生在足底受压部位，病变可见一簇刺状突起，周围皮肤疣角化，用刀片削去表面角质层后，即露出松软的中心，并见点状出血，而鸡眼则是一个角栓，质硬而无出血。

【治疗】

首先应去除产生的原因。如因鞋过窄、过紧，改穿较宽松一些的鞋，鸡眼可自然消失。足、趾有畸形给予矫正。也可贴鸡眼膏将其腐蚀掉。

顽固不消的可在局麻下，做一梭形切口将其切除，然后缝合。皮肤过紧部位应做挖出术，然后待其自行愈合。药物腐蚀或手术切除，必须结合去除病因，否则可以再发。

三、胼胝

胼胝是由于皮肤遭受摩擦、外压、足部畸形或不合足的鞋引起。主要发生在手掌和足底，偶亦见于其他骨突处，俗称"老茧"。为一种局部皮肤角质层增厚，多见于劳动人民的手足部。

【临床表现】

胼胝的特征是局部为黄白色至黄色的半透明角质斑块，质厚韧，中央部最厚，越向边缘越薄，因此边界常不十分明显，无压痛。在足跟、第1及第5跖骨头的负重处，有一较薄的胼胝为正常状态无须治疗。

【治疗】

对无症状的胼胝无须特殊治疗。对较厚而有疼痛的胼胝，可用温水浸泡，待变软后用小刀轻轻修削，并除去产生原因，不需手术切除。

第二节　皮肤囊肿

皮肤囊肿包括表皮样囊肿、皮脂腺囊肿、皮样囊肿、植入性囊肿。由于它们的临床表现相似或相同，极易混淆。如表皮样囊肿和皮脂腺囊肿，在临床上不易分辨，被泛称为粉瘤。又如表皮样囊肿与植入性囊肿，病理形态相同，但发生上相异。尽管这些囊肿的治疗方法相同，手术操作上也基本相似，但在某些地方仍有所区别，现分述如下。

一、表皮样囊肿

表皮样囊肿，又称表皮囊肿，为最常见的体表肿物，是一种先天性的皮残留，或组织错构，或在胚胎发育过程中表皮被包埋在真皮层内而形成的囊肿。囊壁为一层较薄的复层鳞状上皮，结构与皮肤的表皮相同。囊内可有脱落的角化上皮细胞、鳞屑、胆固醇等皮脂状物，但这些内容物无臭味。其中无其他皮肤附属器，皮肤表面无黑点或小孔。可恶变。

表皮样囊肿极为常见。可发生于各种年龄和身体任何部位。可单发或多发，好发于头颈部、耳周围、胸、背部。肿物呈圆形的局限突起，质较硬而有囊性感，埋藏在真皮和皮下组织内，表面与皮肤粘连，并随皮肤移动，表面皮肤变薄，但无小孔。肿物不痛。有继发感染时可出现痛。通常限于囊内感染，继之形成脓肿或囊肿周围蜂窝织炎。反复感染可导致周围结缔组织增生而局部变硬。

表皮样囊肿的大小为 0.5～2.0cm 不等。位于臀部的常较大，并因经常摩擦，包膜亦较厚，有时酷似皮下肿瘤。有些因病期较长，或因外伤、感染、引流后，囊壁及囊内容物钙化、干涸而成一硬块肿物。

二、皮脂腺囊肿

皮脂腺囊肿亦称粉瘤，是皮肤附属结构中皮脂腺囊肿的腺口或排出管因外伤、感染、毛囊角化而阻塞，致使皮脂淤积其内，形成一潴留性囊肿。囊壁结构与皮脂腺腺泡相同。囊外为纤维结缔组织。囊内腔充满逐渐分解的皮脂细胞，形成半流状的物质，并含有大量的胆固醇和胆固醇结晶，并常见钙化。囊内容物具有恶臭。容易继发感染，并亦有恶变可能。

【临床表现】

皮脂腺囊肿可发生于任何年龄，以成人为多见。凡有皮脂腺的部位均可发生，但多见于皮脂腺丰富的头面部、臀部及胸背部，单发，可多发（图 5-11）。

主要症状是皮内有一肿物，不痛。肿物大小常在 1～3cm

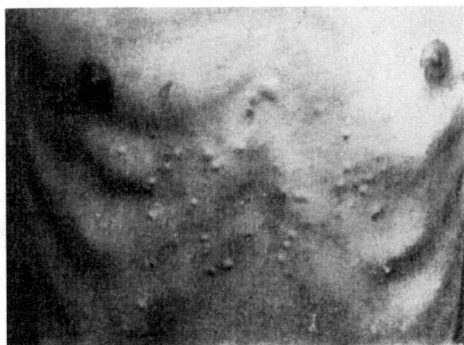

图5-11　多发性皮脂腺囊肿（前胸）

左右。界限清楚，略隆起。囊肿埋在皮肤和皮下组织内与皮肤粘连，基底可移动。表面皮肤因受压而紧张、萎缩，有时略带青色，并在皮肤表面有一小孔，此是扩大了的皮脂腺开口，亦是囊肿与皮肤粘连最紧的部位。在推动囊肿时，开口处略下陷而成一小坑，有时此开口处塞有一黑点（粉刺样小栓），用力挤压时，可挤出灰白色蜡样半流质物，并有恶臭。

皮脂腺囊肿有时可长得较大，亦可发生感染，亦可硬化和钙化，与表皮样囊肿相同，两者临床上极难鉴别。

【治疗】

手术切除。

三、皮样囊肿

皮样囊肿是一种先天性包涵囊肿，是胚胎期遗留在周围组织中的外胚叶成分，实为发育过程中的一种畸形，组织的错构。囊肿的内壁由皮肤及其附属器（汗腺、皮脂腺、毛囊等）组成。因此，囊腔内容包括脱落的上皮细胞、毛发、皮脂等物。皮脂常呈粥状或像溶化了的牛油状，偶尔还可见骨和软骨。

【临床表现】

皮样囊肿在出生时即存在，但不一定都被发现。肿物增长缓慢，多为单发，位于皮下深层，位于胚胎融合缝处（如颅骨的骨缝）的皮下，故多见于头顶、眉外侧（图5-12）、额部颞侧、鼻根及鼻周围、耳后和耳下、枕部颏下等处。亦可见于身体的前后中线处。这些部位都是胚胎发育中各连接的缝隙处。

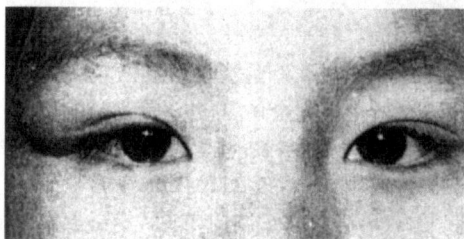

图5-12　皮样囊肿（眉弓处）

囊肿大小约1~2cm，偶有较大的，与皮肤无粘连，但与深处组织、筋膜、骨粘连甚紧，基底宽而不能推动。肿物无压痛。颅骨可因肿物长期压迫而有小的凹陷，偶尔突入颅骨或颅内而呈哑铃状。囊肿质地一般较硬，但都有囊性感的特点。

【治疗】

上述三种囊肿的发生和病理虽不一样，但治疗方法是相同的，即手术切除。

【手术操作】

手术虽略有不同，但基本是一样的，现并述如下：

1. 麻醉　用沿切线皮内麻醉，不要用皮下浸润麻醉，因皮下浸润麻醉易将局麻药注入囊肿内引起囊壁破裂、组织水肿、镇痛不全。这不仅手术时不易认清囊壁，还容易遗留囊壁造成术后复发。皮内麻醉可以完全无痛，并不易切破囊壁。

2. 表皮样囊肿和皮样囊肿可在肿物正中做皮肤切口。皮脂腺囊肿因中央有一皮脂腺开口，与皮肤紧连，应做一绕中央皮脂腺开口的梭形切口，以免切破或分破囊壁。

3. 切皮时，刀用力不要大，不要一刀切开皮肤。应先轻轻地切开表皮，然后再慢慢地往下切。当切开一处皮肤时，用弯蚊式钳用力将皮肤切口向两侧分开。当见到有一灰白略发亮的组织，这就是囊壁，不要再向下切了，应用弯蚊式钳，弯面向囊壁，顺囊壁轻柔地分开皮肤。

4. 在蚊式钳扩开皮肤的情况下，再用刀或剪刀扩大切口。继之用蚊式钳顺囊壁轻轻地分离囊肿直至分出囊肿。一般无感染的囊肿，都能将囊肿完整摘除。

5. 有时因表皮样囊肿和皮样囊肿周围有一层较致密的纤维组织，用蚊式钳不易分开，可用小剪刀顺囊壁做锐性剪摘。一旦术中分破囊壁，应尽量将囊壁取净。

6. 除皮样囊肿位于皮下，出血必须结扎，否则会造成皮下血肿外，皮脂腺囊肿和表皮样囊肿，多位于皮内，创面只是一些渗血，不需结扎止血，缝合皮肤后渗血即能停止，这样切口内无线结异物，有利于切口愈合。

7. 原则上有感染不做手术切除，待治疗炎症消退后再手术，但也应根据具体情况处理。若感染只限于囊肿内，周围炎症反应不重，亦可切除。这时做切除时可连同周围皮肤及皮下组织一并切除。若已形成脓肿，则可行切开引流。待脓液放出后，尽量取净囊壁。有时因感染、化脓，囊壁也已分解，找不到明显的囊壁组织，可用干纱布擦抹脓腔，并用盐水冲洗，放置引流，第 2 天取出引流，压闭切口。很多患者愈合后即不再复发。如有复发可二次手术。

四、植入性囊肿

植入性囊肿与表皮样囊肿和皮脂腺囊肿不同，它是外伤，常是刺伤，将一小块含有生发层的表皮刺入皮下而形成的一皮下包涵性囊肿。因为刺入的是一块皮肤，它可按原来的情况增殖与角化。周围被结缔组织包裹而形成囊肿。囊壁呈灰白色，光滑，圆形或椭圆形，有完整包膜。囊壁的最外层相当于表皮的生发层，内层为角化细胞。由于囊壁内层细胞不断角化、脱落、堆集，囊肿不断长大，可单发或多发，以单发为多。多发者在每个囊肿之间有结缔组织隔开，互不相通。

【临床表现】

植入性囊肿常见于手指、手掌、足跖面，多数有明确外伤史。肿物位于皮下，并向皮肤表面突起，大小不等，0.5~4cm左右，呈圆形或椭圆形，光滑、活动，基底无粘连，常在瘢痕处与皮肤有粘连，张力较大，无囊性感，似软骨样硬度，压之有胀痛感。多发性囊肿在体外检查不易肯定，如见其形状不规则或呈分叶状时，应考虑多发的可能。

【治疗】

采用手术摘除。

1. 麻醉　采用皮内麻醉。指端的植入性囊肿，可用指根部神经阻滞麻醉。

2. 切口　在肿物表面正中切开皮肤。切口长度应达肿物两侧缘，否则易挤破囊肿。做切口时也不要一刀切透皮肤，应轻轻地渐渐切开皮肤。当见有一处切透皮肤时，用蚊式钳将其撑开，再用钳子将皮肤挑起，用刀扩大切口。因植入性囊肿有一完整包膜，并且较坚实，只要用蚊式钳顺包膜轻轻一分，就能将整个囊肿摘除。摘除一个囊肿后，应检查是否还有其他小囊肿，应一并摘净。

植入性囊肿术后颇易复发。复发的原因可能是原来为多个囊肿，而手术只摘除大的囊肿，遗留较小的囊肿，或是手术中囊肿破裂、暴露不好，而致部分囊壁残留。因此，手术时暴露要充分，探查时要仔细，若遇可疑的小囊肿，亦应一并切除。

第三节 软组织肿瘤

软组织的范围很广,可理解为与骨相对的名词,但不包括内脏。本节是指体表的软组织,其范围包括皮下组织、肌肉及其附属结构、神经、血管和纤维结缔组织。

体表软组织肿瘤有良性、恶性两种,良性多于恶性,但良性肿瘤多数有恶变倾向,或介于良恶之间。

一、脂 肪 瘤

脂肪瘤是由脂肪组织组成的一种良性肿瘤。全身任何部位的脂肪组织都可以发生。这里只讨论体表的脂肪瘤。

体表脂肪瘤位于体表皮下,呈圆形、扁圆形、不规则的圆形分叶状结节。质软,切面呈黄色或橘黄色的脂肪组织。肿瘤外有一层完整而薄的纤维包膜。由包膜发出很多纤维索,纵横贯穿瘤内,形成许多纤维间隔,分隔瘤内脂肪,使脂肪瘤形成分叶状。这些纤维索与皮肤和深筋膜相连,因此限制了脂肪瘤的活动,并使其表面的皮肤具有橘皮征。有的脂肪瘤内除有脂肪组织外,还有数量不等的纤维组织和血管组织。当其含量较多时,则称为脂肪纤维瘤或脂肪血管瘤。脂肪瘤无恶变倾向。

【临床表现】

脂肪瘤可发生于任何年龄,但以成人为多见。女多于男。主要症状为皮下肿物,有单发和多发两型。

1. 单发型 常见于躯干部皮下,尤以颈、肩、背处较多见(图5-13)。呈扁圆形或分叶状,界限清楚,生长缓慢,大小为1~10cm不等。质软,有假波动感。若在颈项部皮肤较厚的部位,则肿瘤较硬,并且基底部移动度不大。用手挤推其表面皮肤时,可见皮肤上有橘皮征,无假波动感。手术时因此部位的脂肪瘤纤维索较多,且与皮肤紧密相连,需用锐性剥离。

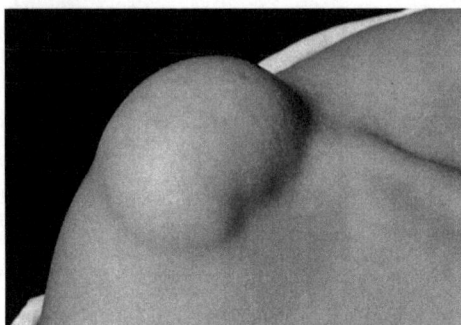

图 5-13 脂肪瘤（肩部）

2. 多发型 常见于四肢，并对称分布，亦可见于胸、腹部皮下。呈多发圆形或卵圆形结节。肿物较小，直径在 1~2cm 左右。数目不定，质软，光滑，活动，界限清楚，有轻度触痛，此类脂肪瘤含有较多的毛细血管组织，故又称脂肪血管瘤。

【治疗】

采用手术切除。多发性脂肪瘤在明确诊断后，除有疼痛的外，不必全部切除。

手术可用顺切口皮内麻醉下，切开皮肤后，用蚊式钳扩开切口。常在扩开切口后即见一淡黄块突出，即脂肪瘤。因脂肪瘤有一完整包膜，可用弯血管钳顺包膜将其分离，通常很容易分出。1~2cm 大小的脂肪瘤常无出血，但较大的脂肪瘤在其基底部常有一支较大的营养血管，应将其妥善结扎，以免术后产生血肿。切口全层一层缝合即可。

颈、项、肩、背部的脂肪瘤，常含纤维组织较多，肿瘤被纤维索紧紧固定，并与皮肤紧密相连，界限不清。手术时用一般血管钳分离无法分出，需用剪刀锐性分离。在这种情况下，止血必须严密彻底，否则术后极易发生皮下血肿。较大的应放置橡皮引流条引流，术后 24 小时拔除。

二、纤维瘤

【临床表现】

纤维瘤是由纤维组织构成的良性肿瘤，较少见。可见于任何年龄和任何部位，但以四肢为多见。临床表现为局部有一肿物。质呈实性，硬韧感。肿物生长缓慢，大小不定，与皮肤无粘连，能移动。即使瘤体较大仍有一定的移动性。一般无痛，也很少有压迫和组织萎缩的症状。

纤维瘤在病理上虽边界清楚，但无明显包膜，且与低恶性的纤维肉瘤常不易鉴别。

【治疗】

一经诊断以早期手术切除为宜。

手术可在切口部皮内麻醉，加肿物周围皮下浸润麻醉。由于肿瘤无包膜，切口应大一些。术时不要紧贴肿瘤，应将肿瘤周围组织做适当的切除。切下的肿瘤必须做病理检查。如系良性，局部切除即可治愈。若为低度恶性的纤维肉瘤，则应按纤维肉瘤处理，补做局部广泛切除。若纤维瘤切除后复发，也应视为是低度恶性的纤维肉瘤，行再次局部广泛切除。

三、硬纤维瘤

硬纤维瘤为一种具局部侵入性，但不转移的纤维组织样病变。起源于筋膜或肌腱结构的成纤维细胞，故亦称为韧带样纤维瘤。肿瘤无包膜，边缘不整，向周围组织浸润性生长，界限不清，瘤质呈硬韧感。被侵犯的肌肉组织可显示萎缩，退行性变等。偶可恶变。

【临床表现】

硬纤维瘤大多数发生于女性。发生年龄在 20~40 岁。好发于腹壁，特别是腹直肌鞘。常见于妊娠、生产妇女或手术创口处。亦可见于躯干和四肢的其他部位。

肿物生长缓慢，一般无痛或偶有不适感。大小在 2～10cm，但其大小与病期长短有关。表面平滑，质硬韧，无压痛，边界不清，无移动性。若在腹壁，仰卧抬头使腹直肌紧张时，仍能清楚触及。

【治疗】

应广泛切除。手术彻底切除可避免复发。四肢、躯干部的肿瘤可在局麻下或臂丛麻醉下进行。若为腹壁，应在硬膜外麻醉下进行。切除范围应包括可见肿瘤边缘外至少 3cm 的浅面和深面的肌肉组织。若缺损过大，必要时可用阔筋膜修补，一般无须修补。局部切除约有 1/4 的患者复发。放射治疗可控制肿瘤发展，但男性放射治疗效果较差。

四、骶髂脂肪疝

骶髂脂肪疝是指骶髂关节周围深筋膜下的脂肪块，经深筋膜上的裂孔，向后突出到皮下，引起腰腿痛的一种情况，它是临床上腰腿痛常见的原因之一。骶髂关节脂肪疝的主要症状是腰腿痛。弯腰和骶髂部受压时，疼痛加重。直腰或腰部松弛后减轻。因此遇到腰腿痛的患者，应想到骶髂脂肪疝的可能。

【发生机制】

因骶髂部区深筋膜下的脂肪组织经腰骶筋膜上的裂孔疝出后，压迫其邻近的神经血管所致。

腰骶神经在出椎间孔后，分为前后 2 支。前支组成腰丛及骶丛，支配盆腔器官及会阴和外阴部。后支则穿越腰骶部的肌肉和筋膜，支配深部肌肉及分布到相应节段的皮肤，如 1～3 的腰神经后支的皮支，在骶髂关节的外上方和骶髂内侧半的稍上侧，穿过腰背筋膜和背阔肌腱膜达于浅层，分布于臀上皮肤，称为臀下皮神经。1～3 的骶神经后支的外侧支，经骶骨背面的肌肉内潜出，分布到骶后及中臀部的皮肤，称臀中皮神经（图 5-14）。此外、腰动脉再支的内、外侧皮支，也经腰背筋膜而潜出至皮下。由于这些神经血管的洞穿，使骶髂部筋膜及背阔肌腱膜上都存在着固有的孔隙，成为发生脂肪疝的另一个因素。临床上的脂肪疝块，亦多见于这些部位（图 5-15）。

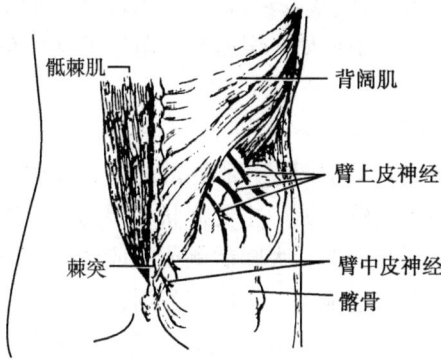

图 5-14　腰背筋膜与臀上皮神经、臀中皮神经

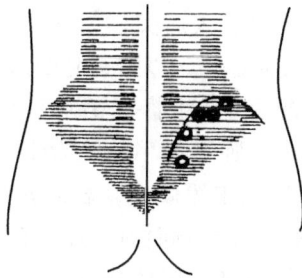

○　脂肪疝发生的部位

▤　腰臀脂肪深层

图 5-15　脂肪疝发生的部位

当腰部做伸屈活动时，腰背筋膜亦随之而松弛和紧张，并有少许滑行移动。在暴力作用或过度活动的情况下，可使腰背筋膜薄弱的部分造成撕裂和固有的孔隙扩大。此时，深层的脂肪组织，便顶带着筋膜深面的疏松结缔组织，逐渐自筋膜深

面，经裂孔疝出于筋膜浅面而成一脂肪疝块。疝出的脂肪组织呈球状，位于皮下脂肪层内，并且与皮下脂肪不相混杂。

骶髂关节周围脂肪疝引起的腰腿痛，多为牵涉性痛。所谓牵涉性痛，是由于脊神经后支，或脊膜返支分布区，遭受病理性刺激的冲动传入中枢后，引起相同节段前支分布区域的疼痛或感觉异常。

【临床表现】

骶髂脂肪疝多见于妇女和肥胖的患者，发病年龄多在中老年，一般以中年人较多见。主要症状为腰腿痛。疼痛位于下腰部，常牵涉至同侧臀部、大腿后侧或腹股沟区。但疼痛只传到腘窝部为止，不越过膝关节再向下放射，这点与坐骨神经痛不同。坐骨神经痛可以向下放射到足跟部。骶髂脂肪疝的疼痛，可时重时轻，或逐渐加重。一般在劳累、受寒后加重，休息后好转；弯腰时疼痛加重，腰部过伸时好转或减轻。常可在劳累、负重、外伤、弯腰过久后突然发生。翻身、走路都感困难，并因咳嗽、喷嚏而加重，以致有时误诊为椎间盘脱出症。

局部检查：检查时可在骶髂关节附近皮下，触及一圆形肿物，可单个也可多个。肿物大小一般为 1~2cm，有的也可大到直径 4~5cm。肿块质中等硬度，表面光滑。活动度依其蒂的长短而异。用拇指按压肿物时有疼痛，有时按压痛可向臀部放射。但若脂肪块仅单纯从筋膜裂孔疝出，未压迫神经、血管，患者多无自觉症状，查体时虽可触及脂肪块，却无症状。

根据肿物触摸时的形态，脂肪疝可以分为蕈型、疝型、幼稚型 3 种。蕈型者突出的肿块一般较小，活动度较大，可感到与深部有蒂相连；疝型者突出的肿块较大，基底宽，活动度小或不活动；所谓幼稚型，是指脂肪块仅仅突入裂孔处开始疝出，局部无明确肿块可触及，但有压痛、摩擦感或滑移感。

【诊断】

依据骶髂关节的肿块和临床症状，一般诊断并不困难，但在确诊脂肪疝前，应先用普鲁卡因或利多卡因，做脂肪疝块上封闭试验，若封闭后，腰腿痛消失或缓解，才能诊断为骶髂脂肪疝。

【治疗】

骶髂脂肪疝的治疗，应根据患者的症状来决定。治疗的目的，在于解除疼痛。因此，无症状的患者，不需治疗，有症状者有下面两种治疗方法。

1. 针刺按摩　先用手摸清疝块部位，用圆珠笔在肿块皮肤表面做一标记，用碘酒、酒精消毒皮肤，针穿刺肿块将术者的左拇指也用碘酒、酒精消毒后，在皮肤标记处找准肿块，并将其固定（图 5-16）。

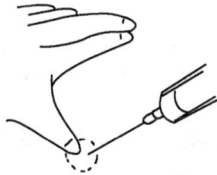

图 5-16　拇指固定肿块

右手取一 5ml 或 10ml 注射器，接 9 号注射针头，吸取 1ml 2%普鲁卡因或利多卡因。在左拇指压迫处的外侧 1cm 处，做一皮丘麻醉。

将注射针经皮肤的皮丘麻醉点，刺入肿块内。然后在肿块上做多处穿刺，意在穿破脂肪块的包膜。边穿刺、左拇指边挤压按摩，直至脂肪块消失或缩小。

穿刺按摩脂肪块缩小后，拔出穿刺针，于穿刺孔上盖一无菌棉块或纱布，再用左右手拇指用力按摩，使脂肪块进一步缩小。若诊断正确，经此针刺按摩后，患者症状立刻消失，起到立竿见影的作用。以后若有复发，可以再做针刺按摩。

2. 手术切除　有些较大的脂肪疝块，用针刺按摩不能将其压碎，或针刺按摩虽然有效，但反复复发，这类的脂肪疝应做手术切除。

方法：在局麻下，在脂肪疝处的皮肤上做一横切口。切开皮肤、皮下、浅筋膜后，即可见一脂肪瘤样组织突出。用弯止血钳钝性分离肿块，直达蒂部。该肿块完全与脂肪瘤一样，有包膜，分离不难。将肿块完全摘净，即可触及筋膜裂孔，并将裂孔内的脂肪组织一并摘除干净。若见有与之并行的神经、血管也一起切除。

裂孔不必修补，过小的裂孔应将其剪开扩大，以免将来复发，然后逐层缝合切口，术后第9天拆线。

第四节 周围神经肿瘤

一、神经鞘瘤

神经鞘瘤又称神经鞘膜瘤、施万细胞瘤，它是来源于神经鞘细胞（Schwann cell）的一种良性肿瘤，是一种最常见的周围神经肿瘤。

【临床表现】

神经鞘瘤沿神经干并附着其上生长，神经纤维不穿过瘤体。肿瘤一般为单发，偶有多发，约占 5%～8%。瘤形呈梭形、卵圆形或圆形。表面光滑。大小为 1～10cm 不等。大多数小于 3cm 左右。肿物界限清楚，有完整包膜，多为实性，切面呈白色、灰色、棕黄色不等。体积较大者其中央有少数可发生出血、坏死、囊性变。

神经鞘瘤可发生在任何年龄，但以中年人为多见。常见于颈部和四肢屈侧。发病处常有较大的神经干通过。主要症状是局部有一肿物，生长缓慢，一般不痛，但在有瘤内出血、囊性变而下压力增高可引起局部酸痛、胀痛、甚至剧痛或感觉异常。肿物光滑、硬韧感，偶有质软囊性感。肿物沿与神经走行垂直方向可移动，即可与神经干一起推向两侧，而不能在神经干走行方向上下移动。压之和叩击可引起疼痛和放射性痛。病期久者可出现神经传导功能障碍、运动障碍或肌肉萎缩等。

【治疗】

采用手术切除，手术可在局麻下进行。

1. 切口部用皮内麻醉。切开皮肤后略做分离，然后在肿物周围组织内再注以局麻药少许。

2. 沿神经束行走方向，纵向切开肿瘤外膜。因肿瘤包膜外组织实为神经纤维束，故不要横向切开其包膜。

3. 用弯血管钳钝性分离肿瘤表面至最内层间隙，将肿瘤行包膜内摘除。只要分离的间隙正确，肿瘤很容易摘除。

4. 术中止血要仔细。切忌钳夹神经纤维束。如若囊内有渗血，可放置引流条 1~2 天。切除不完全者，有复发可能。

附：恶性神经鞘瘤

据文献报告，神经鞘瘤的恶变率约为 5%~10%。其临床表现与良性神经鞘瘤相似，但体积较大，生长快，或突然加快，沿神经干、淋巴管和血管间隙生长，为浸润性，故移动度较小或不移动，并可出现疼痛。如发现这类情况应想到恶性。术中见包膜不完整，与周围组织分界不清。

恶性神经鞘瘤的治疗，可根据不同情况行局部广泛切除、截肢或放射治疗。

因肿瘤较大，与周围组织有浸润，不宜用局部麻醉，应采用臂丛神经阻滞或硬膜外麻醉。局部广泛切除：包括肿瘤原发神经的神经段切除。切除后行神经端-端吻合或移植，并切除肿瘤邻近的肌肉组织。若浸润广泛，波及骨骼或关节组织，则应做截肢术。

恶性神经鞘瘤时放射治疗不敏感，但放射后，可使肿瘤血管闭塞，使肿瘤萎缩、坏死而缩小。因此，亦可作为姑息治疗。

二、神经纤维瘤

神经纤维瘤并不少见，可发生在神经末端或沿神经干的任何部位。肿瘤可以单发或多发，以多发为多见。多发者称为神经纤维瘤病。

【临床表现】

神经纤维瘤与神经鞘瘤不同。在组织上，神经纤维瘤来源于神经鞘细胞和神经的内衣、外衣的支持结缔组织。肿瘤无完整的包膜。神经纤维穿过肿瘤组织。临床上单发的神经纤维瘤，表现与神经鞘瘤相似，主要症状是局部有一肿物，圆形、梭状和结节状。发生在神经干上者，与神经鞘瘤酷似，并可有受累神经的功能障碍。

【治疗】

治疗以手术切除为主。肿瘤如在神经干上，因神经纤维穿插于肿瘤内，无法分离，需行神经切断才能切下肿瘤。切断神经应做端-端吻合，否则术后有一定的功能影响。但若神经位于皮下、皮肤等末梢处，则无须神经吻合。

三、神经纤维瘤病

神经纤维瘤病亦称冯·雷克林霍森病（von Recklinghausen disease），是一种具有家族倾向的先天性疾病，临床上并不少见。

本病在初生时即可发病。一般在小儿时期出现，青春期后加重。年龄越大，病情越重，病因不明。本病可累及神经系统、皮肤、骨骼等。约有15%的患者有家族遗传史，同时亦可伴有某种发育上的缺陷。

【临床表现】

神经纤维瘤的临床表现包括皮肤、神经系统和骨骼方面的表现。

1. 皮肤表现

(1) 咖啡斑（图 5-17）：为一种棕黄色咖啡样的皮肤色斑。是本病最先出现的皮肤症状。色斑大小不一，可自雀斑样的小点状大至片状。片状色斑上常有较多的汗毛。色斑的皮肤不隆起，触之与正常皮肤无异。病理上与普通色素痣相同。

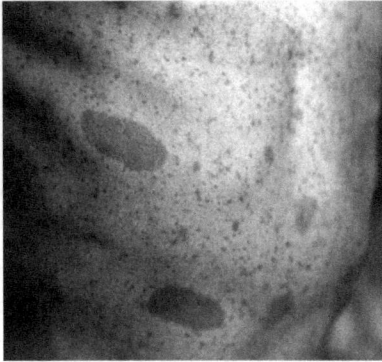

图 5-17 神经纤维瘤病（咖啡色斑）

(2) 神经纤维瘤结节：为一种质地或硬或软，可突出皮面，亦可在皮下触及，为自米粒大至拳头大的肿物。布于全身，以躯干多见（图 5-18）。数目不定，可自数个到千余个，这是本病的特征。神经纤维瘤结节多数较软，并且虽软而无压缩性。压之，可将其挤入皮下，如将一物塞入小洞内一样。除去压力后又复弹出。结节的软硬度与其内所含的成分有关。如胶原化程度高则硬，发生黏液变者则软。结节虽局限，但无包膜。可浅表地位于真皮内，亦可深埋于皮下组织。

(3) 皮肤松垂：皮肤、皮下组织及神经纤维瘤从体表突出下垂，体积可以很大，可像绵羊尾巴一样垂于体表、头皮等区（图 5-19）。有的可以重达十多千克。瘤质软，瘤内血液循环丰富，常含有大血窦，并因此而影响邻近骨骼，而造成骨骼过长和肥大等畸形。

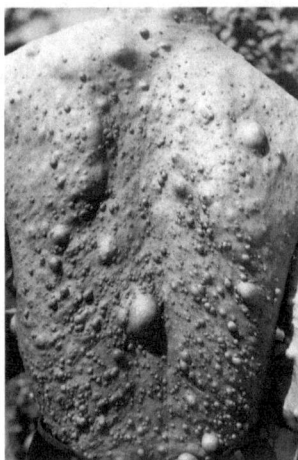

图 5-18　神经纤维瘤病
结节（背部）

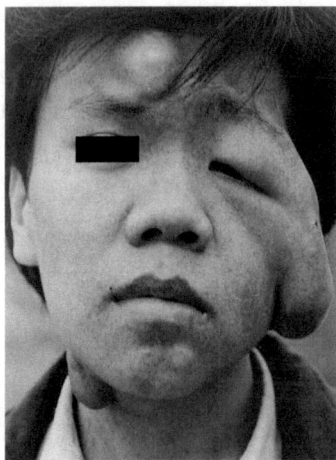

图 5-19　头颈部神经
纤维瘤病

（4）神经纤维瘤性象皮病：因受累神经所支配的组织发生营养障碍，出现骨骼、肌肉萎缩，局部皮肤皮下组织水肿、过度增生、增厚、发硬而失去弹性，故称为"神经纤维瘤性象皮病"。见于头颈及四肢。

2. 神经系统　可呈多样性变化。

（1）中枢神经系统：可影响智力、语言障碍、运动及感觉障碍。有些患者还可合并神经胶质瘤、脑膜瘤等。

（2）周围神经：产生神经纤维瘤性象皮病。

3. 骨骼病变　变化为多样性，发生率约为 29%~51%。较特异的变化有：①脊柱侧凸：成角畸形、椎体发育异常；②眼眶后上壁骨质缺损；③骨生长异常：伴有软组织象皮样肥大；④先天性弓形腿或假关节形成；⑤由邻近神经性肿瘤的侵蚀致骨质缺损。

典型的神经纤维瘤病诊断不难，特别是有神经纤维瘤结节存在的病例，但本病表现不一定都十分完全，故有特异性神经纤维瘤结节存在的病例，称为完全性神经纤维瘤病。只有其他表现或骨骼变化的，称为不完全型。亦有人认为，对一些原因不明的先天性骨骼畸形，应考虑到神经纤维瘤病。

【治疗】

治疗上目前尚缺乏有效的疗法。如皮肤巨大的松垂性软纤维瘤，影响功能或症状显著者，可以手术切除，但术中出血极多，必须作好充分准备，不要将其视为小手术，贸然行事，否则将招致不可收拾的后果。

皮肤的病变发生恶性变极为罕见。中枢神经系统和周围神经上的神经纤维瘤，约有 10% 的恶变率。

第五节 体表血管瘤

血管瘤是一种常见肿瘤，可发生在人体的任何组织和器官，为血管发育过程中的一种畸形发展所致的错构瘤。本节只叙述人体浅表部位常见的血管瘤及其治疗。

一、毛细血管血管瘤

毛细血管血管瘤在体表十分常见，可分为莓痣、葡萄酒斑、角化性血管瘤等。病变在皮内，不侵入皮下组织。病变由群集的薄壁微血管组成，紧密排列成丛，或分成小叶。

【分型】

毛细血管血管瘤多在生后出现，分为 3 型。

1. 局限性毛细血管血管瘤 又称莓痣或草莓样痣（图 5-20），最常见。常于出生后 1~2 个月出现。数月后，多数有不同程度的消退。到 5 岁左右可完全消失。肿瘤多见于面部、颈部等处。多单发，界限清楚。呈突起或成分叶状，质地坚实，大小不等，可由数毫米至数厘米大，色泽由鲜红到暗紫色，压之不完全褪色。

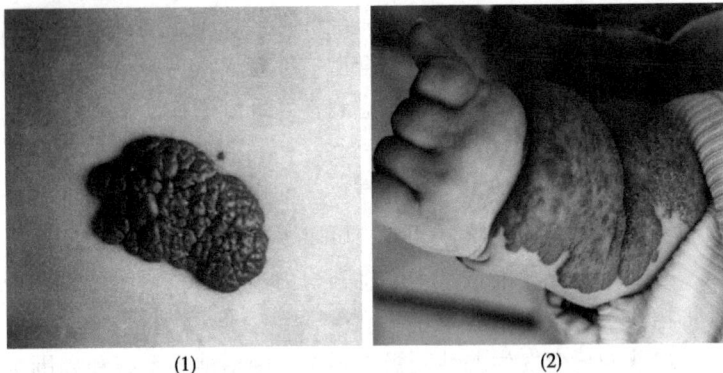

(1)　　　　　　　　　　　(2)

图 5-20　先天性血管瘤（草莓状血管瘤）

2. 广泛性毛细血管血管瘤　又称葡萄酒斑，是由无数扩大的毛细血管组成。呈扁平，略高出皮面。大小形状差异很大，色泽由鲜红到暗紫色，压之可褪色，常见于头皮、颈部，亦可见于身体其他部位，出生后即有，以后常保持稳定不变。

3. 角化性血管瘤　也称毛细血管扩张性疣，少见。多见于儿童和青年，亦见于高龄老年人。通常见于趾（指）伸侧（图5-21），呈红色或暗红色的圆丘斑疹，表面粗糙不平，质硬，似疣状增生，强力压之可褪色，中央可见有毛细血管网，此型多见于女性。另一型多见于中、老年男性，发生在阴囊（图5-22），表现为全阴囊皮肤为红色或暗红色圆形斑丘疹，表现为疣状过度角化，粗糙而硬。常多发，常伴有精索静脉曲张。

【治疗】

1. 局限性毛细血管血管瘤（莓痣）　大多数能自行消退，不必急于处理。5 岁以前可以观察。5 岁以后，瘤体较小的可用手术切除。范围较大的可用浅层 X 线放射治疗。在婴幼儿时期，血管瘤对放射线十分敏感，浅层放射治疗效果十分理想，能使毛细血管瘤完全消失。厚度在 0.5cm 以内者，也可用冷冻疗法，每次范围在 2cm 以内。治疗中要注意保护创面，使痂皮自然脱落。

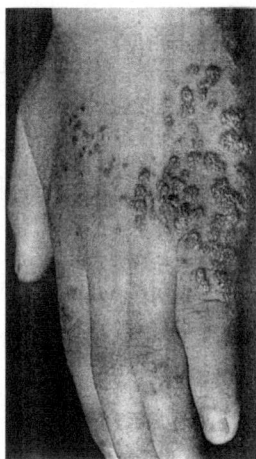

图 5-21　肢端角化性血管瘤

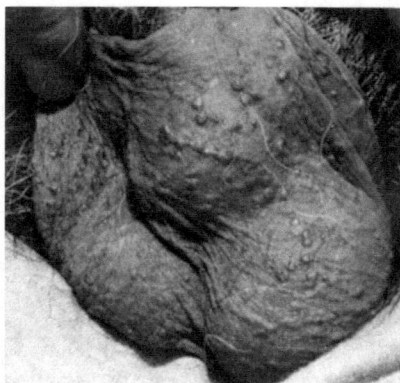

图 5-22　阴囊角化性血管瘤

2. 广泛性毛细血管血管瘤（葡萄酒斑）　尚缺乏理想的疗法。由于它是由成熟的内皮细胞所组成，对放射线敏感性较差，冷冻亦不理想。因本病较稳定，治疗上偏于保守。手术切除只适用于较小的，如果因美容需要，可切除后植皮修补。

3. 角化性血管瘤　因病变较局限，可以手术切除或电灼和冷冻。手术用皮内麻醉。做一棱形切口。切除全层皮肤，缝合即可。

二、海绵状血管瘤

海绵状血管瘤可见于人体的任何组织和器官。在这里只介绍体表皮下的海绵状血管瘤。该瘤是由形状不规则、大小不等、管壁单薄、内衬有内皮层的扩大的血窦组成。管窦间相互交通，并在皮下组织扩展，管窦内有时存在静脉石，管壁间杂以结缔组织，量不等，有时杂以淋巴管结构，称为血管淋巴管瘤。

【临床表现】

海绵状血管瘤绝大多数在 30 岁以前发病，青少年和幼儿尤为多见。肿块出现后，少部分病例肿块可以自行退化消失；很少数可稳定不变；其余逐渐增大。可因外伤、妊娠等一些因素而促使其发展加快。肿块可见于身体各部，以头颈部为多见（图 5-23）。

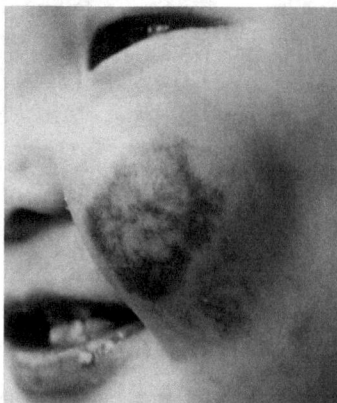

图 5-23　先天性血管瘤（海绵状血管瘤）

主要症状是局部有一肿块，形状、大小极不规则，且差异较大。触之柔软，界限不清，有海绵状样感。部位浅者较软。部位较深者则有韧性感。有时还可触及其内有静脉石。肿物表面的皮肤可以正常，亦可变薄并夹以紫、蓝色。肿瘤一般不痛。约有半数以上的病例，肿块可以被挤空，或随体位变化增大或缩小。

【治疗】

1. 局限性的皮下海绵状血管瘤以手术切除治疗为最佳。手术可在局麻下进行。用皮内麻醉先麻醉切线皮肤。切开皮肤后，在分离血管瘤时，患者诉痛时，可在切口内做肿瘤周围浸润麻醉，不要在做切口前做皮下浸润麻醉，否则极易将麻醉药物注入肿瘤内，引起术中分离困难。

2. 手术切皮时，不要一刀切入皮下，以免切破血管瘤，造成分离困难。应轻轻分次切开皮肤。待有一处切透皮肤，就在该处用血管钳撑开切口，轻分肿瘤，再用止血钳挑起皮肤，扩大切口。沿肿瘤缘轻做钝性分离。遇有纤维连接，先用止血钳夹住切断，然后用线结扎。在肿瘤的两侧或基底部，常可见到有进、出入血管瘤的血管，应妥善结扎。手术一般安全，效果可靠。

3. 广泛性或弥散性的海绵状血管瘤，目前尚缺乏理想的治疗办法，也只限于对症处理。放射治疗无效。

三、血管球瘤

血管球瘤又称血管肌肉神经瘤，为一种动静脉吻合结构。位于真皮内，好发于指端，为具有烧灼样锐痛的少见肿瘤。

病因尚不确切。鉴于它起源于真皮层，本质上应属于血管的增生或错构。

【临床表现】

肿物大小自米粒至黄豆大，直径不超过 1cm。表面光滑，呈紫蓝色或紫红色。

多见于指（趾）尖、甲床。

血管球瘤见于成年人。起病缓慢，逐渐加重。主要症状为针刺样或烧灼样的锐痛，及肿物明显触痛。疼痛出现部在发现肿物之前。疼痛呈间歇性或持续性。向肢体放射，以致影响食欲和睡眠。肿物为单发。位于皮内或皮下，以甲床为最多见（图 5-24），约占半数以上，其次为指（趾）端，亦可见于四肢和其他部位。圆形或椭圆形。质地与活动度不定，与其部位及局部皮肤条件有关，呈紫蓝色或紫红色。其最大特点为有剧烈锐痛、烧灼痛和触电样痛。遇冷可诱发疼痛。肿瘤如在甲床，可使指骨因瘤的压迫而出现缺损。

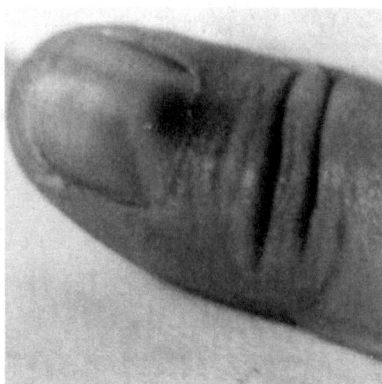

图 5-24　甲下血管球瘤

【治疗】

采用手术切除，行单纯肿物切除即可治愈。位于甲床处的肿瘤，应先将甲拔除后，纵行切开甲床，摘除肿瘤。手术一般不难，可在局麻下进行。指（趾）部肿瘤可用指根神经阻滞麻醉。切开的甲床不许缝，与一般拔甲一样，做压迫包扎即可。

第六节　腋　臭

腋臭腋臭亦称"狐臭"，是由于腋下大汗腺（顶泌汗腺）的分泌物经附生于皮肤表而上的细菌作用，产生不饱和脂肪酸而放出的异常臭味所致。腋臭夏季臭味较冬季大，这与腋下出汗多少有关，故又称为"局部臭汗症"。

腋臭的治疗，不管药物和手术，都是针对腋下的大汗腺。药物治疗不彻底，常反复，不能根治；手术切除较彻底，可根治，因为手术可切除大汗腺，但单纯梭形皮肤切除，常因皮肤切除过多，缝合张力过大，造成切口部分或全部裂开，产生瘢痕挛缩，可影响上肢活动和美观。若皮肤切除过少，没有切除足够的大汗腺，术后效果不佳，仍有遗味。下述方法可避免这类不足。

一、梭形皮肤切除"Z"形成形术

【手术步骤】

1. 剃去腋毛，清洁腋下皮肤。

2. 患者平卧，头、颈、肩部垫一枕头。上肢上举，手掌枕于头后部，以充分显露腋窝三角处。

3. 用碘酒、酒精常规消毒腋下皮肤，铺无菌巾。

4. 局麻，局部浸润麻醉。

5. 将有毛区的腋下皮肤、皮下组织做梭形切除，彻底止血。

6. 在切口两侧，分别做一不在同一水平的侧切口，形成 A、B 两个三角形皮瓣，其顶角约 60°（图 5-25）。

7. 止血后将皮瓣移位。缝合皮下组织、皮下和皮肤（图 5-26）。外盖敷料，做加压包扎。

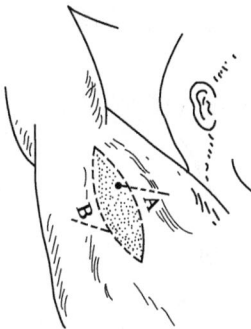

图 5-25　梭形切除，两侧作 三角瓣

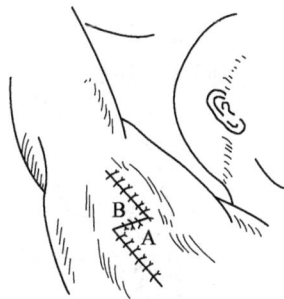

图 5-26　移位缝合三角瓣

二、"S"形皮瓣真皮层切除术

本术式适用于腋毛范围较大，估计梭形切除"Z"形成形术切口缝合张力大者。

【手术步骤】

1. 腋下皮肤处理、麻醉同 "Z" 形成形术。

2. 于腋窝腋毛处，做一 "S" 形切口（图 5-27）。

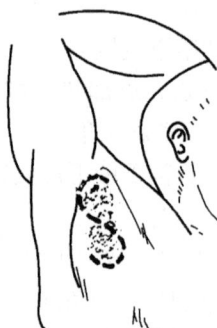

图 5-27 腋下 "S" 形切口

3. 翻起 "S" 形上半部皮瓣，用锐利的组织剪，或尖刃刀切除或刮除有毛处的真皮层，将全部汗腺及毛囊切除，只留下中厚皮片（图 5-28）。

4. 用同样方法处理 "S" 形下部皮瓣（图 5-29）。

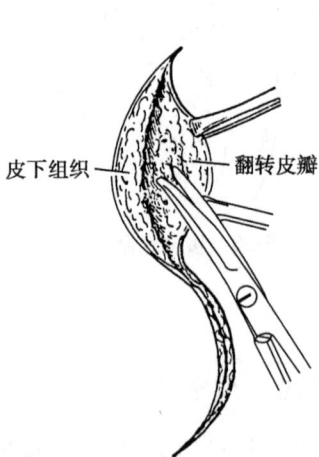

图 5-28 切除上半部皮瓣皮下组织　图 5-29 切除下半部皮瓣皮下组织

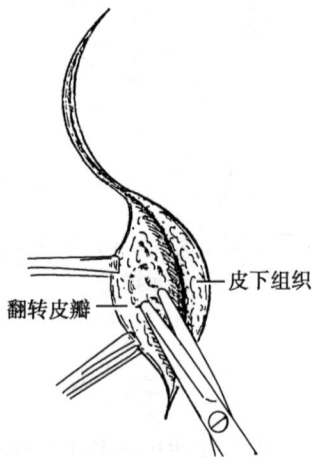

至此，腋窝大部分真皮层和汗腺已被切除。彻底止血后，缝合皮肤（图 5-30）。敷盖敷料，加压包扎。

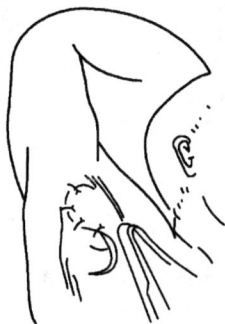

图 5-30 "S"形切口缝合

三、1/2 梭形皮瓣切除术

【手术步骤】

1. 患者体位、腋部准备、麻醉同前述手术。

2. 局麻前用甲紫或亚甲蓝画好切口处。先从梭形切口中线切开（图 5-31）。

3. 切去切口线内侧或外侧的一半皮肤和皮下组织。

4. 翻起另半侧皮瓣，剪去皮下组织，然后用刀刃刮真皮面，至出现许多乳头状突起为止（图 5-32）。

5. 彻底止血后缝合皮瓣（图 5-33）。外盖敷料，加压包扎。

【术中的注意事项】

1. 腋臭切除虽是小手术，但应注意无菌操作，彻底止血，以防感染，造成瘢痕挛缩。

2. 做切口前必须有很好的估计，估计采用梭形切除、1/2皮瓣切除、"Z"形切口成形术切口缝合有张力者，应考虑采用"S"形切口。

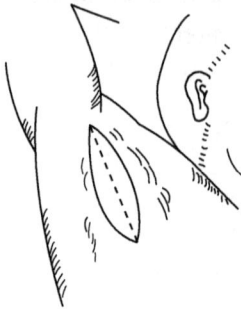

图 5-31　腋下切口示意图

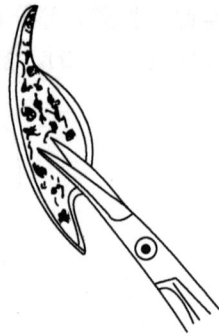

图 5-32　真皮下乳头样突起

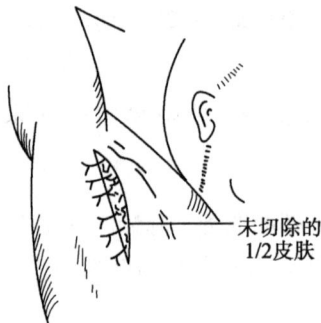

——未切除的
1/2 皮肤

图 5-33　切除后切口缝合

3. "S"形切口和 1/2 皮瓣切除切口的翻转皮瓣范围宜大一些，并应把有毛区皮肤真皮均切除。

4. 腋窝处内有腋动脉、静脉、臂丛神经等重要组织，故切口不要过深，以免损伤这类组织。

5. 双侧腋臭，应分期手术，待一侧切术后伤口愈合后（约 7~10 天）再做另一侧。

6. 术后腋窝部敷料，用肩关节"8"字形绷带包扎，上肢轻度外展，有利于敷料固定。术后 7~10 天拆线。

（李志霞　许怀瑾）

第六章

颈部疾病

颈部的结构十分复杂，包括甲状腺、唾液腺、淋巴结及消化道、呼吸道的入口，又是支持、传导、联系、运动等各组织结构组成的圆柱体。颈部的淋巴组织极为丰富，并是全身淋巴的总汇合区。肿瘤在颈部也最多见，有原发的，也有继发的。

颈部的一些手术，可在局麻下进行。论手术大多属小手术，论危险并不次于其他部位，因此，不能轻视颈部手术。

第一节　颈部淋巴结疾病

由于颈部结构复杂，上通下达，与全身各系统关系密切，因此颈部淋巴结肿大，既可以继发于附近炎症，也可以反映于全身的某些疾病，又可以是来自近处或远处恶性肿瘤的转移。尤其对中年以上的患者，若颈部出现孤立性的淋巴结肿大，常常不是好预兆。据 Skandalakis 的统计和总结，他归纳出一个所谓"80%规律"，即除甲状腺肿外，颈部的肿块，80%是肿瘤，其中 80%是恶性的。在这 80%恶性肿瘤中，80%是转移性的。后经张文禄归纳出一表（表 6-1），以供参考。

表 6-1 颈部淋巴结肿大原因之 80% 规律表

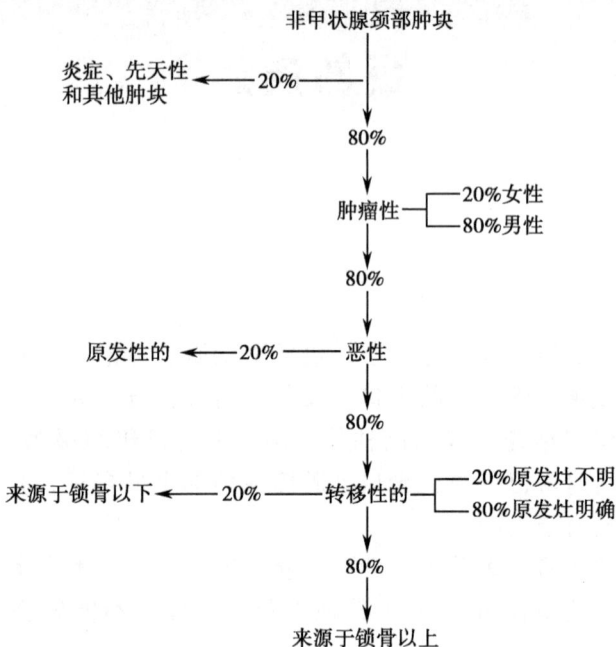

```
                        非甲状腺颈部肿块

炎症、先天性  ←——20%——
和其他肿块
                            ↓
                           80%
                            ↓
                                    ┌—20%女性
                         肿瘤性——┤
                                    └—80%男性
                            ↓
                           80%
                            ↓
原发性的  ←——20%——  恶性
                            ↓
                           80%
                            ↓
                                      ┌—20%原发灶不明
来源于锁骨以下 ←—20%— 转移性的—┤
                                      └—80%原发灶明确
                            ↓
                           80%
                            ↓
                        来源于锁骨以上
```

颈部淋巴结切除术

颈部淋巴结肿大，或颈部肿块，一般来说，如果从临床检查可以确诊者，可以不做切除和活体检查。良性肿瘤尤其如此，可按一般良性肿瘤的手术治疗切除。若临床检查不能确诊和有怀疑者，则应尽早做活体组织检查，以明确诊断。

在做颈部淋巴结切除活体组织检查时，原则上应将整个淋巴结摘除送病理检查，除非肿块很大，周围粘连紧密，不要做部分切除。而且术中忌用止血钳去钳夹淋巴结，以免将其夹碎或夹烂，给病理切片检查带来困难。

在胸锁乳头肌外侧中部做淋巴结摘除时，注意保护副神经，切勿将其损伤或切断，否则术后会出现颈斜方肌萎缩和提肩功能障碍。发生这种情况的例子并不少见。多是术中注意不够，不是不可避免。在胸锁乳头肌内侧（颈前三角）做淋巴结切除时，尤其是在锁骨上窝处，应注意颈内静脉，不要将其损伤。

【手术操作】

选择于淋巴结的直接表面做皮内皮肤麻醉。切口一般要稍大一些，至少要3~4cm，确保显露良好，故切口切勿过小。

逐层钝性分离和锐性分离相结合，切开颈部组织。发现淋巴结后，用弯蚊式钳顺淋巴结周围轻做分离。如淋巴结一时分离不出来，不要用止血钳或鼠齿钳去钳夹淋巴结。这时可用一小针带线，将淋巴结做一"8"字缝扎，然后将缝扎线向上提起作为牵拉，提起淋巴结，再轻轻地沿淋巴结周围做钝性分离。这样操作，不仅摘除淋巴结不难，而且能使淋巴结完整。

手术中要密切注意淋巴结周围的组织结构。在取锁骨上窝处淋巴结时，要注意颈内静脉。在胸锁乳头肌外缘中点处，要注意副神经。术中不要随意剪断某些索条或组织，必须待识别清楚后再剪断（图6-1）。

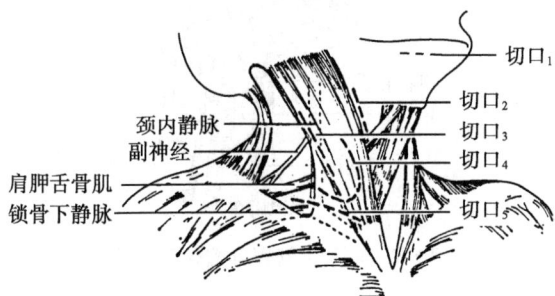

图6-1　颈部淋巴结切除术的各种切口

摘除淋巴结后要很好地止血。用做结扎止血的线要细，最好用3-0的线，以减少异物，然后分层缝合切口，不留死腔。

第二节 颈部先天性疾病

甲状腺舌管囊肿，为颈前正中线上的一种囊性肿物，与舌骨关系密切，常可继发感染而形成瘘管。

甲状腺舌管囊肿为一先天性疾病。在胚胎早期，甲状腺的始基是在咽腔底部。到胚胎第 3 周，咽腔底凹处形成一袋状突起，并向下延伸达甲状软骨下方分叉，形成甲状腺左右两叶，但仍有一导管与峡部相连，此导管即称为甲状腺舌管。到胚胎第 6 周，舌骨发育，并把甲状腺舌管分为上、下两段。上半段绕过舌骨前方或后方，或穿过舌骨，但以穿过舌骨为多见。随之此管即发生退化萎缩。于咽腔底部的残端遗留于舌根部，称为盲孔。下半段退化萎缩并不留痕迹。若退化、萎缩不全，或有上皮细胞，即成甲状舌管囊肿（图 6-2）。

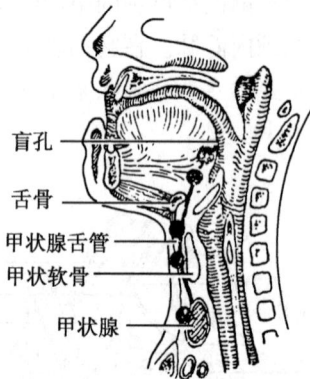

盲孔
舌骨
甲状腺舌管
甲状软骨
甲状腺

图 6-2　甲状舌管囊肿演化示意图

甲状舌管囊肿的内壁，衬有复层鳞状或柱状上皮细胞。瘘管内衬有纤毛上皮细胞。囊壁外层为结缔组织，其中无淋巴组织。囊内容物为内衬上皮细胞所分泌的黏液，其内还可见到上皮细胞。

【临床表现】

甲状腺舌管囊肿可见于任何年龄，但多在 20 岁以前发病。主要症状为于颈前正中线上，在舌骨与甲状软骨之间有一肿物。圆形、光滑、界限清楚，囊性感，直径为 1～4cm 不等。囊肿固定于舌骨和深部组织，偶尔在其上方皮下可触及一向上与舌骨相连的索状物。随吞咽可上下移动，伸舌时可向上回缩。除非有继发感染，一般不与皮肤粘连，亦无压痛。囊肿穿刺可抽得透明黏液。涂片可见大量脱落的上皮细胞。

甲状腺舌骨囊肿，多位于颈前中线的舌根部、舌骨上方、舌骨下方，但以舌骨下方为最多。也可在中线旁，但不超过中线 1cm。如超过中线 1cm，则不是甲状腺舌管囊肿（图 6-3）。

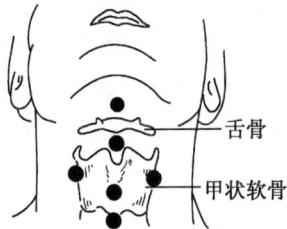

图 6-3 甲状舌管囊肿好发部位

【治疗】

手术切除甲状腺舌管囊肿。术前除患者口腔有炎症，需治疗口腔炎症外，无须其他准备，颈部不需剃毛。

【手术步骤】

1. 患者取仰卧位，上半身略抬高。肩下垫一枕头，使颈过伸，以利充分显露术野（图 6-4）。

2. 在舌骨与甲状软骨之间横向做皮内皮肤局麻。术中若有疼痛。可在切口内加注麻醉药物，然后顺皮纹做一微倒的弧形切口，长约 5~6cm（图 6-5）。

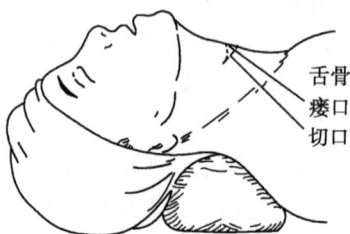

图 6-4 手术体位

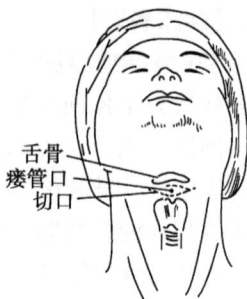

图 6-5 颈部切口

3. 切开皮肤和颈阔肌，其下即为胸骨舌骨肌。正中顺肌纤维分开胸骨舌骨肌，即可见甲状腺舌骨囊肿（图 6-6）。

4. 用弯蚊式钳，顺囊肿壁做钝性分离。先分囊肿下极及两侧，分出部分后用鼠齿钳夹住囊肿，并向上提起继续分离，即可见囊肿下极有一纤维带与甲状腺峡部相连，将其切断。再向上分离，可见一纤维带穿过舌骨或舌骨下方，并向上延伸（图 6-7）。

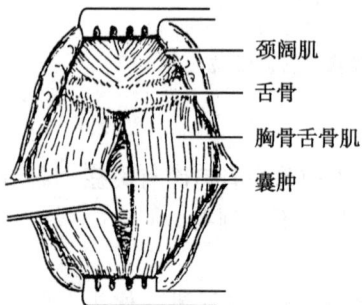

图 6-6 显露舌管囊肿

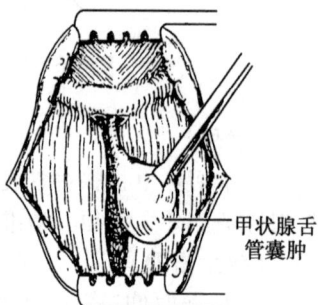

图 6-7 囊肿管穿过舌骨

5. 认清舌骨。用刀沿舌骨纵轴切开附于舌骨中部的肌肉。用刀柄将肌肉从舌骨面上分下，游离出舌骨。用剪刀或咬骨剪切除舌骨约 2cm（图 6-8）。

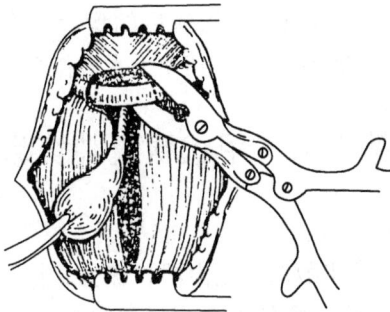

图6-8　切除舌骨中段

6. 切断舌骨后，常可发现瘘管向上与舌根盲孔相连。继续沿瘘管分离，尽量分到舌根部，将其结扎切断（图6-9）。一旦术中不慎，分断或拉断瘘管，应尽量设法找到残端予以结扎。若找不到残端，应在舌根盲孔处用细线做一"8"字形缝合，封闭断口。

7. 冲洗伤口。将舌骨下肌在中线缝合，但不缝舌骨。然后逐层缝合颈阔肌和皮肤（图6-10）。除切破口腔底外，伤口内不需置引流条。

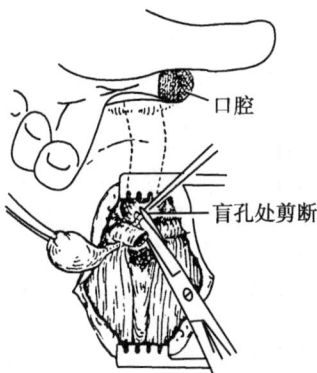

口腔

盲孔处剪断

图6-9　盲孔处结扎瘘管

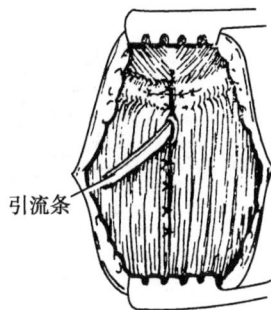

引流条

图6-10　逐层缝合切口

8. 若为感染破溃或切开引流后的瘘管。除做切口时做一绕瘘孔口的梭形皮肤切口外，其他手术操作与切除囊肿相同。

第三节　甲状腺囊肿切除

【临床表现】

甲状腺囊肿约半数以上是由甲状腺乳头状瘤发生囊性变而成，一般无何症状，常在体检或无意中发现。当囊肿内出血时，肿物可迅速增大，局部可出现胀痛或压迫症状，如吞咽不适、有憋气感。检查时肿物有弹性硬韧度，表面光滑，可随吞咽上下活动。B 型超声检查不仅对区分甲状腺肿物是囊性还是实性准确可靠，而且患者也无任何痛苦。同位素扫描为"冷结节"。

【治疗】

治疗可采用穿刺抽出液体，抽出液体病理细胞学检查。若反复发作则应手术切除。

【手术步骤】

1. 手术体位　患者平卧，头部后仰，肩胛部垫以软枕，床头抬高约 20°～30°（图 6-11）。

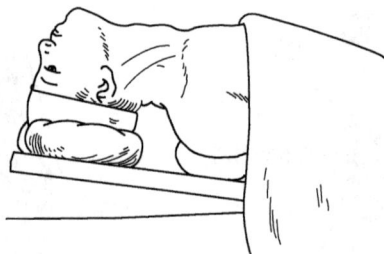

图 6-11　甲状腺手术体位

2. 麻醉　可采用局部浸润加神经阻滞麻醉。先用 1% 普鲁卡因或利多卡因 20ml，于胸锁乳突肌后缘中点处进针至该肌深面注药 5ml。于甲状腺上动脉周围注药 5ml。再自颈白线处皮下及肌层分别注药 5ml，注药前应抽吸无血时方可注药。然后将麻醉药物稀释成 0.5% 备用。术中如有疼痛可酌情加以局部浸润麻醉。此种方法不仅麻醉效果满意而且还免去颈丛神经阻滞麻醉时所需体位变动之不便。

3. 于颈静脉切迹（胸骨切迹）上方 2~3cm 处做顺皮纹切口（图 6-12），皮下以 3-0 丝线结扎或电凝止血。

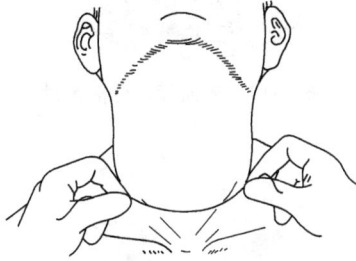

图 6-12　手术切口

4. 在颈阔肌深面游离皮瓣，其范围超过肿物的上、下极即可。切开颈深筋膜浅层，分开胸骨舌骨肌与胸骨甲状肌，显露甲状腺。

5. 于肿物前方切开腺体（图 6-13），用止血钳分离肿物与腺体的粘连，切断后结扎止血。

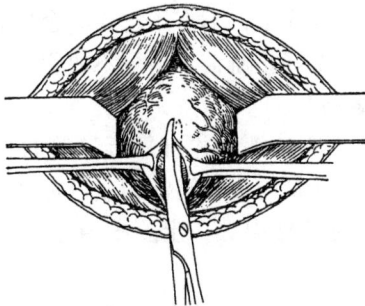

图 6-13　剪开甲状腺腺体

6. 根据情况也可用示指进行分离（图 6-14、图 6-15），最后将囊肿完整摘除。

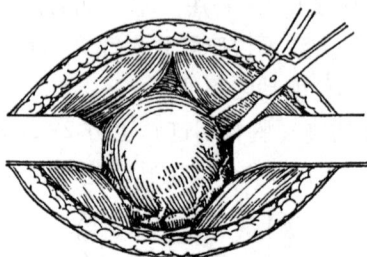

图 6-14 用血管钳分离囊肿

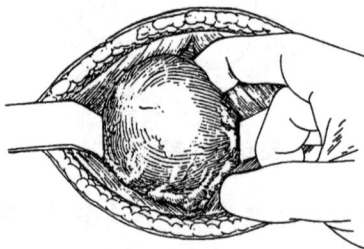

图 6-15 用示指进行分离

7. 止血后用可吸收线连续缝合腺体，再以 3-0 丝线或可吸收线依次缝合各层。以 5-0 吸收线缝合皮内，对好皮肤，以拉合胶布或医用胶予以固定，不需用丝线缝合皮肤，可减轻术后皮肤的缝合瘢痕。做好止血，术后可不放引流条。

【术中注意事项】

1. 如果囊肿位置较深，并且靠近气管时，在止血或缝合时要防止损伤位于气管与食管间沟的喉返神经。

2. 术中如果囊壁破裂，一定要把囊壁完整的切除，以免日后复发。

（张晶虹 崔志刚 许怀瑾）

第七章

乳腺疾病

乳腺疾病，包括先天性畸形、炎症、肿瘤和外伤。肿瘤中有乳腺癌、肉瘤。因本章主要介绍一些小手术，因此，乳腺癌未列入其内。

第一节　副乳腺与多乳头

副乳腺（副乳）又称多余乳腺。位于身体前壁两侧的乳线上，为在胚胎发育中的乳腺始基未退化，而畸形发育的结果。临床上极为多见。其发生、发展、结构都与正常乳腺相同。

【副乳腺的形成机制】

在胚胎第 1 个月末，男女两性在躯干两侧都有一条带状的上皮增生部，即称为乳线。到胚胎第 2 个月初，在多乳腺的哺乳动物，在沿乳线的径路上，按一定距离发生增厚成一嵴，称为乳嵴。其内含有分泌腺群。在人类则在胸部出现多个乳嵴，到胚胎第 3 个月初退化为仅剩 1 对（左右各 1 个），其余的乳嵴即全部消失。

副乳绝大多数位于乳线上（图 7-1），但最常见的部位是在腋前缘处，亦可见于腋窝中央，或腋中央与腋前缘之间。腹壁和腹股沟处也可见到，但极少见。

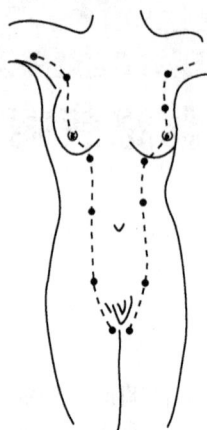

图 7-1　副乳部位

【临床表现】

形态上根据有无乳头及乳腺结构，副乳可分为完整副乳和不完整副乳两种。

1. 完整副乳　指有乳头和腺体。

2. 不完整副乳　指乳头和腺体缺一者。

临床上多见的是无乳头的副乳，易与其他肿物相混淆。副乳并不是正常乳房的延伸，而是各为各自孤立的结构。

临床上完整副乳诊断不难，即在局部皮肤上有一乳头样突起，棕色，大小多数只 3～4mm，中央有一凹陷，其皮下有一似乳腺样质地的肿块，活动，无痛。月经前有胀痛，哺乳期甚至还可分泌乳汁。无乳头副乳主要的表现是局部隆起，常见于腋部，肿块边界不清。可感到其边缘向皮下及皮肤逐渐移行，与皮肤的关系似正常乳腺与皮肤的关系一样。硬度、弹性、移动性，也与正常乳房相同。大小常在 1～5cm，并在月经前有胀痛、增大，并可触及均匀的散在小结节，因此都在青春期、哺乳期、更年期出现症状，且较明显。

【治疗】

副乳腺为一胚胎发育畸形，并且肿块都不大，原则上无须治疗，亦没有必要做预防性手术切除，但有时因美容，或影响活动者可行手术切除。

手术可在皮内皮肤局麻下进行。若为完整副乳腺，做一绕乳头的梭形切口，将皮肤连同皮下组织和乳腺一并切除。若为不完整副乳，肿块小，切开皮肤，将副乳摘除即可。若肿块较大，又在腋前缘，隆起明显，可做一横梭形皮肤切口，切除皮肤范围应根据具体情况决定，连同皮肤、皮下和乳腺组织一并切除。由于腋部组织松弛、渗血多，术毕应放一橡皮引流条，24~48 小时拔除，术后 7 天拆线。

第二节　急性乳腺炎

急性乳腺炎，是产妇产后哺乳期常见的急性化脓性感染，尤其是初产妇更多见，偶见于非产妇。多发生于产后 2~3 周间。若初起时处理不当，可转为乳腺脓肿。偶尔也可见于新生儿。

一、新生儿急性乳腺炎

不论女婴或男婴，在出生后 1~2 周间，常可见到一侧或双侧乳房增大，有的甚至还分泌乳汁，其原因是由于胎儿从母体接受了泌乳素。

【临床表现】

通常只见乳腺增大，皮肤不红，触之乳房部皮下有一扁圆形硬块、不痛。若用手挤捏，可从乳头内挤出乳汁。挤出乳汁后肿块即缩小，并渐消退，故有人主张用手将乳汁挤出，但一般无须处理，也不必将乳汁挤出，都能自行消退。有时由于挤捏或内衣摩擦，损伤了乳头皮肤而引起感染。这时乳房皮肤出现发红，触之小儿啼哭，继之肿块增大，出现波动，演变为乳腺脓肿。

【治疗】

一旦发生炎症，早期可用 75% 酒精做局部湿敷，1 日 4 次。若已形成脓肿，可在波动最明显处的皮肤上，用一尖头刀，与乳头呈放射形的挑开皮肤引流脓液。引流口约 1cm 大即可。不必麻醉，或做一皮丘麻醉。脓液排净后填入凡士林纱条，第 2 天取出填入物，每日换药 1 次，一般很快愈合。

二、产妇产后急性乳腺炎

产妇产后急性乳腺炎，绝大多数发生在初产妇。发病常在产后 2~4 周。乳腺脓肿是急性乳腺炎的晚期病变。

【病因】

发生急性乳腺炎的主要原因，是乳汁淤积和细菌感染。

乳汁淤积（积乳）：积乳常发生在乳汁过多和哺乳方法不当的产妇。一般母亲习惯先让婴儿吸空一侧乳房后再让婴儿吸另一侧乳房。由于母乳多，婴儿小，吸空一侧乳房后，婴儿基本上已吃饱，再吸另一侧乳房就不能将乳汁吸空，乳房内则剩有不少乳汁。在第 2 次哺乳时，又没有换过来先哺上次未吸净奶的一侧乳房。这样反复几次，使未吸净乳汁侧的乳房内，奶越积越多，结果造成未吸净侧乳房积乳。

在积乳的基础上，若有乳头皮肤破裂、内衣不洁，细菌入侵，则可引起急性乳腺炎。除哺乳方法不当外，引起积乳的原因还有乳头发育不良，如乳头过小、乳头内陷（脐乳头），妨碍婴儿吸乳，致使乳汁不能完全排空而造成积乳。

【临床表现】

积乳的最初症状是感乳房肿胀、疼痛、患处有一压痛硬块。皮肤表面可以正常或微红，同时产妇可伴有发热。这时期若不能及时将乳汁排出，继之则可发展成急性乳腺炎，最后演变成乳腺脓肿。

【治疗】

积乳的处理方法主要是设法排出乳腺内的积乳。其方法除用手或吸奶器将奶挤出和吸出外，还可用中药皂角粉鼻闻治疗。

皂角粉鼻闻具体方法：

1. 将牙皂（猪牙皂或称眉皂）研成细粉。用一层纱布将牙皂粉包成一个与产妇鼻孔相等大小，如花生仁样的一小包。

2. 将这小药包，先在 75% 酒精或白酒内蘸湿，但不要浸泡，只将药包放入酒精内蘸一下，立即取出，使药包外湿内干。

3. 将这蘸酒精药包，塞在产妇积乳乳房的同侧鼻孔 12 小时。

1~2 天内的积乳，一般塞一次乳汁就会排出。若有必要，即积乳未排净，仍有硬块，过 8~12 小时后可再塞一次。通常 3 天内的积乳，用这方法治疗，效果非常良好。几乎都能使积乳排出。3 天以后的积乳，效果虽不理想，但也可用。

4. 在积乳期间，产妇若有高热，可用麻黄 10g 煎服，即可退热，一般无须使用抗生素等类抗感染药。

三、乳腺脓肿切开引流

乳腺脓肿有 3 种类型：①皮下型；②乳腺腺内型；③乳房后型（图 7-2）。

（一）皮下型

皮下型乳腺脓肿是由于乳晕周围皮肤损伤，细菌侵入后引起的急性炎症发展而成的。可见于产妇，也可见于非产妇。局部有红、肿、痛、热。触之有波动感，但乳腺腺体内无硬块。

在急性炎症初期，局部可用 75% 酒精湿敷及口服一些抗生素。一旦局部出现波动感，即脓肿形成，应做切开引流。皮下型脓肿因表浅，一般切开时不会伤及乳管，可沿乳晕做皮内皮肤局麻，然后沿乳晕做一弧形或横向切口。因脓肿表浅，切开皮肤后脓液即排出。待脓排净后，置一凡士林纱条引流。24小时后拔除引流条，以后每日或隔日换药一次。一般伤口很快愈合（图7-3）。

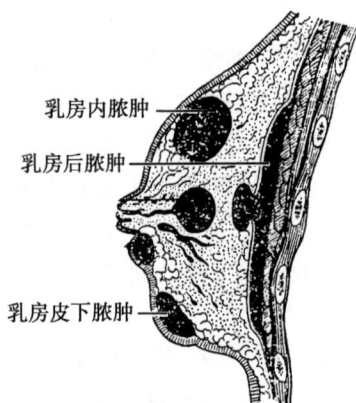

图7-2 乳腺脓肿部位

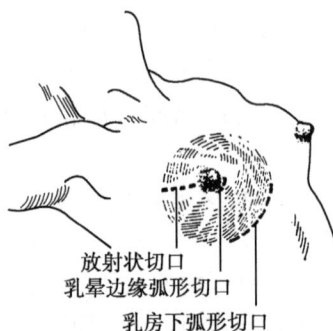

图7-3 引流切口部位

（二）乳腺腺内型

腺内型脓肿多是在积乳的基础上细菌侵入后产生。脓肿部位常较深。临床上患者伴有寒战、高热、脉搏快、食欲缺乏、白细胞增加。患乳有跳动性痛感。局部触痛明显，皮肤发红，腋下淋巴腺肿大，并可伴触痛。脓肿明显时可触及波动感。

一旦诊断为乳腺脓肿，治疗原则是手术切开引流。较小的脓肿，也可用穿刺、抽脓、注药治疗。方法是在皮肤上做一皮丘局麻。用15号粗针做穿刺抽脓。抽出的脓液做普通细菌培养及药敏测定。抽净脓后，用盐水冲洗脓腔。待脓液培养，药敏测定结果后，再改用适当的抗生素做脓腔内注入。以后每隔日穿刺抽脓冲洗注药1次，直到治愈。少数患者可以经此方法治愈，但多数失败。较大脓肿，穿刺治疗都不能成功，故需做手术切开引流。

【手术步骤】

1. 麻醉可采用局麻。用手轻轻提起乳房，沿乳房基底边缘用长注射针在其上方、下方及外缘 3 点（先做一皮丘麻醉）进针。以乳腺基底中央为刺入目标，用 0.5% 普鲁卡因或 0.5% 利多卡因液 80～100ml，边进针边注射，边退针边注射，做扇形浸润（图 7-4）。在注射时应经常抽回血，以免将麻醉药物注入血管内。穿刺时应保持与胸壁平行，以免刺入胸腔。然后再沿切口做皮内皮肤麻醉。

2. 切口应与乳头呈放射状切口（图 7-3），与乳腺管平行，以免切断乳腺管，否则在哺乳期易发生乳漏。切口选择应在波动最明显最低部位。

3. 切开皮肤和皮下组织进入脓腔时，即见有脓液流出。这时可用一弯血管钳插入脓腔，并稍用力撑开，脓液即能涌出。对较大的脓腔，可用手指伸入探查，分开纤维间隔（图 7-5）。如脓腔较大，一个切口不足以引流，应于脓腔最低部再做一切口，做贯穿引流（图 7-6）。

4. 脓腔内用生理盐水冲洗后，放置油纱布条或软橡皮管引流。如伤口内出血多，可用油纱布填塞止血，上面覆盖敷料，压迫包扎，24 小时后缓缓取出，并更换引流条。以后每日或隔日从引流橡皮管内用盐水冲洗脓腔，待脓液减少，脓腔缩小后，拔除橡皮引流管。

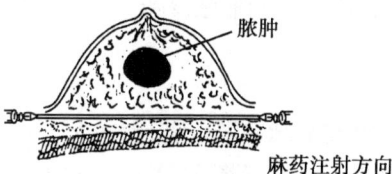

图 7-4　乳腺脓肿局麻

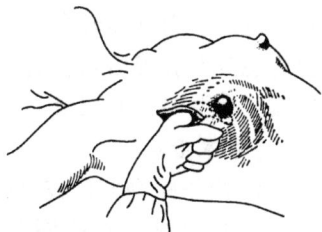

图 7-5　手指探查脓腔

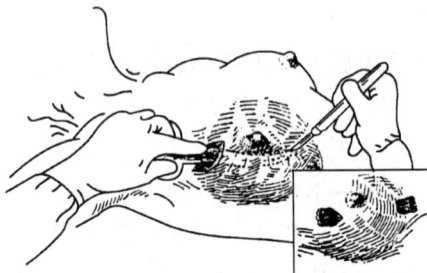

图 7-6 脓肿对口切开引流

5. 术后应托起乳房避免下垂，以改善局部血液循环。暂停哺乳，定时吸尽乳汁。感染严重者应给予全身抗感染药物治疗。

引流后如经久不愈，应进一步检查原因，如引流不畅、有残余脓腔或异物等，应作对因处理。

有乳头内陷不能哺乳者，或术后有乳漏者，应断乳。术中损伤乳腺管后，部分患者可形成乳腺管瘘，断乳后都能自行愈合。

（三）乳房后型

乳房后脓肿是乳腺腺内脓肿向胸壁破溃造成的（图 7-2），部位较深，因此有时临床症状很不典型。患者除有寒战、高热、白细胞升高等与乳腺腺内脓肿的全身症状外，局部体征很不明显，故常有误诊和延误治疗的。为此，若一产妇，有高热、寒战、白细胞升高，一侧乳腺微肿、压痛，虽无波动感，也应想到有乳腺后脓肿的可能，应试穿刺抽脓诊断。一旦发现有脓，需及时切开引流。

【手术步骤】

1. 由于脓肿部位较深，最好在静脉麻醉下进行。

2. 切口取乳房下皱褶处做弧形切口（图 7-3）。

3. 切开皮肤、皮下进入脓腔后、先用血管钳扩张排脓，然后再伸入示指探查脓腔和分开纤维间隔。

4. 脓排净后，用生理盐水冲洗脓腔，再用油纱布填塞脓腔止血、引流，外盖敷料及轻轻压迫包扎。

5. 24 小时后取出填塞油纱布，换引流条和换药。以后每日或隔日换药 1 次。

第三节　乳腺肿块

乳腺肿块是女性乳腺内最常见的疾病，有良性、恶性之分。有时良性恶性从临床检查中很难鉴别，故常要做活体检查，现将常见的乳腺肿块和肿瘤分述如下。

一、乳腺管内乳头状瘤

乳腺管内乳头状瘤是一良性肿瘤，虽非常见病，但也经常可以见到。其好发于中年以上妇女，并以 40~50 岁为多见。

【临床表现】

主要症状是乳头溢血，或溢血清样淡黄液。检查时常可在乳晕下触及一小肿块，无压痛。压挤这小肿块可见乳头有血或血清样液溢出。

乳腺管内乳头状瘤有两种类型：①多发型，又称乳头状瘤病，一般发生在中小乳管内，不易发现，乳头也常无溢液；②单发型，都发生在大乳管或乳管壶腹部，本节主要讲的是后一类，单发型。

乳腺管内乳头状瘤的病因不明。一般认为与雌激素过度刺激有关。肿瘤的体积多数都很小，只有几毫米，很少大于 1cm 的。肿瘤从乳管壁突入乳管腔内，呈紫红色，形如蕈状或乳头状，少数有一蒂，但多数呈绒毛状，并有丰富的薄壁血管，故极易出血，引起乳头溢血或溢血清样液。

诊断可用溢液涂片检查找瘤细胞，也可用乳腺管造影，但时常很难确诊。因此，当患者有反复乳头溢血或溢血清样液，并检查时同时扪及乳晕下有一小结节，应想到乳腺管内乳头状瘤。

【治疗】

由于乳腺管内乳头状瘤有癌变的可能，故应积极治疗。乳头出现溢血，一般来说患者都很紧张，因此手术切除是治疗该病和消除患者紧张的最好办法。

【手术步骤】

1. 手术可在皮内皮肤局麻下进行。在触及小结节处的乳晕边缘做一弧形切口，长约乳晕周边的 1/3~1/2（图 7-7）。

2. 若触不到结节，可在溢血乳孔侧的乳晕缘做切口处局麻。局麻后，取一剪去针头斜面的 5 号针，接 1ml 的注射器，抽吸 0.5ml 亚甲蓝或甲紫，将针头插入溢血的乳头乳孔内，轻轻注入亚甲蓝，待亚甲蓝从乳孔口溢出为止。拔出针头，用酒精将其擦净溢出于乳头周围的亚甲蓝，以免手术时影响手术野的识别，然后再做皮肤切口。

3. 切开皮肤和皮下组织后，小心分开皮下组织，即可见到被亚甲蓝染成蓝色的导管。这时在乳头侧的半圆形皮瓣上缝两根牵引线，将皮瓣扩开，用蚊式止血钳进一步轻轻分离，分出染色的乳腺管，将其切断结扎（图 7-8）。

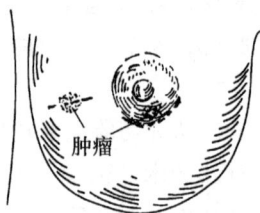

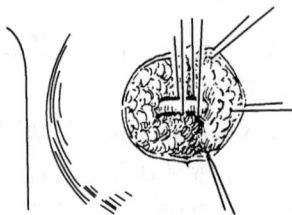

图 7-7 切口示意图　　　图 7-8　分出乳腺导管

4. 提起腺叶端的蓝色乳腺管，沿该管轻轻分离，将所有蓝色组织及肿瘤块整块摘除（图 7-9）。

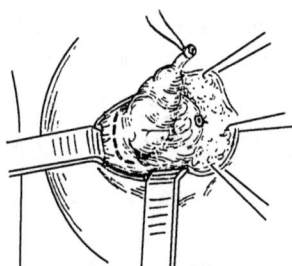

图 7-9 将肿瘤整块切除

5. 手术中不要用止血钳去钳夹肿块组织，以免夹碎本来就很小的乳头状瘤，造成病理检查困难，必要时只能用平齿镊提夹。

6. 最后逐层缝合皮下组织和皮肤。切下的标本应送病理检查，以除外恶性病变的可能。

二、乳腺纤维腺瘤

乳腺纤维腺瘤是女性乳腺中最常见的良性肿瘤，其发病率为女性乳腺各种肿瘤的首位。多见于 20 ~ 25 岁，偶见于少女和老年人。病因不很清楚。由于乳腺纤维腺瘤很少发生于月经来潮之前的女孩，也很少见于绝经后的妇女，且多见于青春期女性，故一般认为与卵巢激素对乳腺组织的刺激有关，因为青春期间的女性，卵巢功能较为旺盛。

【临床表现】

乳腺纤维腺瘤的大小，一般直径在 1 ~ 4cm，但也有超过 5cm 的，不过很少见。肿瘤多为圆形或卵圆形，外有包膜，表面光滑或略呈结节状，质硬韧，有微弹性感，切面灰白或粉红色。

乳腺纤维腺瘤多数为单发，少数可多发。通常为单乳，偶见双乳。主要症状是乳房内有一肿物，常是在无意中发现的。一般无任何不适，仅少数有轻度胀感或刺痛，疼痛与月经无关。约有 25%~40% 的患者伴有月经不规则。触诊时肿物可在乳房内向四周移动，虽可移动，但放手后即回到原位。压之不痛或仅有稍许酸胀感。肿物生长缓慢，病期长，多数可以常年无变化，但亦有少数生长较快的，或在妊娠、哺乳期突然明显增大。

【治疗】

乳腺纤维瘤虽很少恶变，但也有约 2% 的恶变率，并且不会自行消退，服药无效，故一旦发现，应早期手术切除为宜。

【手术要求】

以乳腺区段切除，或以瘤体为中心的局部楔形切除，较单纯瘤体切除为好。因为从病理材料证明，瘤体越大，纤维成分活跃增生的比率越高。病理检查中，常见局部较厚的纤维组织层移行到瘤体，并且在肿瘤周围的乳腺组织内，常可见到向肿瘤病理结构过渡的形态改变。因此，单凭术中肉眼观察，很难排除多发性病变，加之乳腺组织较坚韧，要单纯分离出肿瘤也不容易，故手术时应切除肿瘤周围部分乳腺组织为妥，以免术后复发。

【手术步骤】

1. 局麻。先在切口处做皮内皮肤麻醉。切口应与乳头呈放射形（图 7-10）。通常皮内皮肤麻醉在找到肿瘤过程中，患者可以完全无痛，只是在剪切乳腺腺体组织时患者有痛感，这时可从切口，在乳腺腺体内追加注射局麻药即可。

2. 切开皮肤、皮下脂肪组织。摸清肿瘤部位，夹起乳腺组织，切开乳腺组织即可见到肿瘤。用弯止血钳沿肿瘤四周轻轻分离直至基底部，这时有的基底小的肿瘤，用手一挤，肿瘤即可突出切口，但基底较宽的肿瘤则很难摘除，可用鼠齿钳夹住肿瘤，或用缝线在肿瘤上缝一"8"字缝合，将肿瘤提出（图 7-11）。

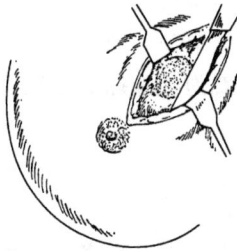

图 7-10　放射形切口　　　　图 7-11　钳夹肿块提起

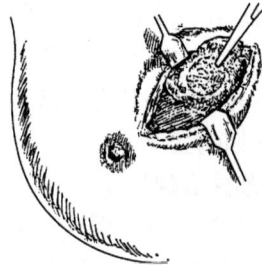

3. 再用剪刀剪除部分肿瘤基底处的乳腺组织，连同肿瘤一并摘除。

4. 用丝线间断缝合腺体和皮下组织，闭合间隙。如渗血较多，切口较大，应在切口内置橡皮引流条，然后缝合皮肤。24 小时后拔除引流条。切下的标本送病理检查。

三、乳腺增生治疗

乳腺增生是指临床上以乳房痛、乳腺组织局部增厚或有多数大小不等的结节为主要症状的乳腺疾病。病理上以上皮增生（包括单纯性增生、瘤样增生、囊肿形成）、纤维组织增生、部分以淋巴细胞为主的炎性细胞浸润为主的改变。为此有各种不同的名称，如乳腺增生、乳腺痛、乳腺小叶增生、乳腺腺病、慢性囊性乳腺病等。

乳腺增生是妇女乳腺疾病中最常见的疾病，可见于青春期后的各种年龄，但以 30~40 岁为最多见，常易与乳腺癌相混淆。

【发病原因】

本病的发病原因尚不明确。在孕期和哺乳期无该病。症状的出现常与月经周期有一定关系，因此目前认为此病系卵巢内分泌功能紊乱，或乳腺组织对卵巢激素反应性异常有关，以致产生组织结构上的改变。此外，鉴于本病常与乳腺癌、乳腺纤维腺瘤并发，对其因果关系一直被十分重视。目前认为乳腺囊性增生并有乳头状上皮增生者，有发展为乳腺癌的倾向，应视为癌前期病变。

【临床表现】

乳腺增生发病缓慢，主要症状有：

1. 乳房疼痛　有 60% 以上的患者有乳房疼痛，其疼痛程度不一，可为胀痛或刺痛。轻者仅局限在乳房；重者可牵涉到肩部、上肢、胸背，甚至影响工作。典型的患者，疼痛起自月经来潮前 10~7 天或加重，并临近月经期最为显著，月经来潮后疼痛即减轻或消失，直到下次月经来潮前再出现。亦有相当一部分无周期性而持续存在。

2. 乳内肿块　肿块是乳腺增生的常见体征，可于疼痛出现后更为明显，并有不同程度的触压痛。其形状、大小、质地差异较大，由软韧、硬韧至囊性感不等，由颗粒结节状、圆形或扁平片状不定，且周围境界不清。肿块可单发呈一坚韧圆形结节；可为散在多个不规则囊肿或结节；亦可为区段性结节或增厚。这种区段增厚块多为三角形或不规则团块，三角形的底边在乳腺边缘，尖端指向乳头。肿块与皮肤、筋膜均无粘连，可以推动。有少数患者肿块不显，仅呈乳腺组织局部增厚及小颗粒状。

3. 乳头溢液　乳头溢液亦是本病常见的症状，其发生率约为 10%。溢液多为浆液性或浆血性，亦可为全血性。血性溢液应与乳腺管内乳头状瘤相鉴别。

上述症状出现后，可持续数月或 1~2 年后常能自行缓解，有的过一段时间后又可出现。

【诊断】

根据上述症状，诊断上一般不难。但有时，特别是单个结节，从临床上确定其有无癌变则十分困难，并且又是一个很重要的问题。因此应定期（1~3个月）多次复查。复查中要注意单个结节的改变。病变范围局限或单侧、单个者应做活体检查。如遇短期内增长较快或局部结节变硬，应高度怀疑癌变的可能，应及时处理。对有乳癌家族史者，应特别注意。

【治疗】

根据不同情况，可用下列方法：

1. 非手术治疗 鉴于乳腺增生是良性病，能自行缓解，可以对症治疗和密切观察。对症治疗主要是减轻或消除乳房疼痛，包括托起乳房，口服止痛药以及中成药。

2. 手术治疗 年龄45岁以上，或肿块单个，质韧硬，应作活检或区段性切除。病理检查发现癌变者，应做乳腺癌改良根治术。

乳腺区段性切除可在硬膜外麻醉或局麻下进行。

（1）做一与乳头呈放射状切口，切开皮肤、皮下及脂肪组织，找到乳腺组织外缘。

（2）从胸壁外钝性分开乳腺，然后以肿块为中心，楔形切除乳腺组织。楔形底边为乳腺外侧缘，尖端为乳头侧。

（3）45岁以上妇女，乳腺大多已渐萎缩，腺体一般不厚，手术多无困难。切除后，乳腺腺体切面做间断缝合，并放置橡皮引流条引流。最后逐层缝合切口（图7-12、图7-13）。

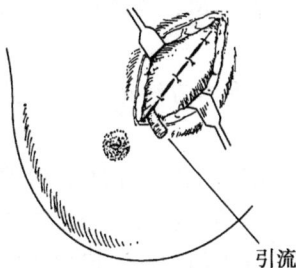

引流

图7-12　腺体缝合　　　　　图7-13　切口缝合

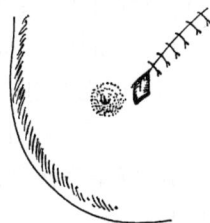

（4）24 小时后拔除引流条，第 9 天拆除缝线，切下标本必须做病理检查。

四、乳腺积乳囊肿切除

乳腺积乳囊肿是乳腺导管堵塞后形成的一种潴留性囊肿，一般见于哺乳期妇女，偶也可见于非哺乳期女性。引起乳腺导管堵塞的原因很多，如炎症或既往有乳腺炎史、外伤或手术史、结核、肿瘤等，但有不少找不到原因。

【临床表现】

囊肿大小不一，通常约在 2~10cm。内容为白色乳汁，偶为黄白色黏稠乳酪样物。囊内壁光滑，囊外壁呈慢性炎症样改变，壁厚薄不等，囊肿外周与乳腺组织界限清楚。囊肿多数在乳腺腺体内，少数位于乳晕下导管处。

检查乳腺时，可触及乳腺内有一囊性感肿块，圆形或椭圆形。界限清楚、边缘光滑，有张力或和波动感。囊肿的活动度与乳腺的病变和所在位置有关。位于乳腺腺体内的囊肿活动度较大，乳晕下的囊肿活动度较小。有炎症者活动度小，甚至固定不动。穿刺囊肿，可抽出白色乳汁。

【治疗】

治疗以手术切除为主，但有些小囊肿可以自行消退，故体积小、无症状的囊肿，可将囊内乳汁吸尽，继续观察。哺乳期的囊肿应待哺乳停止后再手术。

1. 手术一般可在局麻下进行。手术方法选与乳头呈放射切口。沿切线注射皮肤皮内麻醉。

2. 切开皮肤、皮下、脂肪组织后用手指先触找囊肿。用弯止血钳顺囊壁外做钝性分离。尽量不要切破或分破囊肿。分离时如患者感痛，可在囊肿周围的乳腺组织内，追加注射麻醉药物。

3. 厚壁囊肿常可顺利剥下，一般无多困难。但剥离面必须妥善止血。遇上较韧的粘连条索，不要强行分断，应做切断结扎，因此类条索常见血管和乳管分支。

4. 薄囊壁囊肿一旦在术中分破，只要将囊壁清除掉即可，无须切除正常乳腺组织。

5. 切后残腔做间断缝合，皮下置橡皮引流条，逐层缝合切口。24 小时后拔除橡皮引流条。术后第 9 天拆线。

（李志霞　许怀瑾）

第八章

腹股沟疝修补术

腹股沟疝的临床分型：腹腔内脏从未闭锁的腹膜鞘状，经腹股沟管内环突入腹腔沟管，经腹股沟管从腹股沟管外环穿出，进入阴囊者，称腹股沟斜疝（图 8-1）。腹腔内脏由外边-腹壁下动脉、内边-腹直肌外缘、底边-腹股沟韧带所构成的三角区（Hesselbach 三角），突出形成的疝，被称为直疝（图 8-2）。腹腔内脏经股环，进入股管，自卵圆窝突出形成股疝（图 8-3）。斜疝发病率最高，并以右侧多见。

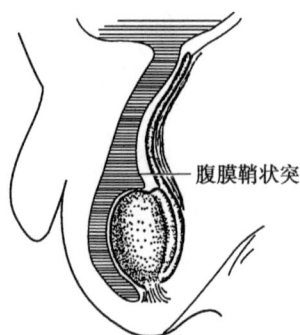

图 8-1　斜疝突出部位

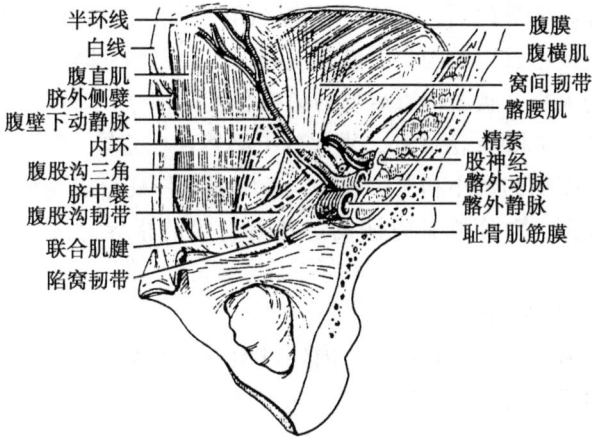

图 8-2　腹股沟三角示意图

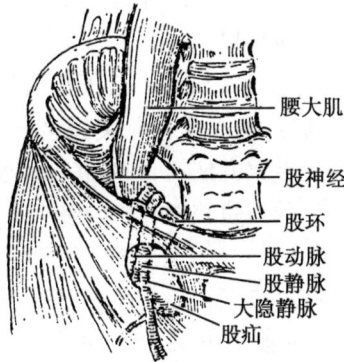

图 8-3　股疝示意图

第一节　腹股沟斜疝修补术

【腹股沟疝分型与分类】

传统的腹股沟疝分类主要依据疝突出的解剖部位和不同的发病机制，对疝的严重程度和局部组织的完整情况未加以描述。如斜疝只说明它是从腹股沟管的内环口突出，而未提示内环口的大小及腹股沟管后壁缺损的程度。在修补时，若不论内环口的大小、腹股沟管后壁的缺损程度一律采用 Bassini、Halsted 或 Shouldice 法修补，术后效果必然存在差异。

根据疝的大小和严重程度，有学者把斜疝分成 3 型、直疝分成 2 型，对疝修补方法的选择有一定的指导意义，现介绍如下：

（一）斜疝

Ⅰ型：疝囊大小不等，内环口无明显扩大，最多能进一指尖；腹股沟管后壁完整。

Ⅱ型：疝从内环口突出，内环口中等扩大，能进入 1 指少于 2 指；腹股沟管后壁无缺损。

Ⅲ型：疝从内环口突出，内环口扩大可容纳 2 指或 2 指以上；腹股沟管后壁存在缺损。

1. 腹股沟斜疝可分为先天性、后天性两类

（1）先天性斜疝：指腹膜鞘状突完全开放、腹腔内容物突入其中，也称先天性睾丸疝（图 8-4）。若远端鞘膜已闭锁，而精索部鞘膜未闭，并与腹腔相通，内脏突入其中，称先天性精索疝。

（2）后天性斜疝：亦称成人性斜疝，其特点为腹膜鞘状突已完全闭锁，疝囊是由突出的腹膜组成，与睾丸固有鞘膜无关（图 8-5）。其形成的原因，主要是腹腔内压增高所致。

2. 根据疝不同的内容物和回纳入腹腔的难易，以及是否有血液循环障碍，临床上又将腹股沟斜疝分为 3 型：

（1）可复性斜疝：是指疝块能推入腹腔。

（2）难复性斜疝：疝块不能完全回纳腹腔。

（3）嵌顿或绞窄性斜疝：疝块不能回纳腹腔，并有局部疼痛，严重者可伴有休克。

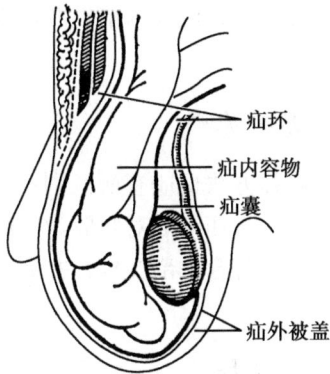

图 8-4 先天性腹股沟斜疝

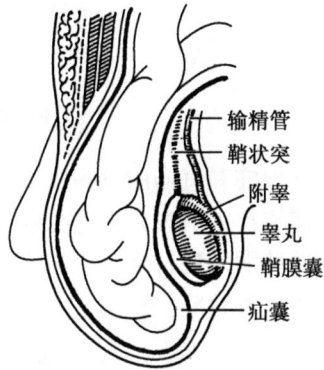

图 8-5 后天性腹股沟斜疝

（二）直疝

Ⅰ型：内环口完整，功能正常。腹股沟管后壁有一憩室样隆起，隆起区宽度约一横指，前面无腹膜疝囊。

Ⅱ型：内环口完整，功能正常，腹股沟管后壁有一较大的半球状隆起，前面无腹膜疝囊。

【腹股沟斜疝的诊断与治疗】

腹股沟斜疝的诊断比较容易，但应与髂腰部的寒性脓肿、交通性鞘膜积液鉴别，而难复性斜疝应与局部脂肪瘤鉴别。

腹股沟斜疝的治疗应当以手术治疗的疗效最为肯定。除两岁以下的婴幼儿暂不手术，高龄体衰、恶性肿瘤晚期、严重心脑血管疾病、严重糖尿病等患者外，均应争取尽早手术。

用于治疗腹股沟疝的手术方法很多，如 Bassini、Coley（1890）、Andlrews（1896）、Ferguson（1899）、Halsted（1903）、McVay（1940）、Shouldice（1945）、Madden（1961）等。如此多的修补术式被使用的主要原因是避免术后疝复发，导致疝复发的原因与术式选择不当、疝的类型（大小或严重度）等因素相关。例如：对于体积较大的疝，尤其是腹股沟管后壁缺损或薄弱较重的疝，若修补方法选择不当，术后疝的复发比例较高。为了选择恰当的修补方法，应在术前较明确地判别疝的类型。

一、腹股沟疝的修补原则

斜疝和直疝的发病机制不同，修补方法也应有所区别：斜疝需将扩大的内环口进行缝合、修补；直疝则需对腹股沟管的后壁薄弱区进行修补。方法的选择既要符合解剖要求，并要保持了生理功能。

二、修补方法的选择

根据上述疝的分型和修补原则，Ⅰ型斜疝因内环口不大，功能正常，腹股沟管后壁完整，疝囊结扎后，疝囊结扎端立即缩回到内环内，嘱患者咳嗽又无腹膜囊突出，因此只需做疝囊高位结扎就可以了，不需做其他修补。Ⅱ型斜疝因内环口扩大，功能不全，疝囊结扎端虽也能缩回到内环口内，但当患者咳嗽或腹压增高时，内环口仍有腹膜囊突出，因此除高位结扎疝囊后，应将内环口缝小至正常。缝缩内环的方法，以 Shouldice 法或 Madden 法为最好，现将这两种方法介绍如下。

（一）Shouldice 法

特点是缝合腹横筋膜，以达到缩小腹股沟管内环和修复腹股沟管的后壁，不需其他修补，似乎比较合理。它既符合解剖要求，也保持了生理功能，可以避免组织位置的改变和解剖层次的变动，而且效果不错。术后疝复发率很低，首都医科大学附属北京同仁医院用该法治疗Ⅱ型斜疝超过 100 例，随访 10 年，无 1 例复发。

【麻醉】

可采用局麻、腰麻、硬膜外。6 岁以下的儿童可用基础麻醉加局麻，即硫喷妥钠 15~20mg/kg 体重，或氯胺酮 7~8mg/kg 体重，肌内注射，待小儿睡着后，局部再加局麻。

局麻可用 0.5% 普鲁卡因或利多卡因做手术区浸润。

也可用三点阻滞麻醉，方法为：常规消毒腹股沟术野皮肤，铺无菌巾后，取 2% 利多卡因 10ml，2% 普鲁卡因 10ml，注射用盐水 20ml，配成 1% 的混合液。

1. 用 10ml 针管，抽混合液 1ml，接 7 号注射针头，先在髂骨前上棘内侧 2cm 处，用混合液做一皮丘，然后将注射针垂直刺入。当针尖触及髂骨后，将针略拔起，使达腹内外斜肌之间，并针尖略斜向内，注入混合液 10ml。这一处为阻滞髂下腹神经（来自第 1 腰神经及部分 12 肋间神经，在髂前上棘前内 2.5cm 处穿出腹内肌面，向下行于外环上方 2.5cm 处穿出至皮下）和髂腹股沟神经（图 8-6）。

2. 在腹股沟韧带中点上方 3cm（2 横指），即内环处，做一皮丘麻醉，针垂直刺入内环处精索，回抽无血后注入混合液 5ml，以阻滞生殖股神经（图 8-6）。

3. 在耻骨结节处，即阴囊根部皮下，注射一圈混合液，约 10ml，等待 10 分钟，即可手术。若当即要切皮，可在切口做一条皮内麻醉。

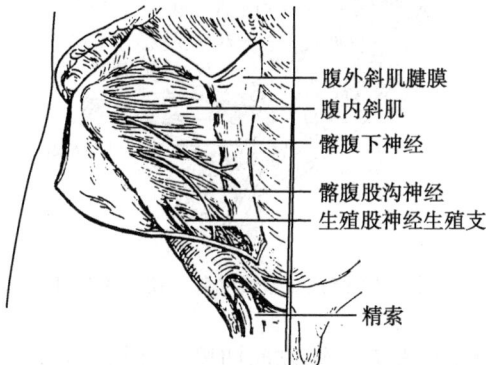

图 8-6　腹股沟区的腹内斜肌和神经

【手术步骤】

1. 于腹股沟韧带上方 3cm，自中点上 1cm 至耻骨结节，做一与腹股沟韧带平行的斜切口，长约 6~8cm（图 8-7）。

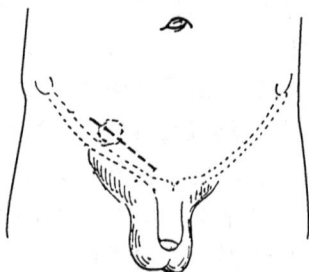

图 8-7　腹股沟疝切口示意图

2. 切开皮肤、皮下浅筋膜及脂肪层时，可在上下端术野见到两条腹壁浅部动脉（切口上端的为腹壁浅动脉，切口下段的为阴部外浅动脉），应逐一切断结扎（图 8-8）。再沿切口方向切开浅筋膜深层。

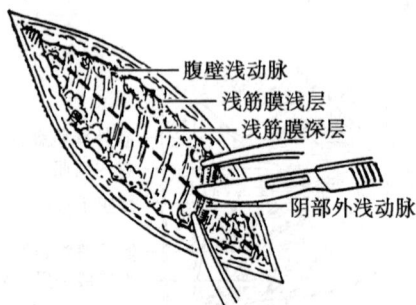

图 8-8　结扎腹壁浅动脉，切开浅筋膜

3. 用纱布缠手指，钝性向两侧分开浅筋膜及其深面的结缔组织，显出腹外斜肌腱膜（图 8-9）。

4. 在腹外斜肌腱膜上顺纤维切一小口，先用剪刀在腱膜下潜行分离，再顺纤维方向上下剪开。当向下朝外环剪开时，用镊子或血管钳插入外环，将外环撑开，以免损伤从外环穿出的髂腹股沟神经（图 8-10）。

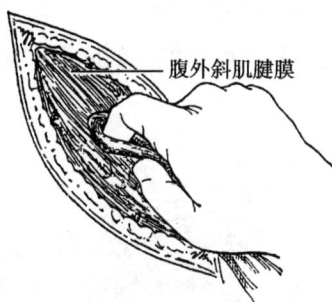

图 8-9 显出腹外斜肌腱膜

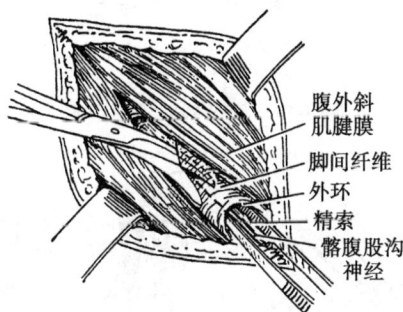

图 8-10 切开外环

5. 血管钳夹住、提起腹外斜肌腱膜缘，用缠纱布的示指，将其与深部组织分开。外侧分离到腹股沟韧带，内侧分离出腹内斜肌、腹横肌游离缘和联合肌腱（图 8-11）。在分离过程中，注意不要损伤腹外斜肌腱膜深面的髂腹下神经和髂腹股沟神经。

6. 用直拉钩（甲状腺拉钩）将腹内斜肌、腹横肌向内上拉开，即显露出精索及包裹精索的提睾肌。切开提睾肌并纵行分开，即可看到精索（图 8-12）。

7. 分离提睾肌，游离精索，在精索的前内侧找寻疝囊。在疝囊不易找到时，嘱患者用力咳嗽或憋气，使疝囊突出。辨清疝囊后，将其提起、切开（图 8-13）。将右示指经疝囊颈伸入腹腔以证实为疝。斜疝可在内环的内下方触及腹壁下动脉的搏动。

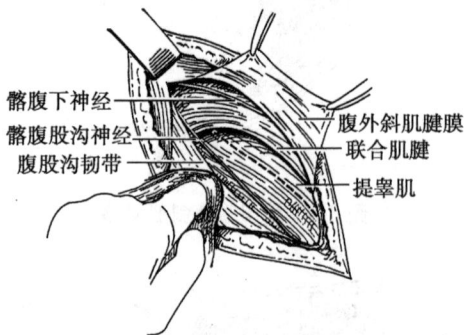

髂腹下神经
髂腹股沟神经
腹股沟韧带
腹外斜肌腱膜
联合肌腱
提睾肌

图 8-11　腹外斜肌深面组织

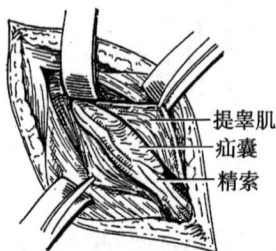

提睾肌
疝囊
精索

图 8-12　切开提睾肌，
显露精索

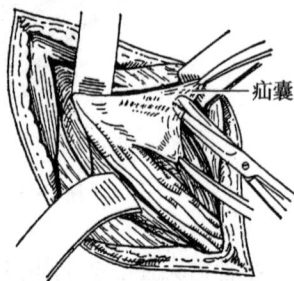

疝囊

图 8-13　精索前内侧
找出疝囊

8. 以止血钳提起疝囊切缘，将左手示指或/和中指伸入疝囊内作为支撑，再用右手示指缠以纱布，将精索和疝囊周围组织做钝性推开（图 8-14）。如果粘连较重，也可用剪刀锐性分离。向上分离见到腹膜外脂肪时，提示已分至疝囊颈。

腹横筋膜缺损缘

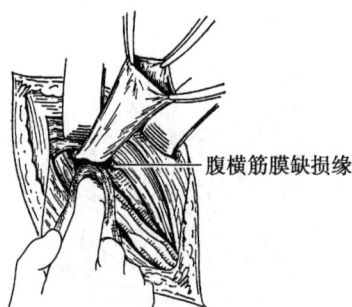

图 8-14　手指分离疝囊

9. 若疝囊较小，内环口只能进入一指，或一指尖（I 型斜疝），只要在囊颈部做贯穿缝扎，切断即可（图 8-15）。如果疝囊较大，则在颈部高位做荷包缝合（图 8-16）。扎紧荷包后，应再做贯穿缝扎一次，使疝囊结扎端不存在花瓣样的袋状突出。然后在缝扎远端 1cm 处切除多余疝囊组织。疝囊断端不必悬吊。

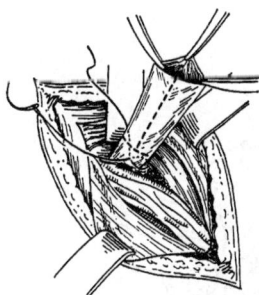

图 8-15　贯穿结扎疝囊颈

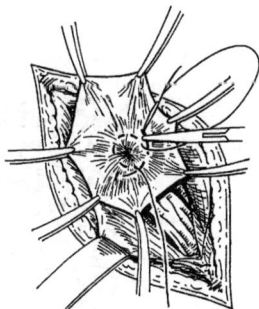

图 8-16　荷包缝合疝囊颈

10. 若为 II 型斜疝，提起精索和提睾肌，切开精索内侧筋膜，显示出内环口的下缘。再次探查内环口的大小，用示指经内环下缘，伸入腹横筋膜与腹膜外脂肪层之间进行分离，注意保护腹壁下动静脉。然后于中线，从内环口向耻骨结节，纵行切开腹横筋膜直达耻骨结节，使腹横筋膜成内外两叶（图 8-17）。

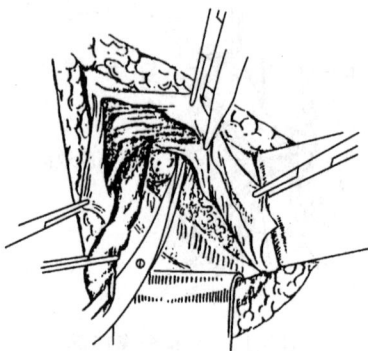

图 8-17 腹横筋膜分为内外两叶

11. 取中号尼龙线，从腹股沟韧带耻骨结节附着处进针，在腹横筋膜内侧叶的下面缝到联合肌腱上。拉紧打结后，用该缝线将腹横筋膜外侧叶，与腹横筋膜内侧叶下面，距切缘 1~1.5cm 处做连续缝合直达内环口，将内环缩小到正常大小（图8-18）。

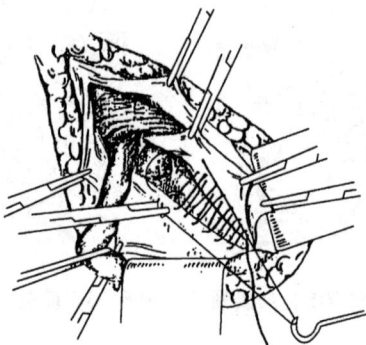

图 8-18 自耻骨结节起将外侧叶
连续缝于内侧叶深面至内环

12. 再以同一缝线，从内环口将腹横筋膜内侧叶缘，在腹横筋膜外侧叶上面，与腹股沟韧带做连续缝合到耻骨结节，与第一针的短头线打结（图8-19）。这样既缩小了内环口，也修补了腹股沟管后壁。将精索放回原位，在精索前间断缝合腹外斜肌腱膜，或重叠间断缝合，不做其他修补，最后缝合皮下及皮肤。

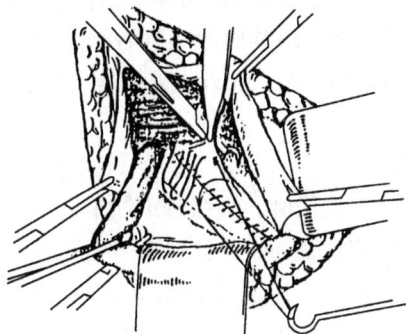

图8-19　自内环处将内侧叶重叠在
外侧叶上与腹股沟韧带连续缝合至耻骨结节

（二）Madden 法

手术的各个步骤和 Shouldice 相同，唯一区别的是在缝合腹横筋膜的缝法上。Madden 法只间断缝合腹横筋膜一层，并且不与腹股沟韧带缝合。

上述的缝法从解剖上讲，既缩小了内环口，又修补了腹股沟管后壁，而且没有改变解剖层次，又符合腹股沟区的正常生理，适合于Ⅱ型和Ⅲ型的斜疝，但对巨大的Ⅲ型斜疝，由于腹横筋膜层严重缺损，应用 Shouldice 法或 Madden 法修补疗效欠佳，此时可加用聚丙烯或涤纶等编织物修补（补片），或用传统的 Bassini、Halsted 法进行治疗。

第二节　腹股沟直疝修补术

腹股沟直疝多见于老年人，它发生在腹股沟三角区，与腹股沟斜疝不同，直疝的腹股沟内环口是正常的。

根据前面所述的分型，直疝可分两型。Ⅰ型直疝因缺损不大，只有一指宽的一个憩室样隆起，因此修补时，只要纵向剪开腹横筋膜，不剪开内环口，将憩室样隆起内翻，连续缝合腹横筋膜就可以了。Ⅱ型直疝因腹股沟管后壁薄弱区较大，仅缝合腹横筋膜层已不足以增强腹股沟管后壁，根据前面所说的修补原则，采用 Halsted 法、McVay 法都是可选的方法。直疝的具体手术方法如下：

【手术步骤】

1. 麻醉可用三点局麻、硬膜外或腰麻。

2. 皮肤切口应比斜疝稍偏内侧。切皮、皮下分离等步骤同前面斜疝修补术。切开腹外斜肌腱膜后，向上拉开联合肌腱，向下拉开精索，即显露直疝（图8-20）。

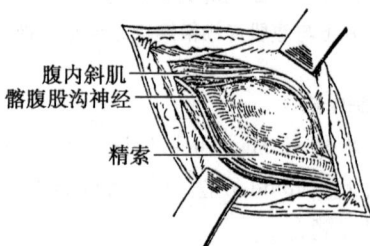

腹内斜肌
髂腹股沟神经
精索

图8-20 拉开联合肌腱和精索，
显露直疝外突部

3. 游离精索，并将精索拉开以充分暴露疝囊。用血管钳夹住直疝突出部，向内上方提起。在突出的基底缘处，用刀环形切开疝基底部的腹横筋膜（图8-21）。直疝是从腹壁下动脉内侧的腹股沟三角突出的，故在切开基底部外侧时，要避免损伤腹壁下动脉。

4. 待整个基底部环形切开后，用止血钳向上提起切开的腹横筋膜切缘，即被外翻呈杯状（图8-22），将其与腹膜外脂肪剥离。

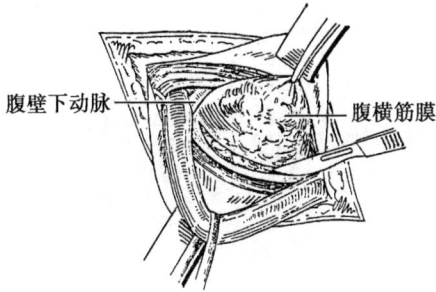

图 8-21　环形切开疝囊基底部
下缘腹横筋膜

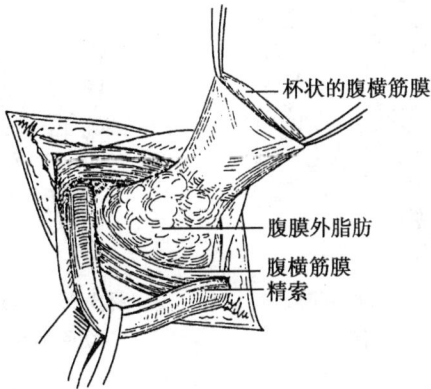

图 8-22　剥除疝囊外的腹横筋膜

5. 分开腹膜外脂肪，即显出直疝疝囊（图 8-23）。用止血钳夹住疝囊顶部并向上提起，并将疝囊与内侧膀胱做锐性分离。注意妥善止血，最后将疝囊完全分出（图 8-24）。

6. 在疝囊顶部切开疝囊，提起疝囊，仔细检查疝囊与周围组织的关系（图 8-25）。将疝内容物放回腹腔，在靠近疝囊颈部，切除疝囊壁。

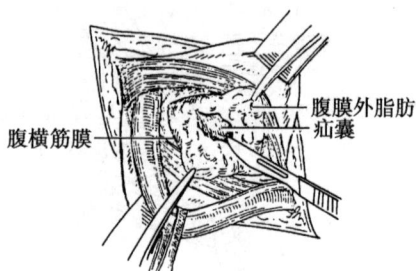

图 8-23　分离腹膜外脂肪

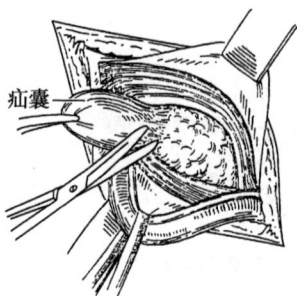

图 8-24　分离膀胱，
显露疝囊

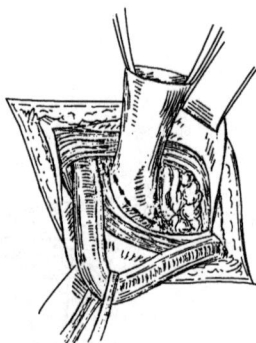

图 8-25　切开疝囊，
切除多余疝囊

7. 因直疝疝囊颈一般较宽，通常不做荷包缝合，而做两层间断缝合。第一层用中号线间断褥式缝合（图 8-26），第二层行间断"8"字形缝合（图 8-27）。

8. 先用丝线间断缝合腹横筋膜（图 8-28），然后再用 Halsted 法修补，即将联合肌腱与腹股沟韧带做间断缝合（图 8-29）。再将腹外斜肌腱膜，在精索下面重叠缝合，将精索放在腹外斜肌腱膜上面（图 8-30）。最后缝合皮下组织和皮肤。

9. 也可加用聚丙烯或 Marlex 编织网进行修补。

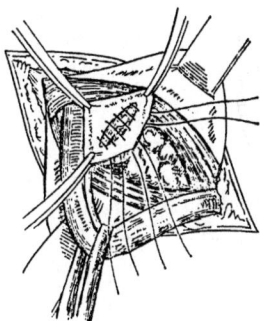

图 8-26　缝合疝囊
颈部第 1 层

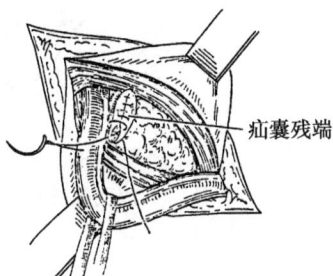

疝囊残端

图 8-27　缝合疝囊颈部
第 2 层

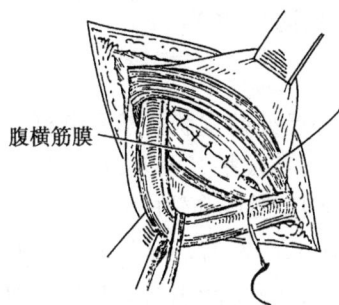

腹横筋膜

图 8-28　缝合腹横筋膜

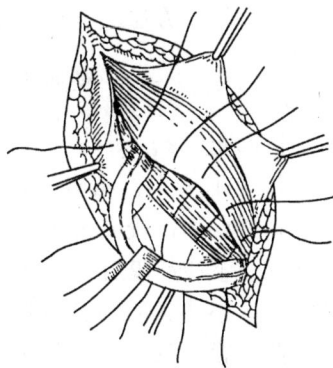

图 8-29　联合腱与腹股
沟韧带缝合

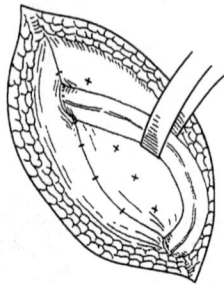

图 8-30 腹外斜肌腱在精索
深面重叠缝合（Halsted 法）

第三节 小儿腹股沟疝修补术

小儿腹股沟斜疝，多为先天性腹膜鞘状突未闭所致。因小儿腹壁肌肉在其成长过程中还能增强，所以手术时只需高位结扎疝囊即可。方法基本有两种。

一、经腹股沟疝囊高位结扎

【手术步骤】

1. 在耻骨上，相当于腹直肌外缘处的皮肤自然皱襞做一斜切口，此切口较成人斜疝切口略高和较平（图 8-31）。切开皮肤和皮下浅筋膜后，即见到腹外斜肌腱膜和较成人比例为大的外环。小儿腹股沟管较短，多在 1cm 左右，故不需切开腹外斜肌腱膜，只需用一小拉钩向上向外方拉开外环，再用止血钳分开提睾肌，即可见精索和疝囊（图 8-32）。

2. 在精索前内侧找到疝囊，提起剪开前壁（图 8-33），证实为疝后，扩大疝囊切口，并将其边缘用止血钳提起后平铺张开，并在内外环之间，用一把组织剪伸到囊壁和精索之间，环绕疝囊将疝囊与精索分开，并将疝囊壁横断（图 8-34）。

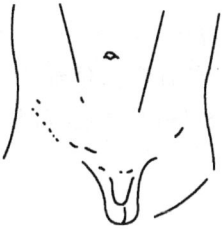

图 8-31　皮皱襞切口

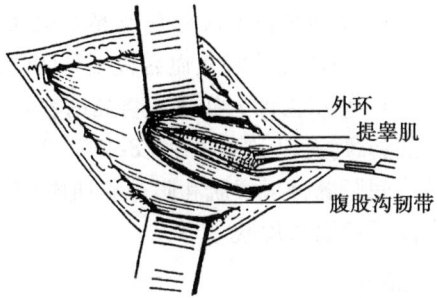

图 8-32　分开提睾肌显出精索

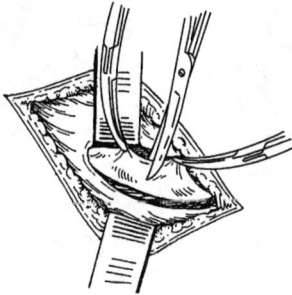

图 8-33　找到疝囊，剪开疝囊

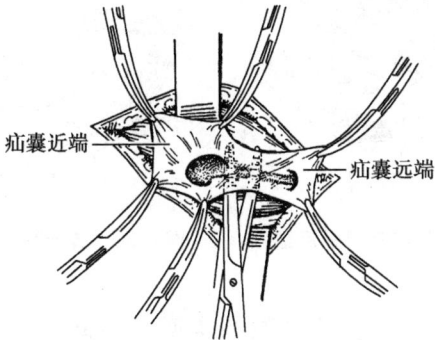

图 8-34　将疝囊中间部横断

3. 用纱布将上段疝囊与精索做钝性分离直达疝囊颈（图 8-35）。下段疝囊需止血后放回到阴囊原位。

4. 左示指伸入疝囊，将疝内容物推回腹腔（图 8-36），再将疝囊颈拧绞后缝扎（图 8-37）。剪去多余的疝囊。仔细止血后，间断缝合提睾肌和腹外斜肌腱膜（图 8-38），然后逐层缝合皮下组织和皮肤。

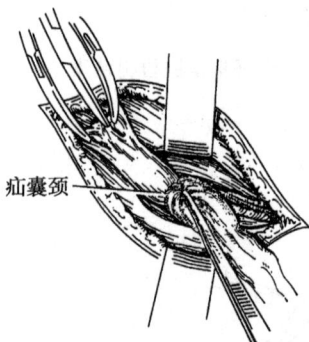

图 8-35　分离疝囊至颈部

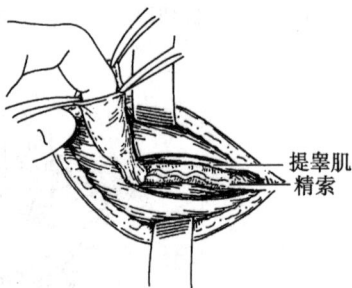

图 8-36　将疝内容物推回腹腔

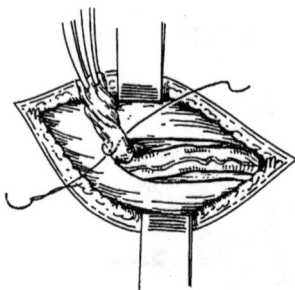

图 8-37　拧绞疝囊颈后缝扎

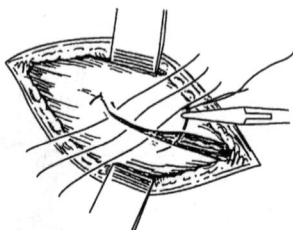

图 8-38　缝合腹外斜肌腱膜

二、经腹腔疝囊高位离断术

【手术步骤】

1. 于髂前上棘平面，病侧腹部皮肤皱襞做一横斜切口，长约 3~4cm，切口的内侧端距腹中线约 3cm，外侧端距髂前上棘约 1.5cm（图 8-39）。

2. 切开皮肤和浅筋膜。按切口大小切开腹外斜肌腱膜（图 8-40）。再顺肌纤维方向切开腹内斜肌，并将其钝性上下拉开，然后沿切口横向切开腹横肌和腹膜，进入腹腔。术中注意勿损伤髂腹下神经和腹壁下血管。

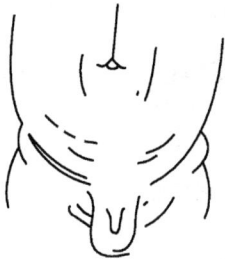

图 8-39　进腹疝离断切口比经腹股沟略高

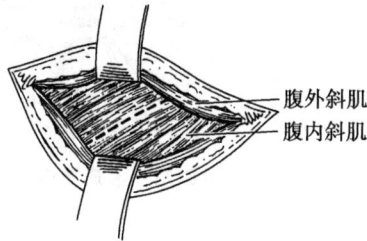

图 8-40　切开腹内、外斜肌

3. 用蚊式止血钳，提起切口下缘的腹膜并向下牵拉，即可见内环处的疝囊口（图 8-41），伸入小指，检查疝囊内情况。

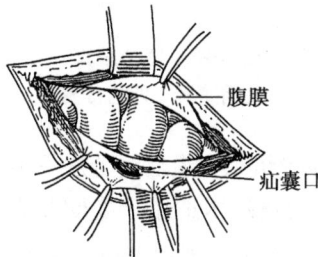

图 8-41　提起下缘腹膜即见内环疝囊口

4. 用止血钳提起疝囊口后唇的腹膜，沿后唇处分离并横向剪断腹膜（图 8-42）。然后将下缘腹膜和上缘腹膜用丝线做连续缝合，关闭腹腔（图 8-43）。这样腹腔和内环已被隔开，腹腔内容物不会再经内环进入疝囊。

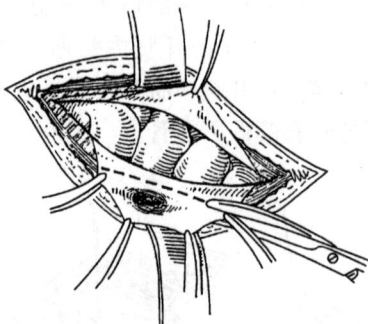

图 8-42　沿疝囊口后唇，剪断腹膜

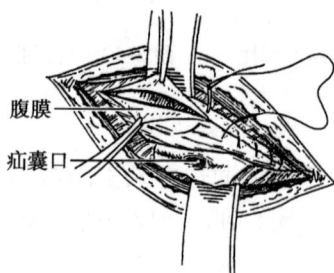

图 8-43　缝合腹膜，
关闭腹腔，旷置疝囊

5. 逐层缝合腹壁组织，最后缝合皮下和皮肤。

腹腔内疝囊高位离断术适用于婴幼儿先天性腹股沟斜疝。这方法既可达到高位处理疝囊的要求，又可减少损伤精索、输精管、睾丸等器官，并缩短了手术时间。在手术过程中，切口的位置很重要，太高、太低、太内、太外，都不易找到内环口。在剪断内环后方腹膜时，必须将腹膜与腹膜外的结缔组织分开，以免损伤输精管、腹壁下血管和膀胱。

第四节 股疝修补术

股疝不常见，约占整个腹外疝的 5%，女性多于男性，尤其是老年妇女。因股疝急性嵌顿的机会多，应及早手术。

股疝由股管突出。股管的上口称股环，在腹腔侧，下口在腹股沟韧带下的卵圆窝处。股环是下腹壁的一薄弱区域。当腹腔压增高时，腹膜即可随腹内脏器一起被推入股管，形成疝囊，向下至卵圆窝，突出下口，即成股疝。

股管外侧有股静脉、股动脉和股神经（图 8-44），上内方有腹壁下动脉、上后方有来自髂内动脉的闭孔动脉。有少数患者，其闭孔动脉来自腹壁下动脉，在股管内侧或外侧，沿骨盆内面向内后绕行，再进入闭孔。在手术时应避免损伤该异行动脉，万一损伤，可发生致命出血，应多加注意（图 8-45）。

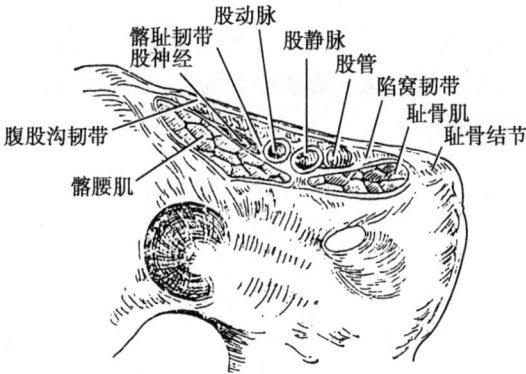

图 8-44 股环周围关系示意图

股疝的临床表现：可复性的股疝症状较轻常不被患者注意，一部分患者只在久站或咳嗽时感患处有胀痛，并发现有一可复性肿块。该肿块通常不大，在卵圆窝处呈一半球形突出。平卧时，疝内容物回纳后，疝块有时并不完全消失，这是因为

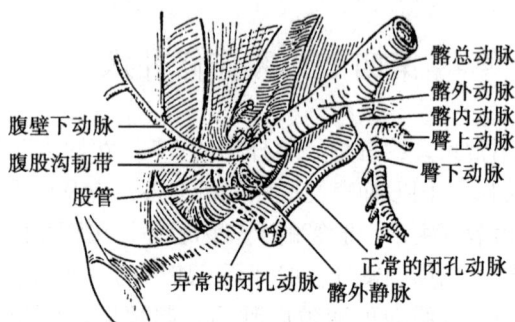

图 8-45　闭孔动脉及其起源的变异

疝囊外有较多脂肪组织的缘故。

股疝若发生嵌顿，除局部有明显疼痛外，常伴有急性机械性肠梗阻症状，严重者甚至掩盖了股疝的局部症状。因此，凡遇成年人肠梗阻患者，特别是女性患者，应常规检查股部，以免漏诊、误诊。

股疝易嵌顿，应及早治疗。治疗的原则也是高位结扎疝囊，修复闭合股管。修复股疝股管的途径有二，即经股部和经腹股沟（图 8-46）。

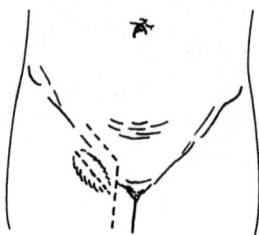

图 8-46　两种径路切口示意图

一、经股部修补术

本径路可直接进入疝囊，操作简便，但显露较差，当疝急性嵌顿时不易解除嵌顿，发生肠坏死时也不易行肠切除术，故本径路只适用于可复性股疝的择期手术。

【手术步骤】

1. 麻醉 可采用局麻、硬膜外或腰麻。

2. 患者平卧。在腹股沟韧带下方 2～3cm 处，以股管（卵圆窝）为中点，做一与腹股沟韧带平行的斜切口，长约 6cm（见图 8-46）。

3. 切开皮肤和皮下组织后，即显露股疝突出处的脂肪组织（图 8-47）。分开该处脂肪组织（其中包括筛筋膜、股中隔和腹膜外脂肪组织等），显露出疝囊。将脂肪组织与疝囊游离开，用两把止血钳夹起疝囊，将囊壁切开（图 8-48）。

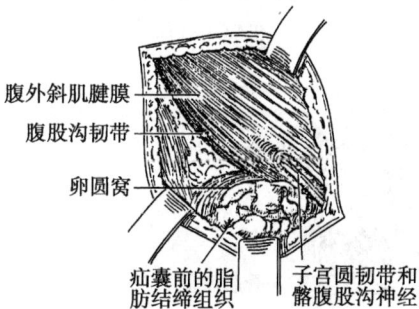

腹外斜肌腱膜
腹股沟韧带
卵圆窝
疝囊前的脂肪结缔组织
子宫圆韧带和髂腹股沟神经

图 8-47 疝囊外脂肪组织

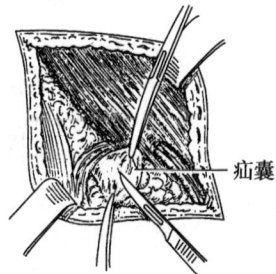

疝囊

图 8-48 切开疝囊

4. 止血钳夹住疝囊壁的切缘，将囊壁切口张开提起，即可见疝囊内的腹内脏器。在疝囊颈的外下方，可见到大隐静脉，应注意避免损伤（图 8-49）。

5. 将疝内容物送回腹腔，用 4 号丝线贯穿缝扎疝囊颈（图 8-50）。缝扎时应注意不要伤及外下方的大隐静脉和外侧的股静脉，剪去多余的疝囊，残端即缩入股管内。

6. 用 4 号丝线，将腹股沟韧带与耻骨肌筋膜间断缝合 3 针（图 8-51），或将腹股沟韧带与耻骨韧带间断缝合 4 针（图 8-52）。缝合时不要缝一针结扎一针，等全部缝好后，再一一结扎。缝合时要避开大隐静脉和股静脉，以免损伤，同时，缝线不要缝得太靠近血管，以免压迫静脉回流。

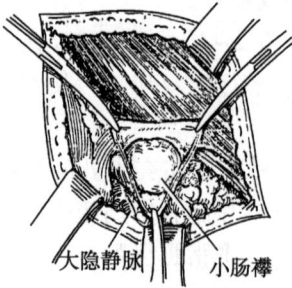

图 8-49 显示疝内容和
大隐静脉

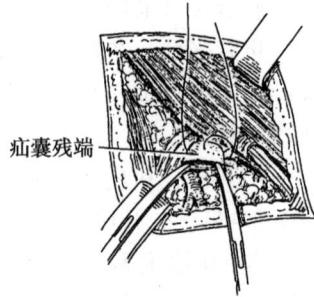

图 8-50 贯穿缝扎，
高位结扎疝囊

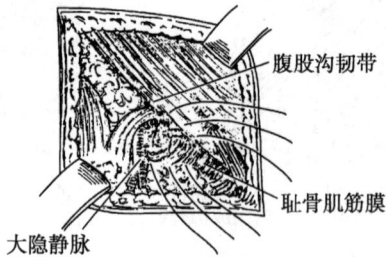

图 8-51 腹股沟韧带与
耻骨肌筋膜间断缝合 3 针

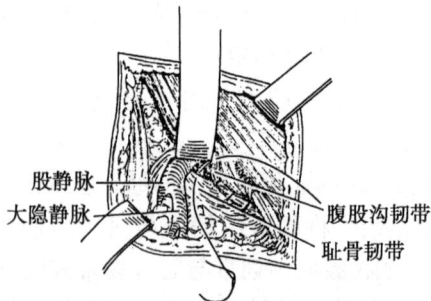

图 8-52 腹股沟韧带与耻骨韧带缝合

7. 完善止血后，缝合卵圆窝周围筋膜、皮下组织和皮肤。

二、经腹股沟修补术

本径路虽然显露疝囊效果较好，可向下延长以显露疝囊（图 8-46）。对较大的疝或嵌顿性股疝处理较容易，必要时还可改做下腹纵向切口。

【手术步骤】

1. 麻醉　可用局麻、硬膜外或腰麻。

2. 患者平卧位，于腹股沟韧带上方 3cm，自腹股沟韧带中点至耻骨结节，做一与腹股沟韧带平行的斜切口，长约 6~8cm。切开皮肤和皮下组织，显露出腹外斜肌腱膜。

3. 取腹股沟管外环正中，顺纤维切开腹外斜肌腱膜。在离断外环处时，注意勿损伤髂腹股沟神经（图 8-53）。

4. 向深部分离出子宫圆韧带或精索，将其向外、向下方拉开，即显露出腹横筋膜，并将其纵向切开（图 8-54）。

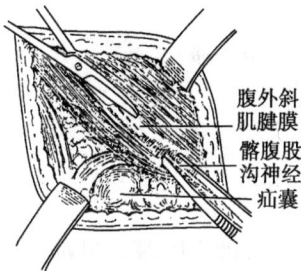

图 8-53　以外环中线 剪开腹外斜肌腱膜	图 8-54　拉开圆韧带， 切开腹横筋膜

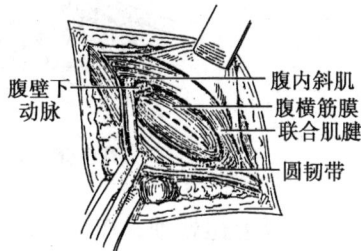

5. 分开腹膜外脂肪，在股管处即可见到股疝的腹膜外突部分，用小止血钳夹起腹膜，并将其切开（图 8-55）。

6. 从腹膜切口，将疝内容物轻轻拉回腹腔，如疝内容物被嵌顿不易拉出时，可切开陷窝韧带以扩大股环。切开时，先用左示指插在股疝疝囊颈部的腹膜和陷窝韧带之间；如有异位的闭孔动脉应先结扎，然后再切开陷窝韧带（图 8-56）。

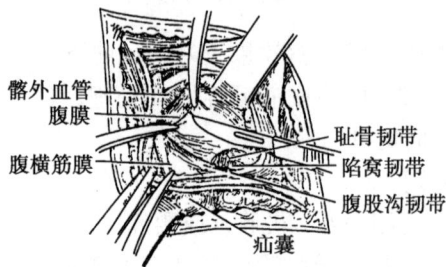

图 8-55 切开突出腹膜

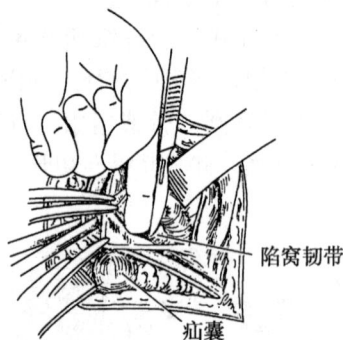

图 8-56 切开陷窝韧带

7. 经上述处理，疝囊内的肠管拉出仍有困难，可部分或"Z"形切开股环前壁的腹股沟韧带，以进一步扩大股环。检查肠管，如肠管未坏死，即可将其放回腹腔；如已坏死，则应提出坏死肠段，行肠切除吻合术。

8. 从腹股沟韧带浅面，经皮下将疝囊分离后，用一大止血钳经腹膜切口伸入疝囊，用左示指将疝囊下端向上推（图 8-57）。

再用止血钳夹住疝囊底部，边拉边分离，将整个疝囊从腹膜切口翻出，然后在疝囊颈最高处切除疝囊（图 8-58）。用中丝线间断褥式缝合疝囊颈部腹膜（图 8-59）。缝合中，注意勿伤及术野外侧的髂外静脉。

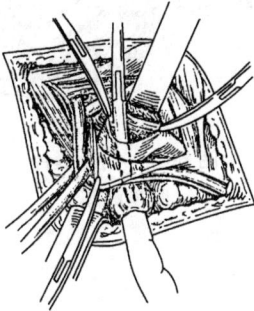

图 8-57　用示指将
疝囊上推

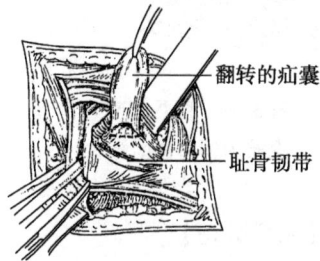

图 8-58　翻出疝囊，
于颈部切除

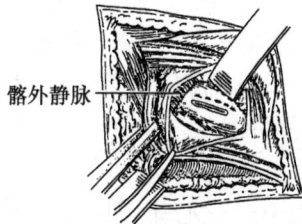

图 8-59　疝囊颈残端褥式缝合

9. 于髂外静脉内侧 0.5cm 处，用中丝线或尼龙线，将耻骨韧带和腹股沟韧带间断缝合。最内侧 1 针应将陷窝韧带缝上（图 8-60）。在缝合时，用左示指保护好髂外静脉，以免损伤。缝第 1 针时，缝线不要太靠近静脉，至少要离开 0.5cm，以免影响大隐静脉和股静脉的回流。用细丝线间断缝合腹横筋膜（图 8-61）。

10. 彻底止血后，将子宫圆韧带或精索放回原处，间断缝合腹外斜肌腱膜、皮下及皮肤。

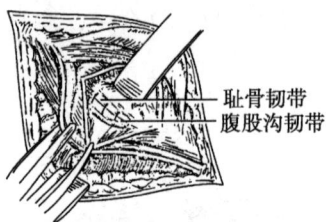

图 8-60　耻骨韧带与
腹股沟韧带间断缝合

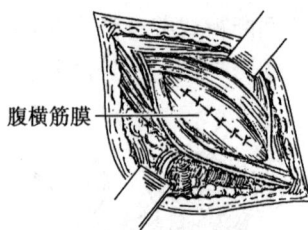

图 8-61　间断缝合
腹横筋膜

【术后处理】

各类疝术后处理基本相同。

1. 防止尿液污染伤口。

2. 伤口局部压砂袋 12~24 小时。

3. 托起阴囊以防水肿或血肿，直到伤口拆线。

4. 防止突然腹内压增高的因素，如咳嗽、便秘。

5. 卧床休息 2~3 天后再下地活动，术后第 7 天拆线。3 个月内不做重体力劳动。

第五节　无张力疝修补术

1984 年，美国 Lichtenstein 首先采用聚酯补片修补腹股沟疝，称无张力疝修补手术。目前其已成为国外应用最多的无张力疝修补手术方式，近 20 年来我国也在临床上广泛开展。

补片材料主要有：聚酯补片（Dacron）、聚丙烯补片（Marlex）、聚羟基乙酸（Dexon）、聚乳酸羟基乙酸（Vicyl）。目前国内市场上销售聚丙烯网产品的公司有很多，如 Bard 公司、Ethicon 公司以及美国外科公司等，为多丝股网片。现介绍两种修补术如下。

一、腹股沟疝平片修补手术

【适应证】

适用于各类型的腹股沟疝，包括复发疝。

【手术步骤】

1. 患者仰卧位，常规手术野皮肤消毒铺巾。

2. 局部麻醉。腹股沟斜切口，长约 5cm。

3. 依次切开皮肤、皮下组织，剪开腹外斜肌腱膜至外环口处，游离腹外斜肌腱膜上至联合腱，下至腹股沟韧带，注意保护髂腹股沟神经及髂腹下神经。

4. 游离、提起精索，找到疝囊，沿疝囊表面游离至其颈部，切除多余部分疝囊，缝合疝囊颈。小的疝囊可在游离后可直接还纳腹腔。

5. 先对扩大的内环口进行修补，随后对腹股沟管后壁的缺损进行腹横筋膜的修补。

6. 精索经补片打孔穿出至补片前方，将平片置于腹外斜肌腱膜的下方，补片应超过、覆盖耻骨结节 1.5~2.0cm。

7. 补片分别与耻骨结节（内下）、联合腱和腹直肌鞘外缘（内上）、髂耻束与腹股沟韧带（外下）缝合固定，随后恢复精索自然位置。

8. 止血、冲洗创口，逐层缝合切口。

二、腹股沟疝网塞修补术

腹股沟疝网塞修补术也是一种目前应用很广的方法，始于 20 世纪 80 年代。网塞疝修补术，实际上是疝缺损区域的一种无张力疝环填充治疗方法。

【适应证】

适用于各类型的腹股沟疝，包括复发疝。

材料是一种以 Marlex 为原材料制成的，外层带有凹槽，内层有 8 个"花瓣"的锥样物（图 8-62）。外围的凹槽和内层的 8 个花瓣，可以保持填充物呈张开的锥形，适用于各种斜疝、直疝缺损的修补。

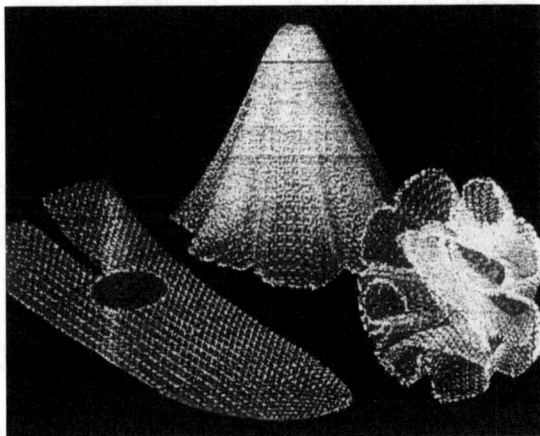

图 8-62 网塞

【手术步骤】

1. 麻醉 三点局麻（见图 8-6），或硬膜外麻醉。

2. 切口 同腹股沟斜疝，但切口不需太长，约 6cm 即可。

3. 切开皮肤、皮下组织达腹外斜肌腱膜，不必将腹外斜肌腱膜广泛分离。

4. 循腹外斜肌腱膜纤维，切开腹外斜肌和外环，分开提睾肌，找到疝囊。

5. 分离疝囊至内环口（见到腹膜外脂肪）。剪除多余疝囊后缝闭疝囊切口（如疝囊较小可不进行剪除），然后将疝囊内翻还纳到腹腔内。

6. 将锥形网塞纳入内环口，并将锥形网塞边与内环的上、下、左、右边缘分别缝合固定。

7. 将补片置于腹横肌、精索间，从耻骨结节到内环上方将补片展开。补片上端缺口置于内环口周围，将精索根部环形套住。

8. 间断缝合腹外斜肌、皮下和皮肤。

若用的是局麻，术后 1 小时即可下地活动，不需卧床休息。术后 7 天左右可拆除皮肤缝线。2 周后可骑自行车、慢跑和恢复非重量体力工作，但要控制运动量。

（张立军　许怀瑾）

第九章

阑尾切除术

　　阑尾切除是外科最常做的手术，是急性阑尾炎和复发性慢性阑尾炎的主要治疗方法，也是实习医师、初年外科医师从事腹部外科的一个入门手术。

　　阑尾切除术，手术虽不大，属于小手术，一般外科医师都会做，但有时手术中也会遇到困难，有时手术也相当复杂，因此切勿轻视阑尾切除术。阑尾病变特殊，或阑尾部位变异，常是术中发生困难的原因。

第一节　阑尾解剖

　　阑尾位于回盲瓣下方，约 2.5cm 处，居于 3 条结肠带的汇合端。其形呈柱状，远端为盲端，长约 6~12cm，直径 0.8cm 左右。

　　阑尾的组织层次与结肠相同，但肌层较薄弱，黏膜下层内淋巴滤泡较多。

　　阑尾腔开口于盲肠。在正常情况下，阑尾开口处有一逐渐增厚的黏膜皱襞，如无皱襞或皱襞很小时，常会有粪块渣落入腔内，引起阑尾腔梗阻。

　　阑尾腔的开口部位恒定不变，总是位于 3 条结肠带的汇合处，但阑尾本体的位置却变异较多（图 9-1），常因此而造成寻找阑尾困难和手术发生困难。

　　阑尾的供血动脉来自回结肠动脉的回肠支，越过回肠后面，沿阑尾系膜缘下行，然后分布到阑尾壁，通常为 1～2 支（图 9-2）。阑尾静脉与动脉伴行，汇入门静脉。

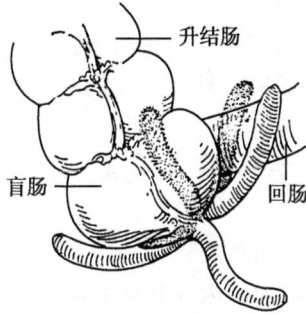

图 9-1 阑尾位置的变异图

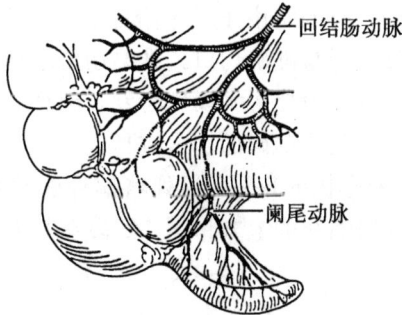

图 9-2 阑尾动脉走向

第二节 术前准备

阑尾切除术虽是一小手术，但常是急诊手术，并且有时患者的病情也很复杂，故手术前应有适当的准备。

1. 对病情较重的患者，特别是老年人和小儿阑尾炎患者，应补液和纠正水、电解质的平衡失调。

2. 有腹胀的要做胃肠减压。个别重症，并发中毒性休克者，应积极治疗休克后手术。

  3. 妊娠期阑尾炎，应给予镇静剂、黄体酮等安胎。

  4. 术前应给予抗生素。

  5. 常规准备腹壁皮肤，包括清洁腹壁，剃去耻骨上阴毛。

  6. 麻醉可采用腰麻、硬膜外或局麻。

第三节　皮肤切口

  切口与阑尾能否顺利切除有密切关系。如果诊断明确，阑尾切除术的切口，目前国内外基本上都采用麦氏切口，即在脐与髂骨前上棘连线（脐髂线）中外 1/3 交界处，做一斜行切口。凡做过阑尾切除手术的外科医师都知道它怎么做，但常常都做得不够准确。有的是由于手术野盖有无菌单而定位不准，有的是不清楚什么样是准确切口，结果切口不是切得太高，就是太低，或者偏内，致使手术操作时发生困难，甚至术中不得不扩大切口。理想的或准确的切口应是：

  1. 做在脐髂线中外 1/3 交界处略偏外侧约 0.5cm 处。切口的上 1/3 段在脐髂线的上方，下 2/3 段在其下方（图9-3）。

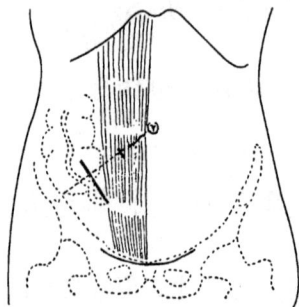

图9-3　切口部位

  若切口偏高或偏低，在处理阑尾根部时都会感到不便，除非是盲肠非常游离。若切口做得偏内，不仅在切腹外斜肌腱膜时会切到腹直肌前鞘，而且在进入腹腔后，小肠会突出切口，影响手术操作，因此略偏外一些，小肠就不会突出切口，视野内显示的小肠很少，尤其是女性患者，因骨盆较宽，更应偏外一些，可增加操作的方便。不过要注意，不要分到腹膜后去。孕妇和小儿，则有别于常人和成人，盲肠位置略高，因此做切口时要做得偏上一点，即应将切口中点做在脐髂线中外 1/3 的交界点处。

2. 在切开腹外斜肌腱膜时还须注意一点，即在用拉钩拉开切口上端时，若正好见到腹外斜肌肌纤维与腱膜的交界，则示切口适当，否则不是偏高就是偏低，需要在分腹内斜肌时作适当的向上下调整。

3. 有人提出，切口应做在压痛点最明显的部位。从道理上讲，炎症最重处是压痛最明显处。但阑尾炎症最重的部位，并不一定是在盲肠基底，所以有时这样选择切口部位的方法，在处理阑尾根部时也并不方便。

4. 切口的大小应根据患者腹壁的厚薄和手术者的经验来决定。肥胖患者的切口应当大一些，瘦小患者的切口可做小一点。在一般情况下，腹壁不厚的人，皮肤切口有 5～6cm 长即可。

第四节　切除阑尾

阑尾切除虽是一小手术，但有时手术也并不容易，产生手术困难的原因有阑尾解剖变异的原因和炎症早晚不同的因素，因此其切除时的操作方法是有所不同。一般可分下述两种情况。

一、一般情况下的阑尾切除术

所谓的一般情况下的阑尾切除术，是指阑尾的解剖部位比较正常，阑尾系膜长而游离；阑尾与其周围组织或脏器无粘连或粘连很轻的阑尾切除。

【手术步骤】

1. 找到阑尾后，不管炎症改变轻重，都不能用止血钳或组织钳去钳夹阑尾本身，以防阑尾破碎和感染扩散。可用特制的阑尾钳钳夹，或用止血钳夹住阑尾尖端系膜提出。

2. 用纱布保护好腹壁切口，以防污染。将阑尾提出切口外。切断结扎阑尾系膜。为了防止阑尾系膜钳夹不牢，或结扎时助手配合不好而发生阑尾系膜退缩出血，可先在阑尾与盲肠交界处的阑尾系膜无血管处，用止血钳穿一孔，穿过两根中号丝线，将阑尾系膜先做上下端结扎（图9-4）。然后再在该孔内穿过一把止血钳，在结扎线的远端夹住阑尾系膜，在两结扎线间切断系膜，系膜近端再做贯穿缝扎（图9-5）。这样，可以防止近端阑尾系膜退缩和术后线结滑脱出血。

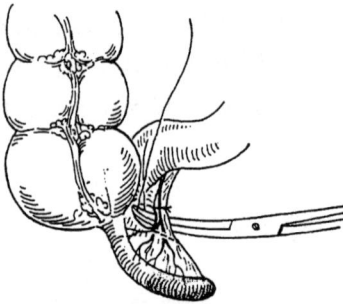

图9-4　结扎阑尾系膜　　　图9-5　系膜近端贯穿缝扎

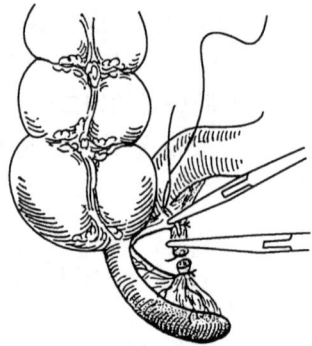

3. 提直阑尾，用小弯圆针穿1号丝线，在距阑尾根部0.5cm处的盲肠壁上，环绕阑尾根部做一荷包缝合（图9-6）。每针均应深及肌层，但勿穿入肠腔。穿入浆肌层的针距，应短于外露部分的针距，线两端留长些，以备结扎。

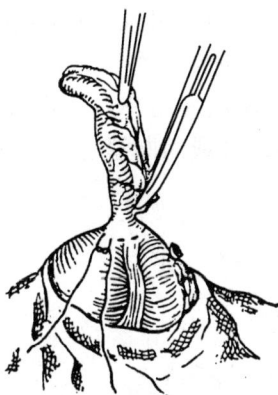

图 9-6　荷包缝合

4. 用直止血钳，在距阑尾根部 0.5cm 处阑尾上压榨一下，随即用 1 号丝线在压痕处结扎并剪去线头。用另一直止血钳在结扎线远端 0.3cm 处夹紧阑尾（图 9-7）。

5. 在刀刃上涂纯苯酚后，刀刃向上，紧贴阑尾根部夹紧的直止血钳下面切断阑尾（图 9-8）。用 75% 酒精和生理盐水棉棍，依次在阑尾残端黏膜面上涂擦一遍。

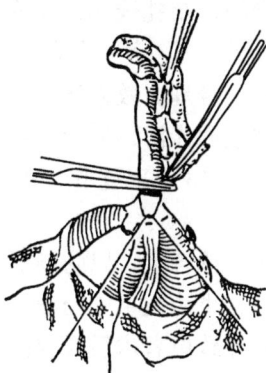

图 9-7　结扎阑尾根部　　　　图 9-8　切断阑尾

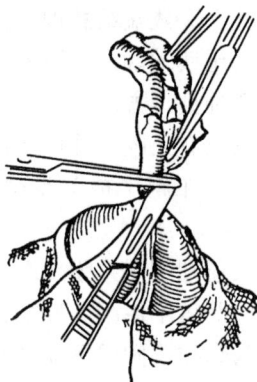

6. 术者提起荷包缝线两线头，助手用左手持无齿镊提起荷包缝线线头对侧的盲肠壁，右手持止血钳，夹住阑尾残端推入荷包内，术者收紧荷包（图9-9）。也可单纯荷包结扎外加盲肠浆肌层"8"字缝合或间断缝合（图9-10）。不结扎阑尾残端。

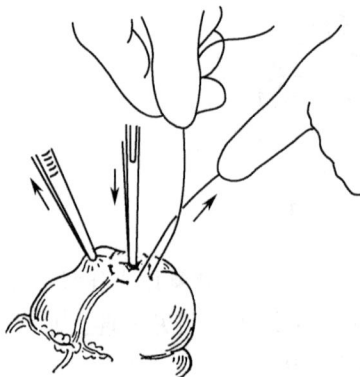

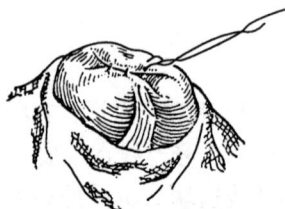

图9-9　残端埋入　　　　图9-10　缝合盲肠浆肌层

阑尾残端的处理大致有3种处理方法：①残端单纯结扎加贯穿缝扎；②残端结扎加荷包缝合埋入结扎残端；③单纯荷包缝合将阑尾残端翻入盲肠外加盲肠壁"8"字缝合。

这3种处理方法中以第三种最为合理，效果最好，并发症少。因它没有死腔，并保持盲肠浆膜面光滑，但为避免阑尾残端出血，可在阑尾根部系膜侧做一"8"字缝扎，可免术后出血。

有人还把阑尾系膜残端盖在荷包缝合上，以防肠漏。但是这种措施既盖不住阑尾残端粗糙面，也防止不了肠漏；相反的是，因为牵拉了阑尾系膜神经，可导致患者术后胃脘区痛。所以不需遮盖。

关闭腹腔前应以卵圆钳夹一块小纱布团，在盲肠周围检查有无遗留的渗液、脓液和结扎点出血，如有则应处理后再关闭腹腔。

二、特殊情况下的阑尾切除术

这类是指阑尾解剖部位异常的盲肠后阑尾，系膜过短的阑尾和与周围组织、器官有严重粘连或呈包块的阑尾的切除。这类阑尾的切除比较困难。它不但切除不易，而且容易损伤邻近组织或器官。如盲肠后阑尾，由于位置高而深，常需扩大腹壁切口，并且还要切开盲肠或升结肠的侧腹膜，然后再翻起盲肠，才能将阑尾切下。这不仅扩大了手术创面，而且也易使炎症扩散，增加术后处理难度。又如与周围组织严重粘连或成包块的阑尾，欲将这类阑尾切除，首先要把阑尾从粘连内分出来。在分离粘连时，很可能会分破或损伤周围器官，并且渗血很多。通常遇到这类阑尾，都采取停止手术，关闭腹腔行保守治疗，待炎症消退数月后，如有必要，再择期手术。

在这里介绍一个简单的切除这类阑尾的方法。这个方法不需要扩大切口，不必翻起盲肠，也不会损坏邻近器官，只要找到阑尾根部，就能将阑尾切除。这方法为"黏膜下阑尾切除术"。这方法效果甚好，操作简便，步骤如下：

【手术步骤】

1. 麻醉可用腰麻、硬膜外或局麻。

2. 切口采用右下腹麦氏切口。

3. 进入腹腔，顺结肠带向下，在盲肠末端找到阑尾根部，在阑尾根部距盲肠交界 1cm 处，横向切开阑尾浆膜及肌层直至黏膜，但不要切开黏膜。

4. 用弯蚊式止血钳，紧贴阑尾黏膜，将浆肌层与阑尾黏膜分开一圈（图 9-11）。

5. 将蚊式钳的一叶，穿过该处阑尾黏膜后面，再把两叶合拢，并轻轻上提。这时远侧端的黏膜就从浆肌层下自动脱出一部分。

6. 再取一把蚊式止血钳，夹住阑尾远端黏膜，并在两把止血钳之间将黏膜切断。其近端用 1 号丝线做一荷包缝合（图9-12）。

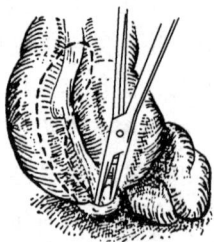

图 9-11 用蚊式弯止血钳将 阑尾浆肌层与黏膜分开一圈

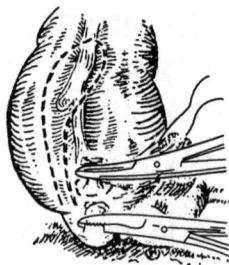

图 9-12 两把钳子夹住阑尾黏膜 切断后近端基底做一荷包缝合

7. 做好荷包缝合后，将阑尾残端不做结扎，直接翻入盲肠内，收紧荷包缝合，外加盲肠浆肌层"8"字缝合。

8. 提起夹住阑尾黏膜远端的止血钳，将阑尾黏膜拉直，用一弯蚊式钳或尖头弯止血钳贴着阑尾黏膜进行轻柔、环绕分离。边分边轻轻提拉阑尾黏膜，直至将整条阑尾黏膜从浆肌层下分出（图9-13）。

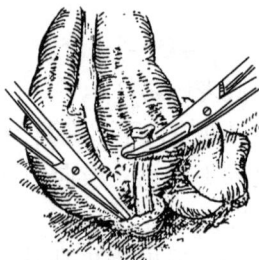

图 9-13 阑尾远端黏膜 从浆肌层下分出

　　分离时，一面分，一面轻拉黏膜，同时用吸引器头对着分离处，吸出渗血和黏膜破口流出的脓液。这一操作很容易，即使阑尾炎症严重、组织脆弱，只要分离的钳子紧贴阑尾黏膜，都能很容易剥出。

　　9. 待整个阑尾黏膜剥出后，阑尾浆肌层即呈一套筒，里面有少许渗血，可用吸引器将其吸净即可。这种渗血很快自行停止，无须特殊止血。阑尾浆肌层套筒开口，也不需做缝合或其他处理。

　　10. 吸净术野渗血和渗液后，用细丝线间断缝合腹膜。用生理盐水冲洗切口，细丝线间断缝合腹壁各层。

　　【术后处理】

　　病情较轻者无须特殊处理，手术当天即可坐起，次日即可进食。术后 5~6 日即可拆线。病情较重者，应酌情补液，给予抗生素。腹胀者应给胃肠减压，禁食，半卧位，以使腹内脓液聚积于盆腔。

（李志霞　许怀瑾）

第十章

肛门直肠疾病

　　肛门直肠疾病，是外科的常见病。其中不少病在门诊都能治疗，如处理得当，效果都很满意，如肛门裂、内外痔、肛窦炎、肛门乳头肥大、肛旁脓肿、肛瘘等。

第一节　局部解剖

一、肛　门

　　肛门是肛管的远端开口，通于体外，在会阴体与尾骨之间，平时收缩成一前后纵裂，排便时张开成圆形。肛门部的皮肤呈棕黑色。皮内有毛囊，故肛门周围常有毛，还有汗腺、皮脂腺。皮下有一环状肌束，即肛门外括约肌皮下部，因它的收缩，使肛门形成许多放射形的皱襞。

二、肛　管

　　肛管是结肠的末端，上起齿状线，下至肛门缘，长约2～3cm，其周围有内、外肛门括约肌及肛提肌围绕。内壁的上部为移行上皮，下部为鳞状上皮。肛管在空虚时，呈一纵裂，排便时呈一管形。用手指检查，在其中下1/3交界处，也就是进入肛门1cm处，可触及一环形浅沟，此沟称为肛门白线，也是肛门内外括约肌交连处（图10-1）。

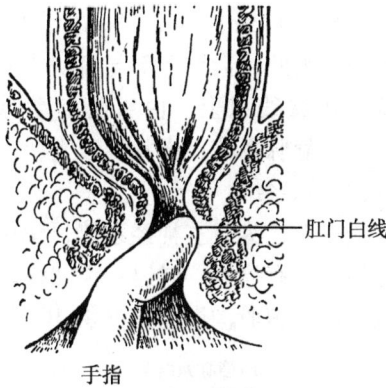

肛门白线

手指

图 10-1 手指在肛管内摸到肛门白线

三、齿 状 线

齿状线：是肛管与直肠的连接处。因该处有肛门柱、肛门窦、肛门乳头、肛门瓣等组织，呈一不整齐、锯齿状的缘线，故称其为齿状线（图 10-2）。

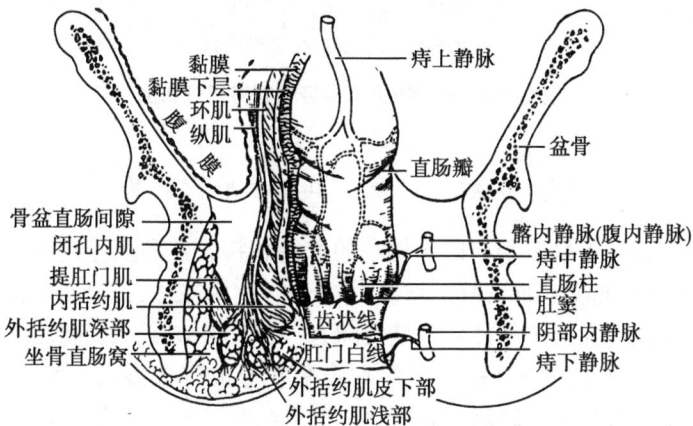

黏膜
黏膜下层
环肌
纵肌
痔上静脉
直肠瓣
盆骨
骨盆直肠间隙
闭孔内肌
提肛门肌
内括约肌
外括约肌深部
坐骨直肠窝
髂内静脉(腹内静脉)
痔中静脉
直肠柱
肛窦
齿状线
肛门白线
阴部内静脉
痔下静脉
外括约肌皮下部
外括约肌浅部

图 10-2 肛门直肠纵切面图

齿状线距肛门缘（肛缘）约 2～3cm，是胚胎时的内胚叶和外胚叶的交界处。因此，齿线上部与齿状线下部的解剖结构不同。血液供应：齿状线以上，由直肠上动脉（痔上动脉）供给，静脉回流入门静脉系统；齿状线以下，由直肠下动脉供给，静脉回流到腔静脉系统。

神经：齿状线以上，为自主神经系统，无痛觉；齿状线以下，为脊髓神经系统，有痛感。淋巴：齿状线以上流入内脏淋巴结；齿状线以下流入腹股沟淋巴结（图 10-3）。

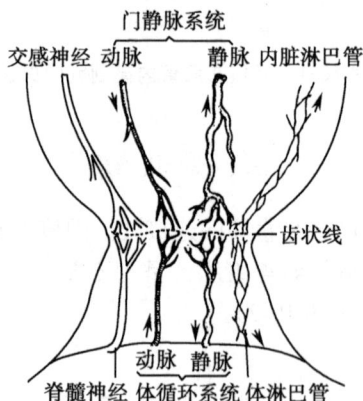

图 10-3 齿状线上下神经血管淋巴分布图

四、肛柱、肛窦、肛瓣及肛门乳头

直肠下端由于与口径较小的肛管相接，其黏膜呈现出 8～10 个纵向隆起的皱襞，长约 1～2cm，称为肛柱，肛门柱亦称直肠柱。在两个相邻的肛柱之间有一半月形皱襞，称为肛门瓣（肛瓣）。肛瓣与肛柱之间的直肠黏膜形成许多袋状小窝，称肛窦、肛门窦、隐窝或直肠窦。肛窦的窦口向上、底向下，深约 3～5mm，底部有肛门腺开口。在肛瓣下方，常有 2～6 个三角形、略带黄白色的乳头状突起，称为肛门乳头或肛乳头

（图 10-4）。由于这些解剖特点，此处易受损伤和感染。

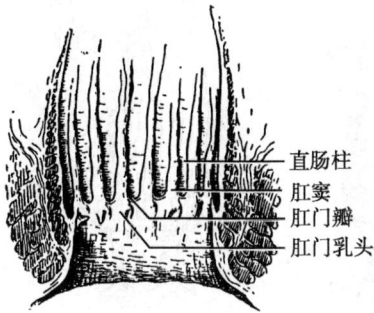

图 10-4　肛门瓣、肛窦及肛门乳头位置

五、直　肠

直肠上端平骶岬处，上接乙状结肠，向下沿骶骨前方，至尾骨平面与肛管相连。其长度因有个体差异有所不同，长约12~16cm。一段在盆腔内，一段在盆腔外。按腹膜覆盖情况分：上 1/3 段的前面及两侧盖有腹膜；中 1/3 段仅前面盖有腹膜，并在此处反折成直肠膀胱或直肠子宫陷窝，下 1/3 段则全部无腹膜覆盖，位于腹膜外。

直肠的肌肉为不随意肌，分两层，内层为环肌，外层为纵肌（图 10-5）。纵肌在直肠的前、后部比较厚，上连乙状结肠纵肌，下与肛提肌及内外括约肌相连。环肌在直肠上部肌纤维较少，下部较厚而发达，到肛管部则成为肛门内括约肌（图10-6）。

直肠黏膜较厚且血管丰富。因黏膜下层组织较松弛，故易与肌层分离。在直肠壶腹部可见有上、中、下 3 个横的半月形皱襞，称为直肠瓣，也称直肠横襞。襞内有环肌纤维，在直肠充满时，皱襞消失（图 10-6）。

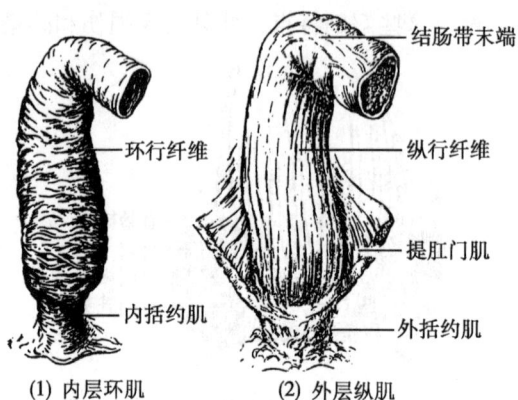

结肠带末端

环行纤维　　　　　纵行纤维

提肛门肌

内括约肌　　　　　外括约肌

(1) 内层环肌　　　(2) 外层纵肌

图 10-5　直肠肌层

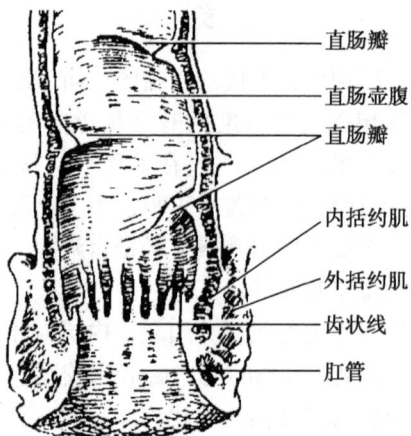

直肠瓣

直肠壶腹

直肠瓣

内括约肌

外括约肌

齿状线

肛管

图 10-6　直肠（纵切面图）

六、肛门括约肌及肛提肌

（一）肛门括约肌

肛门括约肌分为内、外括约肌。

1. 肛门外括约肌　为随意肌。起自尾骨，向前向下，到肛门后方分成两股，绕肛管下部而到肛门前方而又合二为一，然后再向前，止于会阴（图 10-7）。

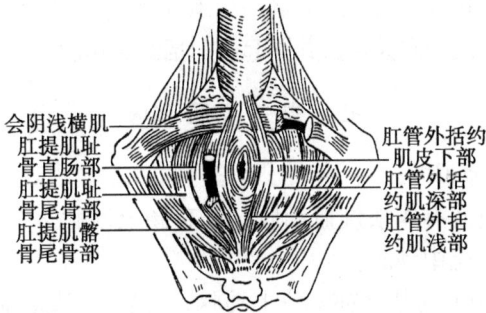

会阴浅横肌
肛提肌耻
骨直肠部
肛提肌耻
骨尾骨部
肛提肌髂
骨尾骨部

肛管外括约
肌皮下部
肛管外括
约肌深部
肛管外括
约肌浅部

图 10-7　肛门外括约肌，会阴部示意图

肛门外括约肌按其深浅分为三部分，即皮下部、浅部和深部。

（1）皮下部：为一环肌束，只围绕在肛管的末端肛门皮下，不附着于尾骨，手术时常将它切断，但无大便失禁的危险。

（2）浅部：为一椭圆形肌束，在肛门外括约肌皮下部和深部之间，有直肠纵肌肌纤维将皮下部与深部分开（见图10-2）。

（3）深部：为一环形肌束，在浅部括约肌之上。深浅两括约肌围绕直肠纵肌、肛门内括约肌、肛提肌的耻骨直肠部（耻骨直肠肌），形成一环，称为肛门直肠环（见图10-2）。此环有括约肛门作用。如果手术时不慎切断该环，则可引起大便失禁。

2. 肛门内括约肌　为不随意肌，是直肠下部内层环肌较厚的部分，围绕在肛管的上部。其宽度约3cm。下部的2cm处被外括约肌包绕，作用为帮助排粪，但并无括约肛门功能（见图10-2）。

（二）肛提肌

由耻骨直肠肌、耻骨尾骨肌、髂骨尾骨肌 3 部分组成，在直肠周围，建成盆底，左右各一。其中耻骨直肠肌部分与肛门外括约肌深浅部间并合，共同起肛门括约肌功能（见图 10-7）。

七、肛门直肠血管

（一）动脉

肛门直肠有 4 根供血动脉，即直肠上动脉、直肠下动脉、肛管动脉和骶中动脉。

1. 直肠上动脉（亦称痔上动脉）　是供应直肠血液循环中最主要的一支。它来自肠系膜下动脉的末段（图 10-8）。在直肠上端后面分为左右两支，沿直肠两侧下行，穿过肌层，达齿状线上方的黏膜下层，并分出 3 个分支，位于左侧、右前和右后，相当于截石位的 11、7、3 点（图 10-9）。因此，痔就常发生在这 3 个部位。直肠指检时，可在这三处触及动脉的搏动。该动脉再分出小支，与直肠下动脉、肛管动脉吻合。

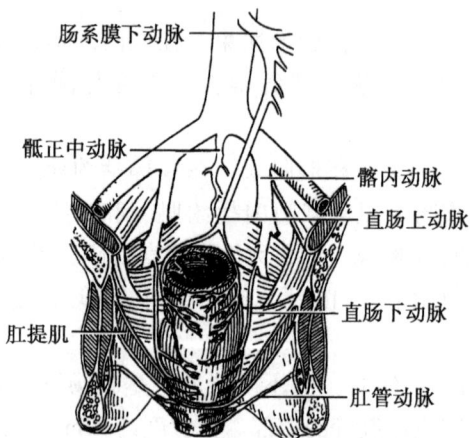

图 10-8　直肠肛管动脉供应

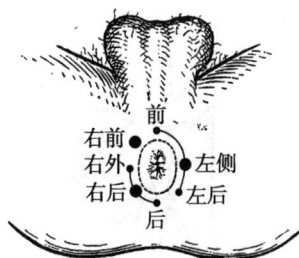

图 10-9 痔的位置

2. 直肠下动脉（亦称痔中动脉） 由两侧髂内动脉分出，经骨盆直肠间隙达直肠下端，是直肠下端的主要供血动脉，并与直肠上动脉在齿状线上下相吻合。

3. 肛管动脉（痔下动脉） 来自阴部内动脉，经坐骨直肠窝（坐骨肛管间隙）分出数小支到肛门内外括约肌及肛管末端，并与直肠上、下动脉相吻合。

4. 骶中动脉 从主动脉直接分出，沿骶骨前向下，供应直肠下端后壁，与其他动脉吻合（见图 10-8）。此动脉甚小，其分支有时不定，在直肠供血中并不重要。

（二）静脉

肛门直肠静脉有两个静脉丛，即直肠上静脉丛和直肠下静脉丛。

1. 直肠上静脉丛（痔内静脉丛） 位于齿状线上方的黏膜下层，汇集成数小支小静脉，向上与动脉并行，穿过直肠肌层，形成直肠上静脉（痔上静脉）。再向上经肠系膜下静脉，回流入门静脉（图 10-10）。因静脉内无静脉瓣，故易扩张成痔。由直肠上静脉丛产生的痔，称为内痔。

2. 直肠下静脉丛（痔外静脉丛） 位于齿状线下方，汇集肛管及其周围的静脉及皮下静脉，形成直肠下静脉（痔下静脉），分别经阴部内静脉、髂内静脉，回流到下腔静脉（见图 10-10）。由此可以看出，在肛门附近，门静脉系统与体静脉系

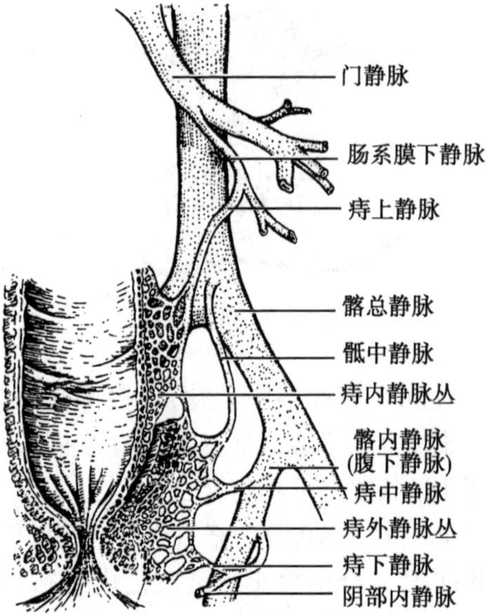

图 10-10　肛门直肠静脉分布图

统是相通的。

八、肛门直肠淋巴组织

肛门直肠淋巴组织，可分为上下两组。齿状线以上为上组，流入腰淋巴结；齿状线以下为下组，流入腹股沟淋巴结。

上组引流直肠上部，经直肠旁淋巴结，多数沿直肠上动脉，到肠系膜下动脉起始部。有少部分流向两侧，达肛提肌上淋巴结。注入髂内淋巴结。

下组引流齿状线以下肛管、外括约肌周围，及肛门皮下淋巴，经会阴而入腹股沟淋巴结。

九、肛门直肠神经支配

直肠由交感、副交感神经支配。交感神经主要来自骶前神经丛（腹下神经丛）。此丛在主动脉分叉下方，在直肠固有筋膜层外分为左右两支。各支向下，与来自第2、3、4骶神经分出的骶部副交感神经会合，在直肠侧韧带两旁形成盆腔（骨盆）神经丛。骶前神经损伤可使精囊、前列腺丧失收缩功能而不能射精。骶部副交感神经是支配排尿、阴茎勃起的主要神经，如有损伤，可引起排尿困难和阳痿。

十、肛门直肠与周围组织的关系

肛门直肠周围有数个充满脂肪结缔组织的间隙，也是肛门直肠周围感染的常见部位。以肛提肌为界：

在肛提肌上有：①骨盆直肠间隙，在直肠两侧左右各有一个，位于肛提肌之上，盆腔腹膜之下；②直肠后间隙，在直肠与骶骨之间，也在肛提肌之上，可与两侧骨盆直肠间隙相通。

在肛提肌下有：①坐骨直肠窝（亦称坐骨肛管间隙），在肛管两侧，左右各一，可经肛管后互相连通。②肛门周围间隙，位于肛门周围皮下，左右两侧也于肛管后相通（图10-11）。

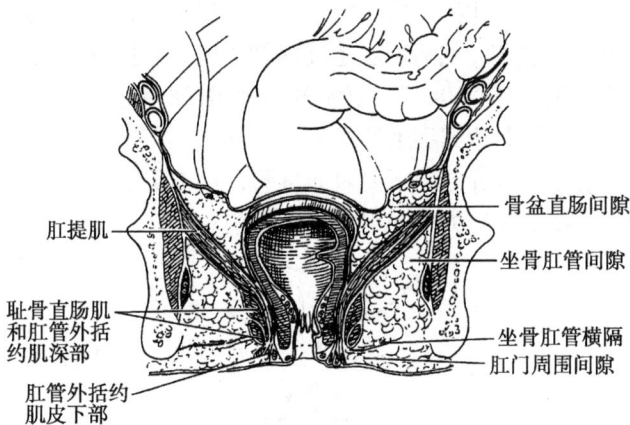

图10-11　直肠肛管周围间隙

直肠前方，在男性有前列腺、精囊、输精管、膀胱，直肠与膀胱之间有直肠膀胱陷凹；在女性有子宫颈、阴道，直肠和子宫之间有直肠子宫陷凹。

第二节 肛门直肠麻醉

肛门肛管部的手术，不少的情况可在肛门周围局部麻醉下进行，如肛门裂、血栓性外痔、单纯内痔、肛窦炎、肛门乳头肥大，浅表肛旁脓肿、简单肛瘘等。只有少数需用其他麻醉。

一、肛门周围局部麻醉

先用清水、肥皂洗洁肛门周围皮肤，用 2.5% 碘酒和 75% 酒精消毒肛门周围，铺消毒孔巾。用小剪刀将肛门周围的肛毛剪短，不用剃毛。取 10ml 注射器，接 7 号注射针头，吸取 1% 利多卡因或 1% 普鲁卡因 10ml（在 40ml 1% 的麻醉药物内加肾上腺素 3 滴）。在距肛门 1cm 处，先在其后方（尾骨处）做一皮丘麻醉，然后经皮丘垂直向内刺入，边刺边注药，进针深约 3cm，注药 4ml。用同样的方法，在肛门两侧及肛门前方（尿道会阴部）注药，然后再在上述两针之间，以同样方法注射 1 针，共 8 针（图 10-12）。1% 的麻醉药物一次用量不超过 40ml，一般都能达到手术要求。

注射时，进针方向不要斜向直肠，也不要过深，以免刺入直肠内，造成麻醉失败和引起局部感染。

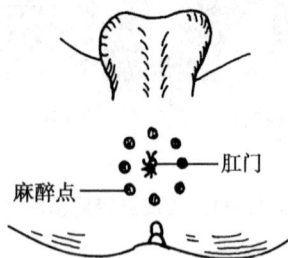

图 10-12 肛门周围局麻

二、骶管内麻醉

亦称骶部硬膜外麻醉，适用于肛门直肠部较复杂的手术。是将麻醉药经骶管下口注入硬脊膜外腔空隙（图 10-13）。

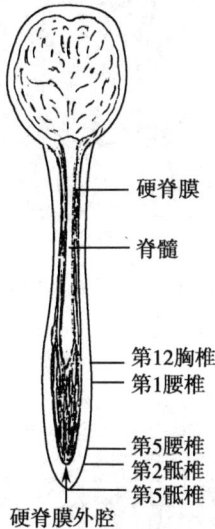

硬脊膜

脊髓

第12胸椎
第1腰椎

第5腰椎
第2骶椎
第5骶椎

硬脊膜外腔

图 10-13　尾部麻醉位置

【麻醉操作】

1. 患者取俯卧位，耻骨部垫一小枕头，使臀部抬高。

2. 术者用手指在两臀皱的尖端处触摸，找寻一三角形的陷窝。此陷窝是骶管的下口，呈三角形，其两底角，为两侧的骶骨角，其顶角为第四骶骨嵴（图 10-14）。三角区盖有弹性筋膜。当摸清这三角后，用亚甲蓝或圆珠笔在该处做一标记，然后用碘酒、酒精消毒皮肤，铺无菌孔巾。

3. 术者戴无菌手套，用左手示指或拇指在定位标记处摸清三角形陷窝，右手持 10ml 或 20ml 注射器，接 7 号注射针头，吸取 2% 利多卡因或 2% 普鲁卡因，先在皮肤上，做一皮

311

丘麻醉，换上7号（长约10cm）穿刺针，经麻醉皮丘垂直刺入。当针尖触及骶骨后，将针略退，使针与皮肤呈15°~20°角，然后顺骶骨面向上刺入（图10-15）。

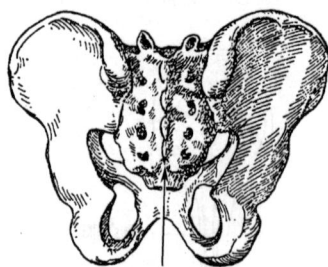

骶管裂孔

图 10-14　骶孔解剖图

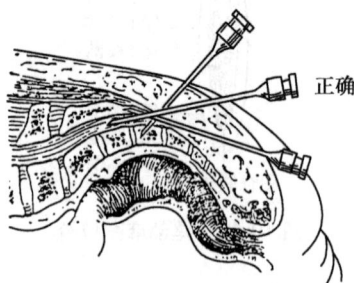

正确

图 10-15　骶麻进针方向

4. 当针进入5~6cm，不要超过6cm，以免刺入硬膜腔内，抽吸无血、无脑脊液后，注入2%利多卡因或普鲁卡因20ml，拔出穿刺针，覆以敷料，患者改为截石位。等待15~20分钟，麻醉即产生。麻醉药物内若加入2~3滴肾上腺素，麻醉时间可持续约2小时。肛门直肠部如炎症较重，可用腰部硬膜外麻醉。

第三节　肛窦炎和肛门乳头炎

肛窦炎和肛门乳头炎并不少见，主要症状是排便时肛门疼痛；检查时可见肛瓣、肛门乳头红肿肥大。

【发病原因】

引起肛窦和肛门乳头炎的原因，与肛窦的解剖特点有关。肛窦的解剖是底朝下、口朝上，开口于直肠，并肛瓣突向直肠，这样当粪块太硬，或粪内有异物时，在粪便通过肛管时，极易挫伤肛瓣。腹泻、大便次数太多，也可刺激肛门瓣和肛门乳头，引起急性炎症和乳头肥大。

【临床表现】

肛窦炎和肛门乳头炎的症状是排便时肛门部疼痛，平时无痛或无剧痛，是因为粪便压迫发炎肛窦所引起的，但疼痛数分钟即止。一般小排便时不痛，但也常有短暂的阵发刺痛，还可放射到臀部和大腿后侧。发作时可伴有便秘，粪便常带少许黏液，并且黏液常先在粪便前流出，有时还混有血丝。

肛门外观正常。直肠指检，可感肛门紧缩，在齿状线附近可触及硬而有触痛的凹陷，并可摸到变硬的乳头。肛门镜检查，见肛窦色红、水肿，黏膜易出血，乳头亦红肿。

该病应与肛门裂和直肠息肉相鉴别。肛门裂的疼痛时间较长，而肛窦炎疼痛时间短暂。直肠息肉生于齿状线以上的直肠黏膜，肛门乳头则在齿状线附近。

肛窦炎如得不到处理，可引起肛门直肠周围脓肿、肛瘘、肛裂和肛门痉挛等，这是因肛窦发炎后，炎症可直接由肛窦底的腺管，或间接由淋巴管扩展到邻近组织引起的。

【治疗】

1. 非手术治疗　热水坐浴，口服甲硝唑 600mg，1 日 2 次、诺氟沙星 0.2mg，1 日 3 次。安纳素栓塞肛，每日 2 次，每次 1 个。

2. 手术治疗　肛门周围局麻，扩肛器扩开肛门。用肛窦钩（图 10-16）钩起肛窦，再用弯止血钳夹起黏膜，将肛窦和乳头完全切除。此处出血甚少，常用纱布压迫数分钟即可。

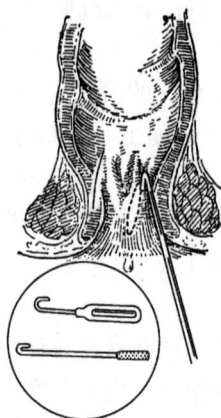

图 10-16　肛窦钩钩起肛窦

术后口服液状石蜡 10~15ml，每晚 1 次。5 日后用手指扩肛 1 次。

第四节　肛门裂（肛裂）

确切地说，肛裂是肛管上皮的裂伤，在齿状线与肛门缘之间形成一狭长的溃疡。本病多见于 30~40 岁的青年人，有时也见于儿童，老年人极少见。男性多于女性。单个肛裂常见，偶见有两个裂口的。肛裂部位，男性多见于肛门后部中线，即膝胸位 12 点处，截石位 6 点处；女性多在肛门前部。

【发病原因】

引起肛裂的原因常是粪便干结，排便时裂伤了肛门，或异物损伤了肛管。妇女可因生产，阴道扩张，肛门前部遭受撕伤引起。其次，肛窦炎、肛门乳头炎、内痔等也都是诱因。

在解剖上，肛门浅层外括约肌起自尾骨，向前到肛门后方，分成两股，然后沿肛门两侧，向前围绕肛门，至肛门前方又相联合，因此在肛门的前后都留有空隙，肛提肌又大部附着于肛门两侧，前后较少，由此肛门的前后部，不如肛门两侧坚强。再因肛管位于下后位，与直肠后壁成角，使肛门后部受到粪便的压力也较其他部位大，肛管的后中线处血液循环差，弹力较少，所以肛裂为什么发生在肛门的前后方多，与这些解剖原因有很大的关系。

【临床表现】

肛门裂的症状，常见的有 4 个，即疼痛、出血、便秘、肛门周围瘙痒。

1. 疼痛 是肛裂的主要症状，并且还非常独特，即在粪便通过肛门时出现疼痛，这是因为由溃疡内的神经末梢受到刺激引起。大便后数分钟至半小时，疼痛停止，这个时期称疼痛间歇期。然后因肛门外括约肌痉挛收缩，患者又感到剧烈疼痛，这期的疼痛常持续半小时到 10 余小时，常使患者坐卧不安，十分痛苦。待括约肌舒张后，疼痛减轻。疼痛的轻重和时间的长短，因人而异，并与肛裂的深、浅、大、小不同而不同，并且打喷嚏、咳嗽、小便都能引发疼痛。

2. 出血 一般量很少，只是在排便后滴几滴鲜血，或在粪便上或便纸上染一点血，有时与黏液混在一起。

3. 便秘 是因患者怕排便时疼痛而不敢排便而出现便秘；又因便秘使粪便变干变硬，便时又可使裂伤加重，而形成恶性循环。

4. 瘙痒 是由于炎性分泌物刺激肛门周围皮肤，引起瘙痒。

检查时，只要用手轻轻分开肛门，即可见肛管肛门口有一纵向裂口，裂口边缘整齐，基底鲜红，触之疼痛。若为慢性肛裂，则裂缘硬、底深、色白、无弹性，并在裂的下端肛门外有一尖形皮赘，似站在肛裂外的哨兵，故称其为哨兵痔

（图 10-17）。如果诊断明确，不必用手指作直肠检查，以免引起患者疼痛。

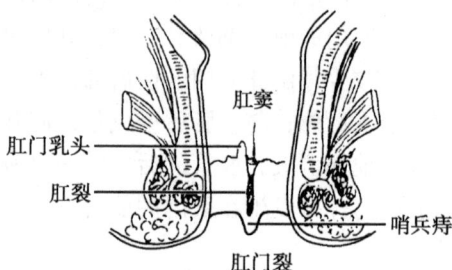

图 10-17　哨兵痔

【治疗】

（一）非手术治疗

裂口浅、边缘软、底部鲜红的早期肛裂，可先用保守治疗。

1. 热水坐浴，1 日 2 次，每次约 20 分钟。水内不必放高锰酸钾（PP 粉）消毒剂，以免烧伤会阴或阴囊皮肤。热水坐浴的作用是清洁创面，改善裂口周围血液循环，促进愈合。

2. 忌食辛辣食物。

3. 软化和润滑粪便，每日定时排便 1 次，使粪便不致干结。每晚睡前服液状石蜡 20ml，以润滑粪块，或便前、便后肛门内塞安纳素栓 1 个，以助润便、消炎。

4. 裂口创面涂以 0.5% 丁卡因油膏止痛。裂口深、边缘硬、底发白、有哨兵痔的慢性肛裂，可行手术切除。

（二）手术治疗

1. 麻醉　局麻或骶麻。

2. 患者取截石位，肛门周围局麻，轻做扩肛，显露肛裂。

3. 沿裂口做一尖向肛门内，底在肛门外的三角形切口（图 10-18）。将整个裂口切除。切除时必须包括裂口底部的结缔组织和肛管内括约肌，即肛门内括约肌的下缘（图 10-19），以减轻术后因括约肌痉挛所致的肛门疼痛。这样切除的肛裂，术后一般不痛。

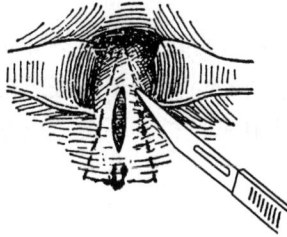

(1) 肛裂切口

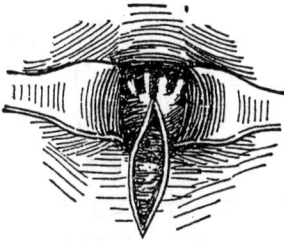

(2) 显露肛门内括约肌　　　(3) 切断肛门内括约肌下缘

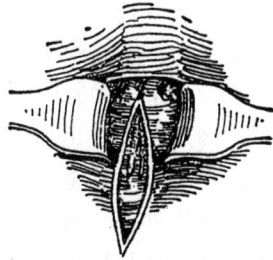

图 10-18　肛门裂手术示意图

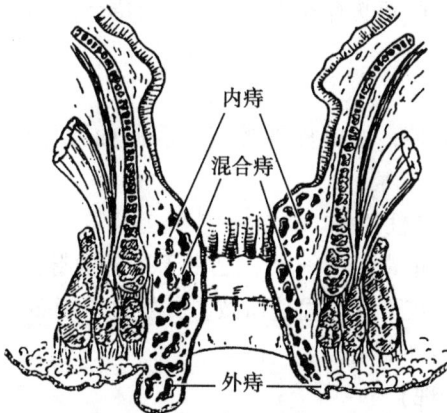

图 10-19　混合痔（内外痔）

4. 若有炎症的肛窦或乳头、哨兵痔，可一并切除。创面不缝合，出血不多，只有一些渗血，用纱布压迫几分钟，渗血即可停止。

5. 创面覆盖凡士林油纱布及敷料即可。便后热水坐浴、换药，伤口很快自行愈合。因切口是底边在肛门外的三角形切口，愈合时最后创面在肛门外，不会造成肛门狭窄，故术后也无须扩肛。

第五节　痔

痔是直肠下端黏膜下或肛管肛门缘皮肤下的静脉曲张、扩大而形成的一柔软静脉团块。团块内因静脉曲张、扩大，静脉壁变薄，因此易发生出血。有时还可发生血栓，或慢性炎症。痔在任何年龄都可发生，但多见于 30~40 岁的青年人。

痔可分为外痔、内痔、混合痔 3 种。外痔发生在齿状线以下，由痔外静脉丛形成，可以看见，不能推入肛门内，不易出血；内痔发生在齿状线以上，由痔内静脉丛形成，平常隐蔽在肛门内不能见，排便时有时可见脱出，可以推入肛门内，有时可出血；混合痔则既有外痔，又合并内痔（见图 10-19）。

一、外　痔

外痔有数种，如血栓性外痔、静脉曲张性外痔、炎性外痔、结缔组织外痔。

（一）血栓性外痔

是外痔中最常见的一种，是由于痔外静脉丛内血栓形成，或静脉破裂，皮下充满血块所致。其发生原因多因排便用力过甚，或剧烈运动而引起。

【临床表现】

肛门缘皮下，突然起一椭圆形肿块，伴有剧痛，排便时加重，患者坐卧不安，妨碍行走。肿块色紫红、稍硬，可微移动，有触痛。若不做特殊治疗，疼痛需 3~5 天后才能逐渐减轻，血栓渐渐变软、吸收。血栓完全吸收，通常需要 3 周。

【治疗】

1. 非手术治疗　患者卧床休息，给清淡饮食，忌辛辣刺激食物，局部热敷或热水坐浴一日 2~3 次。口服液状石蜡10~20ml，每日 1~2 次。服止痛药止痛。

2. 手术治疗　由于血栓性外痔疼痛较剧，常影响患者工作和休息，故早期手术取出血栓，即可消除患者痛苦。手术很小，效果良好。

方法：先在血栓性外痔外侧，用 2% 普鲁卡因或 2% 利多卡因，做一皮丘麻醉。将注射针经皮丘刺入痔块底部，注入 2% 上述麻醉药物 1~2ml，等待 5 分钟，痔块完全麻醉，用蚊式止血钳夹起痔核上皮肤，做一梭形放射切口，再用蚊式钳轻轻分出血栓。通常血栓很容易分出，只要钳子将切口一张大，血栓就自行向外脱出。血栓摘除后，用纱布压迫切口数分钟，伤口出血即止。伤口不需缝合，仅盖以凡士林油纱布及敷料即可。术后剧痛消失，伤口一般 3~5 天即闭合（图 10-20）。

（二）静脉曲张性外痔

静脉曲张性外痔是因皮下静脉曲张所形成的痔。

【临床表现】

在肛门缘可见呈圆形、椭圆形或长形皱褶肿块，如有水肿，则皱褶变大。痔块内有血栓和结缔组织。常同时伴有内痔存在。

本病进展缓慢。初起只感肛门部有肿胀或不适，排便时较重，渐之症状加重。检查时在肛门前或后，可见有肿块皱褶，其上盖以皮肤，皮下有弯曲扩张的静脉。触之中等硬，无痛，无出血。

【治疗】

小的静脉曲张性外痔无须治疗，稍大一点的除保持大便不

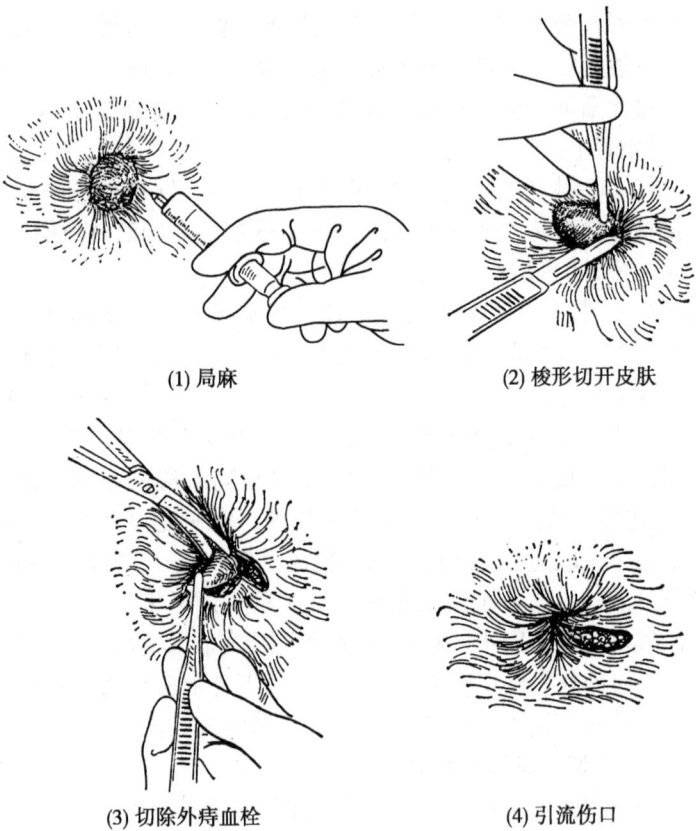

(1) 局麻

(2) 梭形切开皮肤

(3) 切除外痔血栓

(4) 引流伤口

图 10-20　血栓性外痔切除

干、每日有大便外，可用收敛药膏如马应龙痔疮膏外涂。如果痔突出太长，可在局麻下手术切除。

（三）炎性外痔

炎性外痔是一种肛门皱襞炎症水肿。常因肛门受伤，细菌感染引起，有时因肛门裂所致。

【临床表现】

其症状是肛门部痒热、灼痛，排便时疼痛加重。检查可见肛缘部有 1~2 个皱襞水肿、充血、压痛，表面有少量分泌物。

【治疗】

炎性外痔，不需手术治疗。保守治疗都可治愈，方法是：

1. 发病 24 小时内患者卧床休息。

2. 肛门部冷敷，24 小时后改用热敷，或用 25% 硼酸甘油涂在肛门部，然后盖上纱布，外加热水袋热敷，收效较好。

3. 口服甲硝唑 600mg，1 日 2 次，加诺氟沙星 0.2mg，1 日 3 次。

4. 调理大便，避免发生便秘，保持每日排便 1 次。

（四）结缔组织外痔

结缔组织外痔是指肛门缘皮肤皱襞肥大的一种皮肤赘生。其内只有结缔组织增生，极少血管，且无静脉曲张。

【临床表现】

色泽黄或淡红，突出皮面，极易看见，它有多种名称，如皮肤外痔、皮肤赘生物、皮赘，若有肛门裂，则称哨兵痔。产生该痔的原因，都是因肛门、直肠炎症造成。

结缔组织外痔在无炎症时，一般无任何特殊症状。有的人仅感肛门部不洁，内裤常被少许粪便或分泌物污染，或因分泌物的刺激而感肛门有些瘙痒，如有炎症，可感疼痛。

【治疗】

结缔组织外痔，一般无须治疗。若有炎症、疼痛，可以用热水坐浴，保持肛门部清洁，调理大便，防止便秘、腹泻，外涂马应龙痔疮膏治疗，一般都能很快消除症状；若保守治疗无效，或赘生皮赘过长，也可用手术切除。手术效果良好，并且可达根治。

手术治疗：用清水洗净肛门，剪去肛毛，用 2.5% 碘酒、75% 酒精消毒术区皮肤后，以 2% 利多卡因或 2% 普鲁卡因做局部皮内麻醉。麻醉后，用镊子将皮赘夹住提起，于皮赘根部，做一梭形皮肤切口，切口应与肛门缘呈放射状。切皮时，皮肤切除不要太多。切除皮赘后，用纱布轻压创口止血，一般只是渗血，很快就能止住，然后用细线间断缝合切口（图 10-21）。无须服用消炎药。伤口疼痛一般不重，必要时可服止痛片，或局部热敷，可以减轻水肿，减少胀痛。

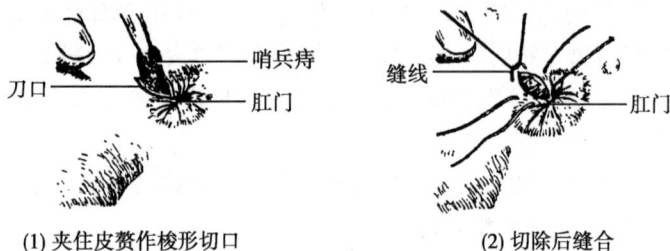

刀口　哨兵痔　肛门

缝线　肛门

(1) 夹住皮赘作梭形切口　　(2) 切除后缝合

图 10-21　哨兵痔（皮赘）切除

二、内　痔

内痔是一种直肠下端黏膜下的内痔静脉丛扩张、迂曲的疾病。它位于肛门内，距肛门缘约 2~3cm 处的齿状线上方。形呈圆形或长形，外面被有直肠黏膜，其内主要为曲张静脉，偶尔也伴有动脉。

【发病原因】

产生内痔的原因，有先天性或解剖性和后天性即获得性两类。

1. 先天性或解剖性的原因有静脉发育异常，门静脉及其分支无瓣膜，使静脉内血液产生逆流，渐使痔静脉扩张迂曲。

2. 获得性的原因有腹内压增高，致使内痔静脉回流受阻，如便秘、妊娠、门静脉高压症以及长时间坐着工作等。

【临床表现】

初起的内痔痔块都很小。由于便秘粪块的压迫，排便时粪便的推动，使痔块渐渐增大，渐与直肠肌层分离，并向下移位，久而久之，痔块在排便时脱出肛门外。初时，脱出的痔块在大便后还能自行缩回到肛门内，但因反复脱出，造成肛门括约肌松弛。肛门变松，致使大便后痔块不能回缩，要用手帮助才能缩回。严重者在微用力、咳嗽、喷嚏、走路等都能引起痔块脱出。

为了说明内痔的轻重程度，临床上有各种分类：

1. 根据形态分为不全痔与完全痔。

（1）不全痔：是指痔块只局限于齿状线上方的黏膜下，直肠黏膜微降、黏膜外观正常，痔块无蒂。

（2）完全痔：是指痔块突起明显，痔块有蒂，并向下移，黏膜粗糙不平，伴有糜烂，痔可脱出肛门外。

内痔与肛门缘处的静脉曲张混合一起者，称为混合痔（见图 10-19）。

2. 分期和分度是目前临床上广泛采用的分类法。

Ⅰ期：齿状线上方有一朱红色静脉曲张隆起，无黏膜改变，痔块无蒂、质软、易出血，这期也称一度内痔。

Ⅱ期：痔块增大，有蒂，色紫红、黏膜粗糙、变厚，排便时脱出肛门外，便后肛门括约肌收缩，痔块即缩回到肛门内。这期相当于二度内痔。

Ⅲ期：排便时痔块脱出肛门外，有黏膜糜烂，排便后痔块不能缩回到肛门内，需用手帮助，才能将痔块推回。这期也称为三度内痔。

Ⅳ期：痔块不仅排便时脱出肛门外，劳动、用力、咳嗽、喷嚏等，都能引起脱出，并与肛门皮缘处的静脉曲张混合在一起，等于混合痔。

3. 内痔的症状有出血、痔块脱出、肛门周围瘙痒、疼痛。

（1）出血：是内痔的早期症状。初起出血量不多，只是粪便上带血丝，或便纸上染血，排便时或排便后肛门滴血，以后出血逐渐增多，出现于排便时，排便后肛门喷血。

内痔之所以出血，初起是因直肠黏膜的毛细血管被粪便擦破引起，故出血量不多；后因痔块增大，排便时用力，扩张的痔静脉内压增高，加之粪便摩擦，致静脉破裂出血，并出血呈喷射状。

（2）痔块脱出：是内痔的晚期症状。内痔发展到一定程度，因受粪便的压迫推动，曲张的静脉团块（痔块）逐渐与直肠肌层分离，而渐渐脱出肛门，以致脱出后不能缩回到肛门内。痔块上的直肠黏膜增厚、水肿，甚至出现糜烂。

（3）肛门周围瘙痒：直肠黏膜，受痔块刺激发炎，分泌物增多，再加上肛门括约肌松弛，肛门变松，故常有分泌物由肛门流出，轻的只在排便时流出，重的不排便时也能随时流出，于是肛门周围常显潮湿不洁，引起湿疹、瘙痒。这症状于晚期脱出时更为明显。肛门瘙痒有的为反射性的，绝大多数是由分泌物的直接刺激导致的。

（4）疼痛：单纯内痔一般无疼痛症状，仅偶感肛门部有些沉重，但当因为便秘，粪块压迫痔块时间过久，内痔充血肿大，或痔内血栓形成，或排便过于用力，疲劳过度，内痔脱出肛门外不能回纳，产生嵌顿，可导致疼痛。

【鉴别诊断】

出血虽是内痔的常见症状，但有很多肛门直肠的疾病都可以出血，如直肠息肉、直肠癌、肛门裂、直肠脱垂（脱肛）、肛管乳头肥大等。因此，在诊断内痔前，应与这些疾病鉴别。一般来说鉴别不难，通常只要做肛门直肠指检，就能区别，需鉴别的疾病有如下几种。

1. 直肠息肉　症状也是粪便上带血或血丝。有蒂的息肉，有的在排便时也可脱出肛门，但直肠息肉多见于儿童，内痔多见于成人。直肠指检可触及直肠壁上，有一圆形肿物，并有一粗细不等的蒂，质硬。内痔除有血栓外，一般摸不出肿块。肛门镜检查可见一表面粗糙不平的肿物，有蒂与直肠黏膜相连。

2. 直肠癌　也可粪便上粘血，但不会脱出肛门外。直肠指检可触及直肠黏膜上，有一高低不平、质硬、与黏膜紧连的肿块。肛门镜检查可见肿块呈菜花状，触之易出血，有时还可以看到溃疡面。

3. 肛门裂　粪便上也可带血及便时滴血，但肛门裂便时、便后有剧痛。指检肛门紧，患者感肛门口疼痛，在肛门口上可见有一裂口，不难鉴别。

4. 直肠脱垂（脱肛）　直肠黏膜呈环形脱出，肛门松弛，黏膜糜烂。

为此，粪便带血或便血，不要只想到内痔，应先作肛门、直肠指检后再作诊断。直肠癌被误诊为内痔、痢疾的例子不少，发生这种误诊的原因，绝大多数是未作肛门直肠指检，我们要引以为戒。

【治疗】

内痔有 3 种治疗方法：姑息对症疗法、注射疗法和手术切除疗法。

1. 姑息对症疗法　包括调理大便、防止发生便秘、保持肛门部清洁，口服痔根断、消脱痔等，外用马应龙痔疮膏，但只能减轻症状，不能根治。

2. 注射疗法　目前多采用的是由北京中医研究院广安门医院史兆岐教授研制而成的消痔灵注射液和提倡的四步注射法，可获得根治。

具体方法是：

（1）患者取侧卧位或截石位。肛门部用碘酒、酒精常规消毒。Ⅰ、Ⅱ期内痔不用局麻，Ⅲ期内痔和轻度环状静脉曲张型的混合痔，应做肛门周围局麻。这可使肛门括约肌松弛，充分暴露病变部位和减轻治疗后肛门的坠胀感。

（2）放入肛门镜，用 75% 酒精消毒肛管及痔黏膜。取 10ml 注射器，吸取 1% 利多卡因，或 1% 普鲁卡因与消痔灵配成的 1∶1.5～1∶2 的稀释液 10ml，接 5 号注射针，于右前、右后、左侧（相当于截石位 3、7、11 点钟位），按四步注射法注射，即：

第一步，用左示指在痔块上方摸清直肠上动脉（上痔动脉）的搏动，即在动脉附近的直肠黏膜下层，注入稀释液 2~3ml。这样可以造成动脉炎症性栓塞，并避免组织坏死后出血。若内痔上摸不到动脉搏动，也应在相当于动脉部位作注射点，注射稀释液 2~3ml。

第二步，于痔块中点做黏膜下层痔组织注射。在痔块中部进针到肌层，有肌性抵抗后抽吸注射器无血（不要刺入痔块内），边退针边注射，将药液以扇形注射到黏膜下层的痔血管丛中。注入药液以痔块呈弥漫性肿胀为度，每个痔块注药 3~6ml。

第三步，当直肠黏膜下层（第二步）注射完后，将针微退至黏膜固有层。在针缓缓退出时，往往有一落空感，这落空感表示针尖已退到黏膜肌层上方，即黏膜固有层。注入药液 2ml。这时可见黏膜呈水疱状，并可见到黏膜表面的微细血管，证明注射层次适当。

第四步，在齿状线上 0.1cm，痔块下方进针，针尖穿入痔块的斜上方，做扇形注射，一般注药 1~3ml（图 10-22）。

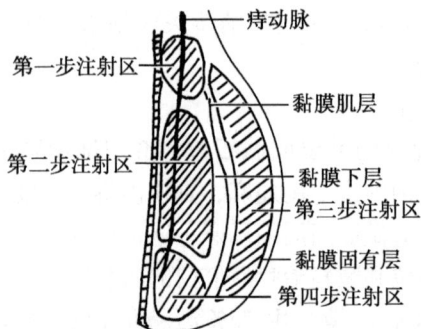

图 10-22　四步注射法示意图

（3）注射完1个后，用同样方法注射其余痔块。用1：2稀释液时，注入量可多一些，如治疗Ⅲ期内痔，一次量最多不要超过40ml，平均量为25~30ml。

（4）最后，用2.5cm长、1cm宽的凡士林纱布条，放入肛门内，以固定内痔，并防止发生嵌顿，外用纱布敷料固定。

注射后注意事项：①注射后7天、15天检查注射处1次。若仍有痔块，可做第2次注射。这种注射手法优于其他单纯痔黏膜下注射，治愈率高，疗程短。②注射后，患者感有轻微肛门坠胀，一般在1~2天内消失；少数患者感短时肛门痛，服一般止痛药即消，注射后不影响活动。

3. **手术切除** 是将痔块及黏膜一并切除，然后缝合全部或大部分伤口。手术效果不错，而且较彻底。现介绍常用的内痔切除术和混合痔切除术。

（1）内痔手术切除

【适应证】

1）经注射疗法疗后，仍反复出血的内痔。

2）经常脱出的Ⅲ期内痔和严重的混合痔。

【禁忌证】

1）有感染的内痔。

2）因门静脉高压、心力衰竭、下腔静脉受压引起的内痔。

3）妊娠期和月经期不宜手术。

【术前准备】

1）术前1日进低渣饮食，剃去肛门周围毛，洗净肛周皮肤。

2）番泻叶20g，用开水冲泡，于术前1日下午6时，代茶饮，以清洁肠道，排空粪便，可以免做清洁灌肠。

3）术前晚8时口服艾司唑仑2mg，术前1小时服艾司唑仑 3mg。

4）麻醉 可用局麻、骶管内麻醉或鞍麻。

【手术步骤】

1）麻醉：可用局麻、骶管内麻醉或鞍麻。

2）患者取截石位，垫高臀部，且臀部必须超出手术台缘。

3）用 2.5%碘酒和 75%酒精常规肛门周围皮肤消毒，铺无菌巾。

4）术者双手示指、中指涂以液状石蜡，进行扩肛。先将一示指伸入肛管，再将另一示指，背对背的伸入肛管，并逐渐分开左右两指，扩张肛管［图 10-23（1）］。再依次放入左中指、右中指。扩张肛管数分钟，使括约肌充分松弛［图 10-23（2）］。

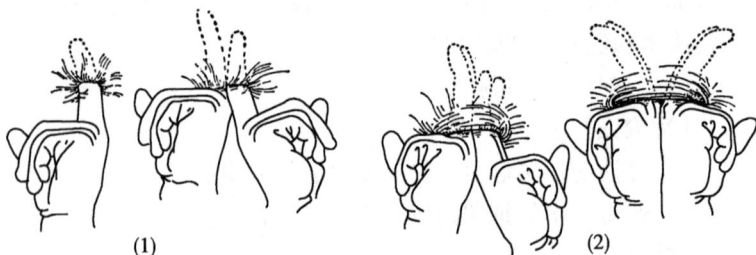

（1）   （2）

图 10-23 手指扩张肛门

5）检查痔块数目、大小、部位及有无动脉搏动，擦净双手。

6）用鼠齿钳夹住痔块下端皮肤，并向外牵拉，暴露痔块（图 10-24）。

7）将鼠齿钳夹持的皮肤在肛门缘做一"V"形切开（图 10-25），用剪刀向上解剖将痔块从结缔组织上分出，露出痔块根部。用痔块钳或弯止血钳沿直肠纵轴夹紧提起痔块基底部，注意不要夹住其他部位的黏膜（图 10-25）。

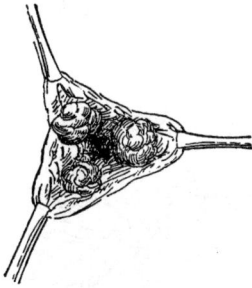

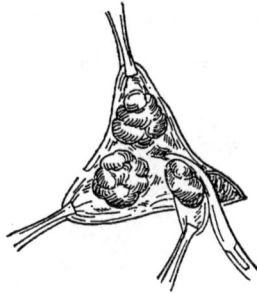

图 10-24　显露痔核　　图 10-25　皮肤做"V"形切口

8）在痔块基底部上端，即弯止血钳的尖端，触及动脉搏动处，用 2-0 肠线经黏膜下层缝扎一针，并保留肠线（图 10-26）。

9）沿止血钳凹面，切除痔块（图 10-27）。

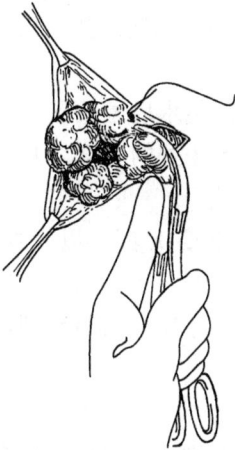

图 10-26　缝扎痔核上端血管　　图 10-27　切除痔核

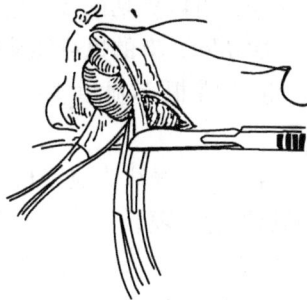

10）将保留的肠线，绕止血钳做连续缝合，但不缝合皮肤切口。然后退出止血钳，收紧缝线，最后将内外两端线头互相结扎（图 10-28）。

11）依法切除其余内痔（图 10-29）。皮肤伤口不缝合，盖以凡士林纱布及敷料即可。

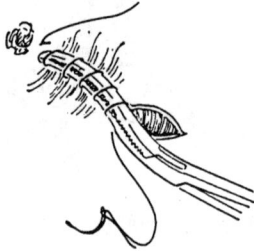

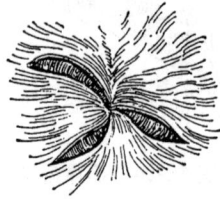

图 10-28　缝合　　　　图 10-29　完成手术

【术中注意事项】

1）皮肤切口应与肛门呈放射状，目的是为了防止术后水肿，如术后有感染，还有利引流。切口可以略深些、长些、窄些，但不要切断括约肌。

2）每次切除痔块不超过 3 个，以免术后瘢痕狭窄。如痔块超过 4 个，可以先切除 3、7、11 点 3 处的主痔，其余的可以做第 2 次切除，有的也可能从此消失。

3）缝扎痔根部血管时，进针不要太深，以免损伤括约肌。

4）结扎的肠线线头应留长一些，约 1cm，以免滑脱出血。

【术后注意事项】

1）低渣饮食 1 天后可改为普食。

2）如有疼痛，应给止痛药，否则会影响患者排尿和休息。

3）如有排尿困难，常因疼痛、局部刺激，致肛门括约肌反射所致。应止痛、皮下注射新斯的明 0.5～1.0mg。如术后 12 小时仍不能排尿，应予以导尿。

4）术后 2 日控制不排便，以后口服液状石蜡，以软化、润滑粪便、减轻排便时痛苦。

5）便后温水坐浴，清洁伤口及换药。

6）创面一般 2 周后愈合。术后第 7 天扩肛 1 次，检查肛门有无狭窄。如疑有狭窄，应每周扩肛 1 次，共 3~4 次。

（2）混合痔手术切除

【手术步骤】

1）麻醉：同内痔切除术。

2）取膀胱截石位。其他步骤同内痔切除术。

3）在外痔的皮肤部分做一"V"形切开（图 10-30）。用止血钳或剪刀将外痔静脉丛向上分离至齿状线稍上方（图 10-31）。

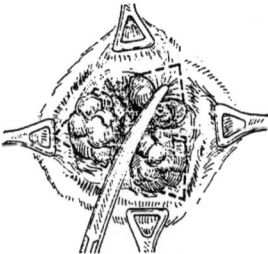

图 10-30　提起痔核，"V"形切开皮肤

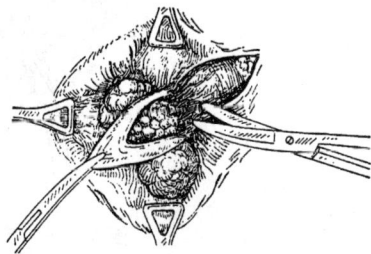

图 10-31　分离痔静脉丛

4）在内痔两侧缘，做尖端朝向内痔上端的倒"∧"形切口，继续分离内痔静脉丛，直至切口上端。用 4 号线先在其根部做一结扎（图 10-32）。

5）用两把弯止血钳夹住内痔上端的直肠黏膜和结缔组织（图 10-33），并在两止血钳间切下痔块。

6）痔残端止血钳下，再用 4 号线做贯穿缝扎，最后创面不缝合，盖以凡士林纱布及外加敷料（图 10-34）。

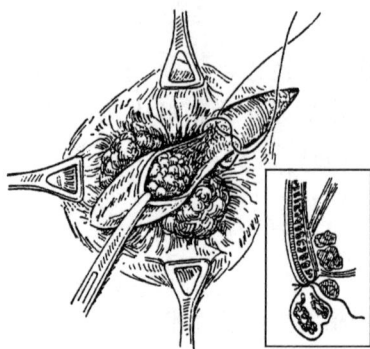

图 10-32　分离内痔后结扎上端　　　　图 10-33　切下痔核

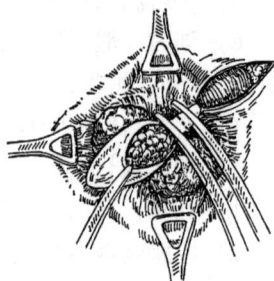

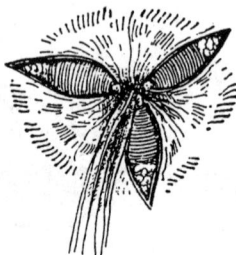

图 10-34　完成手术

第六节　肛门直肠周围脓肿

肛门直肠周围脓肿并不少见。常由肛窦乳头炎或肛门裂、痔感染所致。炎症沿隐窝底腺体的分支，向肛门、直肠周围组织扩散。按脓肿所在的部位，可分为肛提肌下部和肛提肌上部两类。在肛提肌下部的有肛门皮下脓肿，坐骨直肠窝脓肿。肛提肌上部的，有直肠后脓肿，黏膜下脓肿和骨盆直肠脓肿（图 10-35）。

一、皮下脓肿

皮下脓肿位于肛门边缘的皮下组织内，以往亦称为肛旁皮

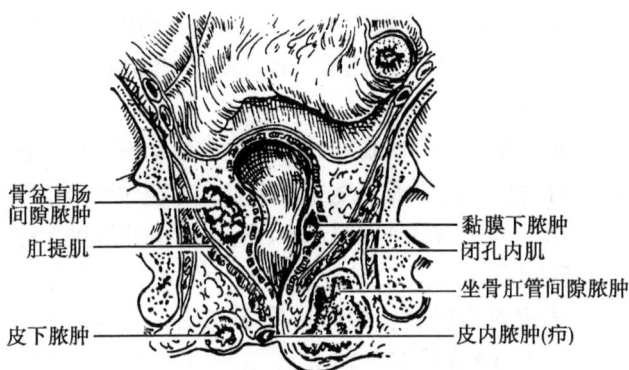

骨盆直肠
间隙脓肿
肛提肌
皮下脓肿
黏膜下脓肿
闭孔内肌
坐骨肛管间隙脓肿
皮内脓肿(疖)

图 10-35　肛门直肠周围脓肿部位

下脓肿。该脓肿多在肛门两侧，有少数可在肛门前后方的。

【临床表现】

皮下脓肿的症状，先是患者感肛门部持续性跳痛，局部受压、咳嗽时加重。排便、行走时疼痛更剧。若脓肿发生在肛门前，可引起排尿困难。若脓肿发生在肛门后，疼痛可延及尾骶部。继之肛缘处出现一隆起，硬而触痛明显。通常疼痛很重，常使患者坐卧不安、全身不适。少数患者还可出现发冷、发热，如不治疗，可产生以下3种结局：

1. 脓肿穿破皮肤，形成肛门直肠外瘘。

2. 脓液由肛门向肛窦破溃流出，形成肛门直肠内瘘。

3. 脓液由皮下蔓延到两侧皮下，形成皮下马蹄形瘘。因此肛旁脓肿，应早期切开引流。

【治疗】

仅只有局部跳痛、轻度肿胀的早期脓肿，可先用保守治疗。

1. 保守治疗

（1）卧床休息，口服缓泻药使粪便软化；口服甲硝唑600mg，1日2次，加诺氟沙星0.2g，1日3次，或肌内注射庆大霉素 8 万单位，1 日 2 次。四环素、磺胺类药也有一定效果。

（2）局部热水坐浴或热敷。经上述保守治疗，一些早期病例可以治愈。

若局部隆起明显、皮肤发红，触之有波动感，即使波动感不明显，而病程超过 3 天，疼痛严重者，亦应做切开引流。

2. 切开引流　切开可在局麻下进行。精神过度紧张的患者，可在鞍麻下进行。

（1）先用剪刀轻轻剪短脓肿周围肛毛，用碘酒、酒精局部消毒皮肤，铺无菌孔巾。

（2）用皮试针接 5ml 注射器，抽取 2% 利多卡因或普鲁卡因 5ml，在脓肿外侧注射一皮丘，皮丘大小最好达 2cm，然后在皮丘缘进针，注射第 2 个皮丘，直至脓肿表面皮肤都麻醉。

（3）麻醉后，在距肛门缘 1cm 处，做一与肛门缘呈放射形的切口，切开脓肿。用止血钳钝性分离，进入脓腔，排出脓液。

（4）剪去切缘一小块皮肤（图 10-36），以保障引流通畅。脓排净后，脓腔内填以凡士林纱布，外加干纱布。

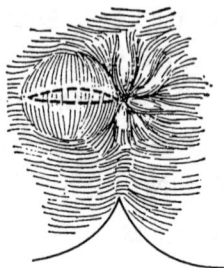

图 10-36　肛周皮下脓肿
切开引流

（5）术后继续服用消炎药 3 天，大便后应热水坐浴、换药，一般伤口数日即愈，很少术后形成瘘管。

二、坐骨直肠窝脓肿

坐骨直肠窝脓肿是肛门直肠周围脓肿中最常见的一种。因坐骨直肠窝呈楔形，位于肛提肌和坐骨之间。其底向下，即肛门及坐骨结节之间的皮肤，尖端向上，居于闭孔内肌筋膜与肛提肌筋膜交接处。内侧为肛门内外括约肌及肛提肌；外侧为坐骨结节和闭孔内肌；前面为会阴浅横肌及会阴筋膜；后面为臀大肌及骶结节韧带。窝内充满脂肪，血运差，靠近直肠，易受感染，所以窝内极易生成脓肿（图10-35）。

【临床表现】

由于坐骨直肠窝空间较大，容积约60~90ml，脓肿大而深，一开始就有全身感染症状，如发热、寒战、乏力、食欲缺乏、恶心、大便秘结。局部疼痛加重，继之出现跳痛，肛门内烧灼痛。排便时疼痛加剧，走路时疼痛更甚，反射性排尿困难和里急后重。肛旁肿胀，皮肤呈红紫、质硬，深压痛。

直肠指检：患侧有压痛性肿块，甚至有波动感。脓肿较大时，肛门周围局部有波动感，穿刺即可抽出脓液。

【治疗】

坐骨直肠窝脓肿一旦确诊，应及时切开引流。

1. 患者取截石位或健侧卧位。碘酒、酒精常规消毒皮肤，铺无菌孔巾。

2. 麻醉 腰麻、骶麻，如无条件局麻也可以。

3. 在有波动部位做一前后直切口或略呈弧形切口。切口尽量靠近肛门，但又至少距离肛门2.5cm，以免损伤肛门括约肌。

4. 切开皮肤后，用止血钳钝性分入脓腔，将脓液排出（图10-37）。

5. 用示指伸入脓腔，探查脓腔，并分开脓腔中的纤维间隔（图10-38）。

6. 根据脓腔范围再向前或向后扩大切口。坐骨直肠窝的

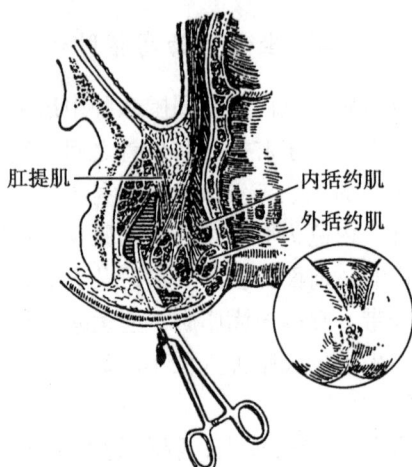

肛提肌 —— 内括约肌
外括约肌

图 10-37 切开后用止血钳分入脓腔

容量为 60~90ml，若术中排出脓液超过 90ml 时，应考虑到已
与骨盆直肠间隙或对侧坐骨直肠窝相通。确诊后须分别引流。

7. 修剪突出的伤口边缘（图 10-39）。止血后，放入凡士
林纱布条引流。

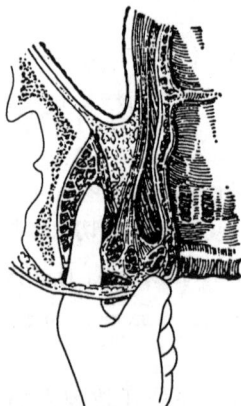

图 10-38 手指进入脓腔探查

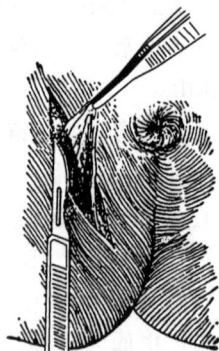

图 10-39 修剪伤口边缘

术后继续全身抗感染治疗。局部热敷，术后第 2 日取出伤口内引流凡士林纱布，热水坐浴，换药。口服液状石蜡润便。

三、直肠黏膜下脓肿

直肠黏膜下脓肿（黏膜下脓肿），即位于直肠黏膜与肌层间结缔组织内的脓肿（图 10-35）。该脓肿多见于直肠下端后方或两侧。常由肛窦炎、直肠炎、内痔化脓、肛门周围脓肿、淋巴管炎等所致。

【临床表现】

该脓肿由于部位较深，局部症状不明显，诊断较困难，但这类患者都有程度不同的全身感染症状，并有肛门内沉重感和便意。直肠指检，在直肠壁上可触及一卵圆形隆起，有触痛及波动感。用直肠镜，可见直肠内有一圆形隆起，表面平滑，边界整齐，可见有炎性黏液附着于隆起的表面。

【治疗】

以切开引流为主，方法如下：

1. 麻醉　如果脓肿在直肠上部，可以不用麻醉，因为直肠黏膜无痛感。如果脓肿在直肠下部靠近齿状线，宜用局麻或骶麻。

2. 患者取截石位，用肛门拉钩扩开肛门，暴露出脓肿部位。

3. 在脓肿隆起处，用尖刀刺破黏膜，排出脓液（图 10-40）。并将切口做上下切开（纵行）扩大，便于引流，不宜横切。

4. 再用止血钳纵行钝性扩大切口，清除坏死组织，不放引流。

术后服液状石蜡 3 日，使粪便软滑。

四、骨盆直肠脓肿

骨盆直肠脓肿位于骨盆直肠间隙内。骨盆直肠间隙在骨盆

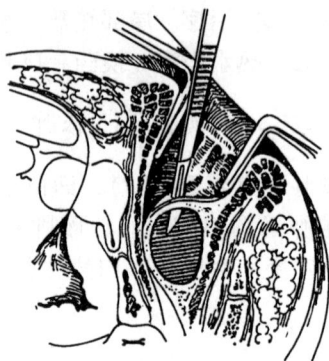

图 10-40　直肠黏膜下脓肿切开引流

内，其上端为腹膜，下端为肛提肌，后方为直肠与侧韧带，前方，在男性为膀胱、前列腺；在女性为子宫及阔韧带。间隙内有疏松结缔组织（见图 10-35）。

骨盆直肠脓肿部位深，诊断较困难，CT、B 超对诊断常有帮助，但该脓肿少见。

引起骨盆直肠脓肿的原因可以是多方面的，常见的原因有直肠炎、直肠溃疡、直肠穿刺伤，或因黏膜下脓肿、坐骨直肠窝脓肿延伸扩散。

【临床表现】

初起症状不明显，继之患者出现寒战、发热、乏力。直肠部沉重感，常想大便。排便时直肠部感酸痛沉重，但没有坐骨直肠窝脓肿那么严重。常伴有排尿困难或尿闭。下腹部可能有肌肉紧张，压痛。会阴部无红肿触痛。严重者可出现毒血症症状，如脉快、高热、白细胞增多。直肠指检，在肛提肌上，可摸到一肿块。并有波动感。

【治疗】

骨盆直肠脓肿不易诊断，一旦诊断明确，应及早做切开引流。切开引流是最有效的治疗方法。

【手术步骤】

大致与坐骨直肠窝脓肿切开相同。

1. 麻醉　硬膜外麻醉或全麻。

2. 患者取截石位。一般以左后外侧做切口引流，故常规消毒左侧坐骨结节部皮肤，铺无菌巾。

3. 在左侧肛缘后外侧，距肛缘 2.5cm 处，做一前后（纵行）皮肤切口，切开坐骨直肠窝。

4. 用左示指伸入直肠，检查脓肿部位。再用止血钳经皮肤切口插入坐骨直肠窝，并以左示指引导止血钳向深处深入。

5. 当止血钳抵达肛提肌时，可感到有阻力，用钳尖穿过肛提肌后，继续插进 1cm 左右，即有脓液流出（图 10-41）。

6. 用止血钳，或伸入右手示指，扩大肛提肌上的引流口，使脓液排净。待脓液排净后，切除切缘两侧突出边缘（图 10-39）。脓腔内放置一皮管引流或香烟引流（图 10-42）。

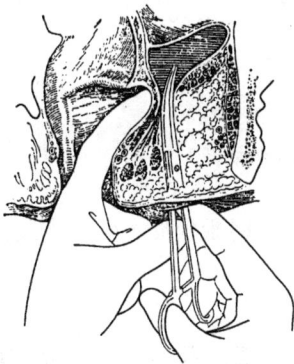

图 10-41　止血钳穿过肛提肌
进入骨盆直肠间隙

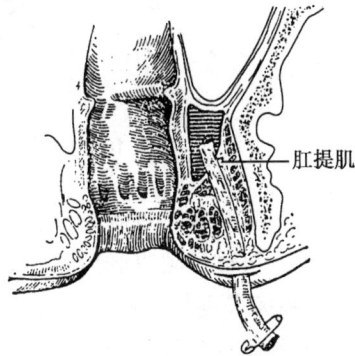

图 10-42　骨盆直肠间隙脓腔
内放置引流条

7. 术后需卧床休息，全身继续使用抗生素，待体温正常 3 天后停药，一般术后 48 小时，可将引流条拔除。如脓腔深大，引流脓液又多时，放置时间可稍长，通常术后第 7 天引流可以完全取出。

8. 拔除引流后，每日应热水坐浴 2~3 次，坐浴后伤口换药。

五、直肠后脓肿

直肠后脓肿位于直肠后间隙。直肠后间隙在骶骨之前，直肠之后，上为腹膜，下为肛提肌，与骨盆直肠间隙有直肠侧韧带隔开。直肠后脓肿向上可穿入腹腔，向下可穿入坐骨直肠窝内（图10-43）。

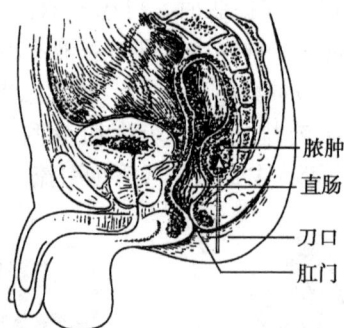

图 10-43 直肠后部脓肿切开

黏膜下脓肿、直肠溃疡、直肠炎、尾骶骨炎、坐骨直肠窝脓肿都有可能导致直肠后脓肿形成。

【临床表现】

主要症状是患者先有发冷、发热。直肠部不适，尾骶处酸痛，排便感觉不畅，伴头痛、乏力、食欲缺乏。

检查时可发现尾骨与肛门之间，有明显的触痛。直肠指检，在直肠后方，可摸到有一波动的肿块，并有触痛。

【治疗】

治疗主要是切开引流。引流方法与骨盆直肠脓肿切开引流相同。在肛门外侧后方切开进入（见图10-43）。

第七节　肛门直肠瘘

肛门直肠瘘简称肛瘘，即肛门附近与直肠下部发生瘘管。瘘管一端通入肛门或直肠，一端通于皮外或其他部位。

【产生肛瘘的原因】

常因肛门直肠周围脓肿自然穿破，或用手术切开，脓液排出后脓腔收缩，但不闭合，则形成瘘管，管壁为肉芽组织和结缔组织。此病甚多见，约占肛门直肠病的 1/4。患病与年龄关系不大，但多见于 30~40 岁的青年人。但是真正的原因，还是肛旁脓肿引流不畅和脓腔反复感染，如肛门外破口，或切开口过小和闭合过早，脓液引流不畅和直肠内的污染液不断经瘘管流出，使瘘管反复感染，致使成瘘不愈。

【肛门直肠瘘的种类】

肛门直肠瘘不一定都与直肠相通，也不一定都穿破皮肤。因此有各种不同的瘘和不同的名称。瘘口在肛门直肠内的称内瘘，在外的称外瘘。一口在外，一口在内的称内外瘘。有两个以上口的称全瘘，只有一个口的称单口瘘，或称作窦（图 10-44）。现分述如下：

1. 内外瘘　包括内口、瘘管和外口。约 90% 的内口在齿状线上的肛窦附近，80% 在肛门后部正中线的两侧，通入直肠。外口在肛门周围，通于体外。外口多半离肛门 2~3cm，有的则离肛门较远。在皮肤上呈一小丘，或一凹陷，围以肉芽组织，中央可见外口。内外瘘是肛门直肠瘘中最多见的一种，约占 70%。瘘管有时笔直，有时弯曲，有的只一个（多数）有的分支蔓延很广。

2. 肛门外瘘　只有肛门外皮肤上有外口，直肠内无内口，这种瘘较少见，并且还可分单口瘘和完全瘘：①单口瘘皮肤上只有一个瘘，实际上是一瘘管；②完全瘘则皮外有两个外口

（图 10-45）。

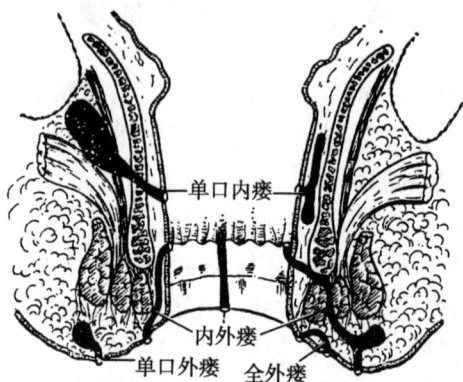

图 10-44　肛门直肠瘘示意图

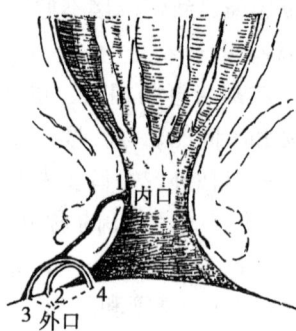

图 10-45　内外瘘有数个外口

3. 肛门直肠内瘘　瘘口全在直肠肛门内，不通到体外。也有全瘘和单口瘘，有一口通入直肠，一口通入其他器官，如尿道、膀胱、子宫、阴道等处，而其内口则还是在齿状线附近。

4. 马蹄瘘（马蹄铁形瘘）　直肠内有一个瘘口，肛门外有两个外口，并有一呈马蹄铁样半环形的瘘管（图 10-46）。有时外口可以有数个及多支瘘管。

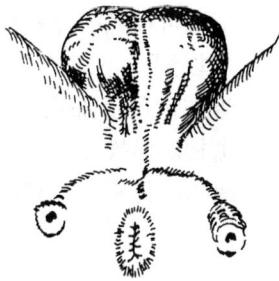

图 10-46　皮下马蹄铁瘘

【临床表现】

肛瘘的主要症状有：

1. 流脓　是肛门内外瘘的首要症状。脓液的多少，因瘘管的长短而不同。新瘘管流脓较多，色黄脓稠厚，味臭。慢性瘘管流脓较少，时有时无，色白、稀淡如水。如果突然脓液增多，则表示有新瘘管生成。有时外口可以暂时封闭，不流脓，但不久局部又出现肿胀、疼痛，而封闭的瘘口再度破裂，又有脓液流出。还可有粪便及气体从外口流出。单口内瘘，脓可由肛门排出，或混在粪便上排出。与其他器官相通的瘘，则有其特殊的症状，如直肠膀胱瘘，则有尿流出。

2. 疼痛　如瘘管畅通，除感外口处有胀感，不适，行走时更明显外，都无痛感。当外口封闭，有脓液积聚时，或内口较大，有粪便流入时，则可产生疼痛，排便时疼痛加重。单口内瘘时，常感直肠下部及肛门部有灼热不适，排便时感肛门部疼痛。

3. 瘙痒　主要是脓液，或分泌物刺激周围皮肤所致。常合并湿疹。

内外瘘的诊断一般不难，除有肛门周围脓肿破溃史，或手术切开引流史，检查时可见肛门附近皮肤上有一凹陷，或一乳头状突起，或一肉芽组织隆起。压之有少量脓液，或带血脓性分泌物溢出。有时在皮下还可摸到一绳索样瘘管。将右手示指伸入肛门，在齿状线上可摸到一小硬结，硬结中央有一凹陷，就是内口。这种凹陷多半在肛门后部正中线上，或稍偏一侧。用拇指在肛门外，与示指相对触摸，可触到一硬索条，顺索条向内，可触到内口，一般诊断可确定。复杂的瘘管有时还需碘油造影。

【治疗】

肛门直肠瘘一旦形成，自愈可能甚少。姑息治疗只能防止病变扩展，不能治愈。根治方法只有手术，切开或切除内外口及瘘管，效果良好，但手术时必须切除内口，如果内口未能切除，将来仍可复发。

手术方法有三类：瘘管切除术、瘘管切开术及瘘管挂线法。

一、瘘管切除术

此法最常用，也是最好的方法。

手术步骤：

1. 麻醉　局麻、骶麻或鞍麻。

2. 患者取截石位，碘酒、酒精常规消毒肛门周围皮肤，铺无菌巾。

3. 扩肛，用酒精纱布轻擦直肠肛管，用右手示指伸入肛门，于齿状线上探查内口部位。

4. 取一探针，经外口轻轻探入。沿瘘管曲折方向，经过整条瘘管，直达内口。探入肛门内的手指，可感到探针经过的位置，并在内口部可触到探针的尖头（图10-47）。

5. 用在肛门内的手指尖，引导探针尖部经内口穿出，并引出肛门外（图10-48）。

6. 若找不到内口，可在直肠内塞一干纱布，再从外口注入亚甲蓝2~3ml，轻轻拔出纱布，观察亚甲蓝染色于纱布上的位置，以判断有无内口和内口的位置。

7. 用止血钳将探针尖端夹住，以免探针滑脱。再自内口至外口，顺探针切开覆盖伞部瘘管的直肠、肛管壁（图10-49），剖开瘘管全长。

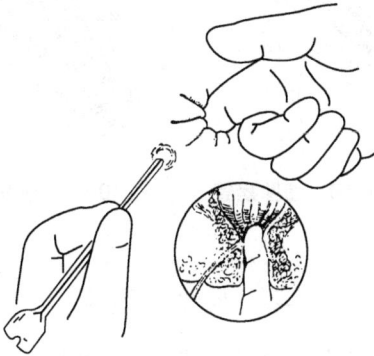

图 10-47　肛门内手指碰着探针头

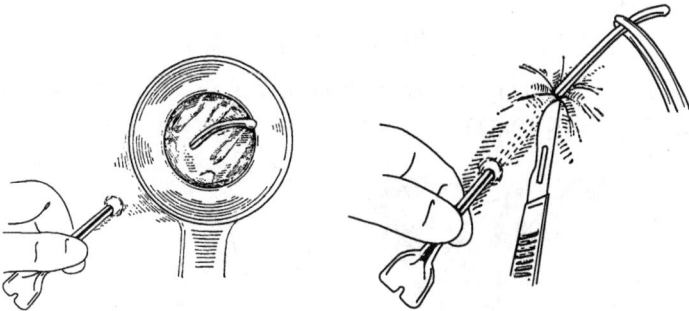

图 10-48　探针头探出内口

图 10-49　夹住探针，切开瘘管壁

8. 在剖开瘘管的两侧，各做一切口，切向瘘管基底部，切除整条瘘管（图10-50）。应切除瘘管周围所有不健康组织，直到健康组织为止。切口宜宽不宜窄。敞开创面（图10-51）。

9. 伤口止血后，置凡士林纱布于伤口内做引流。外盖干纱布敷料。

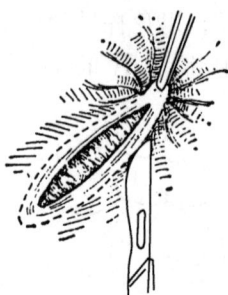

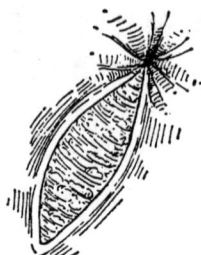

图 10-50 切除瘘管　　图 10-51 敞开创面

二、瘘管切开术

本方法适用于各种瘘管，特别是穿过肛门外括肌的肛瘘。

手术步骤：麻醉、体位，皮肤消毒，扩肛、瘘管内插入探针，与瘘管切除相同。

按探针方向，将瘘管沿探针沟切开。如有支管，应一一切开，然后用剪刀将切口边缘的皮肤切除少许，管内肉芽组织用刮匙刮出（图 10-52）。

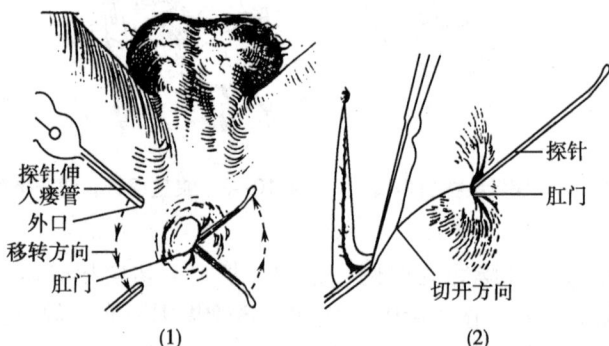

探针伸入瘘管
外口
移转方向
肛门

探针
肛门
切开方向

(1)　　　　　　　　　(2)

图 10-52 肛瘘切开示意图

肛瘘绝大部分都通过括约肌皮下部，或皮下外括约肌浅部与深部之间。皮下部可以随意切断，无大便失禁之虑。如要切断外括约肌浅部，要注意以下两点：①切断切口要与括约肌纤维方向成直角切断；②一次不可切断两处。

三、瘘管挂线法

是利用橡皮筋的弹力机械性压迫作用的一种缓慢切开术。其原理是利用结扎处组织发生血运障碍，逐渐产生压迫坏死而断裂，如同瘘管切开。

瘘管挂线法还有一作用，结扎的皮筋可作为瘘管引流物，有利瘘管内渗液排出，防止发生急性感染。皮筋在对表面组织的切割过程中，瘘管的基底创面，同时逐渐愈合。

瘘管挂线法的最大优点是，肛门括约肌是被逐渐切断，故不会收缩过多和改变位置，造成肛门失禁。并且方法简单，操作快，出血少。在橡皮筋未脱落前，皮肤切口一般不会发生黏合，而且换药方便，痛苦小。

（一）手术步骤

1. 麻醉　局麻。

2. 取截石位，常规清洁和消毒肛旁皮肤。

3. 扩肛、手指探查瘘管内口。判明瘘管与括约肌的关系。对低位肛瘘，切开术较挂线法好。高位瘘挂线法可防止术后大便失禁。

4. 取一探针，由外口经瘘管从内口穿出［图 10-53（1）、（2）］。

5. 在探针尾部，缚一消毒的橡皮筋，然后由内口抽出探针，将橡皮留在瘘管内，两端叠起、拉紧，并切开肛门外被结扎的皮肤，这样可减轻疼痛，并增加效果，最后结扎皮筋，术毕［图 10-53（3）、（4）］。

6. 结扎的组织不多时，一次结扎即可。若被结扎的组织较多，应在术后 3~5 天再拉紧橡皮筋一次，并在近皮肤处再

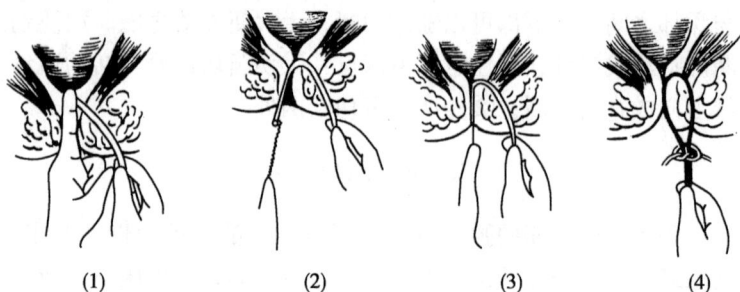

(1)　　　　　　(2)　　　　　　(3)　　　　　　(4)

图 10-53　肛瘘挂线疗法

扎一次。一般术后 10~14 天被扎组织自行断裂。如还未断裂，可以用刀将组织切断，取出结扎线，不会引起术后大便失禁。

（二）术中注意事项

1. 用探针探查瘘管、内口时，不要用力过猛，以免造成假道，否则会将内口和最深一段瘘管遗留，以致术后复发。

2. 如果找不到内口，可从瘘管外口注射亚甲蓝，以确定有无内口，并可先切开探针已经探及的一段瘘管，然后沿着有亚甲蓝染色的部位，寻找内段瘘管和内口，继续插入探针探查，切开。如仍找不到内口，这时只能将切开的创面扩大，术后观察愈合情况，可能复发。

3. 切开瘘管时，若遇到括约肌，可以用橡皮筋挂线，或用刀切断时，必须使切口方向与肌纤维垂直，不要斜切，同时不要切断两处，否则易发生肛门失禁。

4. 在做肛门前侧位瘘管时，特别是较深的瘘，宜做瘘管切开或挂线，不宜做切除，因该处肛门括约肌比较薄弱，切断后不易对合，易造成肛门失禁。一旦切断，应用 2-0 肠线将断端疏松地"8"字缝合，以免肌肉回缩。

（三）术后处理

1. 术后当天进流食，1 日后改普通饮食。

2. 术后 1~2 天内，有的患者可因手术刺激引起尿道和膀胱颈痉挛，产生排尿困难。可在膀胱区放热水袋，皮下注射新斯的明 0.5~1mg，必要时应导尿。

3. 保持 2 天不排便，术后第 3 天开始每晚口服液状石蜡 30ml，使大便软而滑润。

4. 术后第 2 天开始更换敷料，并每日热水坐浴 2 次，及便后热水坐浴，坐浴后换药。

5. 每日换药时要注意伤口，务必使肉芽从创面底部向上生长，防止"桥形愈合"。

四、复杂肛瘘切除术

复杂肛瘘是指一个内口、多个外口，或多个外口、多个内口的肛瘘。

（一）手术步骤

1. 麻醉　硬膜外或鞍麻。

2. 截石位，常规消毒术野肛门周围皮肤。

3. 扩肛。肛门内塞一纱布。从最早出现的外口，注入亚甲蓝，确定和观察内口和部位（图 10-54）。

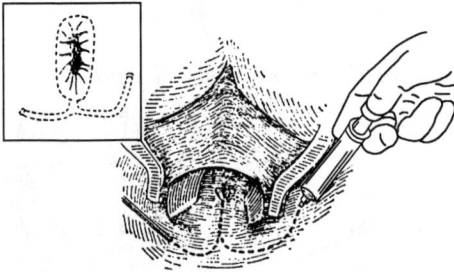

图 10-54　注入亚甲蓝（美蓝）探查内口部位

4. 用探针先探查最先发生的瘘管，并将其切开，然后顺亚甲蓝染色，逐一探查各分支的外口和内口（图 10-55），并逐一剪开。

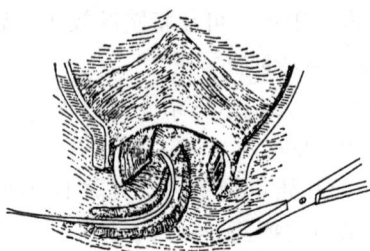

图 10-55　逐一切开分支

5. 切除瘘管，括约肌部可以切开瘘管，不做切除（图 10-56、图 10-57），或做挂线（图 10-58）。

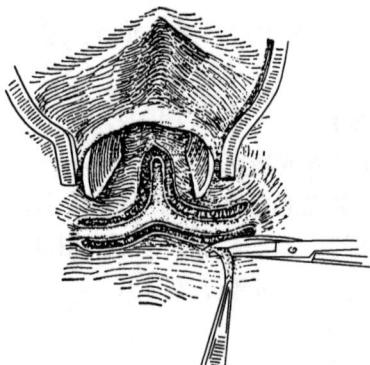

图 10-56　切除瘘管，保留括约肌

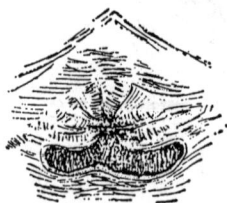

图 10-57　开放创口

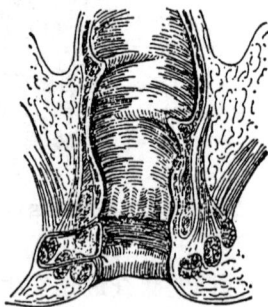

图 10-58　括约肌处挂线

（二）术中注意事项及术后处理

同肛瘘切开、切除和挂线。

第八节　肛门直肠良性肿瘤

一、肛门乳头肥大

肛门乳头肥大，又称乳头状纤维组织瘤。肛门乳头因粪便刺激、感染而变大、变硬。

【临床表现】

患者感肛门部瘙痒，排便不净，里急后重，有时大便带血。有的可感到肛门内有一肿块脱出，一般无痛。

肛门外观正常。肛门直肠指检，于肛管部可触到肿大的肛乳头，乳头质硬，活动。有蒂的肥大乳头，用手指可将其钩出肛门外。肥大乳头底部色红，尖部发白，表面光滑，上面盖有皮肤，无糜烂和溃疡。不脱出肛门外的乳头，肛门镜可见乳头呈三角形，色白，有蒂，触之不出血（图 10-59）。

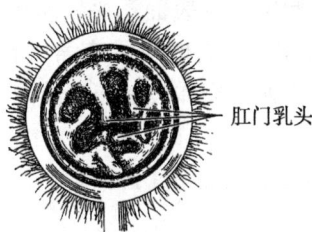

肛门乳头

图 10-59　乳头状纤维组织瘤（窥器观察可见肥大乳头）

【治疗】

1. 热水坐浴，1 日 2 次（早、晚），每次 20 分钟。

2. 口服液状石蜡，每晚 10ml。

3. 带蒂较大乳头，可用手术剪除。一般不出血，或用线结扎后剪除。

二、绒毛乳头状腺瘤

绒毛乳头状腺瘤，又名绒毛息肉、绒毛状腺瘤、乳头状腺瘤，见于齿状线以上直肠内，由黏膜内，肠腺间隔长出，呈息肉状小瘤（图 10-60），多见于老年人，40~50 岁间的男性，很少发生在 40 岁以下者。90% 发生在直肠和乙状结肠下端，但不常见，可恶变。它与腺瘤样息肉的区别是：①外观呈绒毛状，②恶变可能性大，约为 30%。

【临床表现】

主要症状是腹泻和大便带血，无痛。腹泻的特点是含有大量黏液，大量蛋白质、水和电解质的丢失，特别是钾的丢失，引起低钾血症，产生低钾性心律失常，无力，体重减轻，易疲劳等。单纯性便血不多见，常为血性黏液便，里急后重、排便不净、易被误诊为溃疡性结肠炎。

肛门外观正常，直肠指检，瘤体软，似天鹅绒，分叶状、常有蒂，体积较大，基底不硬。肛门镜或直肠镜，见肿瘤长于黏膜，为甚多绒毛状突起，表面不平，呈颗粒状，形似海绵，色红或灰白，基底宽广。有时可见有蒂（图 10-60），多为单个，血管丰富，易出血，瘤体表面盖有黏液。

【治疗】

1. 小的带蒂肿瘤，可经肛门将蒂结扎后切除。或用电烧切除。

2. 大的肿瘤，可经骶部切口切除。即患者俯卧，于臀部正中线上，从骶骨下端至肛门，做一切口，长约 10cm，显露尾骨，切除尾骨。再用血管钳，将肛门括约肌及直肠壁夹住，将直肠后壁切开（图 10-61），即可显露肿瘤，然后用电刀，将肿瘤连同肠壁切除（图 10-62），最后逐层缝合直肠和切口（图 10-63）。

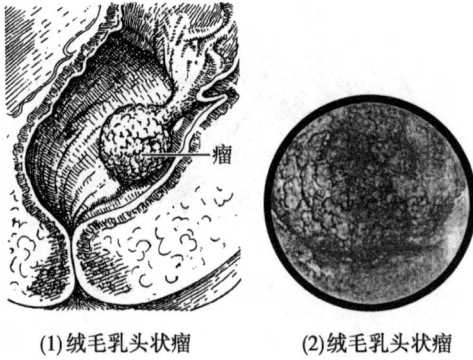

(1)绒毛乳头状瘤　　　(2)绒毛乳头状瘤

图 10-60　直肠镜所见

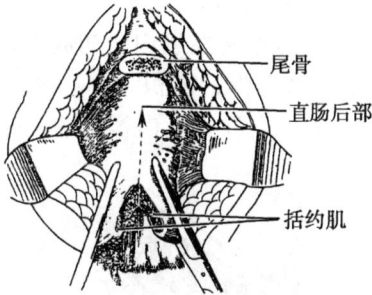

图 10-61　直肠后部及括约肌切开

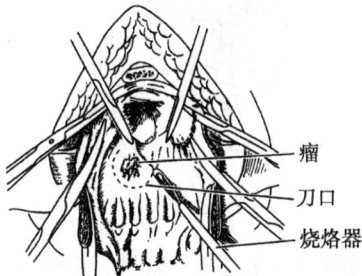

图 10-62　肿瘤切除

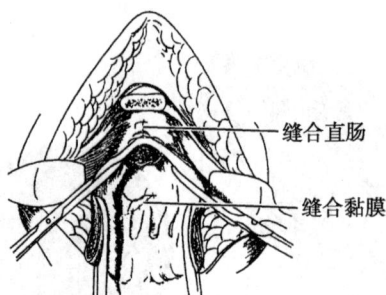

图 10-63　直肠后部伤口缝合

三、直肠腺瘤

直肠腺瘤又称息肉样腺瘤或腺瘤性息肉，是常见的直肠良性瘤。直肠息肉 98% 为腺瘤性息肉。初起时，在黏膜上生一突起，渐渐长大成一圆球形，体积大小不等。基底有的宽阔，有的带有长蒂，有蒂的也称为息肉样腺瘤（图 10-64）。此瘤可以恶变。

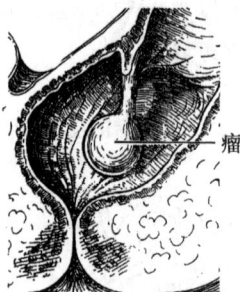

图 10-64　息肉样腺瘤

【临床表现】

临床症状可因肿瘤的大小、数目、腺瘤所在部位不同，临床表现也有所不同。腺瘤小位置高，约 80% 无症状。半数以上的患者，是肠镜或钡灌肠 X 线检查发现的。如果腺瘤表面有糜烂溃疡，可出现便血、粪便内带血和黏液。便血是常见症状，血色鲜红，量不多。如肿瘤长大，可出现便秘，感直肠部沉重。若瘤生在直肠下部，则有里急后重感。长蒂的腺瘤，排便时可由肛门脱出。

肛门外观正常，直肠指检可触及一光滑、活动、圆形、质软，有弹力的肿瘤，基底部无硬变。肛门直肠镜检，可见肿瘤表面被以黏膜，色黄白或淡红，显有光泽。若蒂较长，变成纤维组织，血液循环减少，则变黄白色。因受压迫、粪便刺激、血运障碍，常可出现糜烂或溃疡。若有瘢痕形成，则肿瘤变硬。

【治疗】

手术切除，方法同绒毛乳头状瘤。

四、少年息肉

少年息肉，又称幼年性息肉、儿童息肉，是小儿肛肠中最常见的疾病。发病年龄最多见于 2~8 岁的学龄前和学龄后儿童。肿瘤部位，绝大多数位于直肠和乙状结肠下端。多为单个，极少有多个。外形呈球状结节，表面不分叶，男性多于女性。

【发病原因】

儿童息肉的发病原因尚不清楚，但多数人认为与以下因素有关：

1. 遗传因素　多发性息肉与遗传有关，散在性息肉也曾见多例兄弟姐妹先后患息肉的病例。

2. 胚胎性异常　有组织学研究认为小儿息肉并非真性肿瘤，而是错构瘤。

3. 饮食　少渣食物致使大便秘结，经常摩擦黏膜和刺激，引起黏膜表皮及腺上皮和下层组织的局限增生，初起时形成小隆起，后逐渐增大成息肉。

4. 病毒感染　有人报告，在小儿和成人单个息肉中，找到含有脱氧核糖核酸胞质包涵体。因此认为，可能是息肉病因之一。

【临床表现】

便血是最常见的症状，特点是血液呈鲜红，包在粪便外面，与粪便不相混杂，带血量很小，一般不滴血。血多在排便终末时，覆盖在最后的粪便上。有时可见到粪条外面，有染血的沟状痕迹，并常伴有黏液排出。出血多为长期慢性，为无痛血便，常易被忽视。

长蒂低位的息肉，在排便时，可被推出到肛门外，便后可自动回纳，但有时，尤其是大便干燥便秘时，腺瘤亦可发生自动脱落。

肛门外观正常，直肠指检，可触及圆形光滑的肿物，大小可从绿豆大、黄豆大到樱桃核大，中等硬，位于直肠后壁，固定在肠壁上，有的有蒂。肛门镜检，可见息肉上盖有黏液，有糜烂及出血点，似桑葚、杨梅状。

【治疗】

手术摘除。

本法简单，不需特殊设备和条件，不需麻醉，在门诊即可施行。适用于儿童的低位息肉，操作方法是：

1. 病儿取膝胸位或截石位，术者右手戴橡皮手套，右手示指涂以润滑油。

2. 右手示指伸入直肠内，探摸息肉。

3. 以示指的末节将息肉钩住，并轻轻向骶骨面挤压（图10-65），将息肉从蒂部捏断，顺势把摘下的息肉自肛门带出。

4. 术后在门诊观察 1 小时，若无出血，即可回家。若有出血，应及时处理。

5. 若为高位息肉，则应做结肠镜电灼切除。

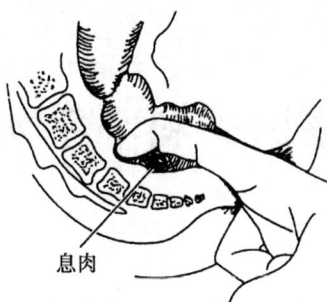

息肉

图 10-65　手指摘除息肉法

（安大立　许怀瑾）

第十一章

泌尿外科小手术

第一节　导尿术

导尿术是检查和治疗尿路疾患的一种常用方法，亦是医疗护理操作中的一项基本技术。导尿的用途很多，操作一般也不复杂，但如果不认真掌握适应证，严格各项操作规程，不仅会增加患者的痛苦，而且对诊断治疗也无帮助。我们应当把导尿术看作一项重要的手术操作，导尿所引起的尿路感染，并不亚于腹部手术造成的腹部感染，其结果虽然当时可能不显著，但以后关系甚大。因此导尿不可以轻率从事，应当有经过适当技术训练的人员来施行。

【适应证】

1. 导尿可以根据导尿管在膀胱尿道存留的时间，分为一次性导尿、间歇性导尿和留置导尿。

2. 按照导尿的目的，可以分为诊断性导尿和治疗性导尿。诊断性导尿如测膀胱残余尿量、膀胱测压、尿液细菌学检查、膀胱尿道造影等。

3. 治疗性导尿，如解除尿潴留、冲洗膀胱内凝血块、尿道手术后的支架以及观察危重患者的尿量，也可防止避免昏迷或尿失禁患者发生湿裤、湿床等。

导尿前最好向患者做适当的解释，以消除患者的顾虑，取得合作。一般不用麻醉，个别精神紧张的患者可先用1%利多卡因作尿道黏膜表面麻醉，然后再行导尿。

【禁忌证】

一般而言，对严重尿道炎、尿道畸形、尿道周围脓肿的患者，不适宜插导尿管。

【操作步骤】

1. 术者戴帽子、口罩，一般位于患者左侧（女患者位于其右侧），患者取仰卧位，女性应屈髋屈膝，两腿尽量外展。

2. 常用1%碘附消毒阴茎、包皮及尿道外口，女性应擦洗阴唇、尿道前庭。

3. 术者戴无菌手套，铺无菌孔巾，显露尿道外口。左手拇指、示指和中指于阴茎冠状沟处提起阴茎，将导尿道管前半段用液状石蜡涂拭，右手持镊子夹住导尿管前3~5cm处，将导尿管头端插入尿道口，并徐徐向尿道内推进，当尿道前端到达内括约肌时，可能略有阻力，此时可稍停片刻。

4. 让患者放松或张口呼吸，尽量使肌肉松弛，可使导尿管继续插进膀胱，尿液自然流出，一般成人男性插入深度为16~20cm，女性为5~7cm。

5. 术者也可不戴手套操作，但需要保证在操作中导尿管插入尿道部分不接触术者手指及其他未消毒物品。其方法如下：左手操作同前，右手持消毒钳夹住导尿管前端3~4cm，管端涂液状石蜡，环指及小指夹住导尿管后端，将导尿管徐徐插入尿道内，直至尿液流出（图11-1）。

6. 如需留置导尿管，应将其妥善固定。

（1）使用气囊导尿管，囊内注无菌水10ml，导尿管与皮肤，不需要贴胶布，可免去粘贴胶布之苦，而且导尿管深浅也合适。

（2）若无气囊导尿管或者气囊导尿管不能插入，使用普通导尿管时，固定前必须先调整好插入的深度，过深过浅均影

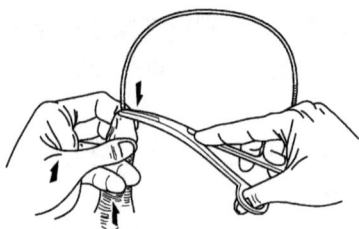

图 11-1　运用血管钳旋行
导尿术导尿管的固定

响尿液引流，且引起患者不适。调整方法是，膀胱排空后，经导尿管注入无菌生理盐水 10～20ml 能立即全部抽出，则示深浅合适。一般导尿管端进入膀胱 3～4cm 即可。

（3）用蝶形胶布固定（图 11-2）。阴茎头（或女性阴唇）不接触胶布。

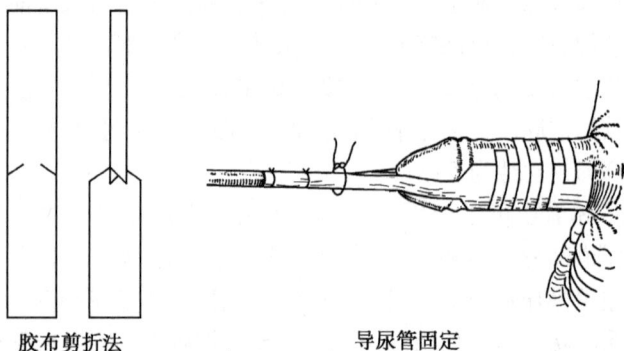

胶布剪折法　　　　　　　导尿管固定

图 11-2　男性导尿管固定法

【导尿注意事项】

1. 解除急性尿潴留时，应缓慢排空膀胱或分次放尿，切忌一次快速放尿或无耐心地用手施压膀胱，否则将产生膀胱黏膜或黏膜下弥漫出血。或由于充盈的膀胱压迫盆腔静脉，快速排空膀胱会在短时间内使盆腔静脉充血，有效循环血量降低，导致休克。

2. 急性尿道损伤者，忌用金属导尿管导尿。应用橡胶导尿管导尿时，亦应小心谨慎，一次插入失败或试插后出血加重者，应采取其他措施排尿。切忌反复试插或企图强行插入，以免加重损伤、出血或带入感染。

3. 留置导尿要保持引流畅通，发现导尿管不通或不畅时，应当随时寻找原因，检查导尿管是否受压、扭曲，是否有血块及分泌物阻塞导尿管。导尿管的深浅位置有无改变等，并及时给予处理。有时可将生理盐水顺利注入膀胱，但不能自然外流，这可能是导尿管开口孔眼被分泌物或膀胱黏膜堵塞，这时可旋转导尿管，改变侧孔方向，常会使导尿管复通。必要时重新更换导尿管。

4. 长期留置导尿管的患者，在无明显尿路感染的情况下，可以定期夹管，以保护膀胱的自主功能和预防膀胱痉挛。

第二节　耻骨上膀胱造瘘术

许多外科疾病的治疗均需行耻骨上膀胱造瘘术。其目的是暂时性引流尿液，或为永久性耻骨上造瘘引流尿液。

【适应证】

综合起来，需行耻骨上膀胱造瘘术的疾病有：

1. 梗阻性膀胱排空障碍所致尿潴留，尿道内无法插入导尿管者，如前列腺增生症、尿道狭窄、尿道结石等。

2. 尿道损伤后排尿困难，导尿失败者；或尿道损伤后施行尿道修补、吻合、会师牵引术后，需要暂时尿流改道者。

3. 少数不适宜做手术治疗而有尿潴留的前列腺增生或前列腺癌，可做耻骨上永久膀胱造瘘术。

4. 某些膀胱或前列腺手术时需同时做膀胱造瘘术。

5. 经尿道前列腺电切除术时，行膀胱造瘘术用以冲洗和减压。

6. 神经性膀胱功能障碍。

7. 化脓性前列腺炎、尿道周围脓肿、尿道瘘。

【禁忌证】

暂时性尿流改道尽可能采用耻骨上膀胱穿刺造瘘术，但以下情况应列为禁忌，应行耻骨上膀胱切开造瘘术：

1. 穿刺造瘘管周径小不能满意引流，或膀胱内充满黏稠脓液。

2. 以前曾有下腹部及盆腔手术史，穿刺困难且有损伤腹内脏器的危险。

3. 膀胱空虚，术前无法使之充盈。

4. 挛缩膀胱。

5. 过于肥胖，腹壁太厚。由于肿瘤或妊娠子宫推移使膀胱偏移，或有巨大膀胱憩室、膀胱肿瘤时，应在 X 线或 B 型超声波引导下进行穿刺。

【方法】

一、耻骨上膀胱穿刺造瘘术

耻骨上膀胱穿刺造瘘术始于 1661 年。由于穿刺器械的不断改进，已逐渐取代传统的保留尿管作为暂时性尿流改道的主要手段。与保留导尿管相比，其优点有：①有膀胱以下梗阻时亦能应用；②患者痛苦少，能耐受；③可避免尿道炎、附睾炎及尿道狭窄等并发症；④很少发生尿路感染；⑤能随时了解排尿功能恢复情况。

(一) 穿刺器械

膀胱穿刺套管针（图 11-3）、注射器、手术刀、12～14 号导尿管。注意导尿管必须能顺利通过穿刺套管针的内腔。

(二) 膀胱穿刺套管针操作要点

1. 做此手术，必须在膀胱充盈时进行。

2. 患者取平卧位，一般选耻骨联合上二横指中线处为穿刺点。

3. 局部麻醉　局部麻醉必须充分，自表皮直至膀胱区均应浸润。

4. 于穿刺处做一长约 1cm 的皮肤切口，膀胱穿刺套管针通过此切口沿膀胱方向垂直刺入，偏离中线穿刺有可能损伤腹壁下动脉。过于向肛门方向倾斜，易误伤膀胱及前列腺静脉而导致出血及血肿。

5. 穿刺套管针至腹直肌前鞘时有阻力，可用力穿刺即能通过，继续穿刺遇有落空感，即表示已进入膀胱（图 11-4）。

6. 拔除穿刺套管针的内芯，可见尿自套管口流出（图11-5）。

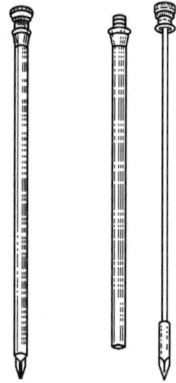

图 11-3　膀胱穿刺套管针

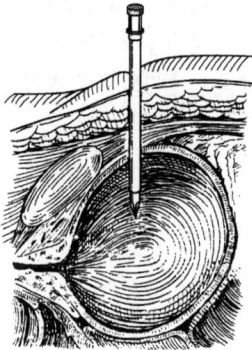

图 11-4　套管针进入膀胱　　图 11-5　拔除套管针内芯

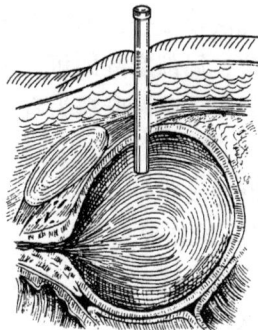

7. 经套管插入 Foley 导尿管，退出套管（图 11-6），注 10ml 无菌盐水于 Foley 导尿管气囊，然后用丝线缝合皮肤切口并妥善固定导尿管于皮肤上。

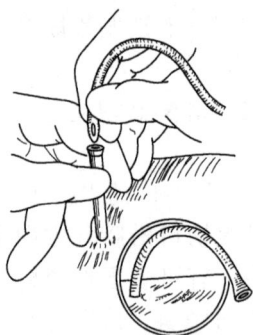

图 11-6 经套管插入
尿管退出套管

二、耻骨上膀胱切开造瘘术

此法较耻骨上膀胱穿刺造瘘术复杂，但可满意显露膀胱前壁，必要时可延长膀胱切口，进行膀胱探查和膀胱内、后尿道手术。此法较安全，不致损伤腹腔内器官。单纯行耻骨上膀胱切开造瘘，局部麻醉即可。若同时需行尿道手术或膀胱手术，则以硬脊膜外腔滞麻醉为宜。

（一）麻醉

局麻或硬膜外。

（二）操作要点

1. 患者取平卧位。常规消毒下腹部术野皮肤，铺无菌巾。

2. 采用下腹正中切口，切口开始于脐至耻骨联合连线中点，止于耻骨联合上缘（图 11-7）。

3. 切开皮肤、皮下组织后，露出腹白线及腹直肌前鞘，于腹白线稍外侧纵行切开腹直肌前鞘（图 11-8），在腹直

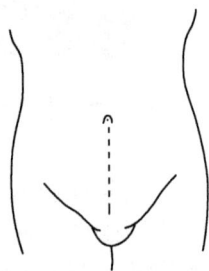

图 11-7 腹部切口

肌间钝性分离腹直肌及锥状肌（图11-9）。

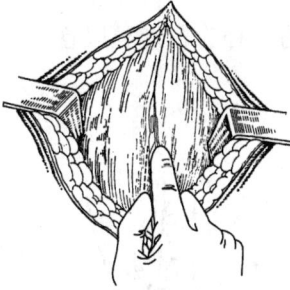

图 11-8 切开腹直肌前鞘 　　图 11-9 分离腹直肌及锥状肌

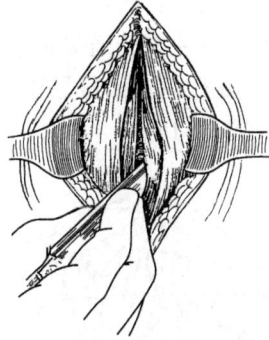

4. 以拉钩将肌肉牵开，即露出膀胱前脂肪组织及腹膜反折。用裹以湿纱布的手指，自切口下方将膀胱周围脂肪组织连同腹膜反折推向切口上方，露出膀胱前壁（图11-10）。

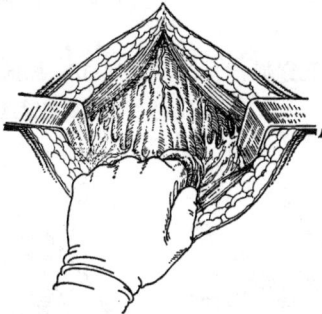

图 11-10 推开腹膜反折，露出膀胱前壁

5. 将腹膜反折推开，可见膀胱前壁粗大的静脉及粗大的膀胱肌肉纤维。行膀胱穿刺，抽出尿液则进一步证实为膀胱（图11-11）。

6. 单纯膀胱造瘘者，则用1-0肠线以穿刺点为中心做一荷包缝线，再在其中央以手术刀刺破膀胱（图11-12），迅速插入造瘘管然后收紧荷包缝线（图 11-13）。造瘘管上下膀胱前壁以细丝线间断缝合肌层数针加强即可（图 11-14）。造瘘管有两种，一种为普通导尿管或 Foley 导尿管，应用导尿管时，应选用 18 号以上大号导尿管；另一种为覃形导尿管（俗称蘑菇头，图 11-15）。

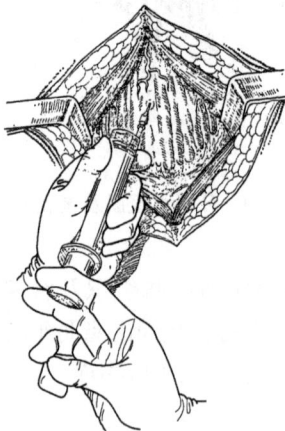

图 11-11　膀胱穿刺

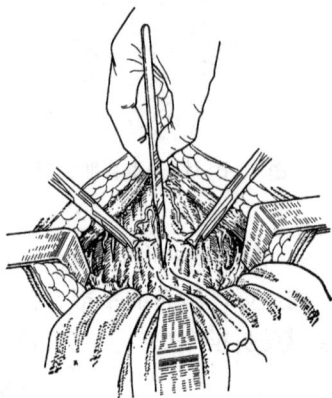

图 11-12　膀胱前壁做荷包缝合
尖刀在缝线中刺破膀胱

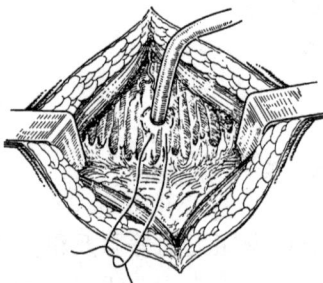

图 11-13　插入造瘘管，
收紧荷包缝线

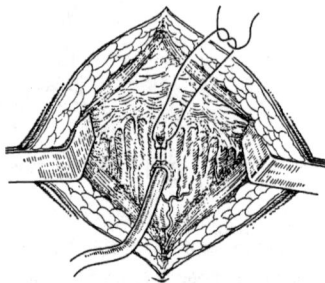

图 11-14　细丝线浆肌层
缝合加强

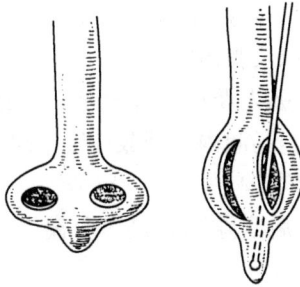

图 11-15 蕈形造瘘管管端

7. 造瘘毕，将造瘘管上提，紧贴膀胱前壁，以免刺激膀胱三角区或膀胱底部。用无菌生理盐水冲洗手术视野，吸尽耻骨后间隙内的残余液体。耻骨后间隙内置一烟卷引流或一橡皮引流管以引流残余液体。间断缝合腹壁各层，造瘘管妥善固定于腹部切口上（图 11-16）。

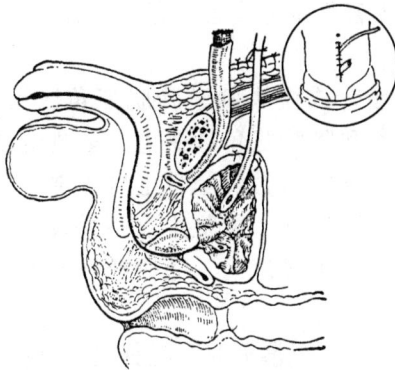

图 11-16 术毕放烟卷引流条，
将造瘘管及引流条固定于腹壁上

【术后并发症】

耻骨上膀胱造瘘术的并发症不多见（曾做下腹或盆腔手术者易发生并发症）。

1. 可能出现的并发症是血尿、尿瘘、尿外渗、膀胱壁损伤、膀胱前壁血肿以及腹内脏器损伤。

2. 有时可发生极为严重的并发症。如造瘘管置于膀胱周围间隙、腹腔、甚至肠腔内。开放性手术时误伤腹膜。

【手术注意事项】

1. 膀胱前耻骨后间隙不必过多分离，以减少出血、血肿和感染的发生。

2. 正确辨认膀胱，以穿刺进一步确诊，可防止误入腹腔和肠腔，尤其是有下腹及盆腔手术史者，更应注意。

3. 穿刺造瘘时，应注意穿刺的部位与方法。

4. 掌握适应证和禁忌证，可防止并发症的发生。有腹部症状出现时，应立即作放射线检查，以确定造瘘管的位置。若证实有腹内脏器损伤及腹膜炎时，应及时处理。

【术后注意事项】

1. 术后应妥善固定造瘘管，翻身、活动时均需注意，防止引流管滑脱。

2. 术后造瘘管或血块刺激膀胱三角区及膀胱底部时，可造成膀胱痉挛和膀胱三角区激惹，表现为阴茎头和尿道外口反射痛、尿排尿用力及耻骨上区疼痛。术中缝合膀胱后造瘘管提向膀胱前壁，可防止这一并发症的发生。若出现上述情况，可给予解痉剂，低压冲洗膀胱，必要时可调整造瘘管的位置。

3. 尿液引流不畅或漏尿时，应首先注意造瘘管是否有堵塞，可调整造瘘管的位置。

4. 若尿漏或尿外渗发生于膀胱穿刺造瘘术后，又未能纠正，可改做开放性造瘘，术后冲洗造瘘管防止堵塞。

5. 膀胱造瘘术后初次更换造瘘管应在手术后 3 周进行，以后每 6~8 周更换 1 次。以免影响尿液引流，引起感染或继发性结石。

耻骨上膀胱穿刺造瘘耗时少，创伤小，并发症少，操作简单，可在诊室或一般条件下施行，对麻醉要求不高，病员恢复快。常于紧急情况下采用此法，能及时解除尿潴留。由于常在急诊时应用，受穿刺针限制，造瘘管周径相对较小，会影响引流。除 Foley 导尿管外，不易保持最佳位置。

开放性耻骨上膀胱造瘘可同时了解膀胱内情况，缝合止血较好，出血、漏尿和尿外渗发生率相对较少，但手术条件要求较高，需在手术室内完成。目前单纯性因尿液转流而施行耻骨上膀胱造瘘者日趋减少。

第三节　尿道口手术

一、尿道外口切开术

尿道外口狭窄，多数为先天性，也可因局部炎症（如阴茎头炎）或损伤引起。还可发生于经尿道前列腺切除术后。长期尿道外口狭窄，可引起排尿困难，膀胱代偿性肥厚，产生小梁、假性憩室，泌尿系感染、膀胱结石形成。后期膀胱代偿不全，残余尿增多，可出现尿潴留、充盈性尿失禁，甚至膀胱、输尿管反流，肾功能受损。

狭窄不严重者可行尿道扩张，扩张要局限在前尿道的一段，不要像常规扩尿道一样扩至膀胱，否则容易引起尿道损伤甚至穿孔。如扩张效果不好，或狭窄较严重者，宜早行尿道外口切开术。

【手术要点】

1. 清洗阴茎后消毒，阴茎海绵体麻醉或局麻。

2. 用蚊式钳或有槽探针从尿道外口插入，于包皮系带侧将尿道外口的狭窄部纵行切开并部分切除，同时将近端正常尿道切开 1cm。尿道黏膜与皮肤创缘用 3-0 号肠线缝合（图 11-17）。

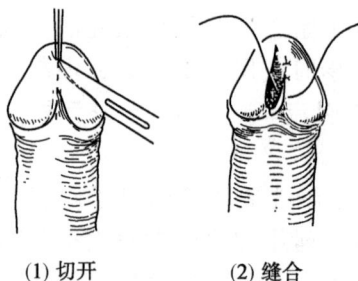

(1) 切开　　　　　(2) 缝合

图 11-17　尿道外口切开术

3. 可以不包扎，排尿后用甲紫消毒。也可以保留尿管 3~5 天。伤愈后可根据情况定期扩尿道，以免再狭窄。

二、尿道肉阜切除术

尿道肉阜是女性常见的一种尿道疾病，多发生在 20~60 岁。它是位于女性尿道口的红色肿瘤样组织，但并非真正的肿瘤。

【尿道肉阜的病因】

尚不十分清楚，可能与下列因素有关：

1. 外阴慢性炎症或性交、卫生纸等慢性刺激。

2. 尿道黏膜外翻受到慢性刺激。

3. 尿道梗阻或其他原因使患排尿时过度用力，黏膜下小静脉变薄、曲张。由于上述原因引起尿道口周围上皮细胞增生，炎细胞浸润及小静脉曲张等变化，而产生尿道肉阜。还有人认为尿道肉阜发生与雌激素严重低落有关。

【尿道肉阜的临床表现】

尿道肉阜一般较小，多位于尿道口下方正中，即 6 点钟处。少数可累及尿道口四周，极少数发生在尿道内。有的带蒂，多数基底较宽。肉阜突起于尿道黏膜表面，质软、色红，受损极易出血。根据其炎性细胞浸润、纤维化及静脉曲张的不同程度，可分为3种类型：

1. 乳头状瘤型尿道肉阜。

2. 血管瘤型尿道肉阜。

3. 肉芽肿型尿道肉阜。

基本以乳头状瘤型为多见，形似息肉，表面覆盖复层鳞状上皮或移行上皮。

患尿道肉阜的患者，少数可无自觉症状。大部分表现为局部疼痛出血，排尿时可出现烧灼感，接触或性交时疼痛。还可出现排尿困难，尿流发散，继发尿路感染等。尿道肉阜的出血一般量较少，极少发生大量出血。

肉阜多位于尿道口下唇，可以直接看到，一般约0.5~1cm大小，大者呈环状。根据临床表现即可做出诊断，但必须经病理检查加以证实并注意与尿道癌相鉴别。

【尿道肉阜的治疗】

尿道肉阜无症状者一般不需治疗；有症状者可先采用雌激素软膏外用等治疗。如果长期治疗不愈者可根据大小、部位采用肉阜电灼术、肉阜摘除术或肉阜环切术。

1. 肉阜电灼术　电灼术仅适用于突出尿道外口的细小肉阜。消毒后在肉阜的基底注射0.5%普鲁卡因后，用镊子把肉阜提起，于基底部用高频电刀灼除（图11-18）。使用高频电刀时，要防止灼伤正常的尿道黏膜，以免造成尿道狭窄。近年来，对这种小的肉阜也可采用激光治疗，操作方法与电灼术基本相同。

2. 肉阜摘除术　此方法适用于单个较大的、有蒂的肉阜。消毒后，局部麻醉。于根部将肉阜切除后，其基底用高频电刀烧灼，目的是止血和减少术后复发。然后用3-0号肠线将尿道黏膜外翻缝合，留置导尿管5~7天。

3. 肉阜环切术　广基的肉阜，单纯电灼可摘除不彻底，

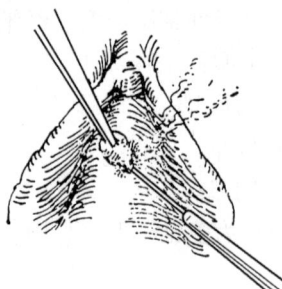

图 11-18 用镊子拉起肉阜，
电灼肉阜根部

应采用环切术，以免复发。

【手术步骤】

1. 患者取截石位，骶管麻醉或腰椎麻醉。

2. 沿尿道外口做一环切切口（图 11-19）。

3. 游离出尿道前端，使其越过肉阜基底部，尿道贯穿一缝针固定，以防回缩（图 11-20）。

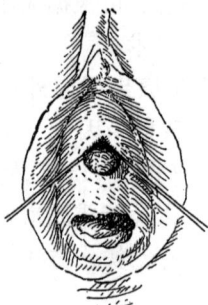

图 11-19 沿尿道外口
做一环形切口

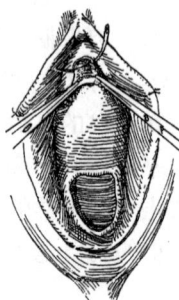

图 11-20 尿道贯穿
缝一针固定

4. 边切尿道，边用 3-0 号线将尿道黏膜外翻缝合（图 11-21）。尿道不宜切除过多，以免发生尿失禁。边切边缝，防止黏膜回缩。

5. 间断缝合尿道断端，肉阜与远端尿道被切除（图 11-22）。

6. 留置导尿管 5~7 日，可以选择稍粗的尿管，有压迫和止血作用（图 11-23）。

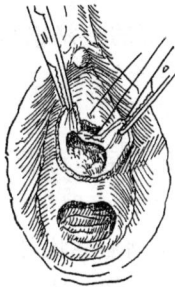

图 11-21　边切尿道，
边外翻缝合尿道黏膜

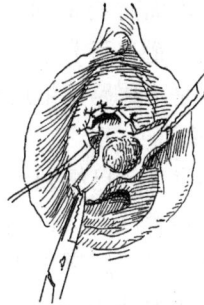

图 11-22　间断缝合
尿道断端

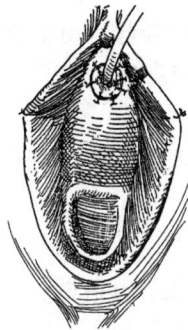

图 11-23　留置导尿管

7. 术后保持大便通畅，注意创口护理。酌情使用抗菌、止血药物。

三、处女膜伞切除尿道外口成形术

部分患者由于处女膜呈伞状，其上缘呈一门坎状向上遮盖住尿道外口，形成尿道远端之袋状陷窝。排尿时，尿流受阻及部分尿液残存与陷窝内，还可以有部分尿液冲到处女膜伞而反流回膀胱，因而有利于细菌逆行感染；再者女性尿道前庭缩短，性交时尿道口可卷入阴道内，阴道的分泌物可以污染尿道，这些都是下尿路感染反复发作的一个原因。

【临床表现】

本病多发生于已婚妇女，尤其是生育后，患者一般都能描述出婚后或生育后不久即出现症状。可以表现为尿频、尿急、尿痛、排尿困难、尿道灼热感等，性生活后症状可加重。

本病临床诊断并不困难。对反复的下尿路感染，除了常规的检查化验，要注意检查尿道外口：①尿道外口呈"V"字形；②处女膜与尿道外口融合，即尿道外口位于处女膜上；③尿道前庭距离缩短，为0.5cm；④处女膜呈伞状，其上缘向上遮盖尿道口，呈门槛样隆起。用镊子从尿道外口插入可见尿道远端6点钟处有一袋状凹陷。

【治疗】

可采取处女膜伞切除尿道外口成形术。术前应排除泌尿系其他器质性病变。

【手术步骤】

1. 患者取截石位，硬膜外麻醉。

2. 用于尿道口12点钟处做一小的纵切口，长约1cm（图11-24）。

3. 扩张尿道至足够口径后将切口横行缝合3~4针，使尿道外口上移。在尿道口与阴道口之间做一弧形切口，长约4~5cm，口沿阴道前庭向下延伸（图11-25）。

4. 于阴道黏膜下进行剥离（图11-26）。注意不要损伤尿道黏膜。切除多余部分处女膜伞内板。

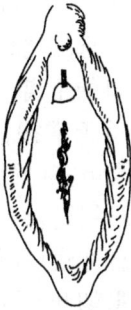

图 11-24 尿道口
12 点钟处做一纵切口

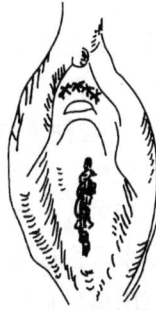

图 11-25 横缝纵切口，
沿处女膜外板做弧形切口

5. 将充分剥离的阴道壁环绕尿道后唇缝合，其余阴道壁纵行缝合，缝合时宜穿过深部组织，否则容易裂开，缝合后尿道口与阴道口间相隔 1cm 左右（图 11-27）。这样尿道就不易受到阴道分泌物等的污染。而且行阴道压迫试验检查，尿道口大多不被卷入阴道内。留尿管 5 日。

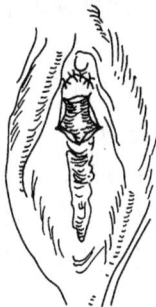

图 11-26 切除处女膜
内板于黏膜下分离

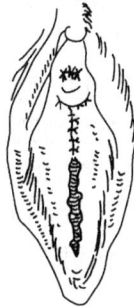

图 11-27 纵行缝合，加大
尿道口与阴道口的距离

也有的医生行处女膜伞 "V" 形切除，此法可以去除尿流的障碍物，但并没有使尿道口与阴道口分开，故不够理想。

采用处女膜伞"V"形切除+尿道口与阴道口之间的横切纵缝，既切除了处女膜伞，消除了尿道口远端之袋状凹陷，使尿道后壁平坦，又加长了尿道口与阴道口的距离。临床上取得了满意的效果。这种方法操作简单，易于掌握，简介如下：①在处女膜伞正中，用剪刀剪到尿道后唇6点钟处，一定要达到最低点。在后唇6点钟处用3-0号白肠线缝合。再分别于两侧切除处女膜伞。白肠线间断缝合。这样尿道口原端之袋状凹陷消失。②在尿道外口与阴道口之间弧形切开、分离，纵行缝合，以加长尿道口与阴道口之间的距离，减少对尿道口的污染。操作可参考前述的方法。

第四节　尿道扩张术

尿道扩张术是泌尿外科重要的基本操作之一。看起来此方法简单易行，但对不熟悉尿道解剖，又缺乏实践经验者，行尿道扩张术很易导致并发症的发生。对于经验不足者，切不可轻视这一操作，应熟知有关理论知识，并熟练其操作规程。

【适应证】

1. 探查尿道有无狭窄以及狭窄的部位和程度。

2. 探查尿道及膀胱内有无结石或异物。

3. 扩张尿道，以治疗尿道狭窄。一般认为，尿道扩张术治疗尿道狭窄，一方面起到对狭窄部位机械的扩张作用，另一方面起到按摩作用，增进局部血液循环，促进瘢痕组织软化和浸润吸收。

【禁忌证】

1. 尿道及前列腺急性炎症，或尿道分泌物过多者，禁忌扩尿道，以免炎症扩散。但因尿潴留并发急性上尿路感染，发热者，在普通导尿术失败后，仍可用尿道扩张术，术后应留置导尿管引流。

2. 尿道损伤，特别是因骨盆骨折或会阴部骑跨伤所致的后尿道或球部尿道损伤，禁忌尿道探子检查，以免加重损伤、出血、休克或造成假道。

3. 疑有尿道肿瘤者。

4. 每次尿道扩张术后，均有尿道热者。

尿道扩张术常见的器械有金属探子和丝状探子两种。金属探子系用不锈钢制成，前端钝圆光滑，其周径小于探子杆部，尾部为柄，便于握持。柄上有号码，标示探子的粗细，其号码常以"F"为代号，F是尿道器械粗细的法制代号（French number）。F数表示尿道器械的周径（mm），其数值的1/3为该器械的直径。如F24的金属尿道探子，即周径为24mm，直径为8mm。丝状探子由塑料、丝状物尼龙制成，具有可屈性，且有一定弹性，能保持其直态，又能随尿道的走行而弯曲，故不易损伤尿道，一般粗细为F3~F5，其尾端有螺丝突或螺丝槽，借以与相应的金属探子或金属导尿管紧密连接，在丝状探子的引导下，能使较细的金属探子通过尿道狭窄部。

进行尿道扩张术前，必须检查各号探子是否齐备完整，以便于检查时按病情需要选择应用。应用丝状探子前，应详细检查其质量，特别注意有否扭折，螺丝是否生锈，或与金属探子是否拧牢，保证其不致在操作时折断或滑脱掉入尿道或膀胱之内。器械必须无菌，金属探子可以煮沸消毒，丝状探子应浸泡于消毒液中灭菌，使用前用无菌生理盐水冲洗。

一、金属探子尿道扩张术

1. 患者平卧位，两腿稍分开。局部常规消毒铺巾。一般不用麻醉，对于较敏感者或初次接受此项检查者，可行尿道表面麻醉，尿道内注入2%利多卡因凝胶10ml。

2. 检查者立于患者左侧（右侧亦可，视检查者习惯），右手执金属尿道探子，左手执阴茎，使其向上伸直，将探子涂以无菌液状石蜡徐徐插入尿道（图 11-28）。此时探子与患者腹壁平行，继续将探子送入，使其尖端滑入球部尿道（图 11-29）。

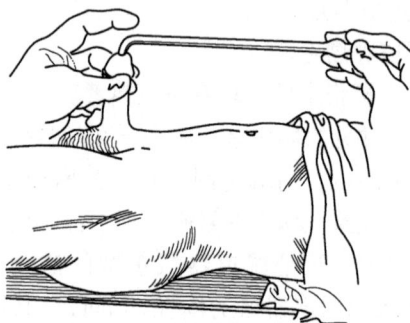

图 11-28　金属探子前端插入尿道

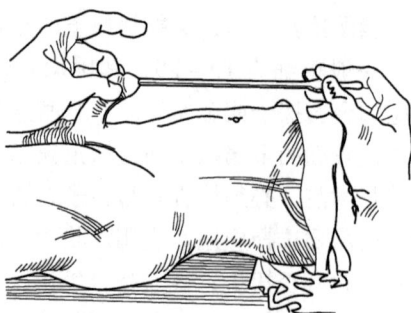

图 11-29　探子尖端抵达球部尿道

3. 松开左手，使阴茎无张力牵拉，将探子轻轻向后尿道方向推进，同时逐渐将探子由与腹壁平行位抬直垂直位，使其尖端跨过尿道外括约肌而进入后尿道（图 11-30）。再将探子压下（图 11-31），边压边向前推进，直至探子再次与腹壁平行。其前部既已进入膀胱内而完成整个尿道探子检查操作（图 11-32）。如尿道探子不能放平或放平后不能左右转动，则表示未进入膀胱。

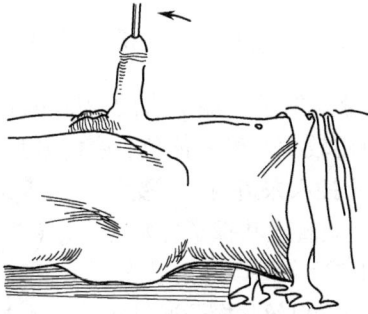

图 11-30　竖起探子，使其尖端
跨过尿道外括约肌

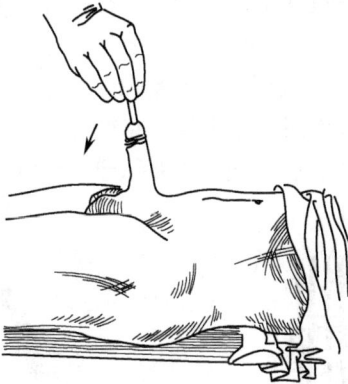

图 11-31　压下探子

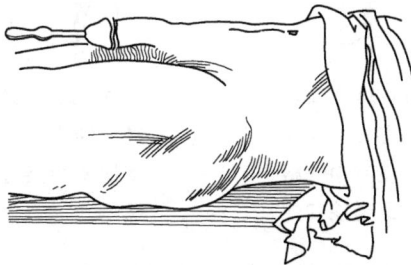

图 11-32　向前推进探子，使其尖端进入膀胱内

二、丝状探子尿道扩张术

尿道狭窄在金属探子不能扩入的情况下才使用丝状探子。丝状探子目前使用较少。患者体位、麻醉及局部消毒同前述。

先将一根丝状探子插入尿道内，至受阻（狭窄）部位时，旋转丝状探子并轻轻向前推进（图 11-33）。借以通过狭窄，如果此法不能将第一根丝状探子通过狭窄部位，则可以同法插入第二根、第三根等，直至其中之一通过狭窄部位（图 11-34），拔去未通过狭窄部位的丝状探子，在已插入狭窄部的丝状探子之尾端，衔接上适当的金属探子并拧紧螺丝（图 11-35），借丝状探子之引导，将较细的金属探子导入膀胱，达到扩张尿道的目的（图 11-36）。

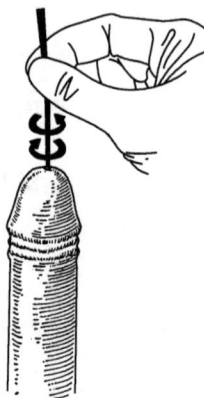

图 11-33 旋转并推进丝状探子

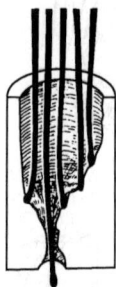

图 11-34 同法插入多根丝状探子，使其中一根通过尿道狭窄处

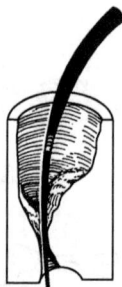

图 11-35 将已进入狭窄处的丝状探子衔接金属探子

对于初次接触尿道扩张术的患者，选择探子的粗细要适

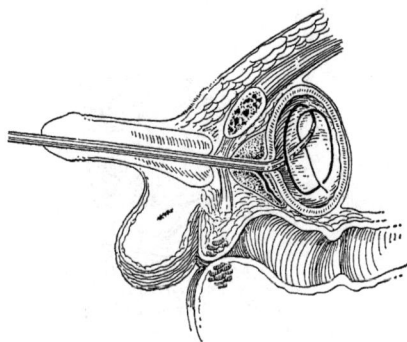

图 11-36 丝状探子引导金属探子进入膀胱

当，一般应首选用 F16 或 F18 号，然后再根据情况增大或减小号码。当 F12 至 F14 号仍不能通过时，即应改用丝状探子引导，且不可再小于 F10 号的金属探子，以免穿破尿道。再者，每次最多增加 3 个 "F" 号码，不可急于求成，否则很易导致尿道损伤。根据国人尿道直径，能通过 F24 号已足矣，不需要再加大号码。两次扩张间隔时间应在 1 周以上。在逐渐增大号码的同时，逐渐延长扩张术的间隔日期，至能以 F24 号顺利扩入并可每 3 个月扩张 1 次之后，再延长至每半年 1 次，甚至停止尿道扩张治疗。对那些长期依赖频繁的尿道扩张术方能维持排尿的尿道狭窄的患者，或一次扩张术后仅能维持数小时或 2~3 天排尿通畅者，或一次扩张后反而排尿困难加重者，应进一步明确局部情况，不应该盲目地长期依赖频繁的甚至是强有力的尿道扩张术以求治疗某些尿道狭窄。因为频繁的、强有力的和盲目的尿道扩张术可加重局部创伤和炎症，造成狭窄的进一步加重，甚至有并发假道和尿瘘的危险。尿道狭窄使用金属探子扩张尿道时，常可造成尿道穿破。轻者仅伤及黏膜，重者穿破尿道全层形成假道通入膀胱（图 11-37），或直穿入直肠。

尿道狭窄、前列腺增生症或尿道外括约肌痉挛等是其穿破

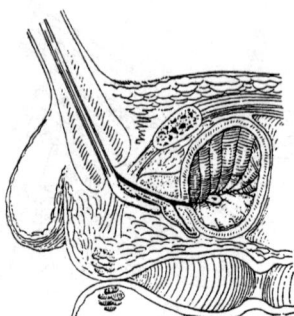

图 11-37　尿道狭窄强行扩张形成假道

尿道常见的诱因，但如技术熟练，操作轻柔，选择的探子粗细适当，顺尿道的自然弯曲轻轻插入，这些损伤大多是可以防止的。探子越细越易发生尿道穿破。尿道穿破后立即出现的症状是疼痛和出血，如破入直肠内，易招致前列腺及后尿道周围的感染，出现会阴部、直肠及耻骨上区疼痛，排尿困难或发热。后尿道穿破也可出现前列腺及膀胱周围尿外渗。尿道穿破后应立即采取止血及抗感染措施。出血不止者，应行耻骨上膀胱造瘘，尿道内留置气囊导尿管。尿道周围感染形成脓肿时，应切开引流。

尿道黏膜十分娇嫩，并具有丰富的血管，尿道扩张方法不当，使用过粗探子或企图强力通过狭窄部位，使尿道黏膜撕裂甚至穿破尿道造成出血。损伤轻微出血不多时，患者仅感尿道疼痛及轻微血尿，严重者可发生出血性休克。大量后尿道出血，可反流入膀胱并形成血快阻塞尿道发生尿潴留。出血不重者可嘱其多饮水，适当给予抗菌药物，一般数小时至 24 小时可自行停止。出血较重有排尿困难者，尽可能留置一较粗的、质地较软的导尿管引流尿液，气囊内注入 15~20ml 无菌液体，并稍加牵引，以防尿道内出血反流入膀胱阻塞导尿管。

尿道扩张术不仅可引起急性尿道炎、膀胱炎，尚可引起急性上尿路感染及生殖系感染，此时经抗感染治疗，一般可以很快消退。因尿道狭窄常伴有尿道炎症，在病变部位的黏膜皱褶处常有较多细菌，尿道扩张时细菌及其毒素经损伤处播散到血液循环中去，引起一过性毒血症或菌血症，一般历时 1~3 天可逐渐恢复。如治疗不及时，细菌毒力强或患者抵抗力差可发生败血症，一旦有症状必须采取有效治疗，静脉点滴广谱抗生素等直至感染完全控制。

在尿道扩张术中丝状探子折断较少见，多系丝状探子尾端的螺丝突已锈蚀，或由于未与金属探子扭紧的情况下使用，致使丝状探子折断脱落遗留于膀胱中，此时膀胱镜往往难以插入，大多施行膀胱切开取出。

第五节　包皮环切术

包皮环切术作为一种宗教礼仪早在 1550 年就有记载。犹太人要求出生后 10 天内行割礼，而回教的礼仪也要求在 12 岁前行包皮环切术。这种古老的手术迄今仍广泛的使用，对预防阴茎癌、尿路感染、前列腺炎、尿道外口狭窄等起着很好的作用。研究表明犹太人及回族阴茎癌的发病率明显低于一般人群，与提早行包皮环切有关。包皮环切至今仍是泌尿外科门诊最常做的小手术。

一、包皮过长

包皮过长是指包皮（阴茎前端包在阴茎头上的皮肤）覆盖于全部阴茎头及尿道外口，但可翻转外露出阴茎头。小儿的包皮过长是正常现象，随着年龄增长阴茎头可逐渐外露，至青春期可全部外露。而包茎指包皮不能上翻，使阴茎头不能外露，分先天性和后天性两种。

1. 小儿包皮过长　新生儿和婴幼儿包皮都很长，并包住整个阴茎头，而且在包皮与阴茎头之间常有一层纤维粘连，使包皮不能后缩和向上翻起，阴茎头不外露，并有一长段包皮长出阴茎头前端。随着小儿年龄增长，阴茎发育，阴茎勃起，包皮与阴茎头之间的纤维粘连逐渐被吸收，阴茎头与包皮渐渐分开，包皮外口变松变大。包皮渐向后退缩，最后能向上翻起，露出整个阴茎头，在一般情况下，小儿到 2 岁左右，阴茎头就渐渐露出包皮口外，因此在 2 岁以前的婴幼儿，都有包皮过长，可以说是一种正常的生理现象，不是病态，无须包皮环切。即使到了 2 岁以后，包皮仍长，但只要能很容易地向上翻起，露出阴茎头，也属正常，也不需做包皮环切，以后随着年龄的增长，包皮还会继续缩短并上翻的。但有少数小儿到 2 岁以后包皮仍很长，而且包皮外口很小，阴茎头不能翻出外露，有的包皮外口很小，甚至小的像针孔一样细，排尿费力成为包茎。因为包茎不能自愈，必须及时手术治疗，应及早行包皮环切术，否则不仅影响阴茎头的发育，还可由于梗阻影响肾脏功能。

2. 成人包皮过长　成人包皮过长也极为常见，如果能顺利地在阴茎头处上下翻动，性交时无疼痛，一般也无须做包皮环切，但要注意经常清洗，排尿时上翻包皮，如果不能这样就应行包皮环切，尤其是常发生包皮炎、冠状沟间有包皮垢者，否则可致包茎，甚至癌变。

二、包　茎

包茎分先天性和后天性两种。

1. 先天性包茎　即新生儿出生时就存在，包皮长，包皮外口小而紧，但没有炎症瘢痕，排尿时尿线细，排尿费力，出现排尿不畅现象。有的小儿在阴茎头前端的包皮处排尿时鼓起如球状鼓包。

先天性包茎的治疗可先用手法治疗，即在婴儿出生后 6 个月，父母用手轻轻地将小儿的包皮向上捋，每日向上捋数次，使包皮外口变松变大，渐渐使阴茎头露出包皮口，最后使包皮能完全翻到阴茎头后方，让阴茎头完全外露。但要注意，上翻时要慢慢地、间断地，不要一次即成。每次上翻的幅度要适当，不致产生疼痛或出血。而且每次将包皮上翻后，应及时将它翻回，以免造成包皮嵌顿。

2. 后天性包茎　是因包皮过长，包皮外口过紧，排尿时部分尿液积留在包皮与阴茎头之间的包皮囊内，由于尿液的刺激，引起包皮炎症，产生分泌及包皮上脱屑，形成白色、豆腐渣样的扁形污垢物，即包皮垢。因尿液和包皮垢的反复刺激，继而引起阴茎头和包皮发炎，造成包皮外口狭小而致包茎。成人阴茎头包皮炎，还可因滴虫、念珠菌病、牛皮癣、扁平苔癣、脂溢性皮炎、淋病等原因造成。

三、包皮环切术的手术步骤

包皮环切术适用于包茎、包皮过长反复感染或伴有包皮阴茎头炎、包皮外口狭窄或伴尿道外口狭窄、包皮嵌顿复位术后、包皮病变如囊肿、尖锐湿疣等。

【术前准备】

术前要嘱患者清洗外生殖器，外阴部，包皮能上翻者要翻上去清洗，但要注意清洗后要及时下翻，防止发生包皮嵌顿。对有粘连者，术前用盐水棉签或小血管钳分离包皮与阴茎头粘连至冠状沟，上翻包皮，清除包皮垢。若包皮口不能上翻时，应先切开包皮背侧再分离粘连。

【麻醉】

有三种麻醉可根据经验，掌握程度供选择。即阴茎根部阻滞麻醉，阴茎背神经阻滞麻醉，局部静脉麻醉。婴幼儿需全身麻醉或局麻+基础麻醉。

1. 阴茎根部阻滞麻醉　用 1%～2% 普鲁卡因先于阴茎根部背侧正中做一皮丘，朝耻骨联合上方刺入 1.5～2cm，注麻醉剂 1~2ml，针头退至皮下，在阴茎根部皮下做环形浸润，再向左右阴茎海绵体内各注入麻醉剂 1ml（图 11-38），又于阴茎腹侧尿道海绵体与阴茎海绵体间沟分别注射麻醉剂 1ml，轻轻搓揉注射部位 2~3 分钟后，麻醉作用开始（图 11-39）。

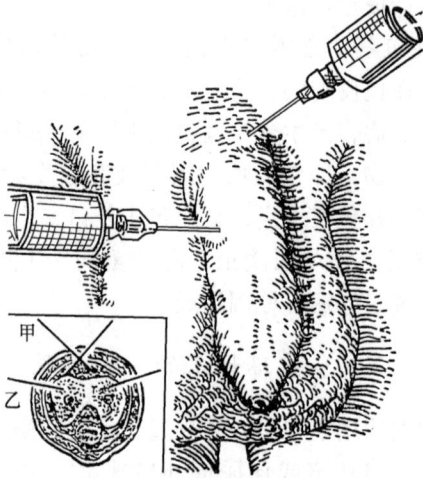

图 11-38 阴茎根部环形浸润（甲），
海绵体注药（乙）

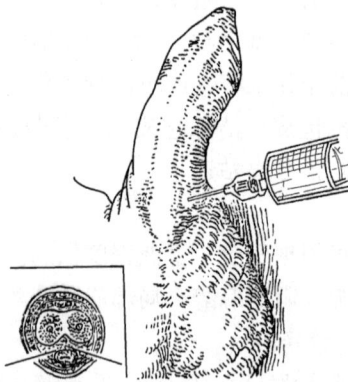

图 11-39 阴茎腹侧注药

2. 阴茎背神经阻滞麻醉 阴茎背神经位于阴茎背侧，白膜之外，阴茎背动脉的外侧，左右各一。在阴茎背侧，阴茎背动脉外侧进针，进针速度要快，以减少皮肤的疼痛，可以不打皮丘。进针深度达白膜，这时提位针头有韧感。回抽无回血，左右各注射麻醉剂 3~4ml。阴茎腹侧麻醉同前。

3. 局部静脉麻醉 在阴茎根部扎橡皮筋或橡皮条止血带，在背侧找到一支浅静脉，穿刺（最好用小飞机）注入麻醉剂 8~10ml，压迫穿刺点 2~3 分钟，避免形成血肿。此方法简单，麻醉效果肯定，手术视野清晰。但要注意仔细寻找血管断端止血。开放止血带时要缓慢，防止麻醉剂回流吸收过快。

【手术步骤】

传统的手术方法可分为剪刀法、血管钳法和袖状法包皮环切 3 种：

1. 剪刀法包皮环切

（1）两把血管钳于相距 0.5cm 处夹住包皮背侧正中部位，把包皮提起，用直剪在两钳间剪开包皮（图 11-40）。包皮内板（内板指包皮内侧的黏膜，而外板黏膜外侧的皮肤）应剪至距离管状沟约 0.5cm 处为止。

（2）将包皮内、外板的切口对合整齐，用血管钳于包皮背侧，外侧及系带处钳住并将其牵开，钳尖靠近预定切除部位的远端。于距离冠状沟约 0.5cm 处用弯剪剪去右侧皮瓣（图 11-41），包皮系带处的内板要多保留一些，约 0.8cm。以同样方法剪去左侧皮瓣。

（3）将阴茎皮肤向上退缩，显露出血点并进行止血，特别要注意阴茎背侧正中的阴茎背浅静脉，血管断端往往向近侧退缩，必要将其找出结扎（图 11-42）。结扎线选用 3-0 号丝线，以减少线头异物。

（4）用 1 号丝线先在系带处做"U"形缝合，然后再在背侧、左、右侧各缝合一针。四处均留长线尾作为牵引和包扎时

固定凡士林纱布用。每个长尾线之间再用 3-0 号丝线缝合 2~3
针，将此缝线剪短，线尾约 0.5~1cm（图 11-43）。

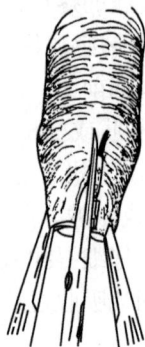

图 11-40　纵向剪开
包皮背侧

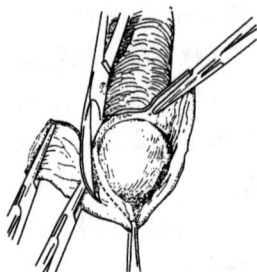

图 11-41　向系带处
做环切

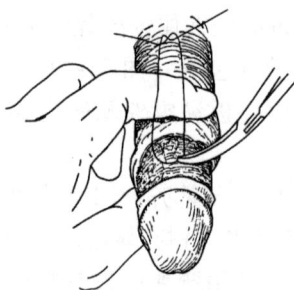

图 11-42　退缩皮肤
结扎、止血

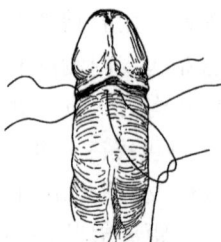

图 11-43　系带处
"U" 形缝合

（5）将一块凡士林纱布叠成条形，环绕包皮切口处，用
留下的缝线结扎固定。再用数层薄纱布包扎（图 11-44）。

2. 血管钳法包皮环切　用血管钳于包皮背侧、腹侧的中点提
起包皮，并稍牵拉。摸清阴茎头位置，以长弯血管钳斜行夹住包
皮，背侧距冠状沟 0.5cm，腹侧距系带根部 0.8cm（图 11-45）。

　　紧沿血管钳下缘切除远端多余的包皮，手术刀稍向血管钳方向倾斜，动作类似要切血管钳。止血、缝合、包皮同前。

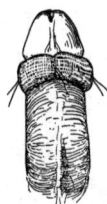

　　3. 袖状法包皮环切　在阴茎自然状态下，沿冠状沟标清切线。提起包皮外板，沿切线环行切开外板，显露与内板间血管。于切口近缘处。用 3-0 号丝线缝扎血管。远侧皮肤下翻，距冠状沟 0.5cm 处环行切开内板，系带处留

图 11-44　包扎伤口

0.8cm，切除过长包皮（图 11-46）。止血、缝合、包扎同前。

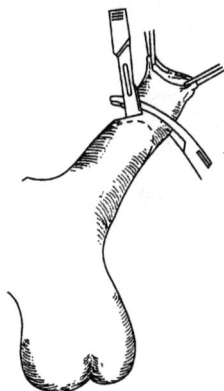

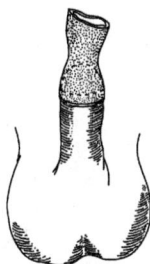

图 11-45　血管钳法　　　图 11-46　袖状法
　　　包皮环切　　　　　　　包皮环切

【术后处理】

1. 术后 3~4 天必要时服用止痛药。

2. 嘱患者避免刺激阴茎勃起；向患者说明排尿时尽量勿弄湿纱布，可将尿道外口直接置于接尿容器口；小儿可以暴露伤口。

【并发症】

包皮环切是门诊小手术中比较复杂的一种，随着手术方法

的改进，手术技术的不断提高，手术效果也随之提高，手术的安全性也明显增加了，但由于包皮与阴茎头粘连等异常和操作粗糙等因素，仍可发生许多并发症。

1. 阴茎头损伤　包茎反复感染或包皮阴茎头炎，包皮内板与阴茎头严重粘连强行分离时，易损伤阴茎头。血管钳法包皮环切夹钳时未摸清阴茎头位置或牵拉包皮过紧，血管钳夹住阴茎头或阴茎头紧贴血管钳，切除过长包皮时，可同时切伤阴茎头（图 11-47）。袖状法包皮环切术，环切包皮时，若切割过深，即损伤阴茎头或冠状沟处；包皮内板与阴茎头粘连未充分分离，在切开包皮内板时更可损伤阴茎头。

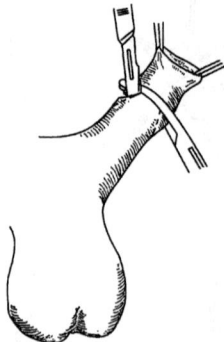

图 11-47　血管钳法损伤阴茎头

2. 出血及血肿形成　阴茎皮肤及包皮组织疏松，血运丰富，易出血及渗血，发生率 2%。手术过程中必须严密止血，小的出血点也不应放过。特别对阴茎根部扎止血带或麻醉药中有肾上腺素（副肾素）等血管收缩药物时，更应注意。有时血管痉挛或血管断端回缩，出血点不易发现，应上推阴茎皮肤，仔细寻找。术后少许渗血及小血肿，局部压迫多能停止，如果经压迫不能停止或血肿较大，则应及时手术清除血肿、止血。偶有因凝血功能障碍引起的严重出血，如血友病等。所以术前应全面检查，询问患者有无出血倾向。

3. 阴茎皮肤切除过多 包皮切线过高，牵拉过紧，切除皮肤过多，致阴茎皮肤缺损，缝合后皮肤短缩畸形。轻者可渐恢复，重者可行阴囊双蒂皮瓣法修复（图11-48）。

4. 包皮切除过少 包皮环切术后应充分显露阴茎头及冠状沟，粘连分离不充分、血管钳法角度不正确均可引起（图11-49）。若切除过少包皮上翻后，可因水肿引起嵌顿。也可引起炎症及粘连。因此，应充分分离粘连，在正确的切线恰当切除过长包皮，使阴茎头及冠状沟完全显露。

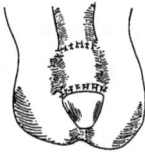

图 11-48 阴囊双蒂
皮瓣修复

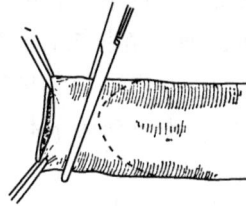

图 11-49 血管钳法钳夹
角度不正确

5. 感染、粘连及包皮阴茎头炎 术后严重感染比较少见。大多因包皮囊内清洗不彻底及术后尿液浸及敷料浸泡切口所致。包皮粘连分离不彻底、切除过少仍覆盖阴茎头及感染，很容易引起包皮与阴茎头再粘连，尤其是有分离粘连创面时。粘连后可有包皮垢积存，再发生包皮阴茎头炎。因此，彻底分离粘连及消毒，恰当切除过长包皮，充分显露阴茎头及冠状沟，避免尿液浸湿敷料，适当应用抗生素，即可防止发生。

6. 系带处水肿 系带处皮瓣留得过多，加上术后包扎过紧，或术后当天站立，步行过久，均可引起系带处水肿。处理方法是立即松解包扎，将阴茎头超向上方，用丁字带托起，以利于血液淋巴回流。也可辅以理疗。重要的是针对上述引起的水肿的原因，加以预防。

附：内板切除系带延长改良包皮环切术

　　针对上述并发症，北京同仁医院于 1977 年，总结了以往 2000 余例包皮环切的病例，发现：留下过多内板继发肿瘤的 3 例；系带部严重淋巴性水肿长期不消需手术纠正者 8 例；系带过紧引起阴茎弯曲和痛性勃起 3 例；包皮仍然过长者 18 例，其中包皮内板过长与阴茎头再粘连继续包茎者 5 例，尿道外口狭窄者 2 例，1 例引起梗阻性尿毒症。针对以上问题，对传统的手术方法进行了改进，要点是尽可能多切除内板及系带，适当多留外板，加上延长系带的纵行缝合，即"内板切除系带延长改良包皮环切术"。自 1977 年 9 月至 1996 年 7 月为 2643 例患者施行了这种方法的手术，避免了上述并发症的发生。现将手术方法介绍如下：

　　1. 将阴茎头向前上方拉起，其拉长的长度基本上就是阴茎勃起时的长度。据此来确定切除包皮的多少。麻醉后夹住包皮口腹、背侧将其提起，用血管钳背倾 15°~20° 夹住切断（图 11-50）。这样切除的外板边缘整齐，不致过短，淋巴管损伤小。

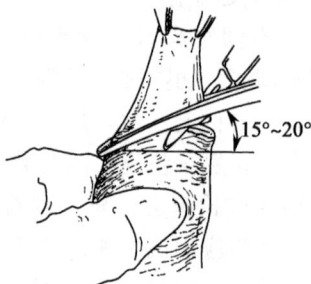

图 11-50　切除包皮

　　2. 上推外板及止血后，从内板上游离包含大量淋巴管的皮下组织，将远端内背侧切开，在靠近冠状沟 0.3cm 处环行切除，系带处内板适当增宽至 0.3~0.5cm。对于炎症，粘连及肥厚的内板，必须与阴茎头完全剥离及全切除（图 11-51）。

3. 纵行间断缝合系带处止血，使其向下延长 1～1.5cm（图 11-52）。

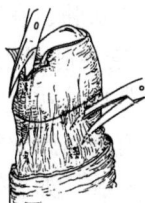

图 11-51　分离内板结缔
组织再将内板切除

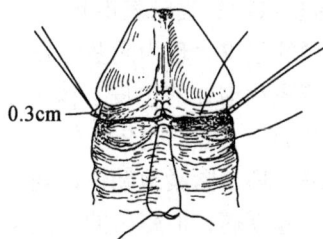

图 11-52　纵行间断缝合系带
止血使其向下延长 1～1.5cm

4. 常规将内外板切缘间断缝合，内板全切除时与冠状沟皮缘和浅层组织间断缝合，用 1.2cm 宽的凡士林纱布条环行包扎裹压伤口，松紧适度，仅背侧线系紧，其余三根线松松结扎即可。然后用三层宽 2.5～3cm 的纱布包盖凡士林纱布条，最后用粘膏妥善固定，让阴茎头完全外露，避免尿湿敷料。

本方法的优点：①操作简单；②部分淋巴管被剥离保留，故不易发生淋巴性水肿，亦有利于伤口愈合；③由于外板较长，且皮下有丰富的疏松组织，弹性良好，不易出现包皮及系带过短和痛性勃起；④内板保留甚少，即使阴茎头有剥离创面，也不会发生与外板再粘连。

四、包皮嵌顿复位术

由于包皮外口狭窄，强行翻转包皮，狭窄的包皮在冠状沟形成紧束的绞窄环，使阴茎头血、淋巴循环障碍，绞窄不能翻回原位，成为包皮嵌顿。严重者可产生坏死。

【造成包皮嵌顿的原因】

多半是小儿自己玩弄生殖器，或父母给孩子洗澡时，未及时将翻上的包皮翻下所致。为此，家长应对小儿玩弄生殖器的举动加以制止，发现包皮上翻时，应及时将它翻回。成人大多是洗澡或性交时包皮上翻后未及时翻回造成。

【包皮嵌顿的临床表现】

嵌顿的包皮表现为阴茎疼痛，上翻的包皮水肿、发亮。堆积在阴茎冠状沟处的包皮，像一个大脖套，套在脖子上一样，勒得紧紧的。水肿的包皮上缘，相当于包皮外口，在冠状沟处形成一缩窄环，紧紧地勒住该处，触摸该处有疼痛感。欲将其翻下可引起疼痛，但露出的阴茎头可以不红不肿。如果嵌顿超过 48 小时，包皮水肿会更明显，阴茎头也会出现少许水肿，有的阴茎头上还可出现水疱，冠状沟狭窄环处可见脓样分泌物和糜烂，但阴茎头很少发生坏死。

【包皮嵌顿的治疗】

嵌顿初起时容易复位，经一段时间后，水肿逐渐加重，复位就较困难。嵌顿的复位一般不用麻醉，必要时可用阴茎根部阻滞麻醉。下面介绍以下具体的手法。

复位的方法：

一手将阴茎固定，一手紧握阴茎头冠状沟包皮水肿处，反复均匀加压，促使水肿减轻或消退。在阴茎头处涂抹液状石蜡或植物油，然后用双手拇指顶住阴茎头，示指与中指将嵌顿的包皮向阴茎头翻下，同时将肿胀的阴茎头推入包皮内，使其复位［图 11-53（1）］。不能复位时，局部消毒后，用注射针头抽吸水肿处，再试行手法复位。

一般手法复位多能成功，个别手法复位无效时，应行包皮背侧切开术，即纵行切开，横行缝合，目的是加大包皮外口的直径，方法如下：在阴茎背侧包皮嵌顿处做 1～2cm 纵向切口，切开皮肤及筋膜，使嵌顿的包皮环松懈。丝线横行缝合切口，第一针先缝合切口两端，使切口对齐变横行，两边再加针缝合，纱布包扎伤口。以后再行包皮环切术［图 11-53（2）］。

如感染严重，切开后可敞开引流，用凡士林纱布包扎。

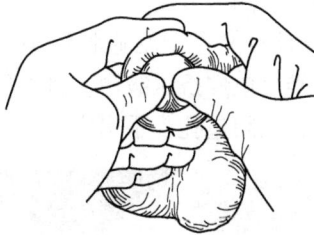

(1) 嵌顿包皮的复位手法

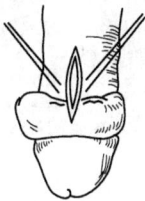

①纵行切开

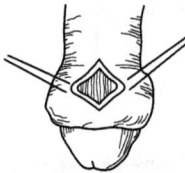

②拉开切口

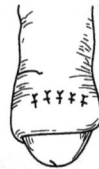

③横行缝合

(2) 甲嵌顿包茎背侧切开术

图 11-53　包皮嵌顿复位术

五、包皮环切器包皮环切术

【适应证】

包皮过长、包茎。

【禁忌证】

包皮龟头急性炎症、阴茎癌等。

【手术步骤】

1. 取专用的阴茎测量尺测量阴茎的周长度，由大至小分为 A1、A、B、C、D、E6 个型号。根据测量结果，选用相应型号的包皮环切器。

2. 患者取平卧位。用1%利多卡因，做阴茎根部神经阻滞麻醉。

3. 将内环套在阴茎体上，四把止血钳钳夹包皮口向外翻转包皮，将包皮套在冠状沟近端内环上，如包皮口过紧或正为包茎，则纵行剪开包皮背侧以方便操作。

4.调整包皮环切器的位置于距冠状沟 1cm，观察并调整包皮内外板的长度，避免包皮挤压皱褶。将外环套上并旋紧螺丝。剪除多余的包皮，无须包扎，手术完毕（图 11-54）。

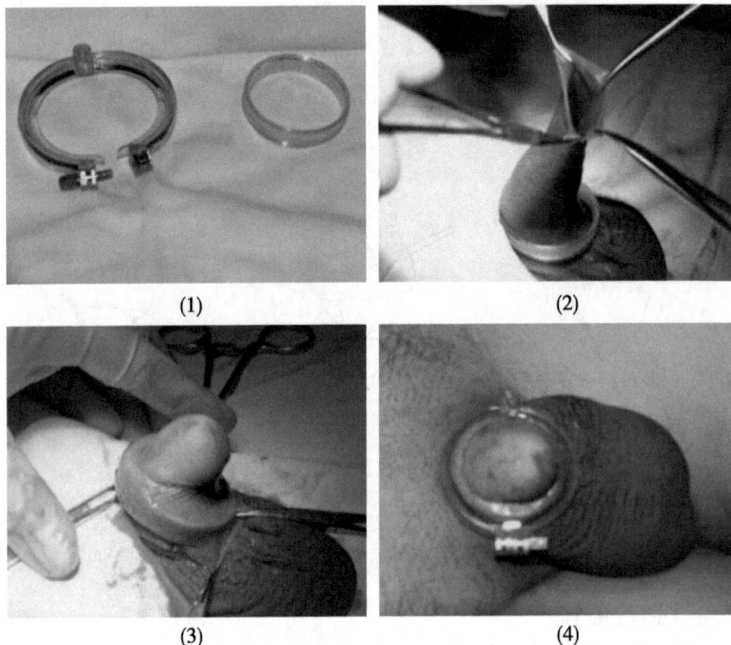

(1)   (2)

(3)   (4)

图 11-54 包皮环切手术步骤

（1）一次性包皮环切器内环和外环；（2）将内环套在阴茎体上，四把止血钳钳夹包皮口向外翻转包皮，如包皮口过紧或为包茎，则纵行剪开包皮背侧以方便操作；（3）将包皮套在内环上；（4）将外环套上，调整包皮环切器的位置于距冠状沟 1cm 处并旋紧螺丝，剪除多余的包皮，手术完毕

【术后处理】

术后 1 周拆除包皮环切器，无须清除伤口处的结痂。术后

约2周包皮伤口处结痂可自行脱落，伤口愈合。

应用一次性包皮环切器行包皮环切术与传统手术相比有以下优点：

1. 缩短手术时间，传统手术需时20~40分钟，而应用新型一次性包皮环切器仅需5~15分钟。

2. 术中无须缝合，无须结扎止血，不会出现血肿、出血等并发症。

3. 减轻患者痛苦，术后疼痛显著轻于传统手术。

4. 创缘整齐，外形美观。应用一次性包皮环切器易于掌握切除包皮的长度。

5. 手术操作简单，医师学习曲线短。

此术式的缺点是：伤口愈合时间较传统手术长，需2~3周。

第六节　睾丸部小手术

一、睾丸鞘膜切除术

睾丸鞘膜囊内积聚的液体超过正常量而形成囊肿者，称为鞘膜积液。当睾丸从后腹膜下降时，把两层腹膜带进阴囊，覆盖睾丸和附睾丸表面的称为鞘膜脏层，而与阴囊壁组织接触，且与鞘膜脏层相连者，被称为鞘膜壁层。下降过程中，睾丸前端有一个腹膜的膨出即鞘突。腹膜鞘突在出生前或出生后短期内就自然闭塞，这样鞘膜与腹腔即不相通。鞘膜的脏层与壁层之间的间隙为鞘膜腔，腔内有少量液体，以利于睾丸活动时起润滑作用，就像关节腔，胸腔内的液体一样，正常情况下产生的液体和吸收的液体是平衡的，这样的鞘膜腔内的液体量基本保持不变。而不论由于何种原因，产生的液体多余吸收的液体，鞘膜腔内的液体量就要逐渐超过正常量而形成鞘膜积液。

【鞘膜积液类型】

鞘膜积液是一种常见病，可以发生在各个年龄的男性。鞘膜积液可以分为如下 4 种类型：

1. 先天性鞘膜积液　又称交通性鞘膜积液，是先天性腹膜鞘状突未完全闭合所致。

2. 精索鞘膜积液　是精索鞘膜囊内积液，但与腹腔及睾丸鞘膜均不相通。

3. 精索睾丸鞘膜积液（婴儿型鞘膜积液）　是精索睾丸鞘膜囊内积液，但与腹腔不相通。

4. 睾丸鞘膜积液　腹膜鞘状完全闭合，只是睾丸鞘膜囊内积液过多。临床上以睾丸鞘膜积液最为常见。睾丸鞘膜积液最为常见。睾丸鞘膜积液分为原发性和继发性两种。以原发性为多见，病因尚不十分清楚。继发性多为阴囊外伤，睾丸、附睾非特异性炎症、结核、肿瘤，阴囊寄生虫病及手术等引起，又称症状性鞘膜积液。而根据积液发生的快慢又可分为急、慢性。原发性多为慢性。急性症状性鞘膜积液多是睾丸炎或附睾炎的并发症。急性的液体常不多，但如果积液未完全被吸收，可变成慢性。

【鞘膜积液的临床表现】

鞘膜积液的症状决定于积液的大小和压力，慢性的通常不痛，直到其重量、体积达到一定程度，于站立时牵引精索引起钝痛及牵扯感。急性炎症引起的积液压迫壁层鞘膜可引发剧痛。巨大的鞘膜积液可使排尿及性交发生困难。

慢性鞘膜积液可引起鞘膜肥厚，而增厚的鞘膜可阻碍血液循环，加上囊内液体的压力及调节温度的机制受到干扰，可以引起睾丸萎缩。

鞘膜积液的诊断并不困难，其多呈梨形，触之光滑有弹性及囊性感，透光试验阳性。但要注意鞘膜增厚，或积液混浊时可以不透光。诊断时要与疝、精液囊肿、鞘膜积血、睾丸实质性肿瘤等相鉴别。

【鞘膜积液的治疗】

2 岁以下的婴儿单纯的鞘膜积液，往往不用治疗而自行吸收，成人鞘膜积液量少而无症状者也不必治疗。睾丸继发性鞘膜积液应先治疗原发病。对较小的鞘膜积液，可用穿刺注药的方法，但交通性鞘膜积液者禁用。较大的鞘膜积液、交通性鞘膜积液需手术治疗。

【手术步骤】

1. 平卧位，椎管内麻醉或持续硬脊膜外腔阻滞麻醉。

2. 一般采用阴囊切口，对交通性者要选用腹股沟切口，以便行修补。左手拉紧阴囊皮肤，于阴囊前方偏下选择无血管的位置做一横切口切开各层组织达鞘膜壁层之外（图 11-55）。阴囊的血管走行上部是纵向的，下部是横向的。如需选择上部切口，要选择纵向切口，这样损伤血管少，对减少术后水肿也有好处。

3. 用血管钳插入切口，沿与血管平行的方向撑大切口（图 11-56）。用此法做阴囊切口出血少。

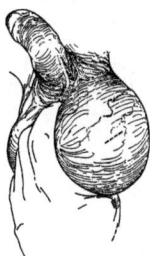

图 11-55　选择阴囊下部横切口

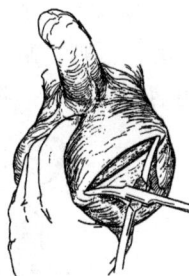

图 11-56　用血管钳扩大伤口

4. 用弯曲血管钳沿鞘膜壁层表面游离，并将其挤出切口之外（图 11-57）。继续沿鞘膜壁层游离达精索部位，将睾丸向下牵拉，游离小段精索，这样，睾丸仅留下精索及输精管与阴囊后方相连（图 11-58）。注意游离过程中避免损伤输精管和精索血管。

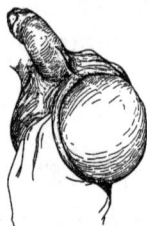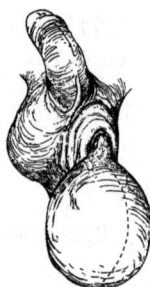

图 11-57　将阴囊
内容物挤出伤口

图 11-58　仅留精索输精管
与阴囊后方相连

5. 在前方切开鞘膜壁层，吸出积液，纵行剪开鞘膜，完全敞开囊腔。注意有无未闭的鞘状突。如与腹腔相通，应延长切口或另做腹股沟切口，将鞘状突高位结扎。距离睾丸 1～2cm 处剪去多余的鞘膜壁层，彻底止血后，将已修剪的鞘膜壁层向后翻转，在睾丸后方缝合（图 11-59）。在此之前，精索必须做充分游离，否则，翻转缝合后包绕未经游离的精索周围组织当睾丸还纳回阴囊后，将会退缩至阴囊高位。

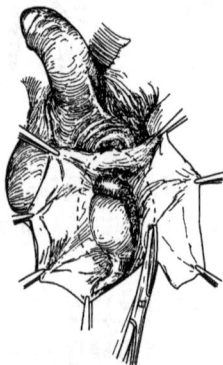

图 11-59　距睾丸 1～2cm
剪去多余的鞘膜

6. 将睾丸下方的残余鞘膜缝两针丝线缝合，与精索形成三角关系，固定于其后方的筋膜处，以防止精索扭转（图11-60）。

7. 当鞘膜壁层明显增厚时，不宜翻转缝合。应靠近睾丸及附睾将壁层鞘膜剪除，创缘连续缝合，以确保止血（图11-61）。

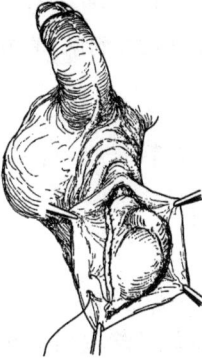

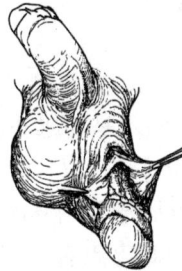

图11-60　固定、防止　　　图11-61　连锁缝合
　　精索扭转　　　　　　　　　鞘膜的创缘

8. 应细检查创面止血是否完善，用生理盐水冲洗伤口，还纳睾丸，缝合伤口。如止血完善，可以不放引流。

9. 阴囊用丁字带托起，或帽状加压包扎。

【并发症】

1. 阴囊血肿　阴囊组织疏松，易出血或渗血，若止血不彻底，很容易形成血肿。因此，在整个手术过程中始终要注意止血，即使对很小的出血或渗血，也应结扎或电凝，尤其是鞘膜的创缘。如止血不肯定，应放置橡皮引流条。术后加压包扎，可防止血肿形成。小的阴囊血肿，多能停止出血自行吸收。血肿增大快及血肿大的，应及早手术止血。

2. 睾丸萎缩　主要为睾丸血液供应障碍引起。游离精索处鞘膜时要避免损伤睾丸动脉，如果损伤，应施行显微吻合术。切除鞘膜不能过多，以免在睾丸背侧缝合鞘膜张力过大，对睾丸形成压力，尤其是缝合精索处鞘膜应宽松，防止过紧，压迫精索血管，影响睾丸血液供应引起萎缩。

3. 阴囊水肿　主要为阴囊血肿、感染及淋巴回流不畅引起，多于手术后数日至数月消退。

4. 输精管损伤　认清解剖关系，保护输精管，可防止损伤。老年人及不要求生育者，可行输精管结扎，青年人应施行输精管吻合术。

二、睾丸切除术

睾丸切除术是泌尿外科常见小手术。

【适应证】

1. 睾丸肿瘤及阴囊内其他部位的恶性肿瘤。

2. 前列腺癌患者，切除双侧睾丸可除去机体内雄激素的来源，阻断前列腺对雄激素的依赖，抑制前列腺癌的发展，使癌迅速缩小，症状大为缓解，一般于手术切除后 12 小时可达到去势的水平（睾酮小于 50mg/L）。

3. 成人隐睾并睾丸萎缩或不能下降固定于阴囊者。

4. 严重睾丸损伤经手术探查无法修补者。

5. 精索扭转，睾丸已呈坏死者。

6. 附睾结核，睾丸有广泛浸润者。

7. 化脓性睾丸炎反复复发，睾丸组织已严重破坏者。

【麻醉】

一般选用鞍麻，硬脊膜外腔阻滞麻醉。单纯睾丸切除也可采用局部阻滞麻醉，行精索及阴囊根部阻滞（图 11-62）。

【手术步骤】

1. 切口选择　术前已确诊为睾丸肿瘤者，应采用腹股沟斜切口，上端起于腹股沟内环，下端沿精索向下延长，一般达阴囊上部（图 11-63）。非睾丸肿瘤患者用阴囊外上部切口，

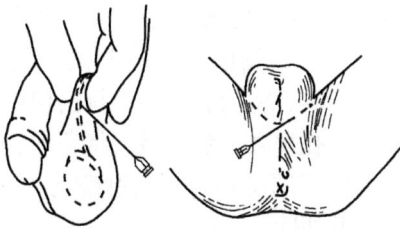

图 11-62　精索及阴囊根部阻滞麻醉

双侧非肿瘤性睾丸切除术也可采用阴囊正中切口。若术前诊断未能明确睾丸病变性质者，则应采用阴囊高位切口，对可疑睾丸癌的病例，强调高位探查，即经腹股沟途径，禁忌经阴囊切口或经阴囊活检，防止局部种植复发。

2. 分离精索　对睾丸肿瘤的患者经腹股沟切开皮肤，皮下及腹外斜肌腱膜，牵开腹内斜肌，分离精索直至腹股沟内环附近。于内环处先分离、切断、结扎输精管，再用血管钳钳夹并切断精索血管，用4号丝线于近端结扎，以防血管滑脱出血（图 11-64）。对非肿瘤患者，单纯睾丸切除者，可自外环以下切断精索。

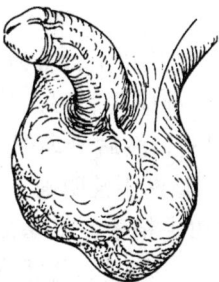

图 11-63　切口

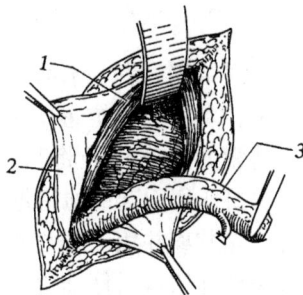

图 11-64　分离切断精索

1. 腹内斜肌；2. 腹外斜肌
腱膜；3. 精索

3. 切除睾丸 将远端精索向上牵拉，用手指沿远端精索伸入阴囊内，于睾丸壁层鞘膜外进行分离。注意不要挤压睾丸，最好多用锐性分离，将阴囊内容物拉出切口之外，于睾丸底部钳夹，切断并结扎睾丸引带。最后将睾丸、附睾及精索等全部阴囊内容物取出（图11-65）。若肿瘤与周围组织粘连时，应将该部分阴囊一并切除。

4. 引流、缝合 彻底止血后，于阴囊底部另做一小切口，放入橡皮片引流。逐层缝合腹股沟切口（图11-66）。

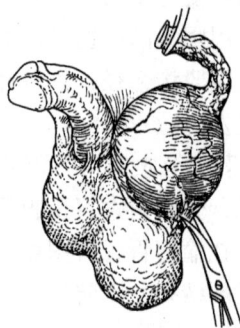

图 11-65 切断睾丸引带将
全部阴囊内容物取出

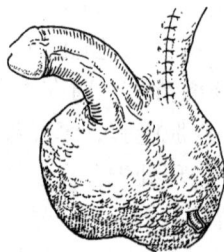

图 11-66 缝合切口，
阴囊底部置一引流

对于附睾结核患者，术前应抗结核2周以上，若为化脓性附睾睾丸炎，术前应行抗感染治疗。术前应明确睾丸肿瘤者，应先游离精索并于内环处将其结扎切断，然后分离睾丸及鞘膜，以减少挤压所引起的血行散播。若诊断不甚明确，可疑睾丸肿瘤者，先游离并用无损伤血管钳钳夹精索，将睾丸提出，用纱布垫保护好切口后仔细检查睾丸，必要时切开鞘膜进行检查，对可疑组织应立即送冷冻切片，待确诊为恶性病变后方可切除睾丸。根治性高位切除睾丸足以控制肿瘤，阴囊复发和腹股沟淋巴结转移是极其罕见的。即使精索已受侵犯也不影响预后。在明确睾丸肿瘤的性质为恶性肿瘤后，若患者情况允许可同期行腹后淋巴清扫术。切断精索时，精索血管和输精管要分别结扎，以免线结滑脱出血。如为结核病变，输精管断端需用苯酚、75%酒精及等渗盐水处理。

【术后处理】

术后将阴囊托起，或加压包扎，以防阴囊血肿形成。阴囊内引流物术后 24~48 小时拔除。术后 2~3 周，根据肿瘤的病理类型及临床分期施行腹膜后淋巴清扫术、放射治疗或化学治疗。

【术后并发症】

术后主要并发症有出血和感染。

1. 出血多由术中操作粗糙和止血不彻底所致。阴囊内小出血，通过通畅引流或抽出血液，阴囊冷敷及加压等进行治疗多可停止出血。如术后伤口引流物有血液流出或阴囊进行性增大，应拆除缝线，清除血肿，彻底止血并放置引流。

2. 感染多由阴囊皮肤有慢性感染，皮肤清洗不净，消毒不严或术中感染的睾丸、附睾污染切口所致。发生感染后。应加强抗感染治疗，局部热敷或其他物理疗法，并保持引流通畅，如有脓肿形成，应切开引流。

三、附睾切除术

附睾疾病主要为感染性病变，可分为特异性感染和非特异性感染。特异性感染最常见者为附睾结核，还有淋巴性附睾炎；非特异性感染有急性附睾炎和慢性附睾炎。附睾肿瘤极少见。此外，还有附睾囊肿、输精管绝育术后附睾淤积症等。上述疾病的手术治疗方法有附睾切除术、附睾囊肿切除术及急性附睾炎附睾减压引流术。

【适应证】

1. 附睾结核经抗结核治疗无效者，尤其是已形成寒性脓肿，与皮肤粘连，或已形成窦道者。

2. 慢性附睾炎，经非手术治疗长期未育，而症状仍明显，又无生育要求者。

3. 附睾良性肿瘤。

【术前准备】

附睾结核者术前应用抗结核药物至少 2 周，如合并混合感染，术前应用抗菌药物控制。

【手术步骤】

1. 麻醉　一般选用椎管内麻醉、硬脊膜外腔阻滞麻醉，或局部麻醉。

2. 切口　阴囊外侧纵向切口（图 11-67）。逐层切开阴囊壁直至睾丸鞘膜壁层。分离鞘膜囊连同阴囊内容物挤出切口外。

3. 探查附睾　切开睾丸鞘膜，显露睾丸、附睾以及远端精索。检查附睾病变大小、范围及粘连程度，特别注意与精索血管有无粘连。决定行附睾切除后，先将输精管自精索中游离出来（图 11-68）。

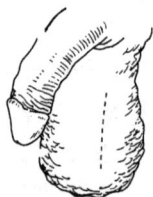

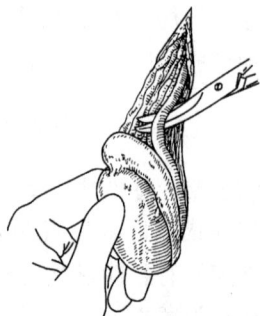

图 11-67　切口　　　图 11-68　游离输精管

4. 游离附睾　先游离附睾头部，用组织钳将附睾头部提起，用剪刀或小圆刀将附睾头从睾丸上游离出来，注意不要损伤邻近的精索血管。再继续向下游离附睾体部。可从睾丸白膜表面游离，如粘连紧密时，可于附睾的脏层鞘膜表面游离。避免损伤精索血管（图11-69）。

5. 切除附睾　整个附睾自睾丸上游离出来之后，于高位切断输精管，附睾即被切下（图11-70）。睾丸创面用细丝线间断缝合（图11-71）。

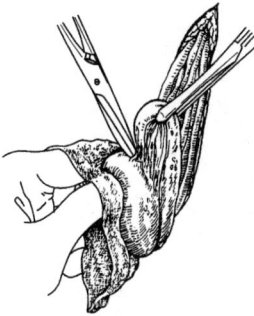

图11-69　从附睾头处
游离附睾

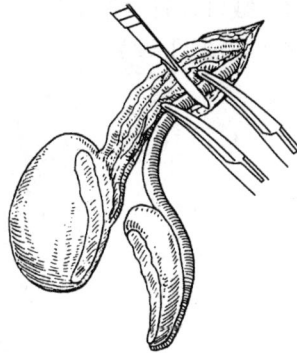

图11-70　切断输精管
切除附睾

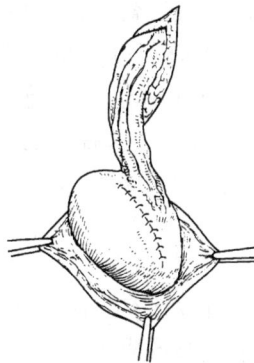

图11-71　间断缝合睾丸创面

6. 切断的输精管残端用苯酚、酒精及盐水涂拭，再用丝线结扎。若为附睾结核，应将输精管残端经阴囊根部另一皮肤戳口拉出，固定于皮肤上，以免残端引起切口感染。通常在术后一周内旷置于皮肤的输精管残端即自行干涸脱落。

7. 缝合切口　切除多余的睾丸鞘膜，缝合精索外筋膜，以覆盖精索血管，将睾丸放回阴囊内，于切口下缘或从阴囊底部另做一戳口，置入橡皮片引流。阴囊皮肤切口用细丝线垂直褥式缝合（图 11-72）。

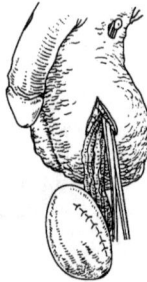

图 11-72　输精管残端旷置于阴囊皮肤

【术后处理】

附睾结核并有阴囊窦道者，应环绕窦道口做梭形切口，用丝线将皮瓣向内翻转缝合，以减少窦道污染。附睾结核术后继续抗结合治疗至少 6 个月以上。慢性附睾炎等术后应用抗菌药物数天，以防止感染。术后托起阴囊，加压包扎，预防阴囊血肿、水肿。引流物于术后 24~48 小时拔除。术后 7 天拆线。

【并发症】

附睾切除术的主要并发症有出血、感染。精索内动脉损伤至睾丸坏死萎缩，阴囊瘘管形成等。

1. 出血　术后出血致阴囊血肿的原因有：由于解剖层次不清，当切口尚未达到睾丸鞘膜时即向四周分离，引起出血，又未进行彻底止血，附睾与睾丸鞘膜粘连甚紧，剥离创面渗血未能得到满意的控制，切口内未放置引流或引流效果不佳。临床表现为阴囊迅速增大，呈暗紫色，触痛明显。如血肿较大，应立即行手术止血，并于切口内放置引流。为了预防术后阴囊血肿，要求熟悉阴囊及其内容物的局部解剖与手术方法。一般在睾丸鞘膜壁层切开后，将睾丸及附睾挤出切口，才能分离与附睾、精索粘连的组织，并从睾丸白膜外切除附睾。必须避免盲目的、广面的分离创面。此外，对可见的出血点均要用 0 号丝线仔细地结扎或缝扎，创面渗血时可用盐水纱布压迫止血，切口内放置橡皮引流片，并经低位引出。

2. 在做附睾切除时偶可发生精索内动脉损伤　其原因是附睾病变常致精索与附睾紧密造成局部解剖关系模糊，或操作欠仔细，误将此动脉切断、结扎；或因大块钳夹、结扎止血时，将此动脉误扎其中。精索内动脉结扎后，睾丸缺乏血液流出，而呈苍白色，质地变软并失去弹性，如在睾丸上切一小口，不见动脉血液流出。预防精索内动脉的损伤，必须了解精索内动脉是在紧靠附睾头、体部的后下方行走，并分出数支营养睾丸与附睾。故在分离附睾头、体部时，应加以注意。若偶紧密粘连，可于附睾鞘膜的脏层的深面或紧靠附睾头、体部进行分离，以免损伤其动脉。如自附睾头部进行分离有困难时，可改做逆行分离，即切开精索筋膜，分离结扎输精管，沿输精管逐渐分离至附睾尾、体及头部，这样往往也可避免精索内动脉损伤。如损伤精索内动脉术后睾丸萎缩，但无并发症，无症状可不予处理；若有感染疼痛等可行睾丸切除。

3. 阴囊瘘管　形成的原因多由于结核病变污染伤口，输精管残端未予处置。以及术前术后抗结核治疗不良等因素。如有阴囊瘘管形成。应加强全身抗结核治疗，1 个月后再行窦道切除。

第七节　精索输精管小手术

一、精索静脉曲张高位结扎术

精索静脉曲张系精索的静脉回流受阻或瓣膜失效，血液反流引起血液淤滞，导致蔓状血管丛迂曲扩张。精索静脉曲张双侧均可发生，但左侧发生明显高于右侧，约占95%以上，单纯右侧发生很少见。

【精索静脉曲张的病因】

1. 人的直立姿势影响精索静脉回流。

2. 静脉壁及其周围结缔组织薄弱或睾肌发育不全。

3. 静脉瓣膜缺损或关闭不全。

左侧发生率高的原因除以上学说之外，还有左侧精索静脉行程长并呈直角进入左肾静脉，静脉压力高。左精索内静脉受乙状结肠压迫，左肾静脉在主动脉与肠系膜上动脉间可能受压，影响精索静脉回流，形成所谓近端钳夹现象。右髂总动脉可压迫左髂总静脉使左输精管静脉回流受阻，形成所谓远端钳夹现象。这些都是导致静脉曲张的原因，但以前几种为多见，后两种罕见。

【精索静脉曲张的临床表现】

精索静脉曲张后可影响睾丸血运，使睾丸发生病理改变，导致精子数目减少，尖头精子或不成熟精子增加。出现精索静脉曲张后患者常感阴囊有沉重及坠胀感，可向下腹部、腹股沟部及腰部放射，行走时间长或劳累后症状加重，平卧后症状减轻。如果在平卧后症状及检查与立位时无变化，可能为继发性精索静脉曲张，多是因腹膜后肿瘤压迫或异位血管压迫所致；肾肿瘤在肾静脉内形成癌栓后，常是引起继发性精索静脉曲张的重要原因。

【精索静脉曲张的治疗】

精索静脉结扎术的目的是阻断血液倒流，改善睾丸血液循环，恢复睾丸功能。由于精索静脉分为三组即精索内静脉、精索外静脉和输精管静脉（图 11-73）。一般认为精索静脉曲张主要是发身在精索内静脉，所以结扎该静脉就可阻止血液倒流，而来自睾丸的静脉血液可通过侧支回流入大静脉，不必担心结扎该静脉后会产生不良后果。

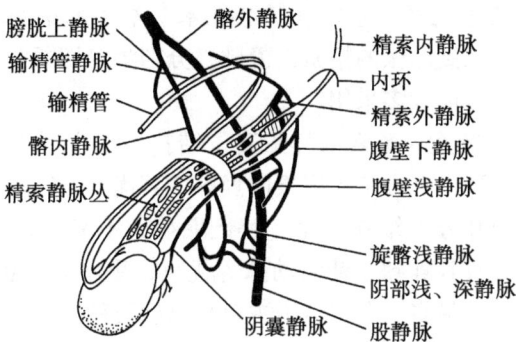

图 11-73　精索静脉之解剖分组图

（一）治疗方法

目前治疗精索静脉曲张的方法很多，主要有以下几种：

1. **精索内静脉栓塞术**　本手术要在精索内静脉造影证实有逆流后进行。栓塞的材料有吸收性明胶海绵、金属圈、金属伞、可脱离气囊及硬化剂（如 5% 鱼肝油酸钠）等，在选择栓塞材料时应注意是否符合手术要求，如选择不当，有成为栓子进入血液循环造成严重后果的危险。另外，肾静脉有解剖变异，精索内静脉有多个分支时，不宜行栓塞术。本手术虽然可在门诊施行，但需要有熟练的插管技术及一定设备，故没有普遍开展。

2. **精索内静脉高位结扎加转流术**　本手术是将精索内静脉近心端高位结扎后，远心端与腹壁下静脉或大隐静脉吻合转流，以利精索、阴囊的血液回流。但由于原发性精索静脉曲张的病因是血流倒流，并非回流障碍，所以附加转流术不能提高疗效。

3. 经腹腔镜精索内静脉高位结扎术　本手术是通过腹腔镜，在窥视下将精索内静脉结扎切断，其疗效与切开直视手术相同。但由于设备昂贵，还需有熟练的腹腔镜技术，故只在少数大医院内才能展开。

4. 经腹股沟经精索内静脉结扎术　本手术是经腹股沟管显露精索，找到曲张的精索内静脉，分别游离切断并结扎，其疗效肯定，目前较多采用。

5. 经髂窝途径精索内静脉高位结扎术　本手术是经髂窝入路，在内环口上方结扎精索内静脉，其优点与经腹股沟途径比较具有静脉分支结扎完全，解剖明确，不易损伤精索外静脉、输精管及其静脉、精索动脉等优点，手术方法也很简单，故目前采用的最多。在本节中主要介绍后两种方法。

在掌握手术适应证方面，一般多认为精索静脉曲张伴有不育或精液异常者，不论症状轻重均为手术治疗指征。也有人主张在青少年时，如发现有精索静脉曲张，应尽早做手术以免影响以后的生育能力。精索静脉曲张严重，症状显著，影响正常生活，也应手术治疗。在选择手术时应注意的是在患者平卧后症状及体征是否消失。如不消失者有可能为继发性精索静脉曲张，要追查造成曲张的原因，如肾癌时肾静脉或下腔静脉癌栓或腹膜后肿瘤的压迫等，查到原因后要先治疗原发病。另外，精索静脉曲张如系左髂总静脉受压，即远端钳夹现象所引起，在结扎精索内静脉后，病变可更加严重。因此要特别加以注意。

（二）术前准备及麻醉

在实施手术前剃去阴毛，清洗外阴部。麻醉多选用局麻，也可选用腰麻或硬膜外麻醉。如果精索静脉曲张伴有腹股沟疝或鞘膜积液时要采用经腹股沟途径，在结扎精索内静脉时，也把上述疾病一并处理。

（三）手术步骤

1. 经腹股沟精索内静脉高位结扎术

（1）手术切口与经腹股沟管做疝修补术切口相同，即在腹股沟管上做平行于腹股沟韧带的斜切口，约 5cm（图 11-74）。切口不能过低，否则下段切口在耻骨联合上，不但不利于显露和手术操作，还易损伤外环口处的侧支循环。如为局麻在选择好的切口部位注射 1% 普鲁卡因或利多卡因，深达提睾肌，另外，在切口上方封闭髂腹下神经和髂腹股沟神经。切开皮肤及皮下组织时需与患者腹壁垂直，应在同一轴线上，如在多个轴线上切割，则术后易发生脂肪坏死液化，在肥胖患者中更应注意。

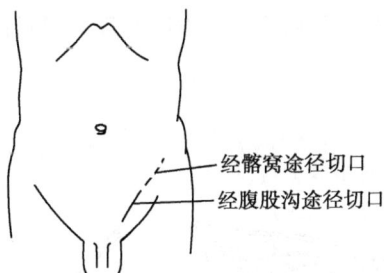

经髂窝途径切口
经腹股沟途径切口

图 11-74　切口部位

（2）在显露腹外斜肌腱膜后，先辨认腹股沟外环，而后在适当部位切一小口，用组织剪伸入，紧贴腱膜背侧，将附着在后方及外环的疏松组织推开，以免误伤髂腹股沟神经，沿肌腱纤维走行将腹外斜肌腱膜剪开，一般应同时剪开外环，以利显露。

（3）切开提睾肌肌膜，钝性分离并牵开提睾肌，游离精索。要先辨认并保护好输精管及精索动脉，不要误伤（图 11-75）。

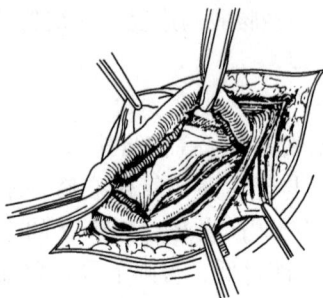

图 11-75　输精管、血管示意图

（4）在内环附近一般有 2~3 支扩张的静脉，该静脉管壁极薄，剥离时要注意避免剥破出血。分离后切除一段约 2cm 长的静脉，分别双重结扎两断端（图 11-76）。

（5）如果精索过长，睾丸下坠明显，可将两断端结扎线打结并固定在腹内斜肌下缘（图 11-77）。以缩短精索，提高睾丸。

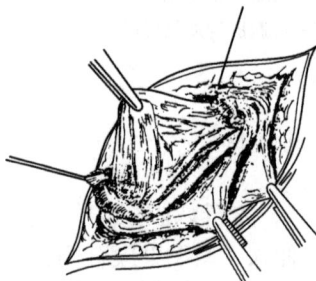

图 11-76　切断结扎　　　　图 11-77　精索静脉两断端
　　　精索静脉　　　　　　　　　结扎并固定

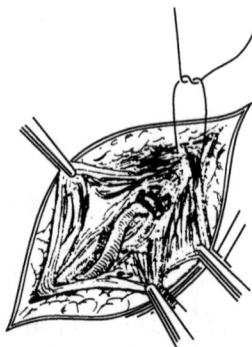

（6）在完成上述步骤后，若合并鞘膜积液或腹股沟疝时，要给相应处理。操作过程中，避免在外环附近游离解剖，以免

损伤侧支循环。

（7）按层缝合伤口，注意新建的外环口不要过紧，皮下组织需良好对合，有利于皮肤切口的良好愈合，并可预防过多的瘢痕形成。

2. 经髂窝精索内静脉高位结扎术

（1）切口：经髂窝精索内静脉高位结扎切口，选择在腹股沟韧带中点上方 3cm 处，向外上做 3~4cm 长的平行于腹股沟韧带的切口（见图 11-74）。

（2）如为局麻，在切口区域内要局部注射 1% 普鲁卡因，注射深度达腹内斜肌（也可在切开腹外斜肌腱后再注射）。在麻醉过程中要记录药物用量，不得超过 100ml，以免药物中毒。

（3）切开皮下及腹外斜肌腱膜，顺肌纤维走行钝性分开腹内斜肌及腹横肌，将腹膜推向内侧，在腹膜后显露精索静脉（图 11-78）。精索内静脉在内环口上方多汇合成一根，但有时也可 2~3 根。

（4）离开内环后该静脉走向后上方，与输精管分离，如予证实为精索静脉可向下追查到与输精管分离处即可确定。另外，轻轻牵拉睾丸，观察静脉是否活动或轻轻牵拉该静脉，同时观察睾丸，如睾丸活动则也可确定。将该静脉分离出后，尽量在高位结扎切断，注意尽量别误伤或结扎伴随的精索内动脉（图 11-79）。但如果不慎将精索内动脉损伤，也可将其结扎，由于睾丸受到精索外动脉及输精管动脉的吻合支供应血液，故不至于引起睾丸坏死或萎缩。当然，如果在损伤后行动脉吻合最好。

（5）结扎完毕后，逐层缝合腹壁切口，不用放引流。

（6）手术后应用 3 天抗生素预防感染，腹股沟区砂袋压迫 24 小时，在 72 小时内尽量不直立活动。

（四）手术时注意事项

在施行经腹股沟管精索静脉结扎手术时，技术要求要比疝

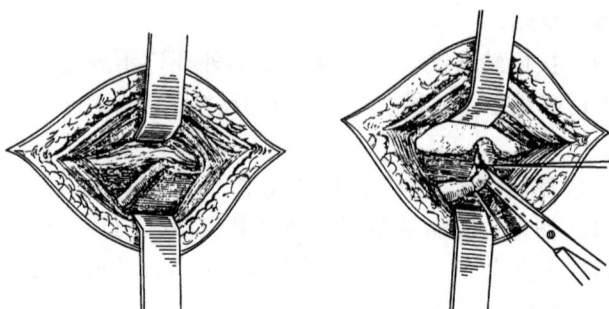

图 11-78　腹膜后显露精索静脉　　图 11-79　精索动脉示意图

修补术高得多，因为本手术要分离精索血管，且曲张的血管壁
极薄，易破裂出血，一旦出血解剖关系往往模糊不清，易损伤
精索内动脉、精索外静脉及输精管。在切开精索筋膜时最好选
择其前壁，在切开精索筋膜后，在不刺激情况下首先辨认精索
后方的精索内动脉，以免刺激引起动脉痉挛变细，难以识别。
精索内动脉细、壁厚、色白并可见跳动，触及时可感搏动。在
确定精索内动脉后，先将其与静脉分离、保护，然后再游离精
索内静脉，即可防止动脉损伤。输精管在附睾头的高度移行于
精索段，与精索血管、神经同行，并构成此段精索的主要成
分。在经腹股沟管途径结扎精索静脉时，可能将其损伤。但输
精管的组织结构特点为管粗，壁厚并含丰富肌肉，触之硬如弓
弦，有滑动感，是精索内最硬的管状组织，较易辨认。术时只
要仔细操作，不盲目钳夹，就不至于损伤输精管。如果在切断
物中发现了腔小、壁厚且较硬的管状物切面时，定是损伤了输
精管，若松开附睾端，可有乳白色的液体溢出。此时要进行仔
细检查，在确认是输精管损伤后，需要给予适当的处理。如为
不需要再生育者，可行双断端结扎。如为年轻的未生育者，要
行输精管吻合术，以保留生育能力。另外，在切开腹股沟管前
方的腹外斜肌腱膜时，要注意损伤髂腹下神经和髂腹股沟神经

的可能。其预防方法是，先切开一小口，用止血钳轻轻分离，提起后在直视下剪开，将神经显露分离并加以保护。在关闭切口前要彻底止血，以免血肿形成，造成日后感染。在缝合腹外斜肌腱膜时要严密，如肌腱膜薄弱，最好重叠加强缝合，以防止术后发生腹股沟斜疝。

在经髂窝途径精索内静脉结扎术时，要注意的是腹膜损伤甚至肠管损伤。损伤腹膜后见裂口通入腹腔，可有少许无色液体流出或有肠管及大网膜组织自此口钻出，如将肠管损伤可见肠内容物外溢。单纯腹膜损伤修补即可，若怀疑肠管损伤，应扩大腹膜裂口进行探查，回肠损伤或结肠小裂口可仔细修补，结肠较大破口除进行修补术外还应行近端结肠腹壁造口术。在分离腹膜时动作要轻柔准确，必须在直视下进行，此种损伤是可以避免的。

在施行精索静脉结扎术后症状和体征不减轻或在短期内又出现，被视为复发。其主要原因是精索内静脉结扎不完全所引起。不管是哪种途径都有漏扎的可能。精索内静脉内环以上常汇合成为 1~3 支，在腹股沟管内更多，部分可曲张不明显，特别受刺激后痉挛变细，容易遗漏。因此，术中应仔细辨认，全部分离并结扎，以防术后复发。另外，下腔、髂总静脉及髂内、髂外静脉阻塞性病变，导致静脉回流受阻，使精索静脉丛淤血，也是复发的原因。精索静脉曲张复发应行静脉造影检查，要明确原因。属漏扎而导致复发者可再次手术结扎；属大静脉有阻塞病变者应治疗大静脉的疾病。

二、输精管结扎术

输精管结扎术是男性绝育的一个最有效的方法，它通过切断、结扎输精管阻断精子的输出，从而达到绝育的目的。手术简单而安全，在小手术室内即可进行，不需住院，术后不影响睾丸功能及性生活。凡是已婚男子生育一个或一个以上孩子后，要求做绝育手术的均可施行此手术。

【禁忌证】

1. 阴囊有严重皮肤病及睾丸或附睾有炎症。

2. 有全身出血性疾病的患者。

3. 有严重的神经衰弱或心理障碍者。

4. 有阳痿、早泄等性功能障碍者。

5. 严重精索静脉曲张及鞘膜积液。

6. 较大的腹股沟斜疝也应慎重，可在行疝修补术时进行。

【术前准备】

手术前要仔细了解患者的生育情况及思想状态，进行认真的解释工作。要剃去阴毛，以肥皂及温开水擦洗阴囊、阴茎及会阴部。器械准备主要有输精管固定钳或鼠齿钳一把，蚊式止血钳4把，小剪刀一把，另外，还要备有刀片，注射器及针头，纱布，孔巾及结扎线。麻醉一般采用局部浸润麻醉。

【手术步骤】

1. 受术者仰卧位，用0.1%苯扎溴铵或75%酒精消毒阴囊皮肤，铺无菌孔巾。

2. 术者站在绝育者右侧，用右手将一侧睾丸向下方牵拉，使精索拉紧成一直线。左手拇指，示指在精索内侧触摸寻找输精管。输精管位于精索的内后方，质硬如弓弦，约如火柴杆粗细，有滑动感。

3. 找到输精管后，两手将输精管渐渐移到阴囊皮下，以左手拇指及示指在输精管下方两手指相对，将输精管固定在皮下，然后用2%普鲁卡因或利多卡因2ml做皮肤、皮内及皮下浸润注射，并向精索内注射1ml（图11-80）。

4. 在皮肤上做一长约1cm切口（图11-81）。切口深度达精索外筋膜，经切口伸入鼠齿钳或输精管固定钳将输精管连同精索筋膜一起夹住后提出切口，然后在输精管表面纵行切开精索筋膜，露出输精管（图11-82）。

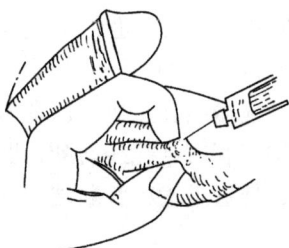

图 11-80　皮肤麻醉

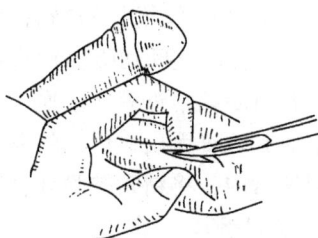

图 11-81　皮肤切口

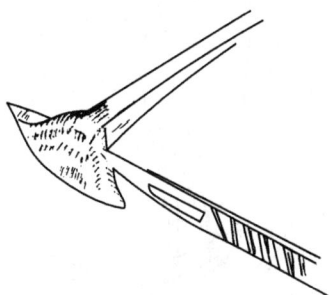

图 11-82　切开精索筋膜

5. 用蚊式血管钳夹住输精管（如用特制输精管钩亦可钩住）略向上提起，同时放松鼠齿钳（图 11-83）。用另一把蚊式钳小心将输精管分离出长约 2cm（图 11-84）。

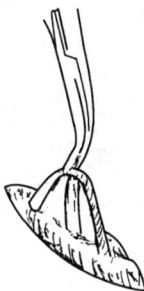

图 11-83　夹住输精管

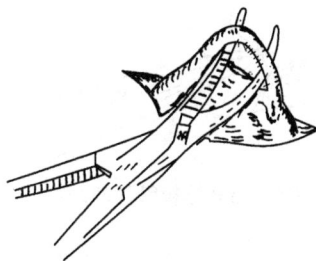

图 11-84　分离出输精管

6. 用 1 号丝线将输精管远、近端个结扎一道，两线应相距 1cm，在两线间切除输精管约 0.8cm（图 11-85）。提起结扎线，查看断端附近有无渗血，有出血应做结扎止血，以免术后发生血肿。查无出血后，将睾丸侧输精管端结扎线剪断，断端送回精索内，将精索被膜缝合一针，使远近输精管断端完全隔开（图 11-86）。

7. 最后缝合皮肤一针（图 11-87）。

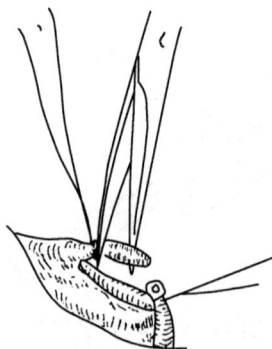

图 11-85　切除一段输精管

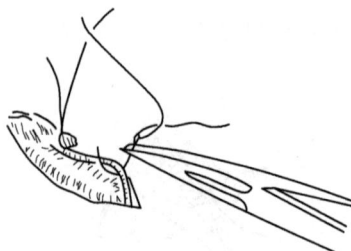

图 11-86　隔开输精管两断端

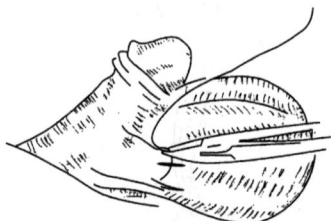

图 11-87　缝合皮肤

8. 用同样方法结扎对侧。也可在阴囊中线做一个切口，将两侧输精管都移到中线切口提出结扎。

【并发症】

输精管结扎术是一种简便、安全的小手术，但在大量临床工作中仍有不少并发症发生，多数是因为手术中处理不当或操作不熟练等原因造成，只要加强责任心，严格手术操作常规，并发症是可以避免的。现将常见的并发症及防治方法介绍如下：

1. 输精管固定脱落　在室温较低环境中，阴囊壁收缩变厚，用手固定输精管常有困难。在这种情况下，必须在找到输精管后要固定牢靠。在用输精管钳或鼠齿钳固定后，再仔细检查固定区域内有无输精管。因为在手术中常把精索筋膜及纵隔误认为输精管，给予切开，结果造成出血及未扎到输精管。如输精管滑脱，应重新寻找，再将其移到切口部位，用固定钳或缝线穿套法加以固定（图11-88），切勿用组织钳盲目大块钳夹，容易造成阴囊血肿。另外必须确认为输精管后再行切断。切断后检查有无输精管腔。

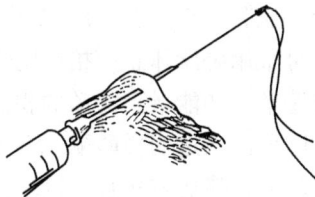

图11-88　缝线穿套法固定输精管

2. 出血　出血可发生在阴囊壁，也可发生在精索内。前者多是因为手术损伤阴囊皮肤及肉膜血管而未止血或止血不彻底所引起。出血轻者，切口处有渗血或出血沿肉膜层蔓延使阴囊皮肤呈紫红色；出血严重者，多为肉膜层出血，除向伤口外渗出外，并可向阴囊内蔓延而形成阴囊血肿。精索内出血多是手术时损伤输精管的血管或精索血管所引起。常见的原因有操作不熟练或不慎重，固定输精管不牢固反复滑脱，因而反复寻找，导致血管损伤。阴囊切口较小，将输精管提出切口外施行分离、切断、结扎时，狭小的阴囊切口使输精管血管呈嵌闭无血状态，虽然损伤了血管亦不出血，但当输精管放回精索内，血管嵌闭现象消失，损伤的血管开始出血并积聚于精索内形成血肿，防止出血的方法是要正确操作，手术时先将输精管稳妥固定，选择阴囊皮肤的无血管区切开，刀片对准输精管，将阴囊皮肤、肉膜及精索筋膜切成一直线，直至乳白色的输精管露出，要避免进行广泛分离。在处理输精管时，要注意有无输精管血管的损伤，在切断结扎输精管后结扎线暂不剪断，先将输精管放回精索内，观察有无出血，在确认无出血后再将其牵出，剪断结扎线。如有出血，牵出后要仔细检查，结扎出血部位，彻底止血后，再剪断结扎线，将输精管复位。出血的处理：阴囊壁切口处渗血少量时，可做阴囊加压包扎；若有活动性出血要找到出血点给予结扎，或在出血部位行褥式缝合一针，一般多能止住血。阴囊内血肿或精索血肿要视血肿大小及有无活动出血而定。血肿较小，在术后 72 小时内无明显发展，估计出血已停止，可采用卧床休息，抬高阴囊，局部热敷，同时应用抗生素预防感染。如能触到波动的积血区，可行穿刺抽出积血。亦可在抽吸后注入透明质酸酶 1500U，以促进血肿吸收。如阴囊内血肿较大，渗血较多且继续增大，多表明有活动性出血。应以手术清除血肿，同时进行彻底止血。手术可在局麻下进行，术前要严格消毒，切开阴囊后先清除血块，清除后仔细寻找出血部位，要从肉膜开始，一直找到输精管切断，要特别注意输精管动脉有无损伤，如找到出血点妥善结扎自不必说，如找不到出血点，多属出血已自行停止，此时应将输精管两端及其周围组织要妥善结扎，以防再出血。手术完毕前伤口内应放置橡皮引流条。如出血太多发生休克，要补充液体及输血，术后应用抗生素。

3. 感染　输精管结扎术后发生感染的不多见，但由于阴囊皮肤皱缩，潮湿多汗，又不能用碘酒消毒，而输精管与尿道、前列腺相通，因此都可能导致感染。感染轻者表现为针眼周围炎，皮下小脓肿，亦可发生精索炎及附睾炎；严重者可发生高热与阴囊脓肿。术后出现针眼处红肿时，应尽早拆线，并在局部涂以酒精。皮下小脓肿应予以切开引流；并发附睾炎者，宜卧床休息，托起阴囊，适当引用抗生素；阴囊脓肿者，除应用足量抗生素外还要早期施行切开引流术。预防术后感染的方法是要严格无菌操作，术前必须用肥皂清洗阴囊、会阴，用苯扎溴铵或酒精消毒时，应待其发挥消毒作用后再手术，一般需约 3~5 分钟。有阴囊皮肤感染或生殖道感染时，要待彻底治愈后再手术。另外，术中操作仔细、轻巧，避免过多组织损伤，彻底止血等也是防止感染的重要环节。

4. 痛性结节 输精管结扎术后 3 个月，患者自觉手术部位疼痛，检查结扎部位结节较大，约在 0.5cm 以上，且有触痛称为痛性结节。输精管周围的疏松结缔组织中，有着极为丰富的精索神经末梢，如术中不将输精管外鞘分干净，而做集束结扎，或在发生出血时使用止血钳大块钳夹、结扎组织，将这些敏感的神经末梢一起扎住，是术后发生痛性结节的重要原因。此外，血肿、感染，线头或精子肉芽肿也可引起痛性结节。其预防的方法是要注意无菌操作；输精管的外膜分干净后再结扎，而不能将输精管与外膜一起结扎；止血彻底，结扎线不宜过粗，以 1 号丝线为宜。发生痛性结节后可应先用封闭疗法及热疗，有感染时应用抗生素，如症状严重，上述治疗无效时，可将结节切除。

5. 附睾淤积症 输精管结扎后，睾丸生成的精子和附睾分泌的液体不能通过输精管排出，一般都能在附睾被分解吸收，并能使吸收和分泌保持相对平衡状态，少数可由于附睾炎症和自身免疫反应等影响吸收而导致附睾淤积。其原因一般认为是术后性生活过度及术前潜在生殖道感染或术中损伤了附睾血液供应，导致附睾吸收功能减低所致。其临床表现为阴囊肿痛、下坠，可向精索腹股沟部放射，同床后症状加重。检查可在一侧或两侧附睾触到硬块。出现附睾淤积后可先使用阴囊兜袋，以减轻坠胀感，同时应用热疗或理疗，可合用镇静剂、解痉剂，止痛药物及男性避孕药物。如果症状较重，上述方法无效，可行输精管吻合术，但在附睾有炎症时，输精管吻合术常不奏效，而要行附睾切除。

6. 术后发生性功能障碍　较少见。常见的表现有性欲减退，少数患者有性欲亢进；阴茎勃起不坚、阳痿；性交时间过短或早泄。出现上述症状的原因多数系精神原因造成，极少是因器质性病所致。男子性功能是一个复杂的生理过程，是受精神-神经内分泌的调节和控制，这些过程不仅需要神经系统、血管系统、内分泌系统及生殖器官的协同作用，而且还需健全的精神心理状态才能正常进行。输精管结扎术后睾丸的生精上皮轻度萎缩，精子生成受到影响，但支持细胞与间质细胞不受影响，故此性欲、阴茎勃起、性交射精，情欲高潮等生理过程与术前相同。而且由于结扎后不在担心女方受孕，性交次数和快感还可能增强。之所以出现上述症状多与患者内向性格有关，术前思想过度紧张。勉强接受手术，术后顾虑重重，总担心影响性生活，最终导致性功能障碍。因此，术前必须做深入细致的思想工作，认真讲解手术的无害性，打消患者的顾虑，是预防性功能障碍的重要工作。对于特别内向性格的患者最好不行此手术，改用其他避孕措施。如果确系前述的附睾淤积、痛性结节精子肉芽肿等病变等造成性功能障碍者，在解除病因后多能治愈。对精神因素造成的性功能障碍患者，通过认真的讲解，给予服用补肾壮阳的中药及男性激素类药物有一定效果。阴茎海绵体内注射罂粟碱 30mg，使阴茎勃起并维持一定时间，在此时间内性交多能成功，可消除患者的精神顾虑恢复性功能。对于应用保守治疗无效的患者，可施行输精管吻合术常能奏效。

7. 输精管结扎术后可发生再生育　主要原因有术者当时结扎时切断的输精管又重新连通，多是没有切除足够的输精管及两断端没有隔开所致；另外是当时误把其他组织当输精管结扎而把输精管漏扎，此种情况少见，只要在切除输精管时认真检查，一般不会发生。还有在结扎后残余精子未予处理，也未做短期避孕而受孕。因此在术后 1 个月内应配合其他避孕措施，在精液常规检查中未见精子后再同床，就不会发生此种情况。

三、输精管吻合术

输精管吻合术一般应用较少，只有在输精管结扎术后，由于子女死亡、爱人死亡或离异而再婚等原因，需要再生育时行此手术。另外，输精管意外损伤后，也需行输精管吻合，以保留生育功能。在输精管结扎术后 3 个月以上，如果出现严重的附睾淤积症，局部有胀痛，甚至放射至下腹部或下腰部及腹股沟部，影响日常生活，检查附睾肿大并有压痛，经检索封闭、理疗及服用中西药物等保守治疗后无效可行输精管吻合术。但要注意如果附睾淤积伴有附睾炎或附睾精子肉芽肿时，施行输精管吻合术往往达不到完全解除症状的目的，此时最好行附睾切除术。但要做好患者的思想工作，以免将来因绝育手术后行附睾切除术而发生医疗纠纷。

【术前准备】

在施行输精管吻合术前两日，应每天清洗会阴部一次，手术前剃去阴毛。麻醉多采用局部麻醉，如患者耐受性能差或思想过度紧张，也可采用腰麻或硬膜外麻醉。

【手术步骤】

1. 患者平卧，两下肢略分开。常规消毒铺巾。

2. 把输精管结扎术后的瘢痕结节挤到阴囊皮下固定，局部注射 2% 普鲁卡因，在结节的表面切开阴囊皮肤 2~3cm（如果在原手术切口出处可将皮肤瘢痕切除），用鼠齿钳夹住结节，也可用缝线穿至结节下方以牵引固定用（图 11-89）。

3. 分离结节及结节以上下方的输精管约 1cm，但分离段不应过长，以免影响血运。切除结节，在上下端要达正常输精管（图 11-90）。此时多可见从附睾端溢出乳白色液体。

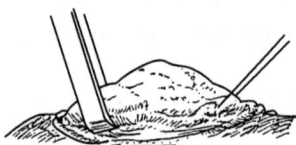

图 11-89　固定输精管结节

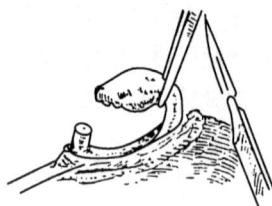

图 11-90　切除结节

4. 在精囊侧的断端内，应用钝性 7 号针头插入输精管腔内，注入生理盐水，如感到有尿意，说明输精管通畅。改用普通 7 号针头，先自近附睾端的输精管腔穿入约 1.5cm，然后穿出输精管及阴囊皮肤，自此针的孔中将尼龙线或细钢丝等支架物导入输精管腔内，取出针头（图 11-91）。再将针头插入近精囊端的输精管腔内约 1.5cm，穿出输精管壁及阴囊皮肤，再用另一针头插入管腔中的针头孔内，慢慢拔出管腔针头，同时将另一针头导入输精管腔内并穿出管腔（图 11-92）。

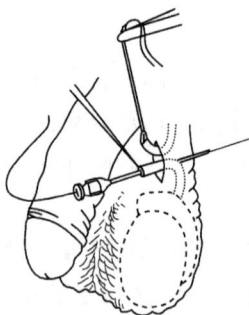

图 11-91　针头刺入输精管远端

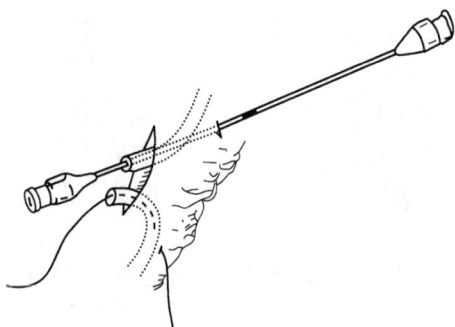

图 11-92　针头刺入输精管近端

5. 将附睾端输精管管腔的支架穿入该针孔内并导出阴囊皮肤外（图 11-93）。拔除针头，将输精管复位，使两断端对齐，要无张力，还应避免扭曲（图 11-94）。用 5-0 号尼龙无损伤缝线端-端吻合 3~4 针，并缝合好周围被膜（图 11-95）。

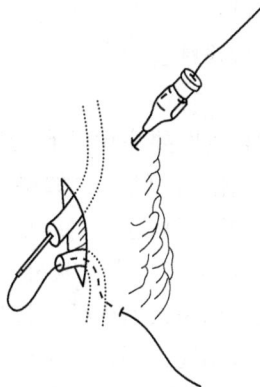

图 11-93　将支架线穿出阴囊皮肤

6. 用丝线间断缝合输精管周围组织 2~3 针，减轻吻合口张力，以利愈合，检查伤口有无出血，要小心止血，避免形成血肿。逐层缝合阴囊切口。将输精管管腔内支架线在阴囊外打

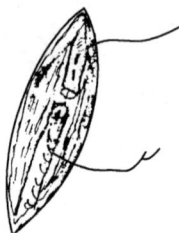

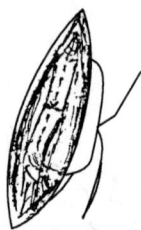

图 11-94 对接输精管 图 11-95 缝合输精管
及阴囊外打结

结固定，要注意不能过紧，以包扎后不脱落为宜，如过紧会损伤输精管。用同样方法吻合对侧输精管。

输精管吻合是成形手术，要严格遵守无菌操作，止血必须彻底，手术操作要轻巧，是手术成功的关键。近年来由于显微外科技术的发展，有人已能完成输精管黏膜对黏膜和肌层对肌层的两层吻合，术后可大大增加手术的成功率。如条件允许，应用显微外科技术施行输精管吻合术较为理想。

【注意事项】

在施行输精管吻合术时要注意以下几个问题：

1. 关于输精管结扎时的结节，如果术前无明显疼痛者，可将硬结旷置于阴囊内不予切除，以缩小创伤面积。

2. 除两断端输精管不能游离过长外，输精管外膜也不能剥离过长，因为可能损伤精索下神经，若此神经受损，虽然吻合成功，但术后输精管功能失调，影响精子的输送。

3. 在放入支架物的过程中必须正确穿入管腔，使其对合良好。

4. 在分离输精管或切除原结扎处瘢痕时，应注意避免损伤睾丸动脉。

5. 在施行本手术后要使用抗菌药物，以预防感染，可用丁字带兜起阴囊，以减轻疼痛。在术后 7 天拆线缝合线，术后

10天拔除吻合支架物。在术后1个月、3个月、半年分别查精液常规，以便应用适当药物。

四、精液囊肿切除术

精液囊肿是睾丸和附睾部发生的、含有精子的液性囊肿，多见于青壮年。发病原因不十分清楚，可能是性欲刺激、睾丸附睾的慢性感染或输送精子的管道梗阻所致。

【精液囊肿的临床表现】

多数无临床症状，多在清洗阴囊时或体格检查时偶尔发现。较大的囊肿有时可出现阴囊部疼痛及下坠感。体检睾丸或附睾部可扪及边缘光滑的圆形肿物，大的囊肿有时似睾丸，质软而带有囊性感，但病程长及液体饱满时，质较硬且张力较大。透光试验阳性。在B超检查时声像图为附睾头部或睾丸边缘的圆形囊性区，壁薄光滑，其大小不定，多为1~2cm，但也可达3~4cm者。如行囊肿穿刺，可抽出略带乳白色液体，在显微镜下涂片检查可找到不活动精子。

【精液囊肿的治疗】

小而无症状的精液囊肿，一般无须治疗，可定期随访观察。如有轻微的不适症状，在无菌条件下行囊肿穿刺抽液，抽出后注入少量硬化剂（如鱼肝油酸钠0.5~1ml）。只有在症状明显或囊肿>1.5cm时才行手术切除。

附睾头部的囊肿如果考虑有压迫睾丸输出或附睾管，有可能造成不育时，手术指征可以放宽。

（一）术前准备

术前要清洗阴囊及下腹部，剔去阴毛，无其他特殊准备。

（二）手术步骤

1. 患者平卧，两腿略分开，消毒皮肤、铺无菌巾。

2. 麻醉　以局部浸润麻醉为主，患者耐受差或有条件者可选用腰麻或硬膜外麻醉。局麻方法：先行精索封闭，在外环口上方穿刺入精索内，回抽无血液后，注射 2% 普鲁卡因或利多卡因 5ml。

3. 选用阴囊皮肤纵向切口，将同侧的精液囊肿挤向皮下，固定睾丸及囊肿，在囊肿表面欲选切口部位行皮内、皮下注射上述药物，纵行切开皮肤、肉膜及诸层筋膜，达鞘膜后，将鞘膜钳夹上提。

4. 打开睾丸鞘膜，探查精液囊肿与睾丸、附睾的关系（图 11-96）。

5. 在精液囊肿与睾丸或附睾的连接部位上方游离其基底部。在分离过程中不要损伤脏层鞘膜及睾丸。将囊肿游离至与睾丸连接部位时，在囊肿根部钳夹止血钳，完整切除精液囊肿（图 11-97），丝线结扎睾丸侧残端（图 11-98）。

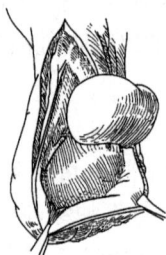

图 11-96　囊肿与附睾的关系　　图 11-97　整个囊肿切除

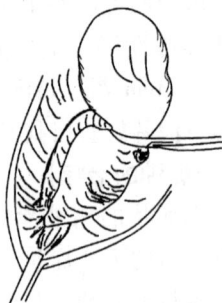

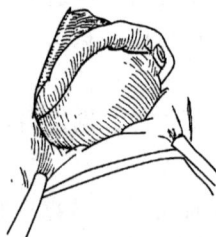

图 11-98　结扎睾丸侧残端

【术中注意事项】

1. 在切除囊肿时不要损伤附睾或睾丸，如果发现有睾丸或附睾组织外露，要用丝线间断缝合修补破损处，维持表面光滑。

2. 精液囊肿如在睾丸门附近或与睾丸门的血管有粘连时，分离时要特别小心不要损伤血管。

3. 在检查无出血后，间断缝合鞘膜；为防止以后发生鞘膜积液，也可将鞘膜翻转缝合。

4. 处理完鞘膜后，将睾丸按解剖关系纳入阴囊。为预防血肿，在阴囊内放置橡皮引流条，分层缝合至皮肤。

5. 阴囊皮肤最好行褥式缝合。术后应用抗生素及止痛剂，48 小时拔除引流条。

第八节　前列腺穿刺活检术

前列腺穿刺活检术是临床诊断前列腺癌的主要手段。传统的方法是经直肠示指引导前列腺穿刺。随着超声医学的进展，在超声引导下监视穿刺针的位置，准确穿刺靶目标，大大提高了前列腺癌的早期诊断率。

【适应证】

1. 肛门指诊前列腺质地硬或有结节。

2. 血清前列腺特异性抗原（PSA）≥4ng/ml。

3. 影像学检查（MR、CT、B 超）怀疑前列腺有占位性病变。

4. 确诊前列腺癌的病理分级，指导治疗。

【禁忌证】

1. 严重出血倾向。

2. 局部感染急性期。

3. 严重心血管病变、糖尿病或肝肾功能严重障碍。

【术前准备】

前列腺穿刺活检属有创损伤性检查，术前应与患者签署知情同意书。术前常规洗肠，术前 4 小时静脉应用抗生素。

【手术步骤】

1. 患者取膝胸卧位。会阴和直肠用碘附纱球消毒 2~3 遍。

2. 经直肠示指引导前列腺穿刺术　右手持穿刺针，让针杆紧靠示指伸入肛门（图 11-99）。指尖扪及前列腺拟穿刺部位，再用左手持针杆刺入前列腺组织约 1.5~2.5cm。若使用特制可调式穿刺活检枪，则用左手按动弹射按钮，穿刺针自动快速刺入前列腺。将穿刺取出的组织块置入 10% 甲醛溶液中。

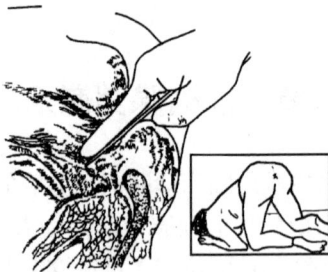

图 11-99　经直肠示指引导前列腺穿刺术

3. B 超引导经直肠前列腺穿刺术　术前准备与经直肠示指引导前列腺穿刺术相同。将直肠探头放入直肠内观察前列腺声像图，然后将穿刺导向支架附入探头上，穿刺针通过导向装置随 B 超引导刺入目标，按动弹射按钮。退出穿刺针，取出组织块。

目前为提高活检阳性率，常规采用 10 针法，即前列腺尖部/中部/底部/外侧中部外侧底部各两针。穿刺完毕后肛门内置入碘附纱球右手示指按压前列腺约 10 分钟，以防止出血。

术后常规继续静脉滴注抗生素 3 天。

【并发症】

术后并发症最常见的是血尿、直肠出血、发热。轻微血尿、直肠出血，不需任何处理，多可自行缓解。

大量血尿伴有血块时，可置入三腔 Foleys 尿管持续冲洗膀胱。直肠大量出血，采用凡士林纱布填塞肛门指压止血。并适当使用止血药。若术后高热，应行血培养加药敏，选用敏感抗生素静脉滴注。

第九节　经皮肾囊肿穿刺术

单纯肾囊肿是最常见的肾脏病理现象，可以发生于任何年龄，随年龄的增加而发病率增高。单纯肾囊肿一般为单侧单发，但也有双侧多发。其发病机制尚不清楚。肾囊肿大小不一，从不足 1cm 到十几厘米，囊壁为纤维组织构成，囊内为清亮液体，伴有囊内出血时可呈血性或者咖啡色。囊肿多浅表，也可位于肾皮质深层。囊肿与肾盂不相通。较大的囊肿可使肾脏外形发生改变。单纯肾囊肿的患者大多数无症状，常常体检时发现。B 超是首选的诊断方法。由于单纯性肾囊肿发展缓慢对身体多无影响，亦无任何症状，即使囊肿较大也不主张手术，只需定期复查。较大的肾囊肿（>6cm）可行经皮囊肿穿刺抽吸并注入硬化剂。亦可手术行囊肿开窗，手术方式有开放和经腹腔镜术式。肾囊肿穿刺注入硬化剂治疗方法简单、安全、经济、可在门诊进行。但此方法治疗后囊肿消失者只占 40%，其余多数患者可有不同程度的缩小。

【手术步骤】

1. 穿刺点定位　采用附有穿刺定位探头的 B 超探测囊肿之大小、位置、与皮肤的距离及穿刺进针的角度（图 11-100）。

2. 穿刺囊腔　在局麻处用刀刺破皮肤，穿刺针沿预先测定的深度刺入达囊腔，进入囊腔时有落空感（图 11-101）。

3. 抽吸囊液　　固定针体，用注射器抽吸囊液（图 11-102），记录液体量，留取囊液做化验。抽液后可在 B 超上见到囊肿体积缩小。

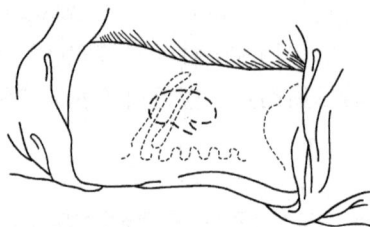

图 11-100　肾脏体表定位图

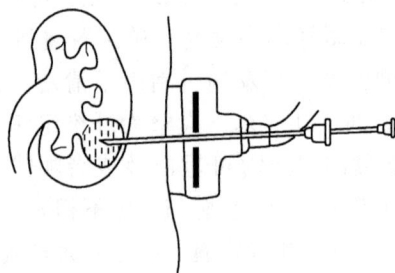

图 11-101　B 超引导肾囊肿穿刺

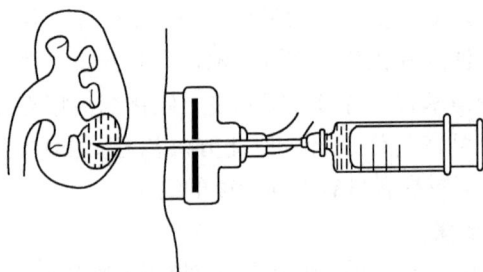

图 11-102　抽吸囊液

4. 注入硬化剂　　目前最常用的是无水乙醇，注入量为抽出液量的 1/4，保留 10~20 分钟后抽出。术中穿刺时注意穿刺角度，避免损伤胸膜。

5. 术后应卧床休息，如无不适即可下床行走。术后出现肾区轻微胀痛、血尿，除卧床休息外，可对症处理。

第十节　经皮肾穿刺造瘘术

经皮肾穿刺造瘘术，是指采用非开放手术的方法建立一个从皮肤至肾盏、肾盂通道的手术。

【适应证】

1. 解除上尿路梗阻和感染。

2. 为经皮肾镜取石术建立通道。

3. 直接观察明确肾盂内病变。

4. 用于肾盂内注药治疗。

5. 肾盂输尿管顺行造影。

【禁忌证】

1. 严重的全身出血性疾病。

2. 严重的心、脑、肺疾病，不能耐受手术者。

3. 严重脊柱侧弯及高位肾伴肝脾大时穿刺要慎重。

【术前准备】

1. 常规检查血常规、尿常规、出凝血时间、肾功能。

2. 行超声检查，了解肾脏结构及积水程度，预选穿刺点。

3. 做静脉肾盂造影了解肾脏和结石的位置大小，集合系统解剖结构，以便选择合适的穿刺点。有条件时行肾脏三位CT，不但可以了解肾脏结构，结石情况，还可以了解肾脏与周围器官的关系，避免损伤周围组织器官。

【手术方法】

B 超和 X 线均可引导经皮肾穿刺造瘘术。由于 B 超设备简单，可以显示肾内主体结构，掌握穿刺的深度和方向，避免 X

线辐射，孕妇和碘过敏者适用。所以门诊的经皮肾穿刺造瘘术大多经 B 超引导完成。本节重点介绍 B 超引导的肾穿刺造瘘术。

1. 穿刺通道设计要求是以最短的直通路穿过肾实质经肾盏达到肾盂，避免损伤胸膜、肝、脾、结肠等周围器官。

2. 穿刺点一般选在第 12 肋下腋后线与肩胛下角线之间，一般多选用后组肾盏入路。如果仅做肾盂穿刺引流，则选择引流通畅的容易穿刺的肾盏即可。如果需要行经皮肾镜取石术，则建立的通道要方便取石。

【手术步骤】

1. 以 1% 利多卡因穿刺点局部浸润麻醉。

2. 选用 18G，长 15~20cm 的穿刺针。在 B 超引导下，选择合适的肾盏穿刺。穿刺针穿入肾包膜后可见针尾随呼吸摆动，穿入肾盏黏膜时可有落空感。当穿刺成功时，拔出针芯可见尿液流出（图 11-103①②）。经穿刺针插入软头金属导丝或斑马导丝，置入肾盂的导丝应无阻力，导丝要适当多放入肾盂以免操作时导丝脱出（图 11-103③④⑤）。

拔出穿刺针，沿导丝由细到粗逐级扩张穿刺通道至肾盂。如仅做肾盂引流，扩张至 8~12F 即可（图 11-104、图11-105）。确认引流管位置满意后，退出导丝，妥善固定引流管。

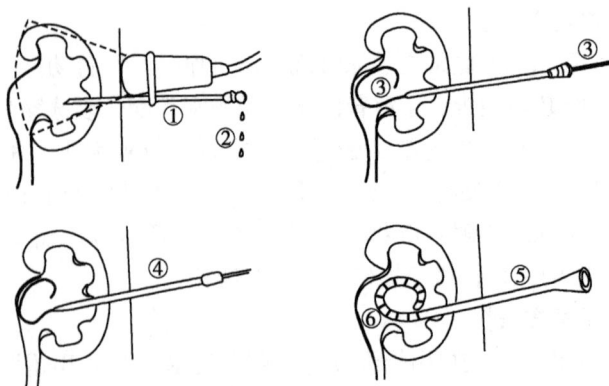

图 11-103　经皮肾穿刺造瘘示意图

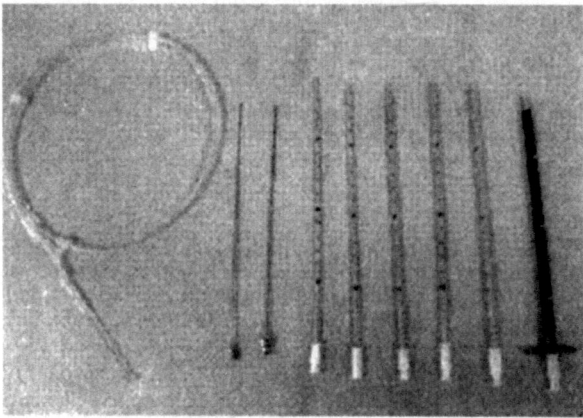

图 11-104 穿刺针及扩张器

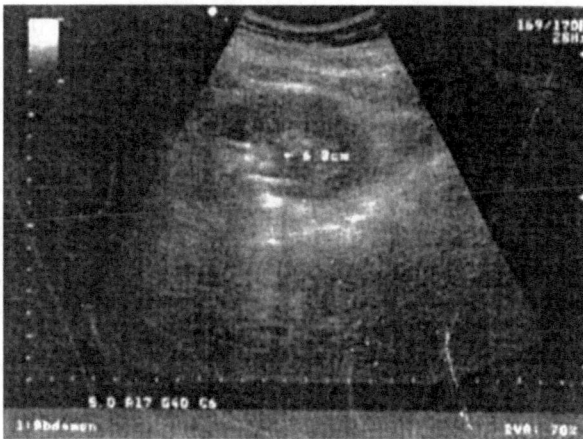

图 11-105 B超引导穿刺的图像

（焦志友　张光银　刘跃新　马森宝
乔庐东　郑宇朋　刘 丹）

第十二章

骨科基本操作技术

第一节　关节穿刺术

　　关节穿刺术在关节化脓感染或由于其他原因引起关节积液时，为了明确诊断，更好地进行治疗，常需进行关节穿刺术。从穿刺吸引出的脓液或分泌物中，我们可以观察判定是化脓性、非化脓性，还是结核性。在外伤后关节肿胀患者，可以从抽出的液体中观察有无油珠（脂肪滴）判断有无骨折。另外，关节液或脓液可以做细菌培养、药物敏感试验、细胞计数分类、类风湿因子检查等。外伤后关节积血时，穿刺可减低关节压力，防止积血对关节软骨损害，预防感染的发生。在关节感染时，穿刺抽液后，可将抗生素注入关节腔，达到治疗目的。在某些关节病变诊断不清时，可注入空气或造影剂，然后拍摄X线片，了解病变性质。如肩袖损伤时，做肩关节造影；膝关节半月板损伤时，做膝关节造影等。关节穿刺术虽然是一个简而易行的小手术，但因为关节周围有神经、血管分布，所以应熟悉有关解剖结构，正确操作。要严格无菌观念，避免引起感染或混合感染。

　　关节穿刺一般在局麻下进行，穿刺部位常规消毒后，铺巾，用合适的注射器和稍粗一些的针头即可进行穿刺。下面介绍几个常见部位的穿刺入点。

一、髋关节穿刺

1. 前侧途径　于腹股沟韧带下 2cm 与股动脉外侧 2cm 之交点处，垂直进针达骨后稍退针抽吸（图 12-1）。

2. 外侧途径　从大粗隆顶点与股骨纵轴呈 45°角，紧贴粗隆前面骨质向上、内进针。进针约 5~10cm 后即可进入关节（图 12-1）。

3. 后侧途径　从大粗隆中点至髂后下棘画一线，在此线的中外 2/3 处进针，到骨后稍退针抽吸（图 12-2）。

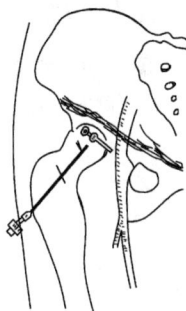

图 12-1　髋关节
前方入点

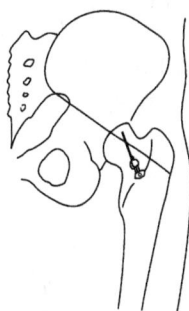

图 12-2　髋关节
后方入点

二、膝关节穿刺

1. 可以从髌骨上缘水平线与髌骨外缘的垂直线的交点为刺入点，经此点向内下方进入关节腔（图 12-3）。

2. 从膝关节侧面，侧副韧带的前方关节间隙平面，垂直刺入关节（图 12-4）。

三、肩关节穿刺

1. 由肩峰前下，肱骨大结节处上方进针，斜向后方刺入关节（图 12-5）。

2. 于喙突顶端下方稍外侧垂直刺入关节（图 12-5）。

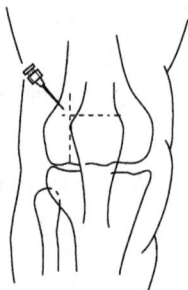

图 12-3　膝关节
前方入点

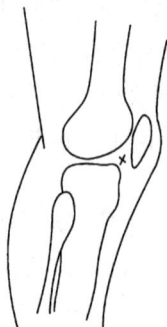

图 12-4　膝关节
侧方入点

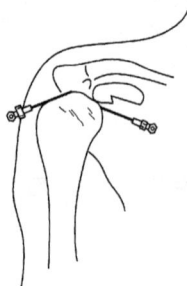

图 12-5　肩关节入点

四、肘关节穿刺

屈肘 90°，由后侧尺骨鹰嘴突与肱骨外上髁之间隙下方进针，斜向前内刺入（图 12-6）。

五、腕关节穿刺

从拇长伸肌腱与拇长展肌腱之间（即鼻烟窝中点），桡骨远端关节间隙处，斜向上方进针（图 12-7）。

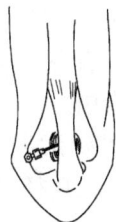

图 12-6　肘关节入点　　　　图 12-7　腕关节入点

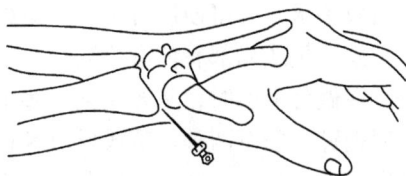

六、踝关节穿刺

在踝关节前方，外踝顶端上 2~3cm 再向内 1~1.5cm 处进针，然后微向内下方刺入（图 12-8）。

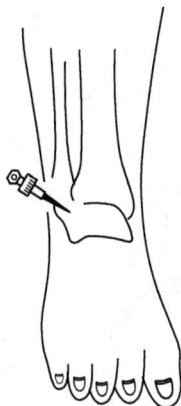

图 12-8　踝关节入点

第二节　骨牵引术

骨牵引术是用钢针穿过骨骼进行的牵引。它可承受较大的牵引重量，从而使骨折脱位迅速得到矫正。当肢体肿胀严重、皮肤有水疱，或开放骨折污染严重、时间较长时，不宜做皮肤牵引或手术，均可使用骨牵引。但如果牵引处有炎症或开放骨折污染严重或局部骨骼有病变时，不宜做骨牵引。

在做骨牵引时，常要用到一些手术器材和牵引装置，比如说用钢针一般有两种。克氏针（Kirschner 针），直径细，针尖呈扁平的剑头样，针尾为三角形。它对骨骼损伤较小，但针易在骨骼中滑动。使用克氏针时，要用手摇钻钻入骨骼内，还必须配用特殊的马蹄形牵引弓，以拉紧钢针，达到最大张力，使其能持重，一般直径 2mm 的克氏针可以承受 10~15kg 的重力。如需较长时间重力牵引或在松质骨牵引，克氏针因持重力小极可能撕裂松质骨，则用斯氏针（Steimann 针）更合适。斯氏针直径 4~6mm，尖端为三角形，尾部为方形，牵引时需用锤敲入骨骼。由于针粗，不易滑动，可承受 20kg 以上重力，并可维持较长时间，但对骨骼损伤较大。

在钢针穿入骨骼后，需用牵引弓持握钢针两端，常用的牵引弓有三种（图 12-9）。

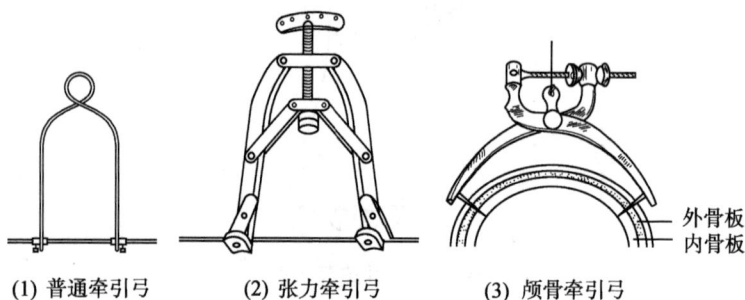

(1) 普通牵引弓　　　　(2) 张力牵引弓　　　　(3) 颅骨牵引弓

　　　　　　　　　　　　　　　　　　　　　　　外骨板
　　　　　　　　　　　　　　　　　　　　　　　内骨板

图 12-9　常用的三种牵引弓

张力牵引弓用于固定克氏针，它可钳紧钢针两端，再用其螺旋力量把钢针向两侧拉紧，克氏针在张力下，可承受较大重量。普通牵引弓用于较粗的斯氏针的牵引，颅骨牵引弓用于颅骨牵引。用牵引弓固定钢针后，患肢常要摆放于某种位置上，方能更好的发挥牵引作用。如使用带有滑轮支架的牵引床会使牵引更方便（图 12-10），床头部还可加用床头支架（图 12-11）。

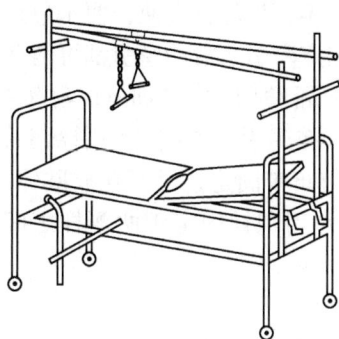

(1) 二节床板牵引床

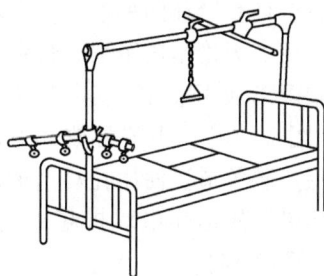

(2) 四节褥垫牵引床

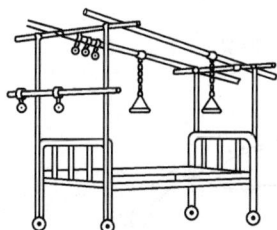

(3) 多功能牵引床

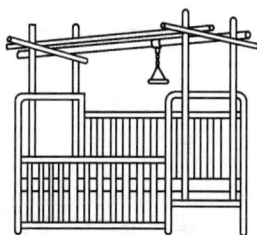

(4) 小儿用带栏杆牵引床

图 12-10　牵引床

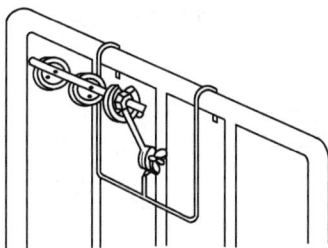

图 12-11　床头牵引支架

在摆放肢体位置时，还常会用到两种支架。托马斯架 (Thomas 架)（图 12-12），它由一环和两个金属杆组成，外侧杆较内侧杆长 5cm，环包绕衬垫套在大腿根部、坐骨结节。环有全环和半环两种形式，全环固定牢，半环较方便，便于急诊使用。无论是皮牵引、骨牵引、固定牵引、滑动牵引都可与此架配合使用。托马斯架也可加上屈膝附架（Pearson 附架）（图 12-13），小腿置放其上，它可在牵引下肢时，伸屈活动，锻炼膝关节。使用托马斯架时要用布带固定，以便托放肢体。布带可用治疗巾双折起来使用，并用别针固定于两侧杆之间（图 12-14）。

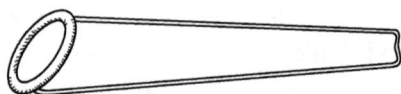

(1) 全环形托马斯架

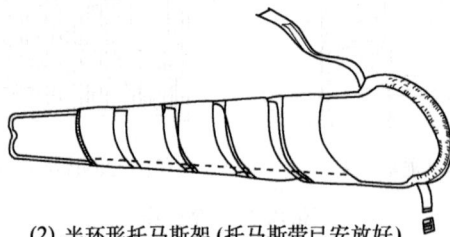

(2) 半环形托马斯架 (托马斯带已安放好)

图 12-12 托马斯架

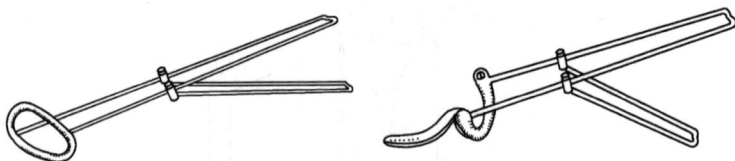

图 12-13 托马斯架带屈膝附架图

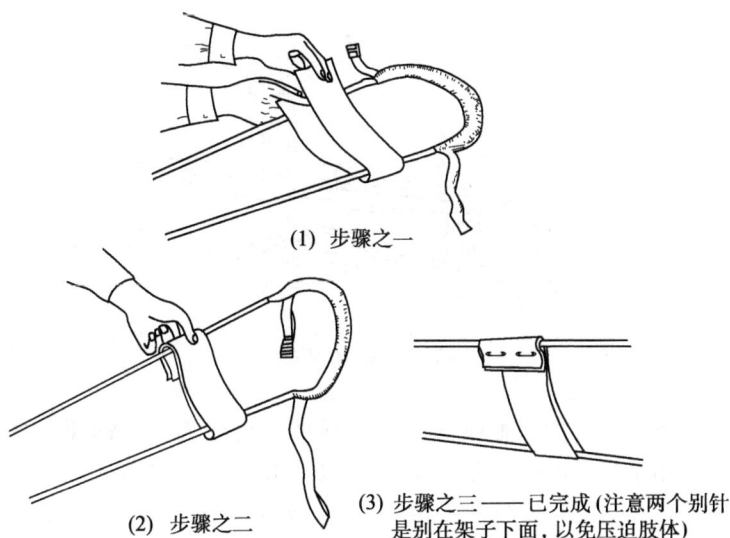

(1) 步骤之一

(2) 步骤之二

(3) 步骤之三——已完成(注意两个别针是别在架子下面,以免压迫肢体)

图 12-14　托马斯带固定法

布带不宜太松或太紧,两条布带之间相距 1~2cm。布带不宜用纱布绷带代替,后者质软而薄,拉力不均匀,易松懈。另一种常用的支架是布朗架（Braun 架）（图 12-15）,此架结构简单,使用方便。固定布带的方式同托马斯架,结合胫骨结节或跟骨牵引或皮牵引可用于治疗大腿及小腿部骨折。它的缺点是患者活动受限,不能改变屈膝角度及牵引方向,不易适应不同长度、不同骨折平面的肢体。骨折远端固定而近段及躯干可以移动,易引起错位。

根据钢针穿过骨骼的部位,骨牵引又分为以下几种:

一、股骨髁上牵引

股骨髁上牵引适用于股骨干骨折、股骨粗隆间骨折、髋关节中心性脱位、骨盆骨折、先天性髋脱位及陈旧性脱位,以及由软组织挛缩引起的髋关节畸形皮肤牵引无效者。

445

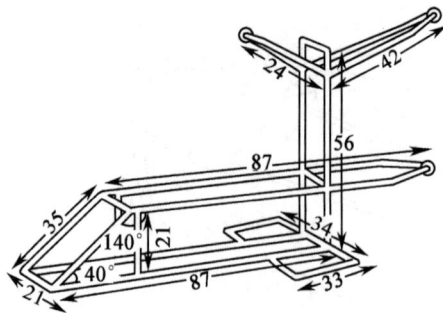

图 12-15　布朗架

　　患者仰卧位，患肢伸直或略屈曲，皮肤消毒，铺盖无菌巾。用手触摸股骨下端内侧内收肌结节在其上方 2cm 处作为入针点；或通过髌骨上缘在皮肤上向外划一横线，另自腓骨小头前缘向上述横线划一纵线，两线相交点作为钢针穿出部位，与此点相对应的股骨下端内侧的一点，即为钢针穿入部位 ［图 12-16（1）］。

　　穿针应由内向外，以免损伤股动、静脉和隐神经。在入针及出针部位注射局麻药物，直达骨膜。用手将皮肤向近侧牵拉，以免将来牵引时，钢针前移，引起患者牵拉过紧。用小尖刀在入针部位做一皮肤小切口 ［图 12-16（2）］，切口约 0.5cm。经此使斯氏针与大腿纵轴垂直方向刺入软组织，直达骨皮质。助手把持肢体，用骨锤将斯氏针慢慢打入骨质，应保持骨针上下水平和前后水平，不要偏上、偏下，或偏前、偏后，应在股骨前后位中点 ［图 12-16（3）］。

　　继续敲击针尾使其穿出对侧骨皮质，当斯氏针到达对侧皮下时，该处皮肤同样向上牵引并做一小切口，使斯氏针穿出皮肤并两侧等长，斯氏针出入皮肤处用酒精和无菌纱布包扎。如使用克氏针，针进入及穿出皮肤时可直接刺入皮肤，而不用做皮肤切口。克氏针需手摇钻钻入骨质，穿出皮肤时，用手指压迫针尖周围皮肤，使针穿透皮肤。上好相应的牵引弓，钢针两

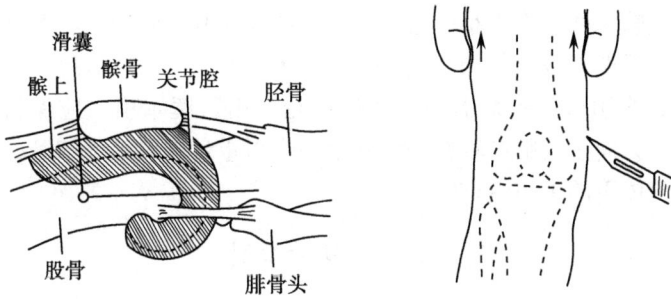

(1) 股骨髁上 (及胫骨粗隆) 牵引部位

(2) 向近侧牵引皮肤, 在进钉点切开皮肤

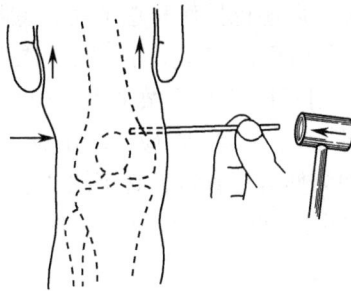

(3) 在股骨髁外侧顶力下垂直进钉

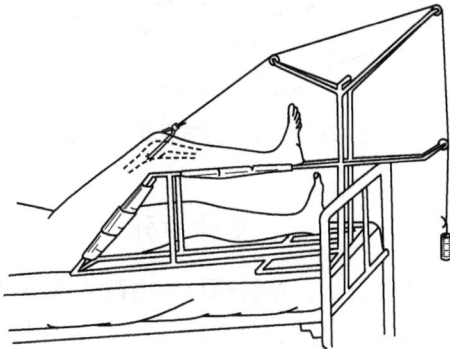

(4) 股骨髁上牵引的装置

图 12-16　右侧股骨髁上牵引术

端插上软木塞或橡皮小瓶盖，以免针端损伤其他组织。将患肢放在托马斯架或布朗架上［见图 12-16（4）］。床脚抬高 10～20cm，牵引弓上系牵引绳，通过滑轮，用重锤牵引，应保持牵引绳方向于大腿纵轴在一条线上。牵引重量一般为 5～10kg，相当于体重的 1/10～1/6。

二、胫骨结节骨牵引

胫骨结节骨牵引适应证及操作方法基本同股骨髁上牵引。只是穿刺部位为胫骨结节最高点垂直向后、向下各 2cm（图 12-17），从外侧进针，以避免损伤腓总神经。患肢可放在布朗架或托马斯架上牵引（图 12-18）。对于股骨髁上骨折，由于骨折类型不同，需选用不同的部位做牵引。如为屈曲型骨折，骨折线从后上到前下，此时应采用股骨髁上牵引［图 12-19（1）］。如为伸直型骨折，骨折线从前上到后下，此时应采用胫骨结节牵引［图 12-19（2）］，这样才能使骨折断端得到稳定。

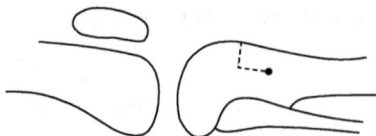

图 12-17　胫骨结节骨牵引入点

三、跟骨牵引

适用于胫腓骨骨折。穿针部位为内踝尖部与跟骨后下缘连线中点或内踝尖向下向后各两横指处。从内踝进针，以免伤及胫后神经及动脉。外踝出针点比内踝入针点稍低，使针与踝关节面有 15°的倾斜角，这样可保持正常胫腓骨弧度（图 12-20）。

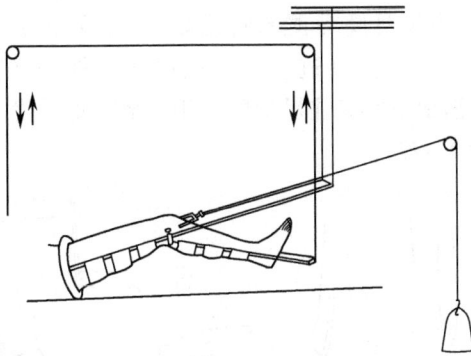

图 12-18 胫骨结节骨牵引后下肢置于托马斯架上

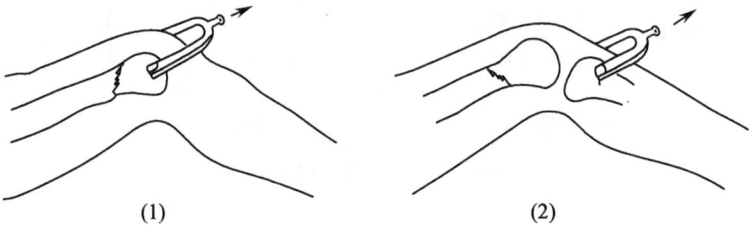

(1)　　　　　　　　　　　　　　(2)

图 12-19 股骨下端骨折不同类型需用不同部位骨牵引

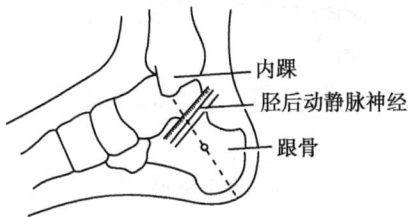

内踝
胫后动静脉神经
跟骨

图 12-20 跟骨牵引部位

四、尺骨鹰嘴牵引

尺骨鹰嘴牵引适用于难以复位，肿胀的肱骨髁上骨折、粉碎性肱骨下端骨折以及移位严重的肱骨开放性骨折。患肢屈肘

90°穿针部位为尺骨鹰嘴顶端向远侧 2cm，距尺骨皮下缘 1～
1.5cm 交点。从内向外进针，以免损伤尺神经（图 12-21）。
也可用大号消毒巾钳夹住尺骨鹰嘴相应部位骨质代替克氏针及
牵引弓（图 12-22）。

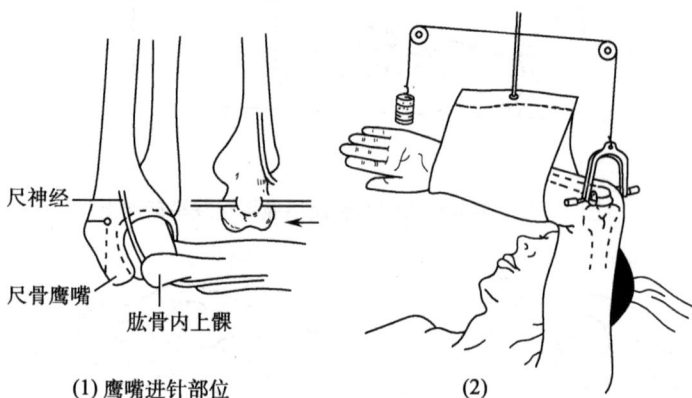

尺神经
尺骨鹰嘴
肱骨内上髁
(1) 鹰嘴进针部位　　　　　　　　　　(2)

图 12-21　尺骨鹰嘴牵引

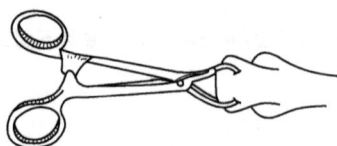

图 12-22　手巾钳牵引法

五、颅骨牵引

颅骨牵引适用于颈椎骨折脱位。术前剃光全部头发，洗净
头皮。患者仰卧，头略伸出手术床外，将头放正。消毒后，自
鼻梁正中至枕后粗隆画出头部正中线，再将两侧乳突尖端做连
线或取外耳道连线，此即头部正中冠状面。两线在颅骨部交点
作为中点，完全张开颅骨牵引弓的两臂，使两臂上的钉齿落于
距中点两侧等距离的冠状线上，该处即位为颅骨钻孔部位

［图 12-23（1）］，或从两眉弓外缘向颅顶画两条平行的矢状线，两线与上述冠状线相交的两点为钻孔点。分别在局麻下在钻孔部位皮肤上做约 1cm 横切口［图 12-23（2）］，直达骨膜。将带有安全隔板的颅骨钻头固定于手摇钻上，按牵引弓的钉齿方向钻头颅骨外板［图 12-23（3）］。如无颅骨钻头，可用普通钻头，钻孔时应注意仅钻透颅骨外板即可。一般成人约4mm，儿童 3mm。然后把牵引弓两钉齿插入两侧的骨孔中［图 12-23（4）］，旋紧牵引弓的螺丝钮使其牢固固定。切口处皮肤可缝合 1~2 针，用酒精和无菌纱布包扎。牵引弓系上牵引绳并通过滑轮，加重锤牵引，将头侧床脚抬高 10~20cm 作为反牵引［图 12-23（5）］。

在牵引过程中，常因钉齿尖端的压迫和骨质吸收作用使牵引弓松动，甚至滑脱。因此，于牵引的次日起，即应再稍拧紧半圈到 1 圈。以后 3~5 天重复 1 次，但切勿用力，以防穿透颅骨内板而损伤脑组织。万一在牵引中牵引弓滑出脱落，可煮沸消毒后重新安放。

在各种牵引中，牵引弓须用绳索连接，绳结应可靠，不易松动、滑脱，术后应经常检查牵引绳方向是否正确，牵引架及牵引弓上螺丝钮有无松动，如有变化及时调整。骨牵引时，钢针孔应保持清洁。可用 75% 酒精溶液或 1：2000 氯己定溶液或碘附，每日湿敷，保护针孔的纱布。如针孔有少量分泌物，应及时清除、引流。如发生较重感染，应拔出钢针，改用其他方法治疗。牵引重量根据患者肌肉发达程度、年龄、牵引种类、牵引部位以及疾病性质不同而有所差别。如用尺骨鹰嘴牵引治疗成人肱骨干或髁上骨折，开始用 4~5kg，骨折复位后用 2kg左右维持。而成人股骨髁上牵引治疗股骨干骨折，复位重量为10~15kg，维持重量 4~5kg。跟骨牵引治疗成人胫腓骨骨折，复位重量为 4~6kg，维持重量为 3~4kg。如在牵引过程中突然发生剧烈疼痛，应仔细检查原因，如果发生钢针撕裂骨皮质，

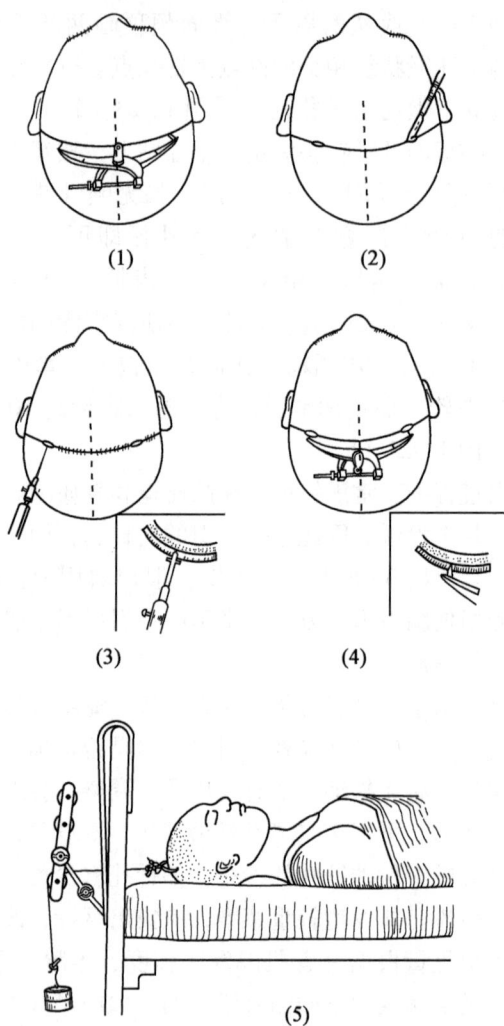

图 12-23 颅骨牵引

进入皮下组织中，应立即拔出钢针，改用其他部位牵引或换其他方法治疗。在牵引中注意防止足下垂、肌肉萎缩、关节僵硬和压疮等；牵引下肢时，应保持足踝部中立位；应指导患者经常活动手指、足趾及其他未能固定关节，自行练习肌肉收缩，以保持功能。骨牵引时间一般不超过 6~8 周，如必须继续牵引；可另换部位牵引。

第三节　骨折内固定

　　骨折切开复位内固定是指切开骨折部位的软组织，显露骨折段并在直视下复位，然后用对人体无不良反应的金属内固定物将骨折端予以固定的一种治疗骨折的方法。它是治疗骨折常用方法之一，适用于骨折间有软组织嵌入、手法复位失败或手法难以整复的骨折、关节内移位骨折、并发血管损伤的骨折以及多段骨折等。

　　切开复位易使骨折得到一个好的复位、好的内固定。坚强的固定，既保证了骨折愈合，又可使肢体早期功能锻炼，尽快恢复肢体功能，避免了因长期固定造成的肢体肌肉萎缩、关节僵硬、肢体水肿、骨质疏松等并发症的发生。但切开内固定，需切开软组织，破坏了骨折部位的血供，对骨折愈合有一定影响，手术也可加重软组织损伤，使局部抵抗力降低，有发生感染的可能。另外，内植物需二次手术取出。一些内植物因质量不佳，可发生生锈或电解反应，从而影响骨折愈合。所以，在治疗骨折时应根据各种治疗方法的特点和自己的条件及经验综合考虑，选择一种最适合患者的治疗方法。

　　骨折内固定常用的有：不锈钢丝、克氏针、斯氏针、螺丝钉、钢板、髓内针等。现分别予以介绍。

一、不锈钢丝固定

　　可用于斜形骨折和螺旋形骨折的环绕固定。但因其稳定作用较差，现已较少单独用。如果选择使用，应注意：①在扭紧钢丝时，两股钢丝应相互缠绕并拉紧，而不是使一钢丝绕于另一钢丝上，造成滑脱；②在斜形或螺旋形骨折固定时，骨折线至少应是骨干直径的 2 倍；③单纯用钢丝环绕固定，至少应有两道钢丝，而且两者相距不应少于 1cm［图 12-24（1）］；④在粗细不均骨干上固定时，应在骨皮质上做一小槽，以防钢丝滑脱［图 12-24（2）］。

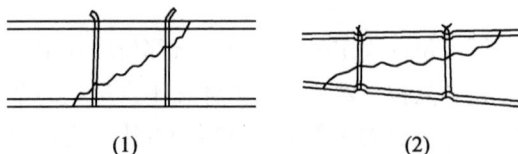

（1）　　　　　　　　　　（2）

图 12-24　不锈钢丝固定骨干骨折

目前，钢丝常用于骨折的张力带固定。张力带固定是基于在每个偏心承重的骨骼都承受弯曲应力，典型的应力分布是在凸侧产生张力，在凹侧为压力，如在凸侧即张力侧予以固定，当骨骼承重时，由固定物吸收张力而使整个骨干承受轴向加压的力量，从而达到骨折端加压固定，如果采用相反方向固定，骨折端则不稳定，钢板有可能断裂（图 12-25）。所以在骨折固定时，应分清哪一侧为张力侧。如股骨干张力侧在其外侧，尺骨鹰嘴张力侧在骨折的背侧，胫骨由于负重时身体重力线与胫骨轴线的关系在负重期不断改变，张力侧也随之改变。做张力带固定的内固定物常用钢丝、克氏针、钢板等，如在髌骨骨折、尺骨鹰嘴骨折和踝部骨折固定中钢丝结合克氏针起到张力带固定作用。

二、克氏针、斯氏针固定

细克氏针常用于手部骨折固定，其他还可用于关节内或关节周围移位骨折的固定，如肱骨内上髁骨折。三根斯氏针可用于固定股骨颈骨折（图 12-26）。但现在已很少用斯氏针固定股骨颈骨折，多用三枚空心螺钉固定。克氏针和张力带

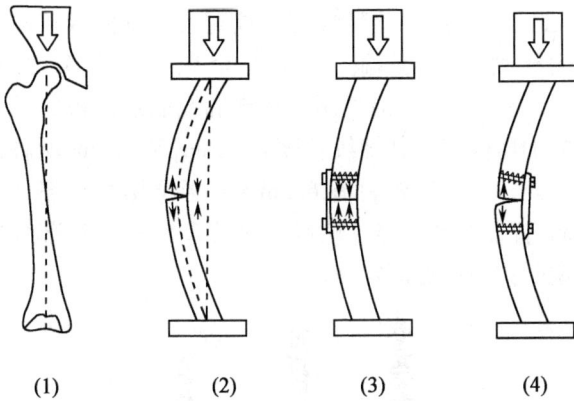

(1)　　　　(2)　　　　(3)　　　　(4)

图 12-25　张力带接骨板应用原则

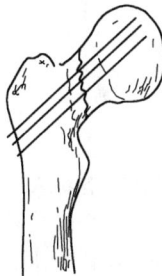

图 12-26　三根斯氏针固定股骨颈骨折

结合使用可增加旋转稳定性。另外，克氏针、斯氏针也可用于某些骨折的髓内固定，如尺骨骨折、桡骨骨折、锁骨骨折等。

三、螺丝钉固定

螺丝钉（螺钉）可单独用于固定骨折，也可配合钢板一起使用固定钢板。和过去常使用的普通螺钉不同，现临床较多使用 AO 螺钉，它有 3 种类型：松质骨螺钉、皮质骨螺钉和踝螺钉。

1. 松质骨螺钉　此种螺钉螺纹宽大，可抓持较多的松质骨，适用于骨的干骺端。它又有全螺纹和部分螺纹两种［12-27（1）~（5）］，前者用于在干骺端固定钢板，后者用于干骺端的加压固定，其螺纹长度有 16mm 和 32mm 两种，除有不同长度外，松质骨螺钉有 6.5mm 直径全螺纹和部分螺纹螺钉和 4mm 直径的部分螺纹螺钉。现以 6.5mm 直径部分螺纹螺钉为例说明拉力螺钉固定技术。

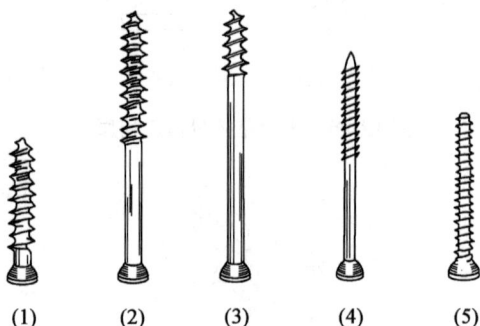

图 12-27　各种 AO 螺钉

骨折复位后，可先用一克氏针暂时固定，然后在导钻保护下，用 3.2mm 钻头钻孔［图 12-28（1）］，测量骨孔长度后，选合适长度螺钉［12-28（2）］。在骨质较软处可直接拧入螺钉或用 6.5mm 直径丝锥攻丝约 10mm［图 12-28（3）］。在骨质较硬处，可用 4.5mm 钻头钻孔，但只穿过近侧骨质而不进入对侧骨质中［图 12-28（4）］。拧入 6.5mm 松质骨螺钉［图 12-28（5）］。在固定中应注意螺钉的螺纹不能越过骨折线，在骨干骺端骨质较松软处最好加用垫圈。

2. 皮质骨螺钉　与我们以前常使用的普通螺钉不同，AO皮质骨螺钉为非自攻型，其螺纹直径加大，近侧螺纹与螺柱成直角、螺钉末端无沟槽，其螺纹卡入骨质内的深度比普通螺钉明显加大，固定更加牢固（图 12-29）。但因为是非自攻型，所以使用时要先用丝锥在骨质中开好螺纹。

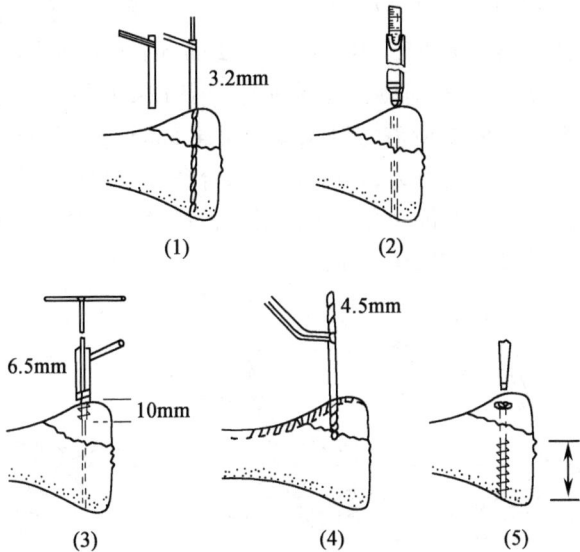

图 12-28 拉力螺钉（松质骨螺钉）固定技术

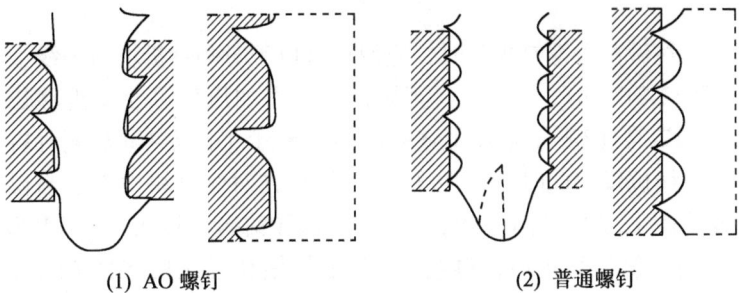

图 12-29 AO 螺钉和普通螺钉

　　皮质骨螺钉有全长螺纹，可单独作为拉力螺钉使用，也可用于固定钢板。在股骨、肱骨、胫骨常用 4.5mm 直径的螺钉，在尺、桡骨和腓骨常用 3.5mm 直径螺钉［见图 12-27 （5）］。
　　现以 4.5mm 直径螺钉为例说明其作为拉力螺钉固定技术：

先在近侧骨皮质用4.5mm钻头打孔［图12-30（1）］。此孔与螺钉外径相同，螺钉可在孔内滑动，所以又称滑动孔。骨折复位后，用持骨器固定，用一内径3.2mm的导钻插入滑动孔，再用3.2mm钻头在对侧骨皮质打孔［图12-30（2）］，退出导钻与钻头后，测量所需螺钉长度，用4.5mm直径丝锥在对侧骨皮质攻丝，此孔称为螺纹孔。拧入合适长度螺钉，因螺钉固定于螺纹孔，而在滑动孔中可以滑动，拧紧螺钉时，可使骨折端得到加压［图12-30（3）］。

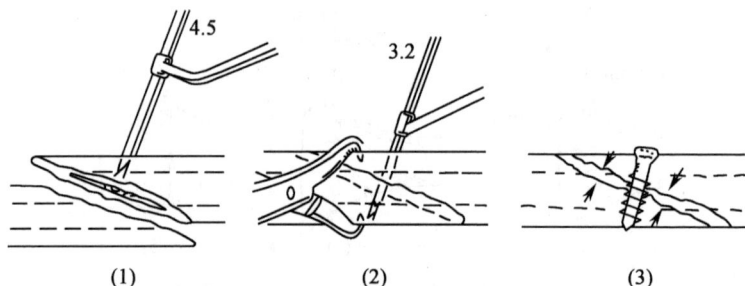

图12-30 皮质骨螺钉做拉力螺钉固定

在做拉力螺钉固定时，应使螺钉位于对侧骨折块的中线上［图12-31（1）、（2）］，否则，骨折端加压后可使骨折移位［图12-31（3）］。如用上述方法固定螺钉，难以判断对侧骨折块中线位置，此时可先用3.2mm钻头在对侧骨块中央适当位置［图12-32（1）］，然后用"C"形导钻钩住骨孔［图12-32（2）］，复位骨折后，再经"C"形导钻在近侧皮质打滑动孔［图12-32（3）］，攻丝对侧骨孔，用螺钉固定。

螺钉固定骨折时的方向可垂直于骨干纵轴，此时有较好的轴向稳定作用，但拧紧螺钉后可产生剪切应力，引起骨折移位［图12-33（1）（2）］。如垂直骨折面固定，可获得的骨折块间加压，但轴向稳定性不足［图12-33（3）］。所以在用两个以上螺钉固定螺旋形骨折时，中央的螺钉通常与骨的纵轴呈直

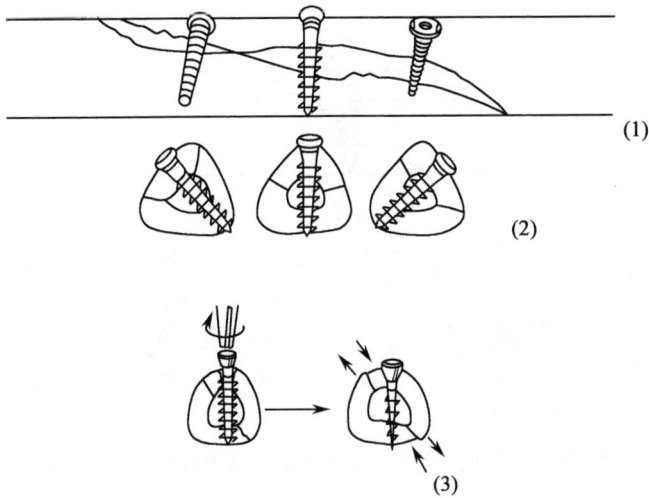

(1)

(2)

(3)

图 12-31 螺钉应置于骨折片的中央否则会造成骨折块移位

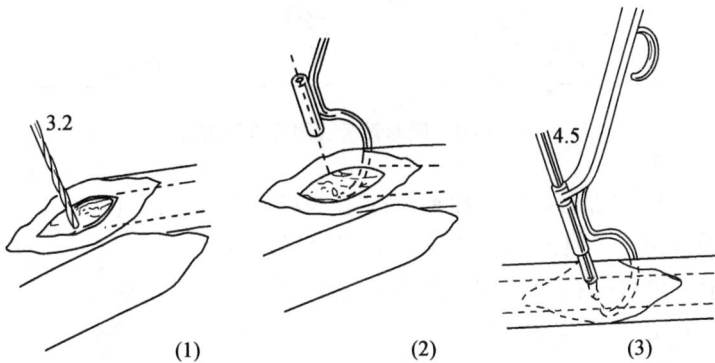

3.2

4.5

(1) (2) (3)

图 12-32 先在对侧骨皮质打孔方法

角，这样可以防止轴向移位，其余 2 枚螺钉与螺旋骨折面呈直角固定以达最大压力作用 ［图 12-31 （1）］。在固定蝶形骨折块时，螺钉方向应在骨干纵轴垂线和骨折面垂线夹角的分角线上 ［图 12-34］。

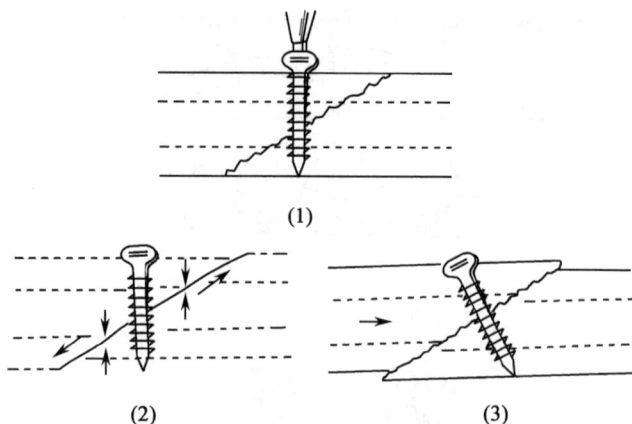

(1)

(2)　　　　　　　　　(3)

图 12-33　螺钉固定时垂直于骨干纵轴与垂直于骨折线之不同

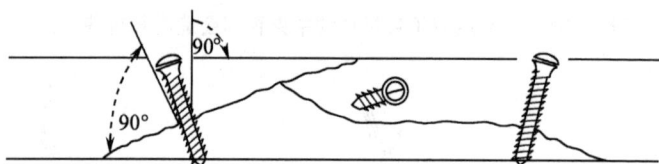

图 12-34　蝶形骨折块固定螺钉方向

3. 踝螺钉　螺纹和 4.5mm 直径皮质骨螺钉相同，但为部分螺纹且尖端为三角棱形，可自行在松质骨中开道，用于内踝骨折固定（图 12-35）。

除了上述螺钉外，临床中还会经常用到空心螺钉，有全螺纹和半螺纹两种，直径有 3.0mm、4.0mm、4.5mm、6.5mm 和 7.3mm 等多种规格。此种螺钉多用于骨折块间的固定，骨折复位后先用细的导针固定，再沿导针钻孔，随后旋入螺钉。在一些部位的骨折，使用可吸收螺钉固定可避免再次手术取出。

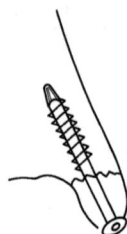

图 12-35　踝螺钉固定内踝

四、钢板固定

钢板种类很多，常用的有 AO 加压钢板和普通钢板。普通钢板因其不坚固，螺钉抓持力不强，已渐少用。而 AO 钢板固定坚强，螺钉抓持力强而被广泛应用。AO 钢板有多种类型，如直钢板、角钢板、特殊类型钢板等（图 12-36）。使用最多的直钢板可用做静力加压，即使用加压器或利用钢板本身特殊结构使骨折端得到加压；也可用于骨折张力侧固定做张力带钢板；还可在螺钉固定后，为保护拉力螺钉而做平衡钢板使用，以抵消大部分扭转力、剪力以及弯曲应力。

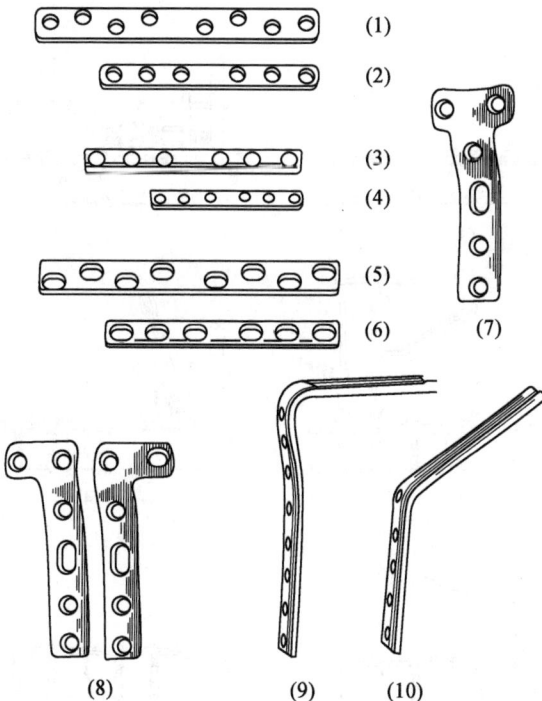

图 12-36 AO 钢板

现在分别介绍几种直钢板固定方法：

1. 加压器加压钢板固定方法　骨折复位后，选择合适钢板放置在骨干一侧，持骨钳固定。选择钢板一端为固定侧，另一端为加压侧，在固定侧最近骨折端钉孔处钻孔，攻丝后固定一枚螺钉［图 12-37（1）］，然后在加压侧用加压器勾连在钢板端孔上，用螺钉固定加压器，轻轻旋紧加压器［图 12-37（2）］，分别固定固定侧各个螺钉［图 12-37（3）］，再次旋紧加压器，使骨折端得到轴向加压［图 12-37（4）］，依次固定加压侧螺钉［图 12-37（5）］，取下加压器，钢板端的螺钉一般仅进入一层骨皮质，以使应力传导不致发生突然改变［图 12-37（6）］。

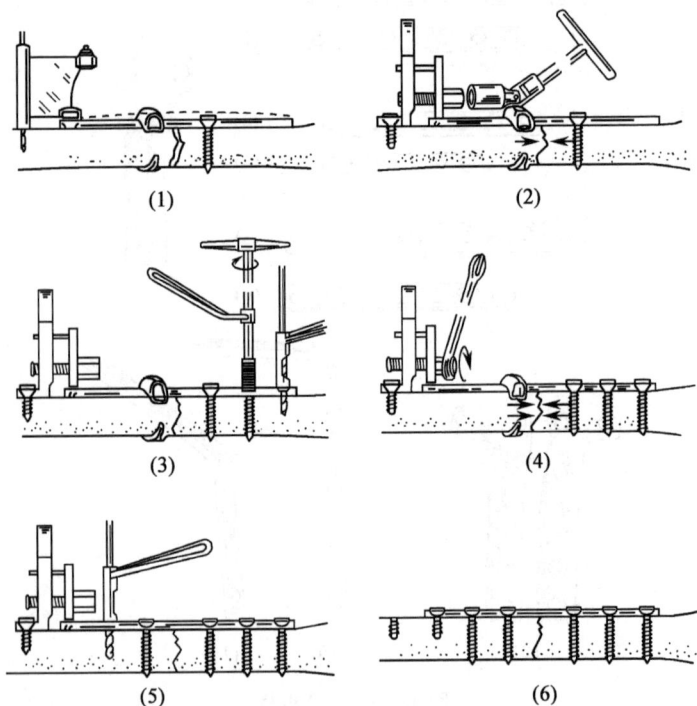

图 12-37　利用张力器固定钢板技术

2. 动力加压钢板（DCP）固定方法 DCP螺孔是椭圆形的，且具有一定的坡度，在拧入螺钉的过程中，螺钉可推动钢板移动，从而使骨折断端得到加压（图12-38）。

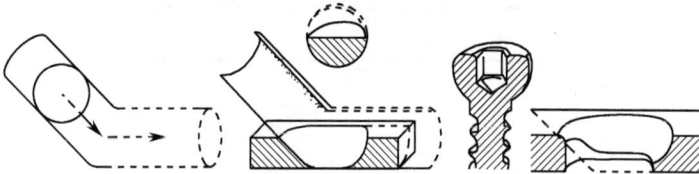

图12-38 动力加压钢板（DCP）的结构

在固定时，先复位骨折，钢板置于骨干一侧，持骨器固定。钢板中央须预弯使其距骨干表面约1mm间隙，以便在固定后使骨折端对侧得到较好加压。先经近骨折线钢板螺孔在近侧骨皮质垂直骨折线做一滑动孔，再在骨折线另一侧经钢板螺孔用中立导钻钻孔后攻丝，并固定一枚螺钉［图12-39（1）］，在滑动孔的一侧，经另一钢板螺孔用偏心导钻在远离骨折线位置钻孔［图12-39（2）］，攻丝后，旋入第二枚螺钉，在拧紧螺钉时，螺钉沿钢板椭圆形孔斜面滑动，从而使骨折端得到加压［图12-39（3）］。经滑动孔用钻通过对侧皮质做螺纹孔，并用螺钉固定，使骨折面得到加压，并消除了对侧皮质间隙［图12-39（4）］。最后以中立导钻钻孔后固定其余螺钉［图12-39（5）］。

在斜形骨折的加压钢板轴向加压固定时，应注意钢板放置位置和加压方向。如果钢板不是放在斜形骨折尖的上面，而是放在骨折的侧面，加压后可引起骨折移位（图12-40）。另外加压方向也会影响固定效果，加压时骨折会移位；如果改变加压方向，即在另一端给予加压，或不改变方向，而把钢板放置在骨干对侧，此时加压，即可使骨折端嵌压紧密（图12-41）。

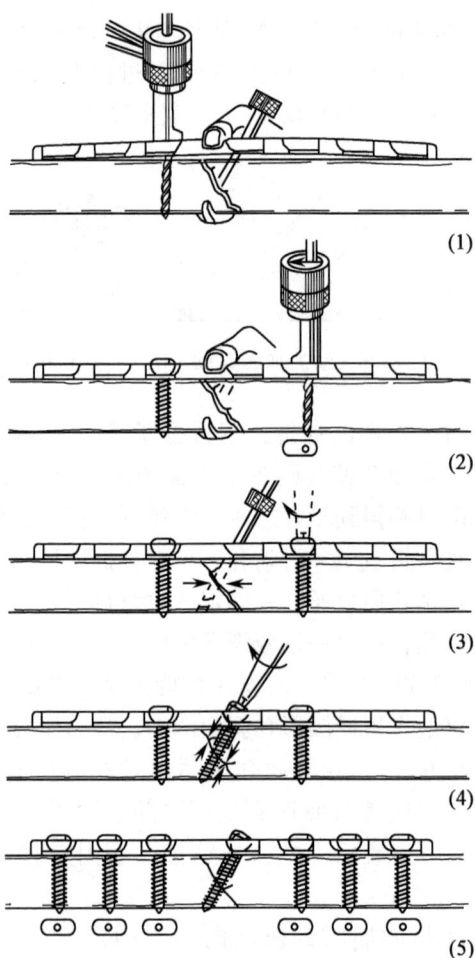

(1)

(2)

(3)

(4)

(5)

图 12-39　D. C. P. 固定骨干骨折

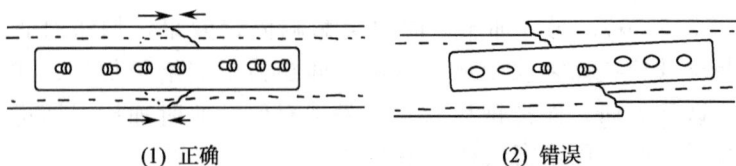

(1) 正确　　　　　　　　　　　(2) 错误

图 12-40　斜形骨折固定钢板放置位置

464

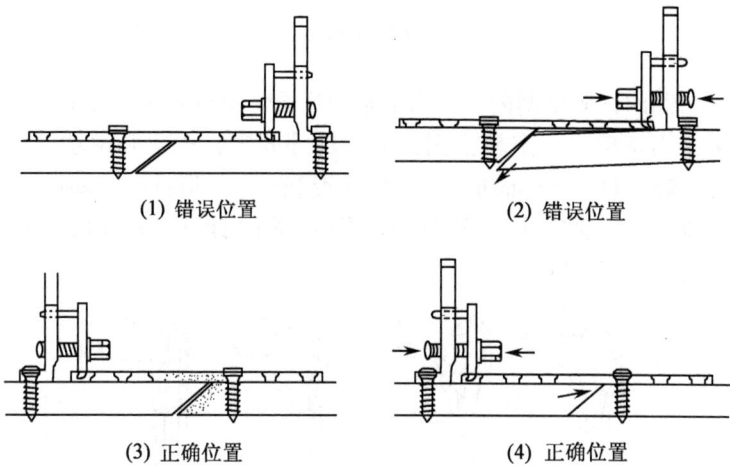

(1) 错误位置　　　　　　　　(2) 错误位置

(3) 正确位置　　　　　　　　(4) 正确位置

图 12-41　加压器的安放位置

3. 用压力螺钉结合钢板固定蝶形骨折方法　骨折复位后，用持骨钳暂时固定。选一合适长度钢板预弯，旋转，使其符合骨干表面形状 [图 12-42 (1)]。可用拉力螺钉固定蝶形骨块，然后放置平衡钢板固定。也可经钢板螺孔同时做蝶形骨块的拉力固定 [图 12-42 (2)]，再固定其余螺钉 [图 12-42 (3)]。

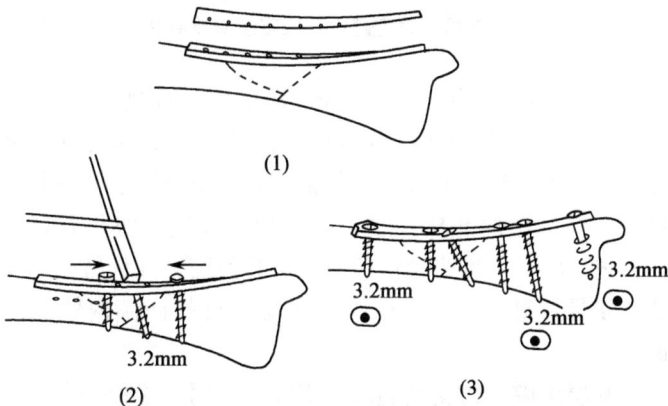

(1)

(2)　　　　　　　　　　　　(3)

图 12-42　用钢板、螺钉固定蝶形骨折

五、髓内针固定

髓内针固定髓内针内固定是治疗长骨骨折的常用方法，如果使用正确，固定较牢固，可不用外固定，早期开始功能锻炼。髓内针有 Kuntscher 针（梅花形和"V"形针）、Rush 针、Ender 针，近年来较多使用的锁定髓内针（interlocking IM nail）（图 12-43）。

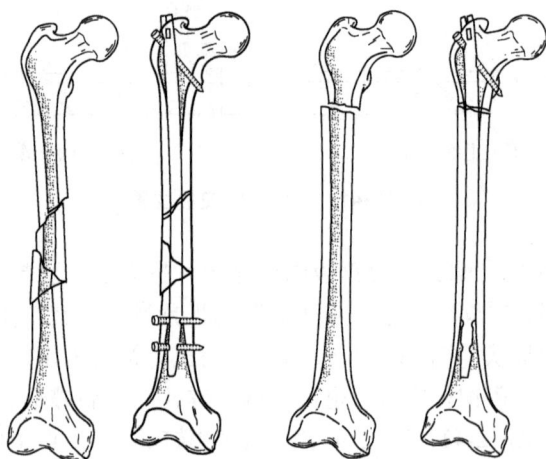

图 12-43 锁定髓内针固定股骨干骨折

髓内针固定可用闭式插针法，即不切开软组织显露骨折，只是在 X 线透视下闭式整复骨折，在骨干一端远离骨折部分做切口插入髓内针。此方法对骨折端软组织损伤小，有利于骨折愈合。也可用切开插针法，即逆行插针法。切开显露骨质后，直视下将髓内针先逆行插入一端骨髓腔，并从另一端穿出皮肤，使骨折复位，再从皮肤外露端逆行打回髓内针以固定骨折。

在基层医院，梅花型髓内针仍较常使用。这种髓内针固定作用是通过髓内针进针部位和髓腔内最狭窄的部位两端固定而达到中间区的稳定，所以固定时应了解该种髓内针适合固定的部位，如骨干最狭窄的部位在中段，所以下段骨折用此种髓内针固定不牢固，而需使用锁定髓内针或其他方法固定。梅花型髓内针开口侧具有弹性且能承受一定的压力，固定时，应使开口侧面对骨干的张力侧，如在股骨干的外侧。另外，为使固定可靠有效，使用髓腔扩大器扩大骨髓腔最狭窄段的长度，可使髓内针与髓腔内骨质的有效接触增加，从而更加稳定。在长斜形或粉碎性骨折，使用髓内针同时，可能需要加入钢丝缠绕固定，应注意不同材料内固定物联合使用可能会发生电解反应，而且此种固定亦不牢靠、坚固，术后仍需做牵引。如有条件，此类骨折用锁定髓内针较合适。

锁定髓内针固定时，一般骨折闭式复位，从骨干的一段钻孔，插入髓内钉。骨干的远、近端使用螺钉将髓内针固定于骨干。可根据情况，只锁定近端或只锁定远端，还可同时锁定远、近端。如较稳定的胫骨中部骨折，锁定一端骨干，让患者早期负重，可使骨折部位得到适当的加压，有利于骨折的愈合。锁定髓内针扩大了髓内针使用的范围，可用于普通髓内针过去无法固定的一些部位的骨折，如股骨、胫骨远端的骨折，远、近端骨断端的锁定使骨折段的骨干成为一个闭合的应力系统，因此，也可以用于骨干的粉碎骨折的内固定。

在锁骨和尺桡骨骨折时，有时也选用克氏针或斯氏针做髓内固定。但这种固定稳定性不够，应加用外固定保护。

第四节　骨折外固定器

骨折外固定器用金属针（钉）分别经皮穿过骨折远、近端，再用金属或塑料框架将暴露在外的金属针（钉）尾彼此连接起来，以达到固定骨折的目的，这种固定装置称为骨折外固定器或外固定架。

外固定器根据其功能分为：骨折复位后单纯固定的外固定器和安装后尚可进一步复位的外固定器。根据其几何学构型可分为：单侧外固定器、双侧外固定器、四边形外固定器、半环形外固定器、全环形外固定器和三角形外固定器（图12-44）。根据其使用固定针的不同可分为：骨圆针外固定器和螺纹针外固定器。

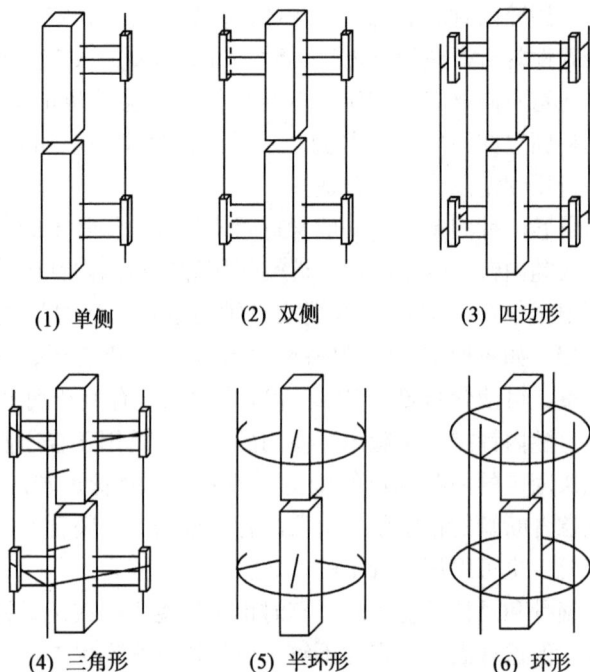

(1) 单侧   (2) 双侧   (3) 四边形

(4) 三角形   (5) 半环形   (6) 环形

图 12-44 六种不同几何构型的外固定器

使用外固定器固定骨折的优、缺点：

【优点】

1. 创伤小，失血少，操作简单。如全身情况较差、不允许全麻或脊髓麻醉时，局麻下也能完成手术。因此，对严重开放骨折、多段骨折、多发损伤的患者，既能及时有效固定骨折，又对患者影响较小。

2. 外固定器可随时根据需要调整，以达到骨折间加压、牵伸和维持骨折位置等作用。

3. 便于处理软组织创面而不干扰骨折的固定。对开放伤口换药简便，并可随时观察伤口情况。

4. 可使骨折远、近关节早期活动，防止关节僵硬、肌肉萎缩和骨质疏松等的发生。

5. 便于抬高患肢，避免肢体受压及水肿。

6. 无须二次手术摘除内固定物。

【缺点】

1. 针孔可发生感染，严重者可引起骨髓炎。

2. 穿越肌肉的穿针，可影响远侧关节的活动。

3. 有些支架笨重，患者因影响美观或恐惧不愿接受。

4. 针孔遗留难看的瘢痕，影响美观。

【适应证】

在全身很多部位骨折可使用外固定器固定，但根据外固定器的特点，较适合于以下几种情况：

1. 具有严重软组织损伤的四肢开放型骨折，特别是伤口污染严重及难以彻底清创的小腿骨折。

2. 多发性创伤或多发性骨折。

3. 骨折伴有严重的烧伤。

4. 骨折后需做交腿皮瓣或游离带血管皮瓣等修复手术者。

5. 需多次搬动或分期处理的骨折。

6. 某些骨盆骨折和脱位。

每种外固定器都有其特点，在使用前应熟悉其结构性能和操作要求。手术时可选用局麻，但在开放骨折需修复软组织时，应做椎管内麻醉或全麻，一般在穿针前应把骨折大致复位，在安装固定器后再进一步调整复位。

骨折穿针与复位最好在 X 线透视下进行。手术最好在手术室里完成，应坚持无菌操作原则。开放伤口应先设计好进针部位，根据解剖关系进针勿损伤血管和神经。另外，穿针不能离骨折端太近或太远。如开放型骨折，针不宜离创面太近，以免感染波及针孔。穿针应尽量在骨干的中央使其具有较好的把持作用。穿针时，可先做一平行肢体纵轴的皮肤切口，长约0.5~1cm，深达筋膜下，以免钢针压迫皮肤。

某些外固定器，因为固定针较粗，或为螺纹针，要预先用钻打孔，此时，应用导钻保护软组织，以防损伤。在骨质较硬的部位穿针，不要直接用锤击入，以免骨质劈裂。宜用低速钻钻孔，以免软组织受热坏死，造成固定针松动。固定针固定后，可进一步复位骨折，并安装外部框架，然后透视检查骨折稳定性。穿针皮肤切口较大时，可缝合1~2针。伤口敷料包扎，针孔用酒精纱布平整包扎。

【术后注意事项】

1. 术后可用吊带、夹板或支架等抬高患肢，减少肢体肿胀，并防止踝、腕等关节下垂。

2. 每天检查外固定架，查看有无松动，针孔可用75%酒精或1:2000氯己定溶液湿纱布包扎。

3. 正常情况下，针孔也可能会有少量渗液，应与感染区别并及时清除。

4. 全身使用抗生素1周左右，术后即应开始功能锻炼，练习肌肉收缩，尽早活动上、下关节。

5. 肿胀、疼痛减轻后，患者可扶拐下地活动。但如果活动后，肢体明显肿胀，应暂时减少活动或暂停活动。

6. 取出外固定器时间根据不同部位及不同类型骨折而不尽相同。如果X线已显示骨折端有明显牢固性骨痂，骨折局部无压痛，骨干纵轴无叩击痛，放松外固定器后，患者可负重行走而无疼痛时，可去除外固定器。

7. 若在固定器固定期间，由于针孔感染或其他原因不宜继续使用外固定器时，可改用石膏固定，直到骨折愈合。

【并发症】

外固定器固定也可能发生一些并发症，如针道感染。常见原因为钢针周围组织坏死，针在组织中滑动。预防措施包括：穿针入口处皮肤要充分切开，避免压迫；采用低速钻以免烧伤组织；勿用过细钢针，尽可能选用螺纹针固定。如已发生感染，轻者局部肿胀、疼痛，可局部及全身使用抗生素，及时消除针孔分泌物，抬高患肢，停止关节活动。重者针道化脓感染则需切开引流和拔出固定针，改换其他部位穿针或改用其他方法固定。其他并发症有固定针断裂；皮肤压迫坏死；血管、神经损伤；骨折延迟愈合或不愈合；关节功能障碍等。应严格技术操作和细心术后护理，尽可能减少并发症的发生。

（张建中　曲　峰）

第十三章

手 外 伤

第一节　指甲部损伤

指甲位于指端背侧，是皮肤的一个特殊分化部位。它具有保护指尖、掌侧皮肤和支持脂肪组织的作用，并能加强指端在抓、握、捏物体时的灵活性、稳定性及力量，还能增加指端的敏感度，并具有一定的美观作用。在日常生活和工作中指甲起着非常重要的作用。

手指末节被机械、重物和门等砸伤或挤压后，常可引起指甲损伤。轻者甲下出血形成血肿，重者甲床裂伤或缺损甚至指骨骨折。伤虽不大，由于其功能重要，应重视对此类损伤的正确处理。

一、甲下血肿

甲下血肿因受伤程度不同，出血多少不一。轻者只有甲下小片出血，以后逐渐变为黑紫色。重者甲下积血，形成血肿，甲床与指甲分离。由于血肿内压力高、刺激神经末梢，患者疼痛剧烈。检查时可见甲下黑紫，局部高起，甲后皱襞可触及波动感或漂浮感。但如果血肿张力较大，反而不能触及波动感。如血肿感染，指端可出现跳痛，局部红肿，皮温增高。手背和前臂出现红线，腋窝淋巴结可肿大。甲下血肿多合并指骨末节骨折，应拍片确诊。

轻度甲下血肿早期应予冷敷，以减轻疼痛和减少出血，3~5天后改用热敷，以促进血肿吸收。如血肿张力较大，疼痛较重，可在甲后皱襞侧方做穿刺抽出积血（图13-1）。如甲下血肿范围较大，指甲与甲床分离，可用微型电钻在指甲上钻孔（图13-2）。或用烧红的钝针（曲别针、细克氏针或缝衣服针）在指甲上烙孔（图13-3），以引流积血、减轻疼痛。如血肿已感染，形成甲下脓肿，应拔除指甲，用油纱布换药，并使用抗生素。对合并末节指骨骨折的处理参见相关章节。

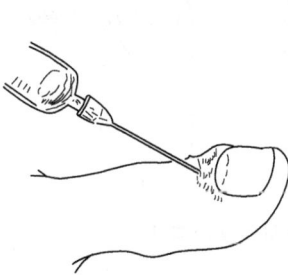

图 13-1 甲下血肿
穿刺抽血

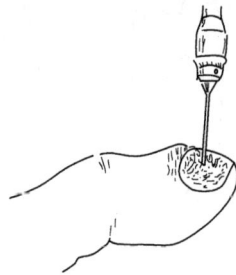

图 13-2 甲下血肿微电钻
钻孔引流

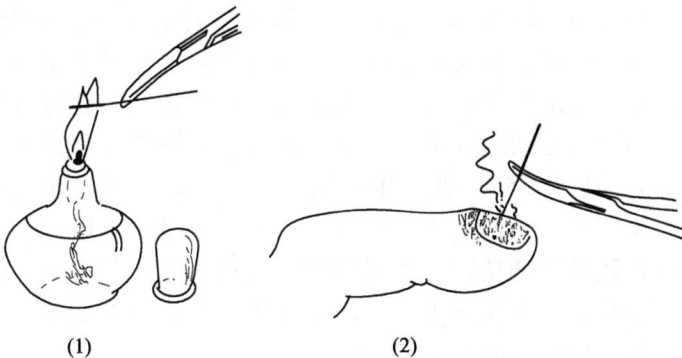

(1)

(2)

图 13-3 甲下血肿钝针烧红后烙孔

二、甲床损伤

1. **单纯甲床裂伤** 可用细小的圆针细线如7-0的无创尼龙针线做缝合，然后用油纱布覆盖（图13-4）。因甲床组织质脆，缝合时应轻柔、准确，缝合张力应适中，张力过大，易拉豁甲床。如果甲床、甲基质和甲后皱襞均有裂伤时，除用细线缝合裂口外，还应用油纱布填塞于甲后皱襞和甲基质之间，以防两者粘连，影响指甲的正常生长。

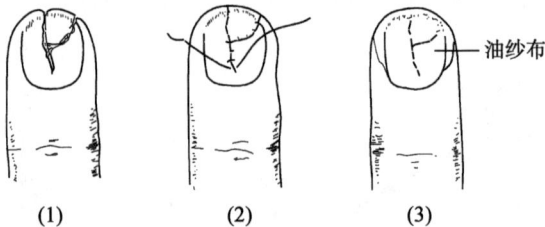

（1）　　　　　　（2）　　　　　　（3）

图13-4 甲床裂伤缝合包扎

2. **甲床损伤** 甲床缺损小于0.5cm时，可用1∶2000的氯己定溶液清洗创面，再用油纱布覆盖、换药，待肉芽生长，形成瘢痕以后，指甲可将其覆盖。一般不影响指甲外观和功能。较大的甲床缺损，可将指骨远端部分切除，将指端掌侧皮肤翻向背侧缝合以闭合创面。如果甲床中部缺损而远近部分甲床完整、末节指骨中段骨折，此时可把骨折两端部分切除、缩短，使甲床两端创缘相互靠拢后直接缝合（图13-5）。如果甲床损伤严重，但指骨和指腹部软组织完整，为保全手指长度，可将全部甲床、甲基质和部分皮肤皱襞均切除，然后用皮瓣覆盖创面。手术时，应注意要将甲基质切除干净，以免残留部分长出类似甲样的甲组织，造成触痛。

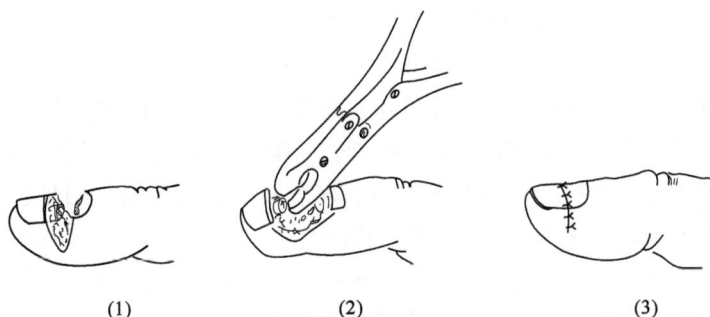

(1)　　　　　　　　(2)　　　　　　　　(3)

图 13-5　甲床中部缺损修复方法

第二节　掌、指骨骨折

手部外伤后，可能会发生掌、指骨骨折，诊断一般并不困难。外伤史、局部肿、痛、移位后骨折畸形，骨折部位压痛均有助于诊断。X 线片可确定骨折类型和移位情况。应当注意的是关节部位的骨折，其本身可能意义不大，但可能提示有肌腱、韧带的损伤。有时与软组织损伤从外观上难以区别，应拍 X 线片确诊。对于掌、指骨骨折的治疗，虽然基本原则同其他部位骨折，但有其特点。有人说：手部骨折可能因为未治疗而畸形，也可能因为过分治疗而至僵硬。可见正确的治疗手部骨折是非常重要的。手部骨折治疗的目的是：①恢复手指关节的功能。②纠正旋转与成角畸形。③用最简单的方法维持复位。④开放伤口的妥善处理。⑤早期，积极的活动。这些的基本目的就是使骨折恢复到能正常发挥其功能的位置。为了达到此目的，医生应根据临床及 X 线检查，选择一种创伤最小，又能在骨折稳定情况下使手尽早活动的治疗方法。

掌、指侧骨折大部分可通过有计划的、仔细的非手术方法得到较好的治疗。但在选择治疗方法的同时，首先应知道哪些是稳定骨折，哪些是不稳定骨折。如对于稳定骨折只需要有限固定2~3周就能开始活动并可取得好的疗效。一般来说，稳定骨折包括闭合性嵌插骨折、无移位或移位很小的骨折，大部分远节指骨骨折，大部分单独的掌骨干骨折。而另一些骨折一般被认为是不稳定骨折，如有旋转的螺旋骨折、粉碎骨折、有较大移位骨折、一些斜形骨折、多段骨折、近节指骨颈骨折、中节指骨掌侧基底骨折、骨折伴有广泛的软组织损伤、Bennett骨折等。这些骨折一般需要某种形式的稳定。医生可根据骨折以及伴随损伤情况，选择下列治疗方法：

1. 局限固定，早期活动。

2. 闭式复位，外固定。

3. 闭式复位，经皮穿针固定。

4. 闭式复位，牵引或外固定器。

5. 开放复位，内固定或外固定器。

一般无移位的稳定骨折，外固定3~4周后即可做轻度的主动活动。移位的掌、指骨骨折复位后应固定4~6周，去除外固定后2~3周内用手捏住患指骨折部位做主动活动。切开复位内固定者，如内固定坚强、稳定，则手术后可不用外固定，否则做2~3周外固定保护。

一、几种掌、指骨骨折内固定方法

1. 克氏针固定　克氏针内固定是掌、指骨骨折最常使用的一种内固定方法。它可在闭式复位后经皮肤穿针，也可在开放复位后做内固定。其优点是：易于操作，使用器械简单，可经皮固定不用切开。缺点是固定不太坚固，常需要加外固定保护，易于松动而发生移位。有时，可发生骨折分离。特别是在开放复位逆行交叉穿针时，应使用克氏针交叉在骨折的近端或远端，以达到较坚固的固定，避免骨折端分离（图13-6）。

另外，固定常见的错误有骨折复位不好，克氏针自骨折处穿出，未能进入另一骨端的骨髓腔内［图13-7（1）］；或2根克氏针交叉角度太大，影响固定的牢固性〔图 13-7（2）〕；或只用一个克氏针做髓腔内固定，固定不牢靠，骨折易旋转。

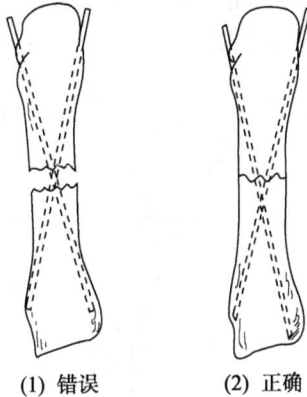

(1) 错误　　　　(2) 正确

图 13-6　交叉克氏针固定掌、指骨骨折

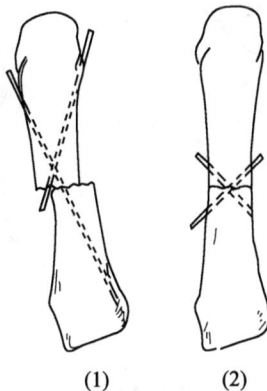

(1)　　　　(2)

图 13-7　克氏针固定易犯错误

常用的克氏针内固定是切开复位逆行交叉克氏针固定。即用一根克氏针自骨折远端髓腔内斜行向远侧皮质钻出〔图 13-8（1）〕，要用另一根克氏针从另一侧钻出〔图 13-8（2）〕，使克氏针在骨折端外露约 1mm，复位骨折〔图 13-8

（3）］，逆行将克氏针交叉钻入近端骨髓腔内并从近侧骨皮质穿出少许［图 13-8（4）］。检查骨折端，固定满意后剪去针尾，使其外露皮肤约 5mm［图 13-8（5）］。指骨骨折固定时选用直径为 0.1~1.0mm 克氏针。

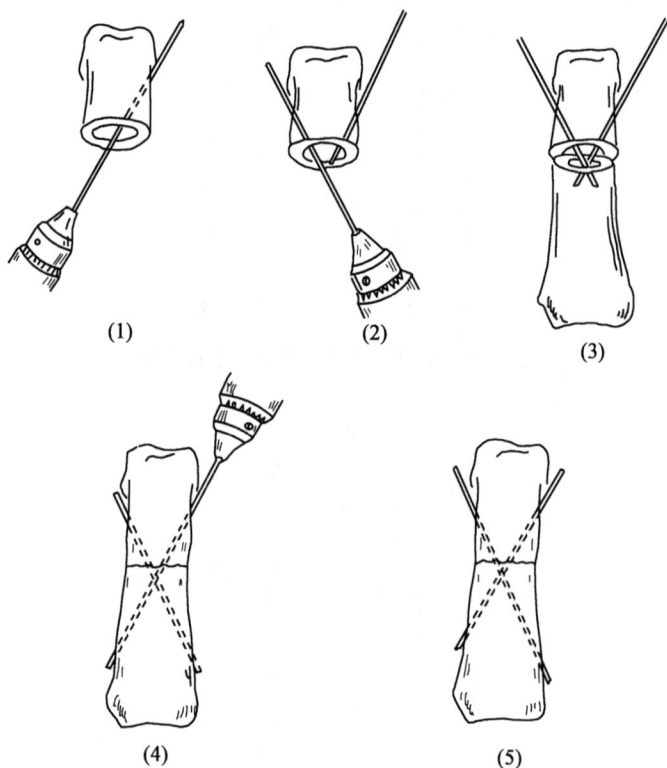

(1)　　　(2)　　　(3)

(4)　　　(5)

图 13-8　交叉克氏针固定掌、指骨骨折方法

掌骨骨折选用直径 1.0~1.5mm 的克氏针。针的两端固定前应剪成尖菱形，针与骨干的角度以 30°~45°为宜。克氏针不要穿过关节和屈肌腱。应保持外露针孔周围皮肤清洁，以免引起感染。克氏针还可用于斜形、粉碎性以及掌骨头和指骨基底

骨折（图 13-9）。

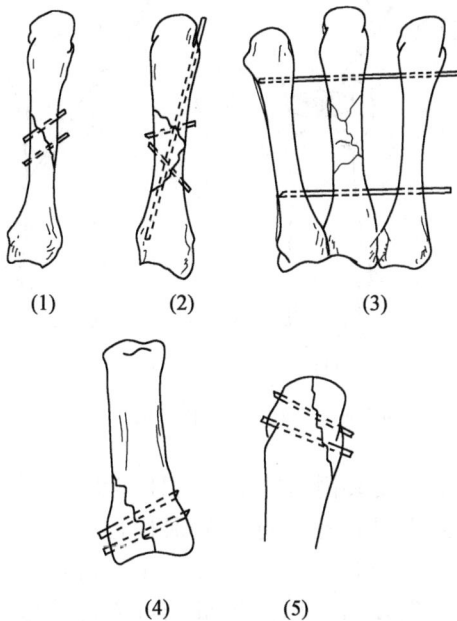

(1)　　　　(2)　　　　　　　(3)

(4)　　　　(5)

图 13-9　克氏针固定手部骨折

2. 钢丝固定　适用于固定掌、指骨横行骨折及一部分关节部位的撕脱骨折。优点是操作比较简单，不需特殊器械。固定较牢固，可早期活动。缺点是需要切开显露。临床应用不如克氏针广泛。

有三种钢丝固定方法：

（1）先用克氏针分别在骨折远近端距骨折线断端 5mm 骨干中央稍偏背侧横行钻一孔。用一钢丝通过两骨孔。然后用一克氏针从骨折远端髓腔内斜行穿入，直到克氏针从远侧骨皮质穿出，克氏针近端稍外露为止。复位骨折，再把克氏针逆行打入近折端、斜行穿过骨皮质。拉紧钢丝，相互扭紧。钢丝末端可在骨皮质打孔后置于骨内（图 13-10）。

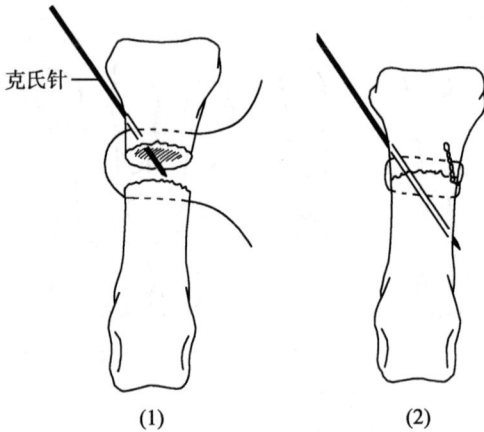

图 13-10　钢丝加克氏针固定骨折

（2）双十字交叉钢丝固定：这种方法要求较高的技术。先平行骨折线在骨折远、近端分别打孔。分别穿过两根钢丝。穿钢丝如有困难，可用一大号注射器帮助穿过。当从背侧向掌侧穿钢丝时，屈曲骨折端可方便操作。检查骨端有无旋转，扭紧钢丝，钢丝末端可在骨皮质打孔后置于骨内（图 13-11）。

如为掌、指骨关节内骨折或撕脱骨折，可用钢丝穿过小的骨块后再通过骨折线固定于对侧骨皮质（图 13-12）。

（3）张力带钢丝固定：掌、指骨在稳定情况下，主要受到屈曲、扭转和轴向应力，这样在骨干掌侧存在压力，而在背侧存在张力。如果背侧用一固定物固定后，不仅可中和骨折端弯曲力和张力，也可把骨干的功能负荷转化为骨折端的压力。用克氏针加钢丝固定使其抵抗骨折扭转和剪力作用。此即为张力带钢丝固定。对于横断或短斜形骨折，可用两根克氏针做交叉固定，对于长斜形或螺旋形骨折，克氏针可垂直骨折线固定，剪断克氏针尾端，使其外露于骨皮质 1～2cm，用一钢丝"8"字形环绕克氏针四个外露端，然后扭紧钢丝（图 13-13）。

如果骨折粉碎，可用几个克氏针、钢丝结构固定。如果张力带钢丝对侧有骨皮质破损，在扭紧钢丝前应做松质骨移植。术后几天后鼓励做主动活动。它可促进骨折愈合，更重要的是可减少术后粘连。

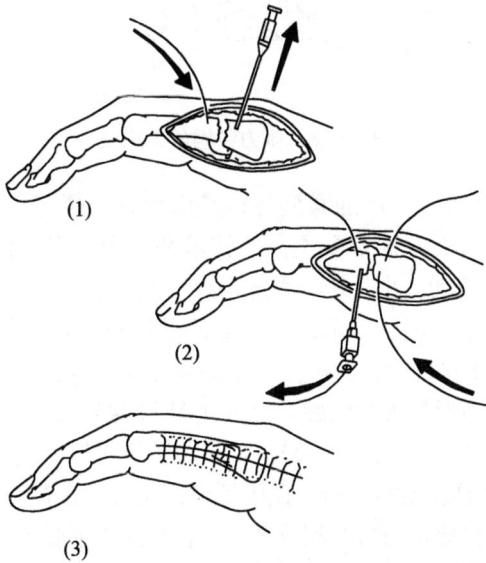

图 13-11　双十字交叉钢丝固定骨折

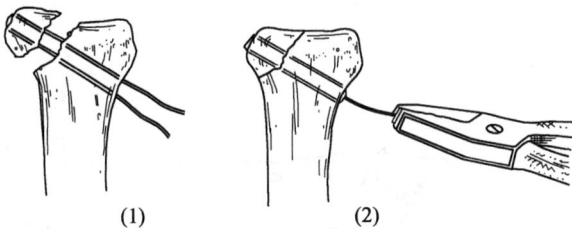

图 13-12　钢丝固定关节内骨折

(1)

(2)

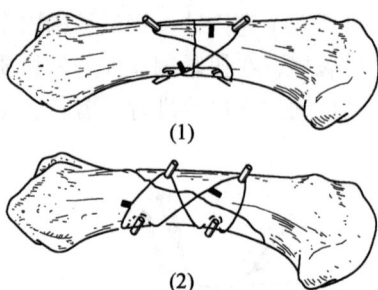

图 13-13 张力带钢丝固定法

3. 螺钉固定 小的微型螺钉是由大骨折螺钉发展而来的，但应用于手部骨折时需要更高的技术和经验。固定物可能较大而影响肌腱滑动，小骨块的固定也有一定难度。尽管技术复杂，但由于其固定牢固、准确，可早期活动进行功能锻炼。在某些复杂骨折处理时，可能是一种供选择的治疗方法。它适用于固定移位的长斜形骨折和螺旋形骨折（图 13-14），以及大于关节面 25% 的关节内骨折（图 13-15）。如果单独用螺钉固定，骨折线至少应该是骨干直径的 2 倍。在用螺钉固定时，骨折应解剖复位，并应注意螺钉放置的角度和位置。如在长螺旋形骨折，螺钉应与骨干纵轴和骨折夹角方向打入。而不是只考虑怎样操作简单。当固定一个单独骨块时，骨块宽度至少应是螺钉直径的 3 倍。

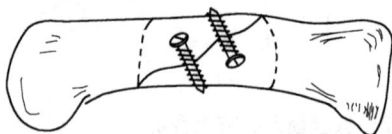

图 13-14 螺钉固定螺旋形骨折

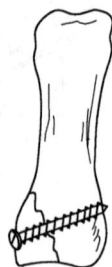

图 13-15 单个螺钉
固定关节内骨折

4. 钢板固定 尽管钢板体积大，不像其他部位那么适用。但手部一些复杂骨折，用钢板固定，可提供足够的稳定，以便早期功能锻炼。这些骨折包括：带有骨缺损的骨折、粉碎的关节内或关节周围骨折。如有条件和经验，也可用于掌骨干骨折。因钢板体积较大，在指骨可影响肌腱滑动，所以应用较少。掌骨干横断或斜形骨折，可用直钢板固定（图 13-16）。掌骨颈和基底骨折，可用"L"形或"T"形钢板固定（图 13-17）。如固定牢靠，术后 2~3 天就可开始功能锻炼。

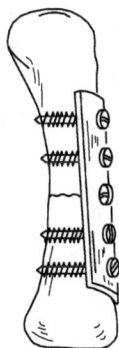

图 13-16　钢板固定
横形骨折

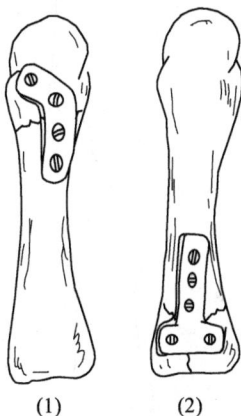

(1)　　　(2)

图 13-17　钢板固定掌
骨颈和基底骨折

5. 外固定器 手部微型外固定器治疗手部骨折，具有不用切开复位，可闭式穿针，不通过关节可牵引并维持骨的长度和位置等优点。适用于掌、指骨严重粉碎骨折，带有骨缺损的骨折，骨的感染和近指关节骨折、脱位。也可用于维持拇指虎口宽度。操作时先用 1.5mm 钻头在骨折远近端钻孔，然后旋入 2.0mm 螺钉，最后用连杆把骨折远近段上固定螺钉连接起来，使骨折复位，调整固定器，旋紧各个螺帽。

二、掌骨骨折

1. 第一掌骨基底骨折 在第一掌骨骨折中，基底部骨折是最多见的，它有四种类型：Bennett 骨折和 Rolando 骨折，这两类是关节内骨折；另两类是基底部的横形和斜形骨折，骨折线不进入关节（图 13-18）。

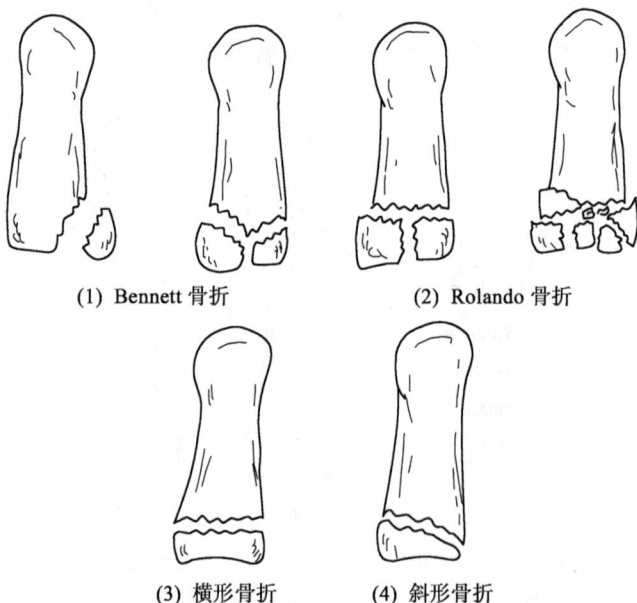

(1) Bennett 骨折　　(2) Rolando 骨折

(3) 横形骨折　　(4) 斜形骨折

图 13-18　第一掌骨基底骨折的各种类型

（1）Bennett 骨折：是第一掌骨基底斜形骨折，骨折线由掌骨基底内上方斜向外下方进入腕掌关节，掌骨基底内侧的三角形骨块由于有韧带相连而保持原位，骨折远端因受拇长展肌和拇长屈肌、拇内收肌的影响，滑向背侧和外侧，造成掌骨基底从大多角骨的鞍状关节上脱出，形成脱位（图 13-19）。骨折后，患者拇指腕掌关节的桡背侧明显突出，有明显压痛、拇指活动受限，拍 X 线片可确诊。

　　由于这是一种关节内骨折，应力争达到解剖复位。否则，晚期将会造成关节疼痛、僵硬或不稳定。此骨折手法复位并不困难，但用夹板或石膏固定常难以维持原位。手法复位时，先将拇指外展牵引，同时在掌骨基底部向尺侧加压，一般即可复位（图 13-20）。

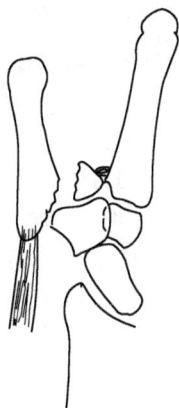

<table>
<tr><td>图 13-19　Bennett 骨折
移位</td><td>图 13-20　Bennett 骨折
手法复位</td></tr>
</table>

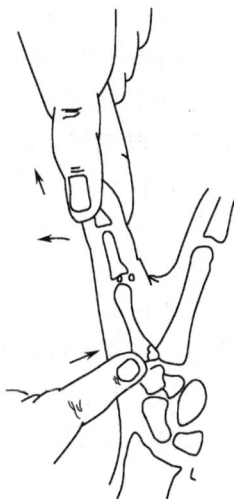

　　复位时易犯错误是使掌指关节外展而未使第一掌骨外展。复位后，在拇腕掌关节桡侧放一垫，可用一弓形夹板固定，夹板弧形顶端抵住压垫和拇掌腕关节桡侧，利用弓形的自然弹性达到维持骨折整复的位置（图 13-21）。或者在拇掌腕关节桡侧放一压垫后维持拇指伸直、外展位，外缠石膏绷带固定，在石膏尚未硬固时，术者用拇指轻柔地将腕掌关节向尺侧推压，直到石膏硬固。

　　固定固定时，手指推压腕掌关节力量不宜太大，压垫要柔

软，以免引起局部皮肤坏死。整复固定后
应拍 X 线片，了解骨折位置情况。如骨折
已完全复位，3 天和 1 周后再拍 X 线片，
看有无再脱位。6 周后可除去外固定，练
习活动。如整复后，拍 X 线片示未能完全
复位，应在透视下手法整复骨折，经皮克
氏针固定（图 13-22），然后再用前臂石膏
固定腕背伸、拇指外展、伸直位。

　　如果手法复位困难，也可切开复位，
沿第一掌骨中下段桡侧，鱼际肌边缘做纵
向切口，向上延伸至腕横纹转向掌侧，切
口呈"L"形（图 13-23），长约 4～5cm。

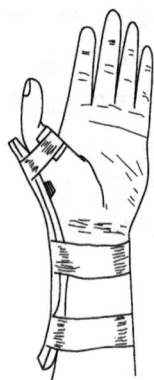

图 13-21 弓形
夹板固定

切开皮肤、筋膜后，可见拇短伸肌将其牵向背侧，在第一掌骨
近端切开骨膜和腕掌关节囊，显露出骨折断端。整复骨折后，
用克氏针固定。若掌骨基底部三角形骨块较小，可用一根克氏
针将第一掌骨与大多角骨固定即可。若三角骨较大时，可用两
根克氏针交叉固定（见图 13-22）。

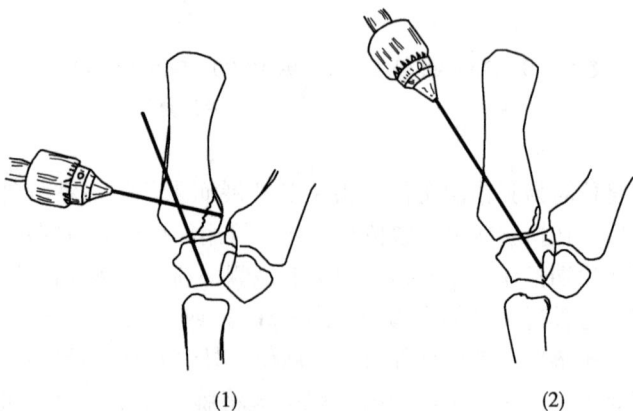

(1)　　　　　　　　　　　　　　　　(2)

图 13-22 克氏针固定

（2）Rolando 骨折：是拇掌骨基底进入关节的粉碎骨折。如"T"形、"Y"形或严重粉碎骨折都属此类。这种骨折治疗较困难，无论采用何种方法治疗，都不易获得满意疗效。比较大骨折块骨折，可切开复位、内固定。对有严重粉碎的骨折，不适合手术，可试用骨牵引或做短时间外固定后，早期进行功能锻炼，以使关节面得到"模造"。

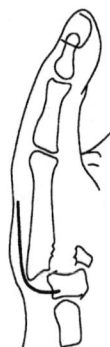

（3）拇指掌骨基底关节外骨折：有两种常见类型：横行和斜形。后者应注意与 Bennett 骨折区别，手法复位一般较容易。而

图 13-23 Bennett 骨折切开复位切口

且，即使有 20°成角，一般也不影响拇指的功能。所以很少需要切开复位。斜形骨折有时可能不稳定，如果单纯用石膏或夹板固定不能维持复位，可在手法复位后用克氏针经皮穿针固定。

2. 其他掌骨骨折 掌骨颈骨折：掌骨颈骨折多为传达暴力引起，如拳头直接撞击物体引起掌骨颈骨折。骨折端由于骨间肌牵拉，掌骨头向掌侧倾斜、骨折向背侧成角。常由于骨折掌侧粉碎，骨折不稳定。第 2、3 掌骨颈骨折由于近端与腕骨相对固定、不能代偿，所以应解剖复位。否则在握物时，掌骨头可能会引起疼痛。而 4、5 掌骨颈骨折，因 4、5 掌骨与腕骨分别有 15°和 20°的伸屈活动，所以掌骨颈骨折可允许较大的成角畸形。一般以为 40°以下背侧成角、不会引起明显的功能障碍。此角可不予复位，仅用石膏固定即可，但应和邻指一起固定，以防旋转，3 周后可去除固定，开始关节活动，4 周后，功能基本恢复正常。对于 2、3 掌骨颈骨折有成角或 4、5 掌骨颈骨折成角大于 40°均应先手法复位。整复时，必须将掌指关节和近指间关节屈曲至 90°，充分放松骨间肌并使掌指关节侧副韧带处于紧张状态。同时，使近节指骨基底顶着掌骨头，术

者再从掌骨颈骨折处向下按压，即可矫正骨折向背侧成角畸形（图 13-24）。

此时易犯的错误是将掌指关节伸直牵引，由于掌指关节侧副韧带附着于掌骨偏背侧；伸直牵引的结果使掌骨头向掌侧旋转，更加重掌屈畸形（图 13-25）。

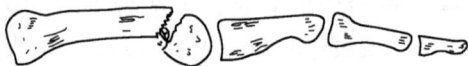

(1)

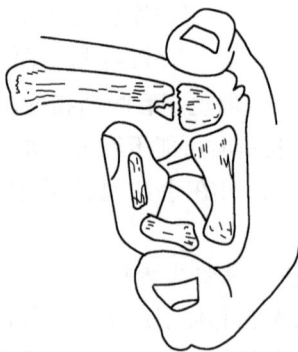

(2)

图 13-24　掌骨颈骨折手法复位

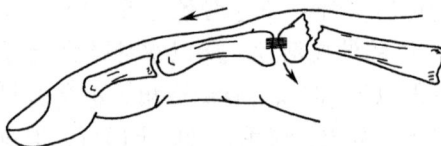

图 13-25　伸直位牵位使畸形加重

整复后用石膏背侧托固定掌指关节于近侧指间关节屈曲90°，在石膏未硬固之前，仍须保持在掌骨颈处向下按压的力量至石膏硬固为止。

固定后，拍 X 线片检查骨折复位是否理想。一般制动 4~6 周，但应注意这种固定有一缺点，即近指间关节屈曲固定后可能引起该关节僵硬、屈曲挛缩。如骨折较稳定可伸直指间关节固定。固定后，拍 X 线片检查骨折复位如不理想，可在透视下整复骨折，用一根克氏针经皮从掌骨头纵向穿入行贯穿固定。或用两根克氏针横向贯穿固定于邻指（图 13-26），同时加石膏外固定。4~6 周拍 X 线片证实骨折初步愈合后，拔除克氏针，去除石膏托，练习关节活动。如骨折难以复位，可切开复位，克氏针或微型钢板固定。

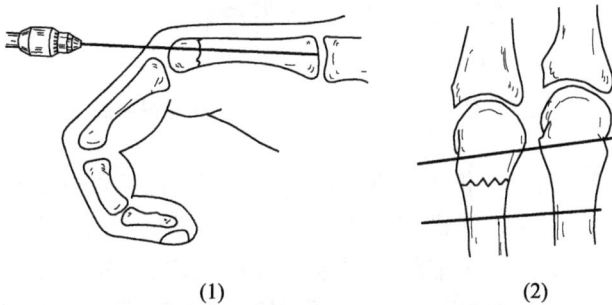

(1)　　　　　　　　(2)

图 13-26　掌骨颈骨折克氏针固定方法

3. 掌骨干骨折　掌骨干骨折后，主要有三方面移位：短缩、背侧成角和旋转。3mm 以下的短缩和小的背侧成角并不引起严重的功能障碍，但旋转畸形必须完全纠正。

掌骨干骨折有三种类型：横形、斜形和粉碎性骨折。

（1）横形骨折：一般由直接打击引起。由于骨间肌作用，骨折后掌骨向背侧成角，手法复位后，可用掌、背侧夹板固定。如骨折有旋转，应扩大固定到手指，2、3 掌骨由于腕掌关节无代偿能力，成角畸形必须完全纠正，而在 4、5 掌骨，一定度数的成角是可以接受的，但要比该掌骨的颈部骨折要小得多。对第 2、5 掌骨干骨折可用克氏针经皮横行贯穿到相邻掌骨固定，这样可较好地控制旋转和成角畸形，也可用克氏针从掌骨头穿入骨干髓腔，直到掌骨基底［图13-27（1）］，也可屈腕后从掌骨基底部向掌骨头穿入［图13-27（2）］。此方法可较好控制成角，但对旋转控制能力差。如有条件，也可用切开复位，交叉克氏针或微型钢板固定。

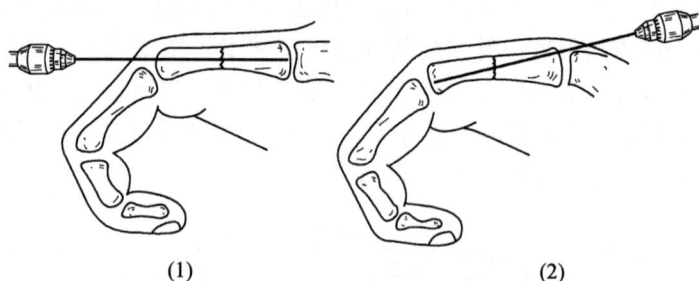

| (1) | (2) |

图 13-27　掌骨干骨折克氏针纵向贯穿髓内固定

（2）斜形骨折：常由旋转暴力引起。此类骨折常有旋转和短缩。由于掌深横韧带的限制，3、4掌骨短缩较小。2、5掌骨短缩和旋转可能较为明显。如果无旋转，3mm以下短缩一般不引起功能障碍。如果畸形明显，应切开复位，并用克氏针或螺钉固定。

（3）粉碎性骨折：常由直接打击引起，多伴有较严重的软组织损伤。骨折如无移位可用敷料加压包扎。防止肿胀，外用石膏或夹板固定4~5周，如果骨折移位，骨块较大时，可切开复位，克氏针、螺钉或钢板固定。如果骨折粉碎严重，切开复位困难，可用克氏针经皮横穿相邻掌骨固定，以保持骨干长度。

4. 掌骨基底骨折　可由直接或间接外力引起，因为此部位周围有较多韧带附着。活动范围小，很少发生移位。而且因腕掌关节活动范围小，所以很少残留功能障碍。一般仅需用小夹板或石膏托固定3~4周。如果骨折移位明显，可用牵引和局部压迫进行整复，必要时用克氏针纵向固定或横向贯穿相邻掌骨固定，然后用石膏托或夹板固定 3~4 周。

三、指骨骨折

1. 近节指骨基底骨折 可分为关节外和关节内基底骨折。关节外基底骨折后，骨折常向掌侧成角，如果成角>25°，畸形愈合。由于骨间肌、蚓状肌短缩，近指间关节常不能完全伸直，从而影响手指活动。这种成角在 X 线片上因为重叠常难以识别，应予注意。此类骨折可手法复位。如果骨折稳定，可用石膏固定，固定时掌指关节至少屈曲 60°~70°。如果骨折不稳定或患者伤后 5~7 天来诊，手法整复后可用闭式穿针固定，再用石膏固定，石膏固定 3 周后，可把伤指和邻指固定在一起，练习关节活动。关节内的基底骨折，当有骨折移位时，为防止慢性不稳定和创伤性关节炎的发生，骨折应解剖复位，用克氏针或螺钉固定。

2. 近、中节指骨干骨折 近节指骨横断骨折，由于指骨近端受到骨间肌牵拉，远端受到伸肌装置中央束和侧腱束的牵拉，而易向掌侧成角（图 13-28）。而中指指骨骨折后成角方向取决于骨折部位。骨折位近 1/3 时，骨折远端受指浅屈肌腱牵拉呈屈曲位，骨折近端受中央腱束的牵拉骨折向背侧成角［图 13-29（2）］。骨折在屈指浅肌腱止点以远时，骨折近端受屈指浅肌腱牵拉，骨折向掌侧成角［图 13-29（1）］。螺旋形和斜形骨折可沿纵轴旋转，可通过手指伸直时指甲的旋转方向或屈曲时指的偏斜予以鉴别。

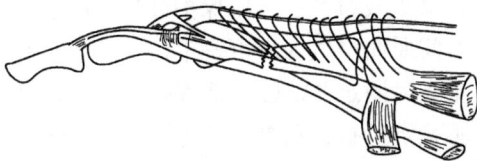

图 13-28 近节指骨骨干骨折移位

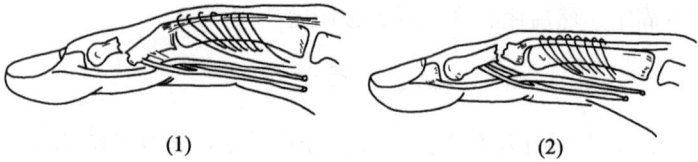

(1)　　　　　　　　　　　(2)

图 13-29　中节指骨骨干骨折位屈指浅肌腱
止点以近、以远时骨折的移位

　　闭合性、位置好、稳定性骨折，可邻指固定或夹板固定。
3周后开始活动，固定1周内应拍X线片，了解骨折有无移位
发生。闭合性骨折，位置不佳，可手法复位，一手固定骨折近
端，另一手固定骨折远端，以远端对近端原则使骨折复位。横
断或短斜形骨折可用石膏或夹板固定3～4周，固定时，掌指
关节屈曲，指间关节视骨折部位而定，如近节指骨和中节指骨
和近节指骨远端骨折应屈曲位固定，而中指指骨近端骨折应伸
直位固定（图13-30）。

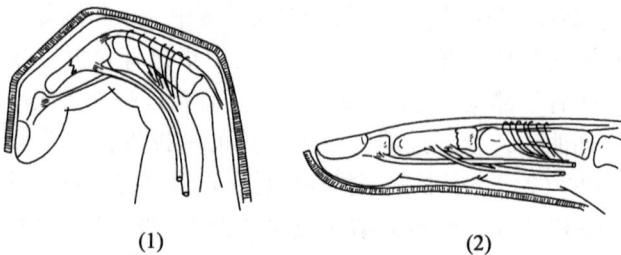

(1)　　　　　　　　　　　(2)

图 13-30　中节指骨不同部位骨折固定时手指的位置

　　去除固定夹板或石膏后，用保护性邻指固定2周。应注意
指间关节长时间屈曲位置固定可发生该关节屈曲挛缩。骨折愈
合后，应尽早去除固定并加强功能锻炼。闭合性骨折，位置不
佳，复位后不稳定骨折，可在骨折复位后，经皮克氏针固定，
术后石膏托固定。对长斜形和螺旋形骨折，可用螺钉或克氏针
固定。对严重粉碎性骨折，用微型外固定器可能较好。

3. 末节指骨骨折 末节指骨骨折在手部骨折中最常见，一般多由压榨伤引起。当指甲从甲根部翘起时，多伴有末节指骨骨折。末节指骨中、远段背侧有指甲和甲床，掌侧有指腹和纤维隔保护，基底部有伸肌腱和屈肌腱附着。除了撕脱骨折外，一般末节指骨骨折不易移位。但由于骨折多由挤压伤引起，可合并较严重的软组织损伤，纤维间隔室出血肿胀，压力增高，可引起严重疼痛。

末节骨折可分为四种类型（图 13-31）：①纵形；②横形；③指骨粗隆粉碎性骨折；④撕脱骨折。

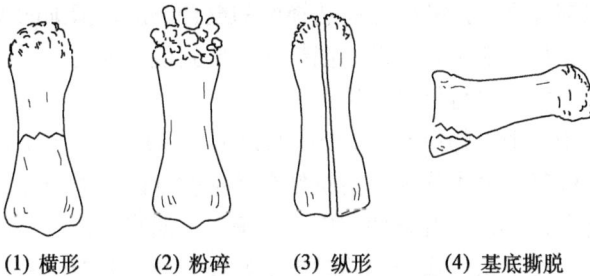

(1) 横形　　　(2) 粉碎　　　(3) 纵形　　　(4) 基底撕脱

图 13-31　不同类型的末节指骨骨折

如骨折无移位，无须固定。有移位和横形骨折，手法复位后，可用夹板固定 3~4 周。也可用克氏针经皮固定，以增加稳定性（图 13-32）。对指骨粗隆骨折，如有移位，不宜整复，只需固定即可。如发生骨折不愈合，引起疼痛，可手术切除。若骨折合并甲下血肿，可在指甲上灼孔减压。或有甲床裂伤，可用 7-0 无创缝线修复甲床。如指甲剥离并有甲床根部和甲基质与骨膜分离时，可将甲床归位，用细尼龙线修复，在甲廓与甲基质之间用油纱布填塞、覆盖。然后加压包扎。末节指骨撕脱骨折在锤状指中讨论。

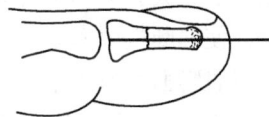

图 13-32　克氏针纵向穿入指骨固定

第三节 肌腱损伤

肌腱损伤在手的开放性损伤中，肌腱的修复对恢复手的功能非常重要。虽然本书主要介绍小手术，但肌腱修复绝非简单手术，其难度有时是很高的。因为，无论是锐器的切割伤，还是钝器的砸伤，在肌腱缝合后，其愈合过程中都会有不同程度发生粘连。如果合并感染，粘连就会更加严重。医生在手术中应根据创伤的具体情况以及自己的手术条件选择是一期缝合，还是二期缝合。此外，还应选择好的缝合方法，精细的无创手术技术，尽可能早期活动，把粘连减低到最低程度，这样才会获得一个好的肌腱修复效果。

对于一个损伤后 6~12 个小时以内的新鲜肌腱损伤，应采取一期修复。过去认为屈指肌腱在手指鞘管区的损伤应二期修复，现在认为，如有条件，应尽力争取一期修复，这样可使患者免于二次手术的痛苦，同时手术操作方便，解剖清楚，但如果肌腱损伤严重，污染严重时，宜做二期修复。如果损伤条件较好，但医院无肌腱手术设备，医生也无肌腱缝合经验，应直接缝合皮肤，将肌腱手术交给专门的医生去做。

一、肌腱缝合方法

肌腱缝合的目的是使肌腱两端对合良好，同时在此基础上能牢固的愈合。肌腱缝合方法很多，但理想的缝合应使肌腱断端能承受较大张力而不劈裂。缝线细而有力，肌腱断端能准确对合，使两断端紧密地、光滑地结合在一起，外露缝线及线结少，对肌腱血运影响小。下面介绍三种常用的缝合方法：

1. Kessler 缝合法　用 3-0 尼龙缝线。两端各穿有一圆针或直针。距肌腱断面 5~10mm 处，横向贯穿一针，再分别距缝针穿出点以近或以远 2mm 处将缝线穿入肌腱后，与肌腱纵轴成平行方向自断面穿出。对侧用同样方法缝合。使两断端靠拢，拉紧缝线打结，然后用 6-0 或 7-0 尼龙线间断或连续缝合断端周围，以减少局部粗糙面（图 13-33）。

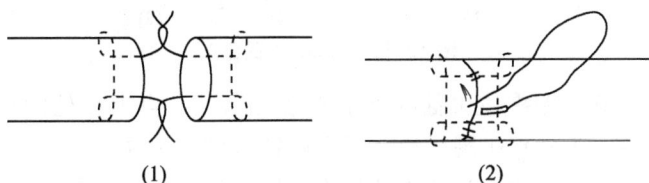

图 13-33　Kessler 缝合法一

也可用一根 3-0 尼龙线缝合。缝针自肌腱一断面偏一侧进针，距断面 5~10mm 处，于同侧肌腱内斜向出针，距该出针点下 2mm 处与肌腱呈垂直横向贯穿于对侧穿出。距出针点上 2mm 斜向进针与肌腱纵轴平行于断面出针。再次拉紧两断面缝线，使断面靠拢，缝线打结。用 6-0 或 7-0 尼龙线间断或连续缝合断端周围（图 13-34）。

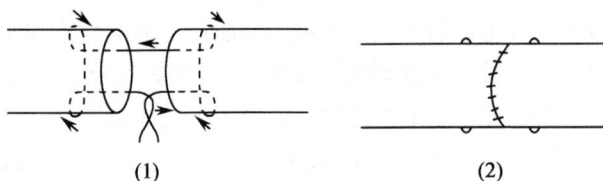

图 13-34　Kessler 缝合法二

Kessler 缝合法缝合精细，肌腱断端光滑，有利于减少粘连，是目前较为理想的方法之一。

2. Kleinert 缝合法　距肌腱断面 5~10mm 处横穿一针，再将两针交叉缝合自断面穿出，两侧断端均缝合后，使断端靠拢，拉紧缝线打结，用 6-0 或 7-0 尼龙线做周围间断或连续缝合（图 13-35）。

3. Bunnell 交叉缝合法　用缝线分别穿于两圆针或直针

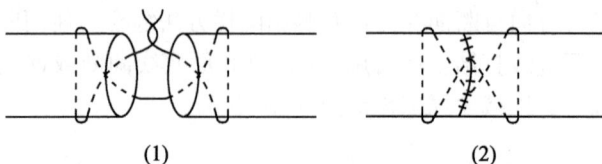

(1)　　　　　　　　　　　　　　(2)

图 13-35　Kleinert 缝合法

中。用血管钳夹住肌腱的近端断端做牵引。自夹住处的近侧1cm 处，先横穿肌腱一针，以后两针分别向远端各斜穿一次，然后切除血管钳夹过的肌腱断端，两针再分别向肌腱的断面斜行穿出，再以血管钳夹住肌腱的远侧断端，用上述两根针分别向远侧肌腱斜穿两次，其中一针再横穿一次。同样切除夹过的肌腱断端，将远侧端拉向近侧，分别抽紧两缝线打结（图 15-36）。此缝合法具有较强的缝合力，能承受较大张力，但穿刺多，对肌腱损伤较重，易影响肌腱血运。

二、屈肌腱损伤

1. 屈肌腱损伤的诊断　屈肌腱断裂的诊断并不困难，只要熟悉手的功能解剖知识，通过主动屈指功能的检查和手部姿势改变的观察就可作出诊断。如由于指深屈肌腱止于末节指骨，指浅屈肌腱止于中节指骨，如果单纯浅肌腱断裂，在其他指伸直时患肢不能屈曲近指尖关节，但由于指深屈肌腱的作用，患者可握拳，只是握力有所减弱。单纯伸肌腱断裂时，手的休息位改变，不能主动屈曲指间关节但掌指关节活动正常（图 13-37 和图 13-38）。

对于肌腱部分断裂者，患肢可以做主动屈曲，在清创时应仔细观察，避免漏诊。如果未能及时诊断，患肢可能于手术后数天在手指活动时断裂。小儿肌腱损伤诊断较困难，可根据伤口位置、手指活动和睡眠时手的姿势改变作出诊断。肌腱损伤时可能合并神经、血管损伤，应注意检查有无感觉障碍及手指血运等情况。

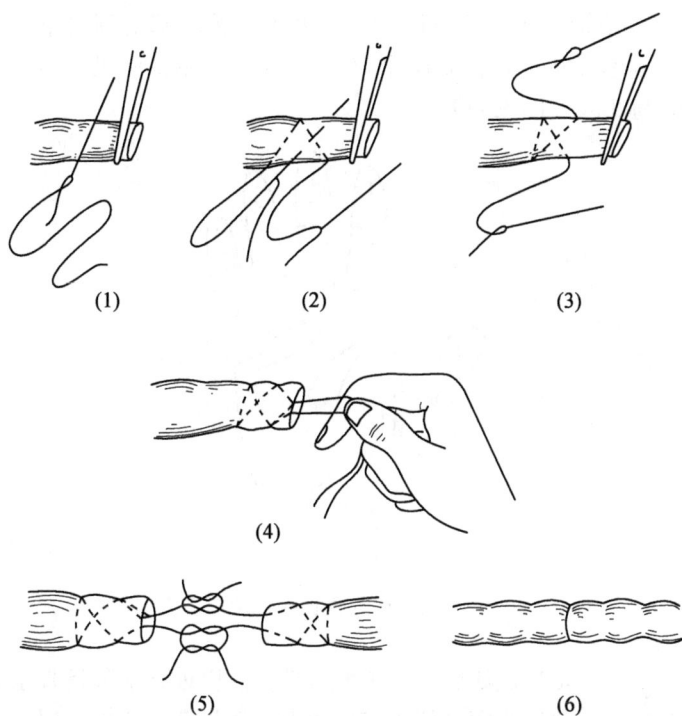

图 13-36　肌腱 Bunnell 交叉缝合法

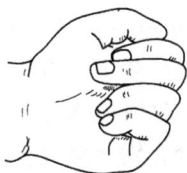

图 13-37　屈指
深肌腱断裂不
能屈曲远指间
关节

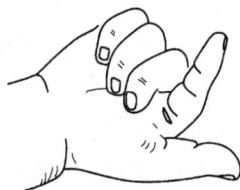

图 13-38　屈指深、
浅肌腱均断裂，不
能屈曲指间关节但
可屈曲掌指关节

2. 手指屈肌腱的分区和早期处理　手掌部解剖复杂，为便于治疗，根据手掌部不同部位特点，可把手部屈肌腱损伤部位分为 5 区（图 13-39）。

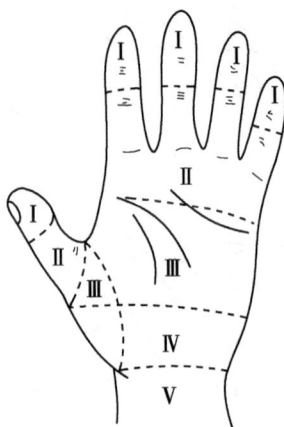

图 13-39　屈肌腱分区

Ⅰ区：是指浅屈肌腱于中节指骨止点以远到末节指骨基底间的区域。此屈肌腱虽然也在鞘管内，但只有一条指深屈肌腱或拇长屈肌腱，断裂后应争取早期修复。如果肌腱在距止点1cm 内断裂，可采用肌腱前移术。即把远端肌腱断端切除，将近端肌腱固定在止点处。可在手指侧方做一切口，扩大显露。切除远端肌腱，并用骨凿在肌腱附着处指骨上，将骨皮质掀起一小块，用克氏针将指甲中央部钻孔，钻时应避开甲半月线近端，用直针穿细钢丝做简单可抽出缝合，钢丝穿过骨孔和指甲上纽扣，拉紧钢丝、打结，缝合伤口（图 13-40）。

如果肌腱断裂距止点 1cm 以上，则不宜用肌腱前移术，因为肌腱缺损较多，肌腱不易代偿，影响手指伸直，此时可切开腱鞘，缝合断裂之屈指伸肌腱，然后缝合切开的腱鞘和皮肤（图 13-41）。

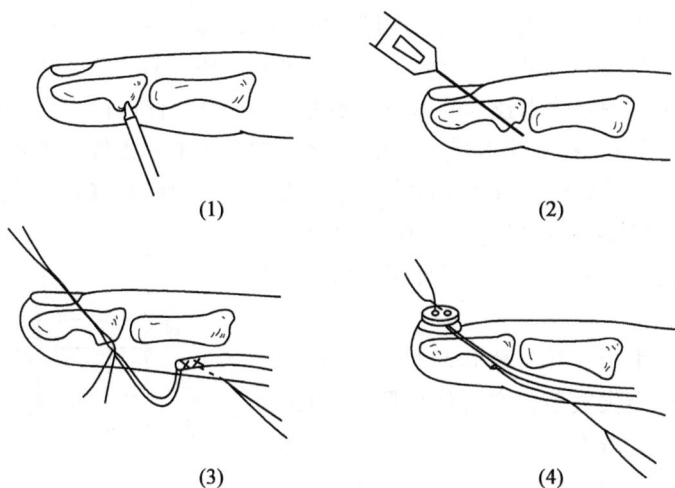

(1)　　　　　　　　　　　　　　(2)

(3)　　　　　　　　　　　　　　(4)

图 13-40　指深屈肌腱距止点 1cm 以内断裂的修复方法

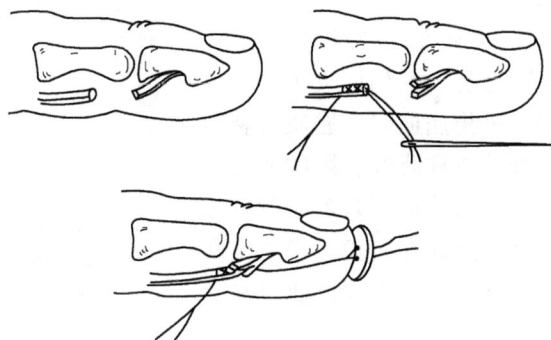

图 13-41　指深屈肌腱距止点 1cm 以上断裂的修复方法

Ⅱ区：指远侧掌横纹到中节指骨指浅屈肌腱止点间的区域。此区为肌腱损伤后预后最差的区域，也称为危险区。在此区内指深、浅屈肌腱同时通过坚韧的腱鞘隧道区，肌腱断裂做缝合后很易与腱鞘发生粘连，由于腱鞘固定于指骨上，即使轻微的粘连也可导致肌腱活动丧失，因此又称为"无人区"。因此，过去认为此区深浅肌腱同时断裂时，为减少肌腱粘连，应切除指浅屈肌腱，只缝合指深屈肌腱或留待二期游离肌腱移植手术。现随手术技术的提高，多主张早期修复此区内损伤的肌腱。如有条件应同时缝合深浅肌腱。如果无手术条件和手术经验，则最好转给有经验的专科医生去做此区内肌腱缝合，或急诊单纯做清创缝合，待伤口愈合后，在伤后 3~4 周，由专科医生进行延迟缝合。

手指的纤维鞘管起自掌骨颈，止于远指尖关节，它可使屈肌腱紧贴指骨，起滑车作用，以增强屈指力量。该纤维鞘管有 5 个厚的环状束带（A_1~A_5）和 3 个薄的交叉韧带（C_1~C_3）（图 13-42）。

其中以 A_2 和 A_4 最为重要和基本。如果纤维鞘管受到损伤而失去约束肌腱的作用，手指屈曲时，屈肌腱将离开指骨，呈弓弦样隆起，影响屈指力量。此外腱鞘内滑液可营养肌腱并增加肌腱滑动，因此在肌腱手术中应尽量保留或修补腱鞘，以促进肌腱愈合减少粘连。

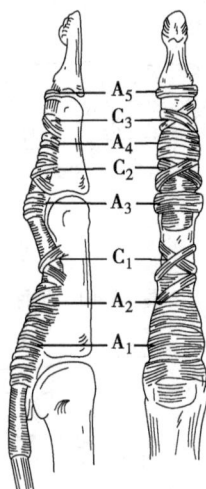

图 13-42　手指的屈侧支持带

A_1~A_5 为环状束
C_1~C_3 为交叉韧带

在此区内如果只断浅屈肌腱而指深屈肌腱完整，可不缝指浅屈肌腱，仅缝皮肤。如果指深屈肌腱在鞘管远端，因位置较浅而单独断裂，有条件时，应做肌腱缝合。如果深、浅屈肌腱均断裂，指深屈肌腱因有蚓状肌附着，回缩较轻，而指浅屈肌腱则可回到手掌近侧，甚至到腕管处，可在手掌部做附加切口，将腕关节屈曲，把肌腱断端向远侧推赶，即可找到肌腱断端。

手部外伤后，原伤口常不能做肌腱缝合，需将切口两端向某个方向延长，扩大手术野。扩大切口时，一般可在手指掌侧做锯齿状切口，也可做手指侧中线切口。手掌或前臂可根据皮肤纹理做弧形或锯齿形切口（图13-43）。然后在伤口附近将肌腱一侧切开1~2cm，并向一侧翻转，此瓣最好选择在腱鞘的交叉部，尽量保留A_2和A_4滑车，然后探查肌腱损伤情况。如果在指浅屈肌腱分叉处以远发生深浅肌腱断裂，首先用6-0或7-0尼龙线褥式缝合指浅屈肌腱分叉部的内外侧腱束，然后再用Kessler缝合法缝合指深屈肌腱。如在指浅屈肌腱分叉以近指深、浅屈肌腱断裂时，用Kessler缝合法先缝合浅肌腱，再缝合深肌腱。实际上，两肌腱同时缝合可能有困难，需切除浅肌腱近端，只缝合深肌腱，再用5-0或6-0尼龙线间断缝合腱鞘，最后缝合皮肤。

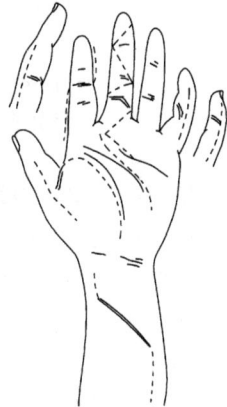

图13-43　手部切口的延长

术后保持腕关节屈曲30°，掌指关节屈曲40°~50°。手指轻度屈曲位，加压包扎，然后再用石膏板或铝制小夹板固定于手背侧3周。固定期间可被动活动，3~4周后，练习主动活动，也可用Kleinert的橡皮牵引法，用缝线穿过指甲缘并结扎成一个圈。指部切口处只用一薄层敷料包扎。用一前臂到指端的背侧石膏托将腕关节固定于屈曲35°，掌指关节屈曲60°~70°。指尖关节伸直位。把一条橡皮筋一端固定于甲缘的线圈上。另一端用别针固定于腕掌侧近端，使橡皮筋牵拉手指，使成屈曲位（图13-44），让患者主动伸至0°。术后2~3天即可开始练习手指的主动伸直和被动屈曲练习。每日数次，术后3~4周去除夹板，练习主动活动。

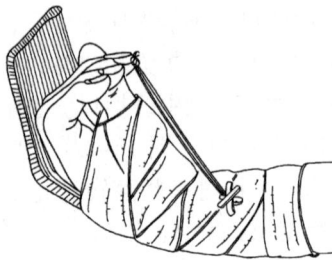

图 13-44 术后使用 Kleinert 弹性橡皮筋牵引装置进行手指主动屈伸功能锻炼

Ⅲ区：从掌骨颈到腕横韧带远侧缘。此区可损伤指深、浅屈肌腱、蚓状肌、指总动脉和指总神经。单纯指浅屈肌腱断裂可不做缝合。如深浅屈肌腱均断裂，可以缝合指深屈肌腱、并用蚓状肌包绕缝合，同时切除指浅屈肌腱远近各一段。如有神经损伤，应同时修复。

Ⅳ区：即腕管区。此区肌腱损伤修复见腕掌侧切割伤。

Ⅴ区：从腕横韧带近侧缘至指屈肌与肌腱的移行部。此区因肌腱周围疏松组织多，肌腱修复后效果较满意。此区的肌腱损伤常是数根肌腱同时断裂，其中最重要的是拇长伸肌腱，其次是示指指深屈肌腱，然后依次为中、环、小指的指深屈肌腱。因此，应将这些肌腱精细做端-端缝合，如果不缝合，置于原处不予处理。尺、桡侧屈腕肌、掌长肌，如有条件，也应缝合。动脉和神经损伤应同时修复。

拇长屈肌腱在Ⅰ～Ⅴ区内损伤的修复原则同手指各区。

屈肌腱修复手术后，应用前臂到手指末端背侧石膏托固定腕屈曲位。掌指关节屈曲，指间关节伸直位。固定 3～4 周后去除石膏，练习手部活动。

三、伸肌腱损伤

与屈肌腱相比较，手部伸肌腱的修复既有有利的一面，也有不利的一面。首先，手部伸肌腱位置表浅，较易缝合。其次伸肌腱没有像屈肌腱那样固有腱鞘。因此修复后粘连的机会要少得多。另外，伸肌腱收缩幅度比屈肌腱小，因此功能恢复较满意。但手的伸肌装置结构复杂，虽经修复，功能不易满意。另外，手背部软组织少，伸肌腱与骨和关节相近，容易同时受伤。这些是不利因素。我们把手部伸肌腱损伤分为 8 个区域，分别介绍如下（图 13-45）：

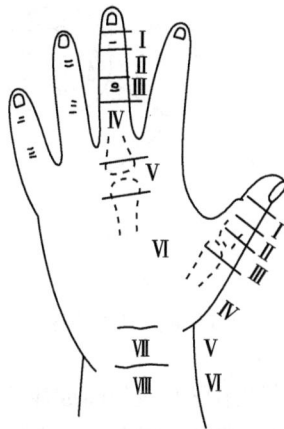

图 13-45　伸肌腱分区

Ⅰ区：远指关节部伸肌腱损伤，见锤状指。

Ⅱ区：中节背侧伸肌腱损伤。此区有两条侧束，若一条断裂，功能影响不大。若两条同时受伤断裂，则不能伸直末节指骨，造成锤状指，应分别缝合两侧束，然后用石膏或夹板固定近指关节屈曲位。远指间关节过伸位 3 周，再改用单纯远指间关节伸直位 5 周。

Ⅲ区：近侧指间关节背侧肌腱损伤。此区伸肌腱宽大，有中央束和两侧由蚓状肌和骨间肌组成的侧腱束。三者共同构成指背腱膜。中央束最易受伤，如果伤口深大，一侧或两侧侧腱束也可同时损伤。如果三者同时受伤，则手指不能伸直，诊断容易。但如果为单纯中央束或中央束和一侧外侧束损伤时，诊断较困难。因为伤后早期侧腱束经手指背外侧面，可以伸直近侧指间关节，但长时间后，侧腱束逐渐滑向手指侧面，失去伸直近指尖关节的能力，反而起到屈曲的作用，引起近指尖关节屈曲挛缩，并引起远指间关节的过伸。此时近节指骨头从断裂的中央束中突出，如同从钮孔中突出一样，故称为钮孔畸形（图 13-46）。

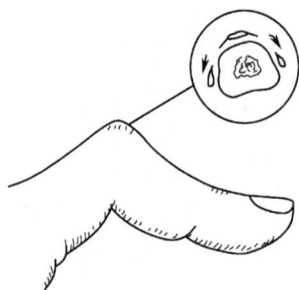

图 13-46 钮孔畸形

切割伤后，应早期用尼龙线间断或褥式缝合中央束和侧腱束，术后用石膏固定腕背伸、掌指关节屈曲 45°、指尖关节伸直位 4 周。如为闭合性损伤，可单纯用石膏或夹板固定 4 周。

Ⅳ区：近节指骨背侧伸肌腱损伤。此区主要为中央束损伤，有时也可有侧腱束损伤，但不出现畸形。治疗是早期用尼龙线做间断或褥式缝合，伸直位固定 4 周。

Ⅴ区：掌指关节背侧伸肌腱损伤。此区伸肌腱损伤后，由于蚓状肌和骨间肌作用，掌指关节屈曲、不能伸直，可用间断或褥式缝合伸肌腱。若合并两侧蚓状肌和骨间肌断裂，应同时修复并间断缝合腱帽。术后腕背伸 30°。掌指关节伸直位固定 3 周。应注意掌指关节伸直固定时间过长可因侧副韧带挛缩而发生屈曲障碍。如损伤严重，可合并关节囊和骨的损伤。可用克氏针固定并缝合关节囊。如关节软骨损伤严重，可切除一侧关节面，做关节成形术。

Ⅵ区：手背部肌腱损伤。此区因肌腱周围软组织多，肌腱修复后，效果较好，术后用石膏固定腕背伸，掌指关节屈曲90°。指间关节伸直位3~4周。

Ⅶ区：腕背区伸肌腱损伤。伸肌腱在伸肌支持带附近断裂时，近端常回缩至伸肌支持带下的鞘管内，甚至回缩至前臂远端不易寻找。在清创时，应根据伸肌腱的解剖关系，在相应鞘管内用血管钳轻轻夹取，尽可能不切开伸肌支持带，以防肌腱与支持带粘连。如夹取失败，不得不切开支持带时，修复指总伸肌腱后，可将支持带重新缝合，以免发生弓弦样隆起。其他肌腱修复后，不必缝合腕背伸肌支持带，以防术后粘连。

Ⅷ区：前臂下端伸肌腱损伤。正确识别各个伸肌腱后，分别做端-端吻合。对环、小指的伸肌腱损伤，可不做分离一起缝合。

拇指伸肌腱损伤，可用和其他手指一样的缝合方法。拇指掌指关节尺侧拇长伸肌腱损伤，肌腱近端回缩不远，可直接缝合。但常常近端回缩较远，寻找困难，此时可在腕背侧做一弧形或"S"形切口［图13-47（1）］。在指总伸肌肌腱深部找出断裂的拇长伸肌腱。在断端用缝线牵引，通过腕背鞘管至伤口内与远侧断端直接缝合。如腕背侧切口亦不能找到拇长伸肌腱或陈旧性拇长伸肌腱断裂，可做示指固有伸肌腱移位术。先在示指掌指关节背侧做一横切口，在腱帽近端显露出两条肌腱，其尺侧偏深层一条为示指固有肌腱，在其近止点处切断，把远侧端缝合在伸指总肌腱上。用止血钳夹住示指固有伸肌腱近端轻轻牵拉。在腕部切口中观察肌腱活动。分离出该肌腱，并从腕部切口中抽出。用止血钳将腕部切口与拇指部伤口间打一皮下隧道，将拇长伸肌腱远侧断端与示指固有伸肌腱近端，在调节好张力后做对端缝合［图13-47（2）］。缝合伤口后，用前臂背侧石膏托将患肢固定于腕背伸位、拇指外展伸直位。3~4周后去除石膏，练习活动。

示指指总伸肌腱

拇长伸肌腱

示指固有伸肌腱

(1)　　　　　　　　　　(2)

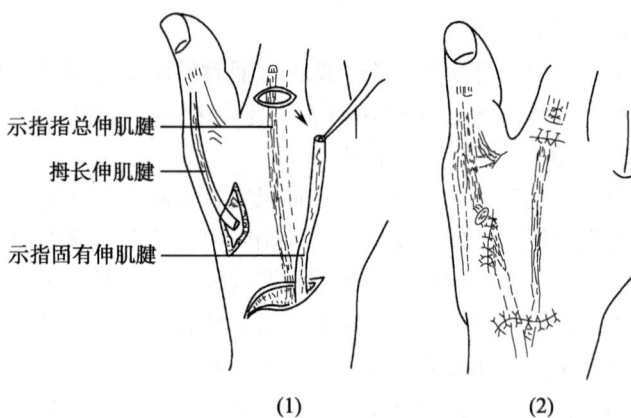

图 13-47　拇长伸肌腱断裂后示指固有伸肌腱移位修复术

第四节　锤 状 指

锤状指由于手指末节不能主动伸直而得名，常见于末节手指受到抗伸指的屈曲暴力时引起。根据损伤不同，可分为肌腱性和骨性（图 13-48）。

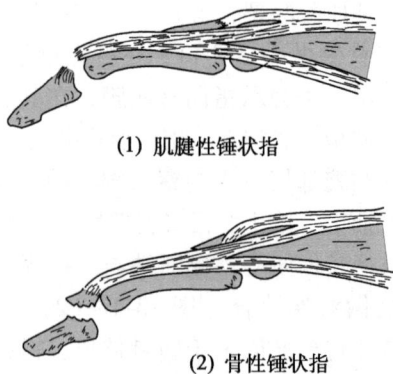

(1) 肌腱性锤状指

(2) 骨性锤状指

图 13-48　锤状指

一、肌腱性锤状指

为手指伸指肌腱末端完全或不完全损伤造成，它不仅可发生在较大暴力时，如打篮球、排球时运动损伤，也可发生在较小暴力时，如穿袜子、洗衣服和铺床等。有时当手指远指间关节受伤后，此区域肌腱发生缺血坏死，数周后也可发生锤状指。此外，手指末节背侧切割伤也可造成开放损伤，切断伸肌腱造成锤状指。

根据损伤程度轻重可分为：

1. 不完全肌腱损伤　手指屈曲 15°～30°，有部分伸力，然而抗阻力伸指明显减弱、局部疼痛。

2. 伸肌腱完全断裂　常伴有背侧关节囊破裂，末节屈曲在 30°～60°，完全不能抗重力主动伸直。

对不完全肌腱损伤，可用石膏或夹板固定远指间关节过伸位至少 4 周，可以固定到 6 周（图 13-49）。

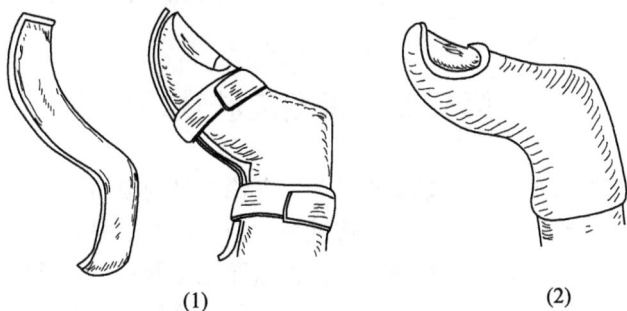

(1)　　　　　　　　　　(2)

图 13-49　夹板、石膏固定锤状指

对完全性肌腱断裂者，用同样方法 6～8 周，以后 3～4 周夜间固定白天去除。发生锤状指后越早期固定，疗效越好。但即使已过 2～3 周，也有成功的报道。此时应固定 8～12 周。某些患者，因为职业不适于夹板或石膏固定，可用一克氏针穿过远指间关节，从皮肤外剪断，但要考虑有皮肤、关节感染及骨髓炎的危险（图 13-50）。

二、骨性锤状指

为伸肌腱所附着之骨质被牵拉撕脱而引起。伸指力量传导中断。也可由于末节手指受到外力使末节指骨基底撞击到中节指骨头部引起。此时末节下垂可以不明显。常见于年轻人运动损伤。如果撕脱骨块较小，治疗同肌腱性锤状指。如果骨块较大，如大于关节的 50%，或伴有末节掌侧半脱位时，可采取手术治疗，用克氏针或钢丝固定（图 13-51）。

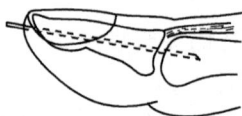

图 13-50　克氏针
固定锤状指

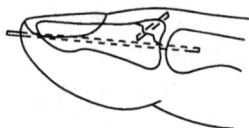

图 13-51　克氏针固定
骨折及指间关节

第五节　指端皮肤缺损

指端皮肤缺损指端缺损是门、急诊常见的损伤。常由切割伤、压榨伤或撕裂伤造成指腹缺损、指端侧方缺损和末节的断指等各种类型损伤。指端是手部的重要感觉器官，是手精细动作的重要部位。同时指端皮肤耐磨且能接受较大压力。外伤后指端缺损的修复要求较高，虽然看起来是小的创伤，也应引起重视。

对于单纯皮肤缺损或带有少量皮下组织的缺损。无论缺损在指腹、指背或手的侧方，只要创面的基底部仍有血运良好的软组织，无肌腱或骨质外露，就可以用游离植皮闭合创面。指腹部创面最好用全厚皮片覆盖，而侧方或指背创面可用中厚皮片覆盖。

　　如果皮肤缺损伴有小面积的肌腱、骨质外露，不能直接接受游离植皮时，可游离附近的软组织。如筋膜瓣转移，将肌腱或骨质外露部分覆盖后，再用游离植皮闭合创面（图13-52）。

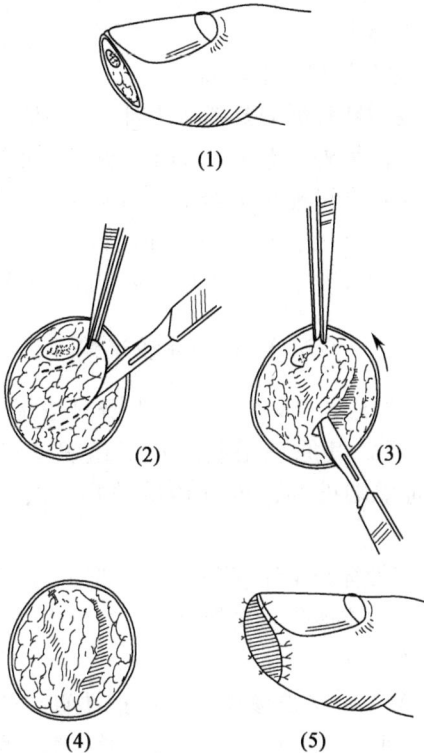

(1)

(2)　　　　　　　　(3)

(4)　　　　　　　(5)

图 13-52　局部组织转移加植皮修复创面

　　如果皮肤缺损伴有较大面积的肌腱、骨质外露，同时又无法应用局部软组织进行覆盖时，则根据不同情况采取截指或皮瓣转移覆盖创面。对以下几种情况采取截指或皮瓣转移覆盖创面：

1. 指腹外伤，指甲完整或指甲部分缺损，但至少保留了原长度的 1/4～1/3。

2. 指端缺损在末节近基底部，远侧指间关节仍完整，应尽可能保留关节。

3. 拇指尽可能保留长度，用皮瓣修复。

4. 儿童指端缺损。

5. 某些职业对外观要求较高者。

但对幼儿皮瓣转移后需要制动几周，常不能很好配合，应以直接缝合为宜。另外，老年人长时间制动亦可引起肩及手部关节僵硬，直接缝合可能更为合适。对从事粗重体力劳动者，皮瓣转移后，指端常因感觉迟钝、外观臃肿、不耐寒等缺点，而不如直接缝合更好。下面介绍几种常用的皮瓣转移方法。

一、"V-Y" 推移皮瓣

"V-Y" 推移皮瓣 "V-Y" 推移皮瓣只适用于指端小量、横向缺损的修复，其原理是利用皮下组织的可移动性，将"V"形皮瓣向指端推移，覆盖指端缺损，然后做"Y"形缝合。

先在指根部做神经阻滞麻醉，指根部垫一圈纱布，保护皮肤，然后用一根橡皮条作止血带。

有两种操作方法：

1. 双侧"V-Y"皮瓣修复法 按指端直径长度在指端两侧各做一"V"形切口，形成两个三角形皮瓣，稍加游离，注意不能将三角皮瓣充分游离，否则皮瓣失去血运。将皮瓣向指端推移缝合，覆盖创面（图 13-53）。

2. 掌侧"V-Y"皮瓣修复法 在指端腹侧做一"V"形切口，形成三角皮瓣，皮肤切开后，稍加游离，不可切入过深，紧贴指骨掌侧用手术刀切开，以增加皮瓣推移范围，将皮瓣向指端提拉，覆盖创面，缝合皮肤边缘（图 13-54）。

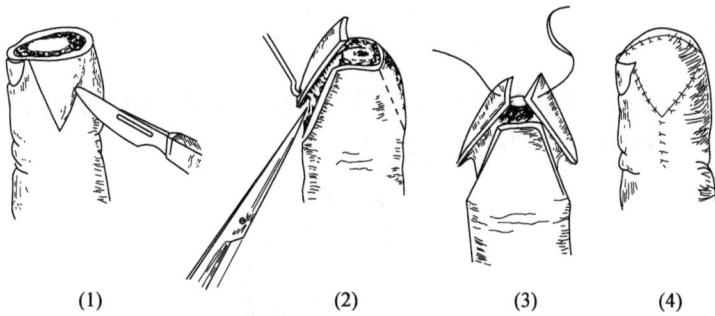

(1)　　　　　　　(2)　　　　　　(3)　　　　　　(4)

图 13-53　双侧 V-Y 皮瓣法

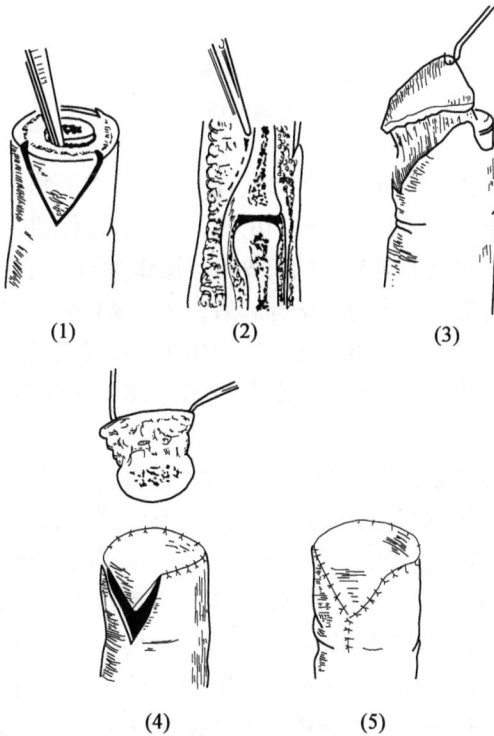

(1)　　　　　　　(2)　　　　　　　(3)

(4)　　　　　　　(5)

图 13-54　掌侧 V-Y 皮瓣法

二、邻指皮瓣

邻指皮瓣采用指神经阻滞或臂丛神经麻醉。根据伤指创面情况设计不同的皮瓣（图 13-55）。

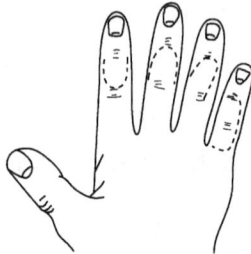

图 13-55 各种邻指
皮瓣设计

先在创面做一布样，将布样置于相邻手指背侧，画出边缘稍大于布样 2mm 的切口线，切开三面皮肤，保留伤指侧皮肤为蒂。于深筋膜下向蒂部翻起皮瓣。操作时不要切得太深，以免损伤腱周组织，皮瓣完全翻起后，于前臂内侧或股内侧切取一中厚皮片，先与手指皮瓣供区留尾线做间接缝合，另一边与伤指创缘皮肤缝合。最后把邻指皮瓣像翻书样翻向伤指掌侧，间断缝合皮肤。

供皮区游离皮片上放置油纱及纱布块打包（图 13-56）。两指间用纱布隔开，以免出汗沤烂皮肤。悬空的手指指缝应使用纱布垫好。用胶布妥善固定。外用敷料包扎。术后两周拆线。以后根据情况，允许手指关节适当活动，并可以手指牵拉皮瓣，以防蒂部短缩。造成断蒂后关闭伤口困难，一般术后 3 周要断蒂。

邻指皮瓣一般多用于修复指腹侧创面。在设计皮瓣时应注意：①皮瓣只能取自指背侧，不宜在指腹切取；②皮瓣蒂的位置在手指的近端、远端或侧方均可；③皮瓣边缘的切口线不能垂直跨过指间关节背侧，也不能超过手指侧方中线，以免形成

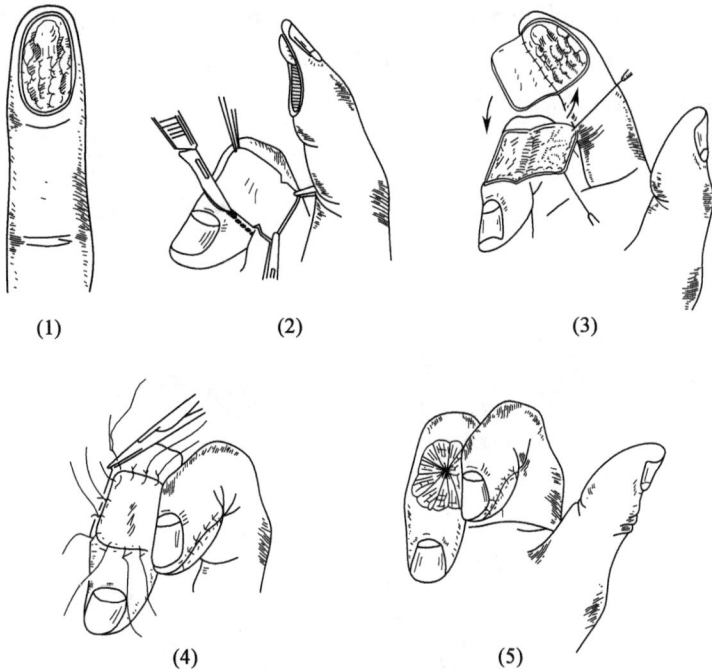

(1)　　　　　　(2)　　　　　　　　(3)

(4)　　　　　　　　(5)

图 13-56　邻指皮瓣移植修复指腹缺损

瘢痕挛缩，影响手指功能；④皮瓣蒂要长一些，以方便转移，而且在蒂断时，易于关闭伤口。

三、鱼际皮瓣

该皮瓣是从手掌鱼际部做一皮瓣，修复指端缺损。只适用于示指、中指和环指末节少量的横行或侧方斜缺损，如指端缺损较多或患指关节屈曲有障碍，则不宜用此皮瓣。伤指指根部神经阻滞麻醉，鱼际处局部浸润麻醉。将伤指指端创面按压于鱼际处。移开伤指后，在鱼际皮肤上留下指压血痕，此为所需皮瓣大小，切取时，可适当放大 1~2mm，皮瓣蒂要留长一些。蒂的方向根据伤指情况做在近端、远端、尺侧、桡侧均可。以方便转移。切开皮瓣翻起，从前臂或大腿内侧取全厚皮片缝合于鱼际供区，另一边与皮瓣蒂边伤指创面皮缘缝合，皮瓣与伤指皮缘缝合（图 13-57）。

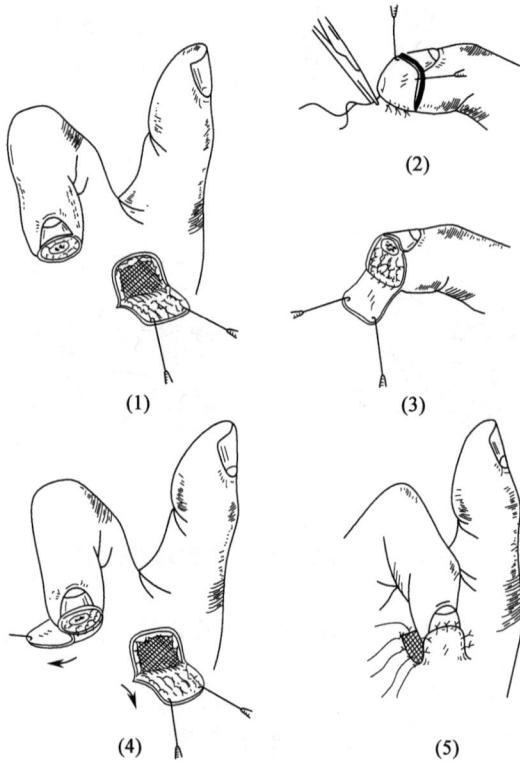

图 13-57 鱼际皮瓣修复指端缺损

用纱布填充伤指与手掌间空隙，用胶布沿手指纵轴固定伤指于手掌上。术后 2 周拆线，3 周断蒂。

四、邻指筋膜瓣

邻指筋膜瓣适用于手指背侧皮肤缺损或手指残端偏背侧皮

肤缺损。麻醉及术后处理同邻指皮瓣。先伤指创面留取布样，在邻指背侧适当部位，根据布样放大 1~2mm 做切口。切取供皮区中厚带蒂皮，使蒂位于伤指侧的对侧。伤指侧皮肤切开时注意不能切得太深，仅切开皮肤浅层即可。翻起皮片后，在皮片蒂的一侧，切开筋膜，将其翻起，筋膜蒂位于伤指一侧。将筋膜瓣覆盖伤指创面，供区翻起的皮片，覆盖原位缝合。取前臂中厚皮片移植于筋膜瓣上。移植游离皮片部位缝合，打包，包扎（图 13-58）。也可将供区翻起中厚皮片切去，取一块较大中厚皮片，同时覆盖供区和筋膜瓣表面（图 13-59）。

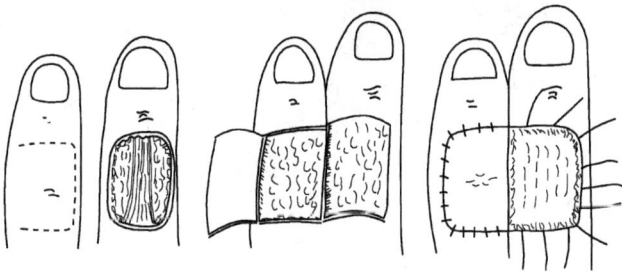

图 13-58　邻指筋膜瓣

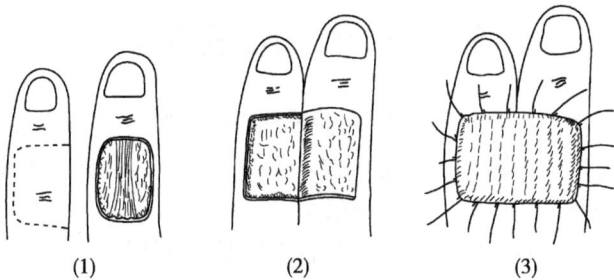

(1)　　　　　　　　(2)　　　　　　　　(3)

图 13-59　邻指筋膜瓣

五、推进皮瓣

推进皮瓣适用于拇指和示指指端缺损。优点是指腹饱满，有正常血运和感觉，操作简单。效果好。

在手指两侧侧方中线做纵向切口。在屈肌腱鞘的掌侧游离皮瓣，应将指两侧的血管神经束包括在皮瓣内，但不要损伤屈肌肌腱鞘，其长度一般为掌指横纹稍远侧。适当屈肌指间关节，将皮瓣向前推进 2cm 左右，将皮瓣直接缝合于指甲缘或甲床远侧游离缘。但皮肤应内翻缝合，以免日后指甲生长造成疼痛（图 13-60）。术后将指间关节固定于屈曲位 2~3 周，去除固定后，练习手指活动。

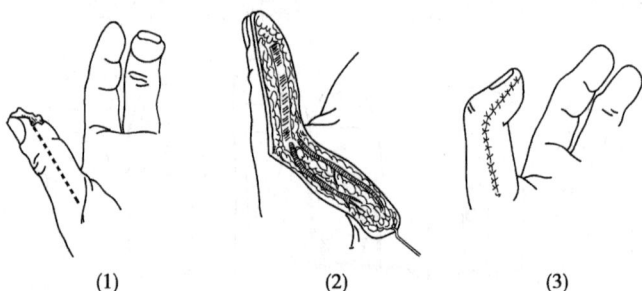

(1)　　　　　　　(2)　　　　　　　(3)

图 13-60　推进皮瓣

第六节　外伤性截指术

外伤性截指术当手指或指端受到严重挫裂伤伴有开放性骨折与脱位，远端无血液循环或者无法修复时，需将手指截断，修复创面，此称为外伤性截指术。

当截指时，应尽可能保留患指长度。对拇指，应尽可能想办法修复，而不应轻易截指。因为拇指对手的功能甚为重要，约占 50%，拇指的功能长度在指间关节平面。如皮肤损伤，而骨长度足够，应用皮瓣修复。如骨短缩，皮肤条件尚好，可用植骨来延长其长度。另外，其他指的截指也要根据受伤后的时间、职业、年龄、性别等方面综合考虑。不要忘记，截指是根据病情所采取的一种功能重建手段，不要盲目进行。

【手术步骤】

1. 采用指神经阻滞或臂丛麻醉。

2. 患者仰卧，患肢置侧台上，消毒皮肤，铺无菌单。指根部扎橡皮筋止血带止血。

3. 清创、切除坏死组织［图 13-61（1）］。切除屈指肌腱［图 13-61（2）］，如肌腱回缩，用蚊式止血钳伸入屈肌腱鞘内，向上探索，夹住缩回的肌腱，将其拖出，紧贴创面切断，让其自行缩回到伤口内。

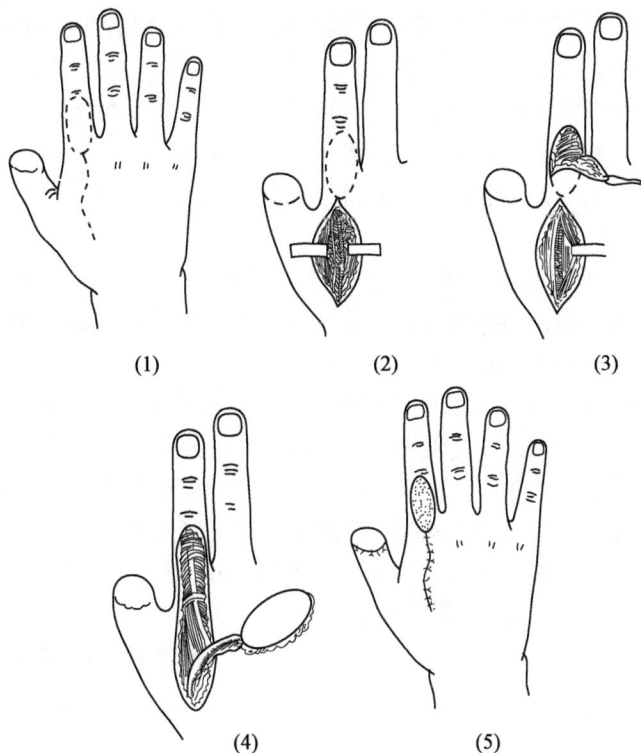

(1)　　　　　　　(2)　　　　　　　(3)

(4)　　　　　　　(5)

图 13-61　截指术

4. 修剪伸肌腱残端，不要将肌腱与骨缝合，也不要把伸肌腱与屈肌腱缝合在一起。在屈肌腱两侧分离出指血管神经束，两侧指动脉分别用细线结扎，牵拉出指神经用剪刀或快手术刀切断任其缩回［见图 13-61（3）］。避免在指端形成假性神经瘤以及神经粘连而造成指端疼痛。

5. 用咬骨钳去除部分指骨端，一般使骨端比周围皮肤缩短越 0.5cm。咬骨时，应沿一侧骨皮质逐步咬去。不要把咬骨钳咬住整个指骨，想一下咬下去。这样会把指骨压扁造成骨折。

6. 骨端用骨锉锉平，使其光滑，避免存留骨尖。如在关节部位，关节面软骨应去除。这样骨端血运好，愈合快，也避免皮肤在关节软骨上滑动影响功能。同时，关节离断后，关节软骨因丧失了关节滑液的营养而退变、坏死。一旦感染，经久不愈。残端关节囊应予以切除。否则，容易留有关节囊腔隙，甚至积液感染。

7. 手指末节的截指，如果指甲确不能保留，必须将甲基质彻底切除，如有遗留，则会生长出畸形的甲块，局部疼痛，常需再次手术切除。

8. 手指残端皮肤稍做修剪。根据具体伤情设计各种皮瓣。一般可做掌侧长，背侧短皮瓣，以掌侧皮肤覆盖残端，皮肤耐磨，感觉好［见图 13-61（4）］。也可做两侧等长皮瓣，相互靠拢缝合。如为斜形截指，则用较长的一侧皮瓣，翻转覆盖骨端后，与短的一侧皮肤缝合［见图 13-61（5）］。敷料包扎伤口，第三天换药，2 周拆线。

（张建中　曲　峰）

第十四章

手的肿瘤、腱鞘炎和腱鞘囊肿

第一节　手部常见肿瘤

一、腱鞘巨细胞瘤

腱鞘巨细胞瘤又称黄色素瘤，确切的病因尚不十分清楚。有人认为是一种肿瘤，也有人认为是外伤所致的炎性肉芽肿性反应，还有人认为是新陈代谢不平衡而引起。

本病多发于手指近节掌侧，肿物生长缓慢，可以多年无变化，很少有疼痛和压痛，肿物呈圆形或椭圆形，质地较硬，有弹性，有时触之有软骨样感，表面光滑，有时呈分叶状，肿瘤与皮肤无粘连。但由于其基底部被固定在腱鞘，故活动性较差，一般不侵犯关节内或腱鞘。有时肿物靠近指骨生长。长时间压迫可使骨骼有一压迹。偶有发生于指骨掌侧的肿物经屈肌腱和指骨之间，向背侧生长。呈哑铃状或马蹄状（图14-1）。

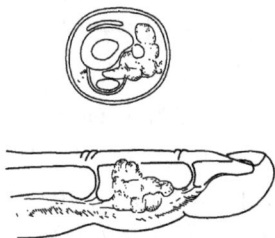

图 14-1　腱鞘巨细胞瘤
向背侧生长

肿瘤的治疗为手术切除。手术切口可选锯齿状或侧方切口。切口应足够大，看清肿物，避免损伤肿物附近的神经和血管。应把基底部健康的腱鞘一并切除（图14-2）。

519

若残留瘤组织，可能会引起局部复发，复发率约为 10%。有时，因肿物围绕屈肌腱及其腱鞘、指神经甚至伸肌腱生长，手术彻底切除可能会遇到困难。

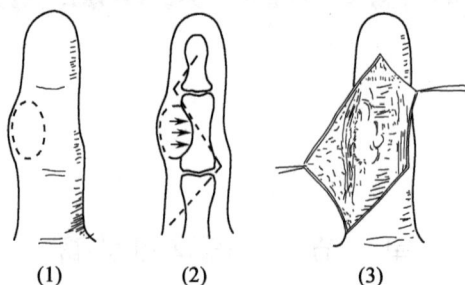

(1)　　　　(2)　　　　(3)

图 14-2　腱鞘巨细胞瘤手术切除

二、血管球瘤

血管球是位于皮肤中的一种正常组织，是细小动脉直接与静脉连接的小体。其周围有丰富的神经支配。在手掌侧、足趾侧和手指甲床上分布较多。它具有调节人体血压及局部和全身热量的作用。为什么正常血管球会成为血管球瘤，原因尚不清楚。血管球瘤可发生在身体任何部位。但多见于手指的甲床。主要症状为疼痛，压迫指骨成刺痛或烧灼痛。有时为间歇性，有时为持续性，多局限于患处。少数人可放射至臂部、肩部。疼痛对温度等周围环境变化敏感。有时可有皮温颜色和出汗等异常。瘤体直径多为 5~6mm，几乎成球形。透过皮肤或甲床可见紫红色斑点，还可有皮肤萎缩或指甲变形［图 14-4（1）］。用针头直接按压肿瘤，可引起剧痛。部分患者的 X 线片可看到指骨部分受到肿瘤压迫，形成压痕（图 14-3）。

诊断明确后应手术切除。位于甲床者，可

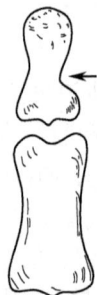

图 14-3　血管球瘤压迫指骨

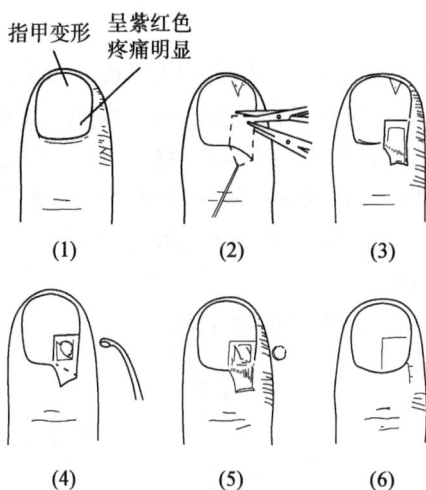

图 14-4　血管球瘤手术切除

先拔甲或部分切除肿瘤表面部分指甲［见图 14-4（2）］，切开甲床［见图14-4（3）］，显露肿瘤［见图 14-4（4）］，可见肿瘤于周围组织界限清楚，将瘤体切除后，用刮勺搔刮指骨陷窝［见图14-4（5）］。然后用凡士林纱布覆盖创面［见图 14-4（6）］，换药至创面愈合。

三、内生软骨瘤

内生软骨瘤引起的原因不详。可能为骨骺软骨或发育成骨之软骨未被吸收或胚胎性软骨组织迷离残留于骨体所致。可分为单发性内生软骨瘤和多发性内生软骨瘤。本病多发生于掌骨、中节指骨，末节指骨罕见。以青壮年男性多见。主要症状是肿块、肿胀和疼痛。也可无任何症状而拍 X 线片偶然发现。有不少患者是发生病理性骨折后拍 X 线片后被发现。X 线片上可见局限性界线清楚的骨透亮区，其部位相当于干骺端，但不侵及骨骺。骨皮质变薄，多向侧方膨隆。病灶区可为完全透明，但常见到斑点状钙化灶。

【治疗】

为彻底刮除肿瘤组织。植骨充填髓腔。对掌骨肿瘤可用横切口或纵切口，将伸肌腱向侧方牵开后操作。在中节或近节指骨，可用斜切口或锯齿行切口，纵向切开伸肌腱 ［图 14-5 (1)］。直达指骨，将菲薄的骨皮质以开窗形式切开 ［图 14-5 (2)］，翻开骨皮质后，彻底刮除肿瘤组织 ［图 14-5 (3)］。将髂骨碎骨块填满骨缺损区 ［图 14-5 (4)］，盖回骨皮质。缝合伸肌腱、皮肤。用石膏固定 4 周。

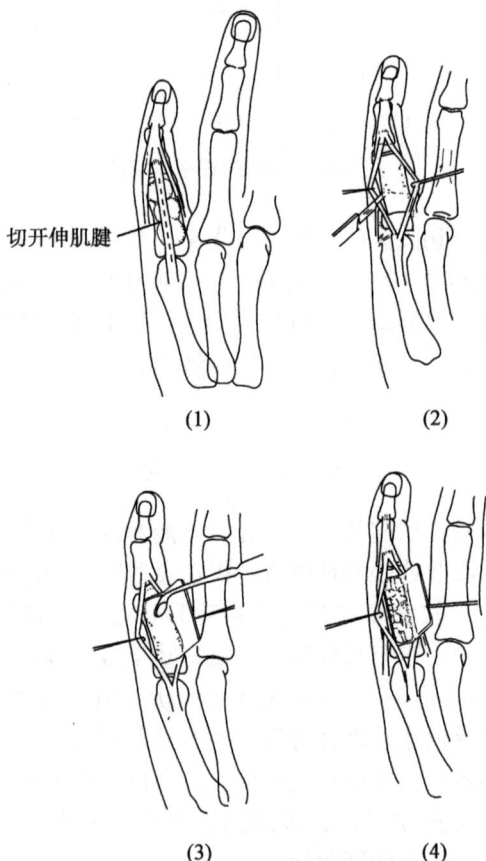

切开伸肌腱

(1)　　　　　　　　　(2)

(3)　　　　　　　　　(4)

图 14-5　内生软骨瘤刮除、植骨

第二节　腱　鞘　炎

一、指（拇）屈肌腱狭窄性腱鞘炎

指（拇）屈肌腱狭窄性腱鞘炎因其在手指伸屈时有弹响，所以又被称为弹响指。其屈指动作犹如射击时扣动枪的扳机，又称为扳机指。女性发病多于男性。婴儿也可发生先天性弹响指。好发部位按顺序为拇指、中指、环指、示指和小指。右手多见。成人发生弹响指的原因不十分清楚，可能为体质因素，局部的退变和手指过度的伸屈活动所致的机械性刺激累积所致。腱鞘的最近端，即腱鞘入口部的腱鞘，增厚狭窄，肌腱本身水肿膨大，当肿大的肌腱通过狭窄的管道时，可发生一个弹拨动作和响声。当肿大的肌腱不能通过时，则患指就不能伸直，此时称为闭锁。

【临床表现】

患者开始可能在早晨感手指发僵、疼痛，活动后渐消失。以后常感手指疼痛、弹响，严重者有闭锁。检查可在掌骨头掌侧触及豌豆大小的硬结节，有压痛。指伸屈时可感到另有一结节在下方移动，并可感到弹响由此产生。

【治疗】

对于弹响指（拇）可先用鞘内注射激素治疗。

（一）鞘内注射激素注入

1. 将手指洗净拭干，在掌指关节掌侧，相当于远侧掌横纹处摸清压痛结节，严格消毒，让患者屈曲指间关节，从结节近侧或远侧进针，注射针头针尖斜面朝下，倾斜45°沿肌腱纵轴刺入增厚的腱鞘及少许肌腱内。

2. 让患者伸直手指，此时肌腱向远侧滑动，针头脱离肌腱位于腱鞘和肌腱之间，注入药剂（图14-6）。如推药时阻力很低，说明针头位于腱鞘内。如阻力很大，则针头可能位于刺入肌腱内。

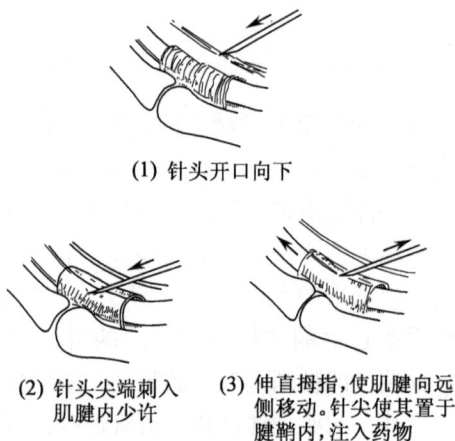

(1) 针头开口向下

(2) 针头尖端刺入
肌腱内少许

(3) 伸直拇指，使肌腱向远
侧移动。针尖使其置于
腱鞘内，注入药物

图 14-6　腱鞘内注射激素

3. 注射药物可选用醋酸泼尼松龙或醋酸氢化可的松 0.5ml 加 2%普鲁卡因 1~2ml。一般每周注射 1 次。轻者 1~2 次即愈。重者 3~4 次。在治疗期间应告诉患者避免做致病动作，以免复发。

（二）腱鞘切开术

对于多次复发，局部注射激素无效者，可手术切开屈肌腱腱鞘。

1. 手术步骤

（1）患部消毒后，局部麻醉。

（2）在拇指掌指关节横纹和其他四指的远侧掌横纹远端 0.5cm 处，做 1.5~2cm 长的横切口或"L"形切口。"L"形的直切口在结节的一侧，横切口同掌横纹处的横切口（图 14-7）。不要切入指根部的胼胝。

（3）切开皮肤、皮下组织和掌腱膜，用小拉钩向两侧牵

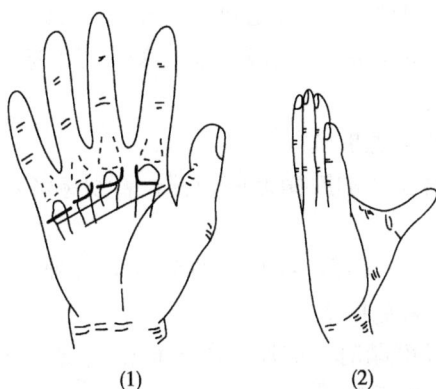

(1)　　　　　　　　　(2)

图 14-7 狭窄性腱鞘炎手术切口

开切口，做钝性解剖，显露指（拇）屈肌腱鞘，可见该处腱
鞘增生、肥厚或者结节改变。

（4）用尖刀纵向切开全部增厚狭窄的腱鞘，并将增厚腱
鞘做部分切除（图 14-8），对结节状增生的肌腱不做特殊
处理。

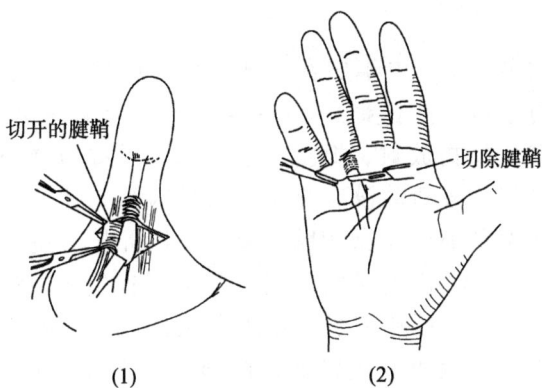

切开的腱鞘

切除腱鞘

(1)　　　　　　　　　(2)

图 14-8 手术切除腱鞘一部分

（5）令患者伸屈患指无弹响"卡住"现象，即可止血。缝合皮下组织和皮肤。手术第 2 天开始练习手指活动。术后第 10~14 天拆线。

2. 手术中注意事项

（1）要将狭窄的腱鞘彻底切开，否则患者可能症状如故或者残留症状。

（2）手术中应仔细操作。肌腱两侧有神经、血管结构，应注意识别，避免损伤。

（3）切开腱鞘时，应注意不要损伤肌腱，以免术后肌腱粘连，影响手指活动。

二、桡骨茎突狭窄性腱鞘炎

桡骨茎突处拇长展肌和拇短伸肌的肌腱通过一个骨-韧带管道而进入手部。当拇指外展时，这两个肌腱在此处明显迂回。当腕关节尺偏时肌腱张力增大，故手部活动时，尤其是拇指活动时易在此处诱发强的刺激，使腱鞘增厚、狭窄。从事不熟练的工作、用手多等慢性机械性刺激是本病的常见原因。

本病多发生于中年妇女。日常生活中用手较多的家庭妇女、打字员、洗衣女工等。患者常感到桡骨茎突部疼痛，并向前臂或拇指放射，拇指活动无力，手握力减弱，不能提重物。但一般活动没有弹响，这是因为此处的肌腱鞘不像屈指肌腱鞘那样紧密相贴的缘故。因此虽有腱鞘炎，但一般并无卡压。检查时发现桡骨茎突可有隆起，触之有豌豆大小的结节，压痛明显。让患者握住拇指并做腕尺偏动作时，桡骨茎突可发生剧痛，此即称为 Finkelstein 试验阳性（图 14-9）。

局部制动对某些患者可能会获得较好疗效，也可口服一些止痛药物以减轻症状。局部封闭疗法可获得较好的疗

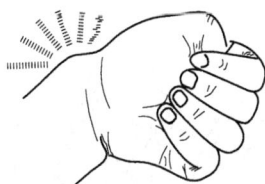

图 14-9 Finkelstein 试验阳性

效。局部消毒后，使拇指外展，肌腱隆起，摸清桡骨茎突部增厚腱鞘。从远侧进针，刺入肌腱与增厚的腱鞘之内。如针尖在鞘内，注射时阻力很小；如刺入肌腱、腱鞘，则阻力很大。待针尖进入鞘内，注入醋酸泼尼松龙或氢化可的松 0.5ml 和 2% 普鲁卡因 1~2ml。每周 1 次。通常 1~3 次可愈。但在治疗期间要减少拇指活动，尤其不要使用剪刀。

对反复发作或激素局部注射无效者可行腱鞘切开术。

1. 患者仰卧。患肢外展置于侧台上，消毒铺单，局部麻醉。可选用纵向切口或横切口［图 14-10（1）］。两种切口各有利弊，纵切口显露好，但术后瘢痕较大，横切口瘢痕小，但不如纵切口显露清楚，且容易损伤桡神经浅支。

2. 切开皮肤、皮下组织后，用一钝拉钩拉开皮肤避免损伤桡神经浅支，沿增厚的腱鞘背侧纵行切开。可看到拇长展肌和拇短伸肌，应注意拇短伸肌常为多腱性，约占 89.2%。不要误以为是拇长展肌，而未再予以松解。拇长展肌常有自己的间隔，必须予以切开。

3. 松解后，腱鞘背侧 2/3 予以切除［见图 14-10（2）（3）］，只保留掌侧 1/3，这样使肌腱既得到减压，又可自由滑动，避免了晚期肌腱向掌侧半脱位的危险，松解后检查拇指活动自如，即可止血。缝合伤口，敷料包扎。术后 2 天可开始活动拇指。术后 10~14 天伤口拆线。

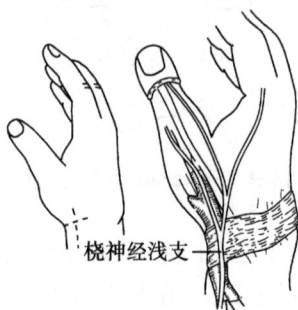

(1) 切口及桡神经浅支解剖部位

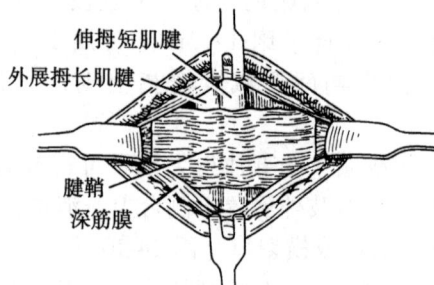

(2) 切开深筋膜，显露增厚的腱鞘

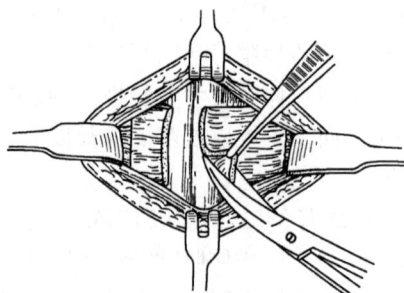

(3) 部分切除腱鞘

图 14-10 桡骨茎突部狭窄性腱鞘炎切开术

第三节 腱鞘囊肿

腱鞘囊肿是手和足部的关节及腱鞘内的滑液增多后发生的囊性疝出。可分为单囊或多囊性，发病原因尚不明确。可能为囊内或腱鞘中多余的结缔组织发生黏液样变性所致，也可能与手、足部肌腱或关节长期过度使用有关。部分患者也有外伤史。腱鞘囊肿与关节腔或腱鞘滑膜腔关系密切，但两者是否相通。仍不十分明确。有人将造影剂注入腱鞘囊肿内时，造影剂不流入关节腔，而注入关节腔内时大约 2/3 的患者造影剂流入腱鞘腔，从而认为可能其通道存在着单方向的瓣膜结构。如果手术不彻底而残留此通道时，便成为复发原因。

腱鞘囊肿好发于腕背、足背、腕掌或手指近侧掌部。囊肿内为致密的纤维组织。尚未见有发生恶变的报道。根据其形态以及和周围组织的关系，可分为以下几种类型（图 14-11）：

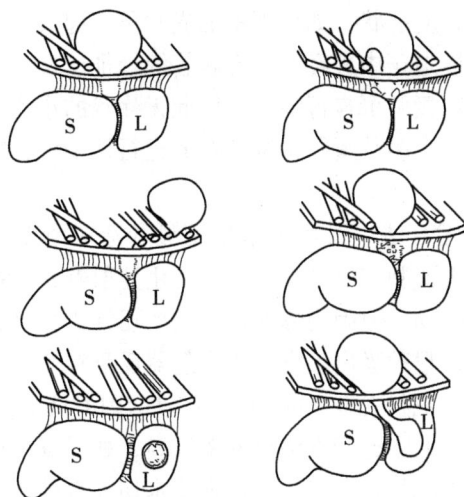

图 14-11　腱鞘囊肿的各种类型
S. 舟骨；L. 月骨

【类型】

1. 单囊型最多见。

2. 多囊型，手术中应避免残留。

3. 蒂部细长，穿过伸肌腱下方。

4. 蒂部小囊泡型，韧带内存在小囊泡，若手术中残留也易复发。

5. 骨内腱鞘囊肿。

6. 手背部腱鞘囊肿与骨内囊肿相连。

【临床表现】

腱鞘囊肿多见于青年或中年，女性多于男性。囊肿生长缓慢。除局部肿块外，很少有症状，偶尔有轻微疼痛，囊肿呈圆形，发生于皮下，且不与皮肤相连。囊肿基底固定，且大小不一，一般不超过 2cm 直径。橡皮样硬度。当改变关节位置，囊内压力降低时，可测出波动。反之，可硬如实质性肿瘤，尤其在手指部位时，常常较硬。如囊肿位周围神经位置压迫神经时，可引起相应症状，如尺管中的囊肿可引起尺管综合征。腕管中的囊肿压迫正中神经可引起腕管综合征。

少数腱鞘囊肿可自行消失。因此无症状的小囊肿可观察而不必治疗。但大多数囊肿持续存在或进行性增大，需要治疗。

【治疗】

1. 非手术疗法　可用手指挤压囊肿造成囊壁破裂或用硬皮书突然打击囊肿，使之爆破。也可用注射器穿刺抽出囊液后注入激素类药物。但因为囊液黏稠需用粗针头穿刺，并用手指在囊外加压，帮助吸出。也可用注射器反复穿刺囊壁并注射封闭液（醋酸泼尼松龙 0.5ml 加 2% 普鲁卡因溶液 2ml），再用手指挤破囊肿，上述这些方法复发率较高，如反复使用，可能会造成囊肿和周围组织粘连，给将来手术切除囊肿造成困难。

2. 手术治疗　单囊型囊肿可在局麻下切除，但最好在臂丛麻醉下，并且是用止血带后进行手术。这样，可清楚地识别多囊型或长蒂型囊肿，彻底全部切除，以减少复发率。对于桡动脉附近的囊肿，应仔细分离血管、神经，避免损伤。年轻医生可能经验不足，认为切除肿物是一简单手术，而在局麻下去切除囊肿。结果手术野出血，分辨不清组织结构，损伤神经血管。

下面以腕背腱鞘囊肿切除为例介绍囊肿切除方法。

（1）先在腕背以囊肿为中心，做一横切口，切开皮肤后显露囊肿，沿囊肿周围分离至囊肿基底部，显露该部位的韧带和腱鞘，注意有无小的囊肿。

（2）将囊肿蒂部连同其基底部的病变组织及周围部分正常的腱鞘及囊蒂彻底切除。止血后，缝合皮肤。

手术治疗仍有 10%~20% 复发，这与手术操作的精细程度有一定关系。为减少手术后复发，应对腱鞘囊肿的各种类型有认识，其次在手术中应有一清楚的手术视野，这样才可便于完全彻底地切除囊肿，减少复发和损伤周围正常组织。

（戴 军 曲 峰）

第十五章

胸外科疾病

第一节　胸腔闭式引流术

胸腔闭式引流术，是胸腔疾病中常用的小手术。术式有两种：经肋间闭式引流和经截除肋骨闭式引流。

【适应证】

中、大气胸，开放性气胸，张力性气胸，血胸，恶性胸腔积液，急性化脓性脓胸，脓胸合并支气管胸膜瘘，结核性脓胸合并混合感染，食管癌术后吻合口漏脓胸。

【禁忌证】

体质衰弱、病情垂危难以耐受穿刺者；对局麻药过敏者；有凝血功能障碍，严重出血倾向、大咳血；严重肺结核及肺气肿者；疑为胸腔包虫病患者，穿刺可引起感染扩散，不宜穿刺；穿刺部位或附近感染者。

引流方法有：肋间穿刺插管和截除肋骨插管两种。根据体格检查和胸部 X 线片所见，来选定引流插管的部位。如果胸腔内为气体，因气体多向上积聚，因此引流应取上胸部插管引流。如果为液体，由于液体处于低位，一般取下胸部插管引流。

【手术方法】

一、肋间插管引流术

肋间插管引流术又有两种方法，即血管钳插管术和套管针插管术。

（一）血管钳肋间插管引流术

1. 患者取斜坡侧卧位，若为气胸，则取斜坡仰卧位（图15-1）。常规碘酒、酒精消毒上胸部，铺无菌巾。

2. 麻醉　气胸引流选锁骨中线第2前肋间，胸腔积液（或积血）引流选腋中线第6~7肋间。用1%~2%利多卡因或普鲁卡因，做一长约3~4cm的皮肤皮内麻醉。然后做胸壁全层浸润麻醉，并顺势将注药针刺入胸腔，抽吸证实胸腔内有气体或液体后，在皮肤上做一长约2cm横向或纵向切口（图15-2）。

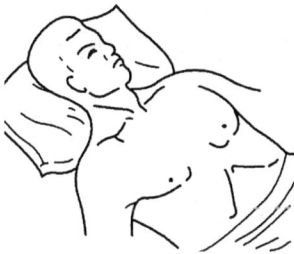

图 15-1　斜坡仰卧体位

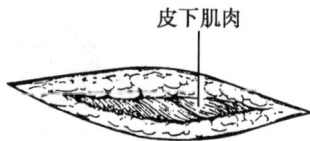

图 15-2　切开皮肤

3. 切开皮肤和皮下组织后，用两把止血钳，交错钝性分离胸大小肌和肋间肌（图15-3）。

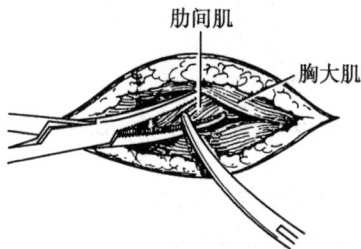

图 15-3　止血钳分开肌肉

4. 分开胸壁肋间肌后，用止血钳尖刺破胸膜，并利用此止血钳分开胸膜裂口。用另一止血钳，夹一根带有侧孔的引流管，或粗导尿管插入胸腔（图 15-4）。插入深度以侧孔刚进胸腔内 1cm 为宜。

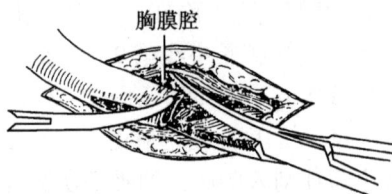

图 15-4　引流管插入胸腔

5. 退出止血钳，将引流管接水封瓶，缝合皮肤切口，利用皮肤缝线固定引流管（图 15-5）。

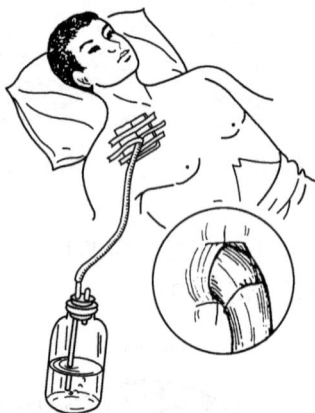

图 15-5　缝合后引流管接水封瓶

（二）套管针肋间插管引流术

1. 同上面止血钳肋间插管术。

2. 同上面止血钳肋间插管术。

3. 切开皮肤和皮下组织后，将套管针经皮肤切口，直接刺入胸腔（图 15-6）。

4. 拔出套管针芯，插入一根与套管针相应的导尿管，然后拔出套管（图 15-7）。缝合切口，固定引流管，接水封瓶（图 15-5）。

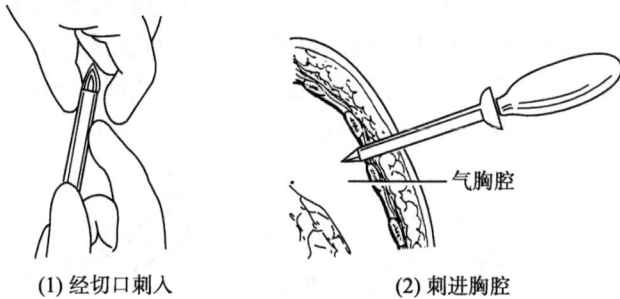

(1) 经切口刺入　　(2) 刺进胸腔

图 15-6　套管针穿刺术

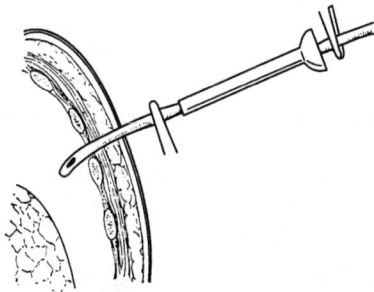

图 15-7　插入引流管

二、截除肋骨闭式引流术

此法切除一小段肋骨，可插入较粗的引流管，适用于脓液较黏稠的具有感染分隔病例。

1. 患者斜坡侧卧位。常规碘酒、酒精消毒术野皮肤，铺无菌巾。

2. 于腋中线或腋后线第 6~8 肋间，在局麻下，用胸穿方法，选妥引流点。然后用 1% 利多卡因或普鲁卡因，于拟作切口处的皮肤上，做皮内麻醉和胸壁组织做全层浸润麻醉。麻醉后，做一长约 5cm 的横向或纵向切口（图 15-8）。

3. 切开皮肤、皮下组织后，将肌层切开，显露出肋骨。在肋骨骨膜上做一"H"形切开，用骨膜剥离器将骨膜剥离（图 15-9）。剥离肋骨骨膜上缘时，剥离的方向，应从上向下，剥离下缘时，应由下向上，与肋间肌纤维的走向相同（图 15-10）。剥离后面后，切除一段长约 4cm 的肋骨（图 15-11）。

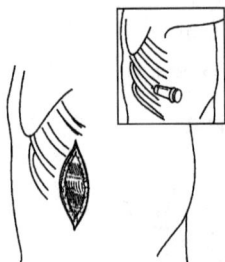

图 15-8　胸壁纵切口

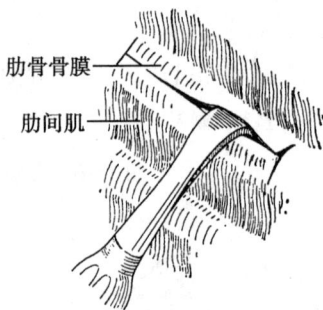

图 15-9　剥离骨膜

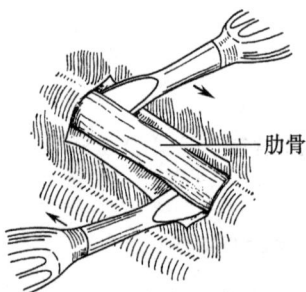

图 15-10　剥离肋骨上下缘
骨膜方向

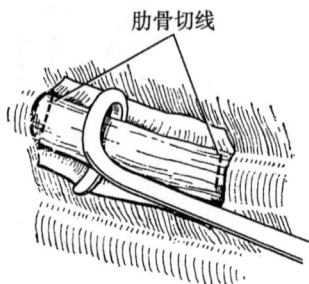

图 15-11　切除一段肋骨

4. 用粗针经肋骨床穿刺（图 15-12）。确定有脓液后，沿肋骨走向，切开肋骨床和胸膜，进入脓腔。用吸引器吸出部分脓液，将手指伸入脓腔探查，并分开腔内粘连间隔（图 15-13）。

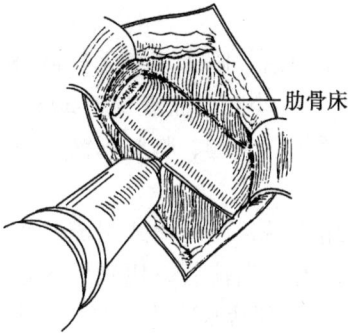

图 15-12　经肋骨床穿刺抽脓

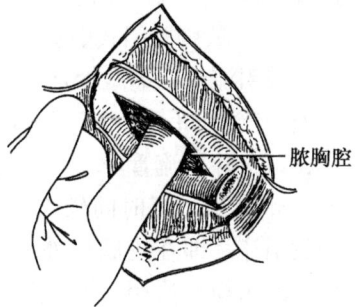

图 15-13　手指探查脓腔

5. 切除肋间神经，缝扎肋间血管（图 15-14、图 15-15）。选一内径 1cm 以上的，有弹性的橡皮引流管，并在管端侧壁剪一侧孔置入脓腔。置入深度以侧孔进入胸膜 1cm 处为较合适，随即将引流管接水封瓶。

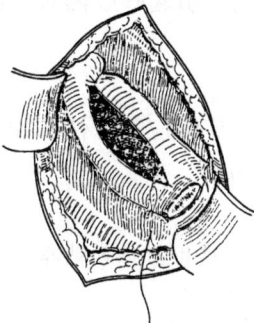

图 15-14　切断肋间神经
　　　　　缝扎血管

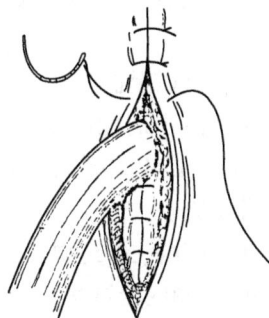

图 15-15　缝合切口

6. 将胸膜和肌层组织一并缝合，冲洗皮下组织后，间断缝合皮肤切口，固定好引流管。

【手术后处理】

1. 每日记录引流量，更换引流瓶，隔日摄胸部 X 线片或透视，以观察病情变化。

2. 一般胸腔闭式引流 48~72 小时后，临床观察无气体溢出，或引流量明显减少且颜色变浅，24 小时引流液少于 50ml，脓液少于 10ml；经胸部 X 线片或透视，气胸、胸腔积液已消失，可拔除引流管。

3. 脓胸引流时间较长，脓腔缩小后，可将闭式引流改为开放引流，即在皮肤口外 2cm 处，剪断引流管，用别针固定后，改为换药治疗。每次换药时，用生理盐水冲洗脓腔，并测量脓腔容积（有支气管胸膜瘘者禁用冲洗）。当脓腔小到 5ml 后，可拔去引流管换药。

第二节　胸腔穿刺置管术

【适应证】

1. 中等量以上气胸，或少量气胸引起呼吸困难，如老年慢阻肺患者。

2. 中等量以上血胸。

3. 持续渗出的胸腔积液，如炎症反应、恶性肿瘤、心衰等引起，产生压迫、呼吸困难等症状。

4. 乳糜胸。

5. 向胸腔内注射药物（抗肿瘤药或促进胸膜粘连药物等）。

【胸腔穿刺的全过程】

1. 嘱患者坐位面向椅背，两前臂置于椅背上，前额伏于前臂上。不能起床者可取半坐位，患侧前臂上举抱于枕部。

2. 穿刺点选在 B 超定位处，胸部叩诊实音最明显部位进行，胸液较多时一般常取肩胛线或腋后线第 7~8 肋间；有时也选腋中线第 6~7 肋间或腋前线第 5 肋间为穿刺点。

3. 常规消毒皮肤，铺无菌巾。

4. 用稀释后 1% 利多卡因在下一肋骨上缘的穿刺点自皮至胸膜壁层进行局部浸润麻醉。

5. 切开穿刺点处皮肤约 3mm，进穿刺针贴下一肋骨上缘进入胸腔，回抽见胸腔积液后，通过穿刺针置入导丝，导丝深度超过穿刺针针尖（图 15-16）

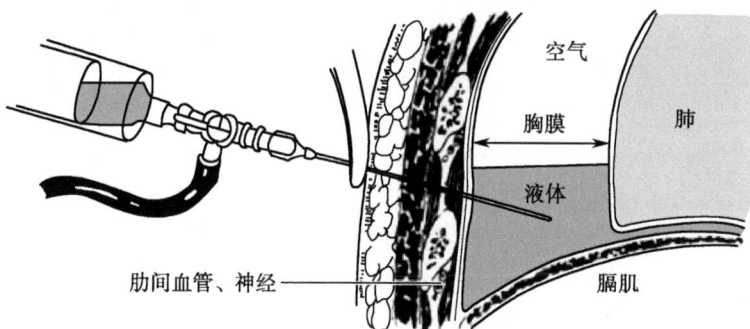

图 15-16 贴近下一肋骨上缘进行穿刺

6. 沿导丝置入扩皮器扩皮，拔出扩皮器。

7. 沿导丝置入胸腔引流软管，深度 10~15cm，宁深勿浅，固定引流管，连接引流袋或水封瓶。

【胸腔穿刺的注意事项】

1. 胸穿前核对 X 线胸片和患者的定位点或进行 B 超胸腔积液定位。

2. 凝血缺陷、出血性疾病和服用抗凝药物治疗者，应做相应处理后再行此术。

3. 胸穿部位的麻醉要充分，操作中注意观察患者的反应，如有头晕、面色苍白、出汗、心悸、剧痛等胸膜反应症状，或出现连续性咳嗽、气短、咳泡沫痰等症状时，立即停止抽液，并皮下注射 0.1% 盐酸肾上腺素 0.5~1ml，或进行其他对症处理。

　　4. 穿刺应紧贴肋骨上缘进针，以免刺伤肋间血管和神经。

　　5. 避免在第 9 肋间以下穿刺置管，以免穿透膈肌损伤腹腔脏器。

　　6. 一次排液不应过多、过快，首次不超过 600ml，以后每次不超过 1000ml；如为脓胸，应尽量排尽。

（于　磊　杨兴国　许怀瑾）

第十六章

产科疾病

第一节 流 产

一、不全流产

妊娠于 28 周前终止，胎儿体重不足 1000g 者称为流产。不全流产是指部分妊娠物已自宫体排出体外，尚有部分残留在宫腔内或仍附着在子宫壁上。因子宫不能很好地收缩，致使阴道出血持续不止，严重时可引起出血性休克，处理不及时可危及生命。患者常伴有明显的阵腹痛及腰痛。妇科检查时见宫颈口开大，有时宫口处胎盘组织堵塞，子宫较停经周数小。尿妊娠试验阴性，若胚胎死亡时间短，尿妊娠试验阴性亦可为阳性。一经诊断应立即清除宫腔内的残留组织，行吸宫或钳刮术。一般不需麻醉，对特别敏感者，可于术前肌注哌替啶 50～100mg，或给予镇静剂。亦可于术前行宫颈旁 1%普鲁卡因 5～10ml 封闭。

【手术操作】

1. 患者排空小便，取膀胱截石位，常规消毒外阴，铺无菌孔巾（图 16-1）。

2. 再次双合诊检查，了解子宫大小、位置、屈度，有无附件炎症等。

3. 放置窥具扩开阴道，拭去阴道内的血液，以碘伏消毒阴道及宫颈。

4. 用宫颈钳于距宫颈外口 1.0~1.5cm 处钳夹牵引宫颈前唇，以利手术操作。钳夹时尽量避开宫颈糜烂面，以免出血。以碘伏棉拭子消毒宫颈管。如宫口有组织物堵塞应先用插入钳将其钳出，再消毒宫颈管。

5. 用子宫探针沿子宫位置及屈度方向轻轻探测宫腔，了解宫腔屈度及深度。刮匙按子宫腔屈度方向送入宫底部，然后依次搔刮子宫前壁、侧壁、后壁及宫底，全面刮宫使宫内组织全部被清除。术毕探宫腔深度，了解子宫收缩情况（图 16-2）。

刮宫时注意不要过分用力，以免损伤子宫内膜的基底层及子宫肌层。对孕周较大、宫腔内组织物较多者，应行钳刮术，即先用卵圆钳将宫腔内大块组织钳出，宫腔缩小后再改用刮匙清理宫腔。术后给予抗生素预防感染。对出血较多者，应在静脉输液、滴注宫缩剂宫缩素的同时行刮宫术。有条件的地方，刮出组织应送病理检查。

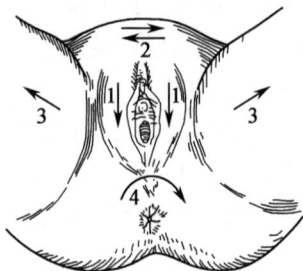

图 16-1 外阴部冲洗顺序

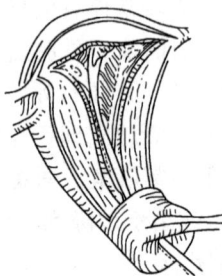

图 16-2 刮取宫腔组织（不全流产时宫口常开大，一般不需扩张宫口）

二、感染性流产

各种流产均可并发感染，最多见于不全流产者。常因宫腔内组织残留引起感染。感染可局限于宫腔内，亦可蔓延至宫旁组织、输卵管、卵巢。患者除有阴道出血外，多有发热、脉搏增快、下腹疼痛、贫血、阴道分泌物有臭味。

检查时可见宫口松，有时可见组织物堵塞；子宫体稍大，复旧不全，有压痛，提示有子宫内膜炎及宫体炎；附件亦有压痛。严重者可并发腹膜炎、血栓性静脉炎、败血症，甚至可引起感染性中毒性休克而危及患者生命。

【处理】

出血不多者，可用抗生素控制感染后再行刮宫术。大量出血或经药物治疗感染未能控制者可用卵圆钳将宫腔内感染的胚胎组织钳出，同时注射宫缩素，但不宜用刮匙搔刮宫壁，以免感染扩散。术后继续使用抗生素，待感染控制后再行刮宫术，以彻底清除宫腔内残留组织。如子宫本身感染严重，应考虑子宫切除术。

三、过期流产

过期流产又称稽留流产。是指胚胎或胎儿已死亡滞留宫腔内未能及时自然排出者。多有先兆流产和保胎史。在胚胎死亡后子宫不再继续增大，反而缩小，妊娠反应消失，妊娠试验转阴。如已至妊娠中期，孕妇未觉腹部增大，也未感胎动，可有间断少量的阴道出血。妇科检查，见宫口闭，子宫较妊娠月份小，质不软，听不到胎心。B超提示子宫大小与停经月份不符，不能探及胎心搏动。

【处理】

诊断确立后，应尽早行清宫术。过期流产时，由于胎儿死亡，胎盘释放凝血活酶入血液循环，易发生凝血机制障碍，导致弥散性血管内凝血（DIC）。由于蜕膜退行性变性、羊水吸收、胎盘机化粘连，刮宫常发生困难而大量失血。故术前必须做好准备：先做血液化验，检查纤维蛋白原、出血及凝血时间、凝血酶原时间、血小板计数。如凝血功能检查在正常范围，可先服炔雌醇 1mg，每日 2 次，连服 5 天；或苯甲酸雌二醇 2mg 肌内注射，每日 2 次，连用 3 日，以提高子宫对宫缩素的敏感性。

如子宫小于 10 周妊娠者，可直接行刮宫术。术前备血，术时注射宫缩素 10~20U 以加强宫缩减少出血。

【手术操作】

1. 患者排尿后取膀胱截石位，复查盆腔确定子宫位置及大小（如有阴道出血则消毒后再内诊）。常规消毒外阴、阴道及宫颈，无阴道出血者消毒同人工流产术，有阴道出血者消毒同不全流产刮宫术。

2. 以子宫探针轻轻探测子宫的屈度及大小。用宫颈扩张器，沿子宫的屈度扩张宫颈，自 5 号扩起，扩至较准备使用的吸管大半号或 1 号，一般扩至 8 号，使小弯头卵圆钳可进入宫腔，并且可以从容开张、夹持。

3. 注意扩宫时不可跳号，用力要均匀、稳、扩张器进入要缓慢。过期流产刮宫时，最好先用带齿小弯头卵圆钳夹取胎盘，向外取出胎盘时尽量不要撕断，如无大量出血，可慢慢牵引摇曳，部分牵出宫口后再顺着出来的组织向内夹持牵引，亦可在宫腔内顺序钳夹牵引数次后将组织一起拉出宫口，尽量使组织大块地取出，可减少出血。

4. 大部分组织取出后，可再用负压吸引数周至干净，然后以小刮匙搔刮子宫四壁，特别注意两侧宫角处，证实清宫彻底后，探宫腔了解术毕宫腔深度，结束手术。

5. 对于子宫体大于 10 周妊娠者，应先行宫颈扩张者。可于术前在无菌操作下将宫颈扩张棒放入宫颈管，注意不同的扩张棒要求放置时间不同。亦可用 16 号或 18 号橡皮导尿管插入宫腔内，并注入依沙吖啶 75～100mg 溶于 20～40ml 注射用水，扎紧导尿管末端裹以无菌纱布置于阴道内，12 小时左右取出，宫颈常扩张至 10mm 以上，此时即可行钳刮术。前列腺素制剂亦可使用，注意不同制剂用法不同。

过期流产刮宫，如胎盘粘连较重，组织不能顺利刮出，出血量多，可给予输液、输血，静脉注射宫缩素。

由于过期流产胚胎死亡时间长，胎盘机化、粘连，故再次强调钳刮术前一定要使宫口扩张到足够大，以利于钳刮手术中取出组织，避免大量出血。注意预防感染及抗贫血。

第二节　异位妊娠

正常妊娠时，孕卵着床于子宫体部的内膜。当孕卵在子宫腔以外的器官或组织着床发育时，称为异位妊娠，亦称宫外孕。异位妊娠包括输卵管妊娠、卵巢妊娠、腹腔妊娠、宫颈妊娠及子宫残角妊娠等，其中以输卵管妊娠最为常见，约占 95% 以上。

异位妊娠早期诊断十分重要，如贻误了病情，患者可因大出血休克来不及抢救发生死亡。

【早期诊断】

首先，患者病史中常有慢性盆腔炎、原发不孕或继发不孕史。但有人工流产史、放置宫内节育器或绝育术后发生异位妊娠者也屡见不鲜。因此，对有可能妊娠的妇女，有停经史、下腹痛者，不管其采取何种避孕措施，都要高度警惕异位妊娠的可能。异位妊娠早期往往无典型症状，此时需要血 hCG 和 B 超反复复查，如果停经 36 天后血 hCG 持续升高而宫内未见胎囊，则应该高度警惕异位妊娠的可能。

异位妊娠一旦破裂，则诊断多不困难。多有 6～8 周的停经史、停经后腹痛及阴道出血三大症状。有少数患者无明显停经史，常以腹痛就诊。腹痛系由于输卵管膨大、破裂及出血、血液刺激腹膜等引起。在输卵管破裂时，患者可突然出现一侧下腹撕裂样疼痛，常伴恶心、呕吐。常因性交、大便、乘车颠簸或劳动而诱发。当血液聚积在子宫直肠凹时，患者有肛门下坠感；当出血量多时，血液由盆腔流至腹腔，疼痛由下腹扩散至全腹，当血液刺激膈肌时，可有肩胛部的放射性疼痛。轻者有腹痛及晕厥，重者出现休克。阴道不规则出血多为少量，一般不超过月经量，淋漓不尽。出血来自子宫蜕膜剥脱，极少可能来自输卵管内出血流入宫腔。

患者腹腔内出血量多时，表现为急性贫血面容、面色苍白、四肢湿冷、脉搏快而细弱、血压下降等休克症状。体温一般正常。下腹有压痛及反跳痛，患侧为重。腹肌强直较一般腹膜炎为轻。出血较多者腹部叩诊有移动性浊音。出血缓慢病程较长者可形成血肿，可能在下腹触及半实性、有压痛的包块。就诊较晚者，可在子宫直肠凹触及半实性包块。

根据病史、体征及必要的辅助检查，多数可及时做出诊断。常用的辅助检查有尿（hCG）妊娠试验可呈阳性，B超检查对异位妊娠的诊断很有帮助，但要注意有假阴性可能。如B超显示子宫增大，宫腔内空虚，宫旁有暗区，内有妊娠囊或典型的胎芽，或有早期胎心搏动，便可确诊。多数探及周边模糊的包块，回声模糊，于子宫直肠凹可有液性暗区。

异位妊娠时最常用的辅助诊断方法是后穹隆穿刺，对诊断有实在的价值，但随着B超技术的提高以及腹腔镜的普及，目前已少用。多用于病情危急需明确有内出血时。一般不需麻醉。其手术操作如下：

1. 排尿后取膀胱截石位，估计出血较少者可取半坐位。常规消毒外阴、阴道，铺消毒孔巾。

2. 窥具暴露子宫颈及穹隆部，再次用碘酒、酒精消毒。

3. 以宫颈钳钳夹宫颈后唇向前方牵拉，充分暴露后穹隆。

4. 用 17 号或 18 号长针头接 10ml 注射器于后穹隆中央或稍偏病变一侧、宫颈后唇与阴道后壁之间、与宫颈平行稍向后方刺入约 2~3cm，当针穿过阴道壁时有失去阻力落空的感觉。此时抽吸空针，如遇包块可适当改变方向或深浅程度。抽出血液随即拔出针头（图 16-3）。穿刺时针头不可盲目向两侧或过前过后刺入，亦不可过深，以免损伤周围脏器。刺入过深除可能损伤脏器外，尚可能因血液量少而未能抽出延误诊断。拔针后如有渗血，可用无菌纱布压迫片刻，血止后取出纱布及窥具。

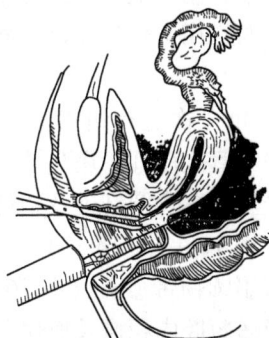

图 16-3　经阴道后穹隆穿刺

将抽出的血液放置 6 分钟以上不凝，则为内出血，结合病史、体征等可以确定诊断。

【治疗】

以手术为主。一般在诊断确立之后，应尽快手术，尤其对停经时间较长、可疑输卵管间质或子宫残角妊娠者，更应抓紧时间争取在破裂之前及早手术，以防突然大量出血威胁生命。已有大量出血伴有休克的患者，应在积极输液、输血纠正休克的同时，迅速进行手术抢救。

一、输卵管妊娠手术

一般采取全输卵管切除术和输卵管开窗取胚术。

【手术操作】

1. 手术可在局麻、硬膜外麻或全麻下进行。

2. 下腹正中切口，长约8~10cm。进入腹腔后，一面吸血一面探查，提出病变的输卵管，即刻用卵圆钳夹住出血部位，以控制出血。如果患者血压低，应给予快速输血纠正休克，待血压上升后继续探查子宫及对侧附件。

3. 对侧输卵管正常，患者无生育要求的可同时行结扎术。患侧卵巢正常者应保留。提起病变的输卵管，如有粘连进行分离，使输卵管系膜展平，用两把止血钳自输卵管伞端向宫角钳夹系膜，于两钳间切断，用7号丝线贯穿缝扎近卵巢侧的系膜断端。

4. 如系膜较长，可分次进行钳夹、切断和缝扎。同时楔形切除子宫角处的输卵管间质部，用0号或1号可吸收线"8"字缝合肌层。以1号丝线缝合圆韧带及阔韧带腹膜，覆盖宫角及输卵管系膜残端（图16-4~图16-10）。亦可将系膜各残端合拢，连同宫角处全都用圆韧带覆盖（图16-11、图16-12）。如患者情况允许，应吸净腹腔内积血及血块，充分冲洗腹腔。清点纱布器械无误后，逐层关腹。

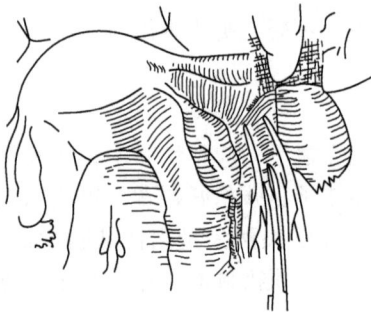

图 16-4　钳夹剪开输卵管系膜　　　图 16-5　缝扎系膜保留端

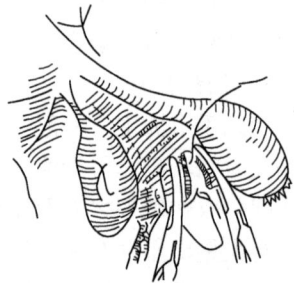

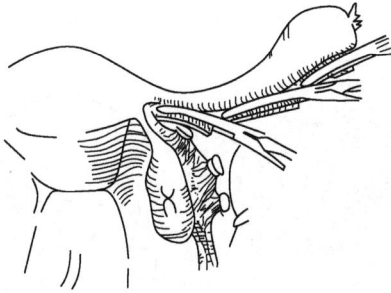

图 16-6 钳夹切开输卵管系膜
至输卵管间质部外

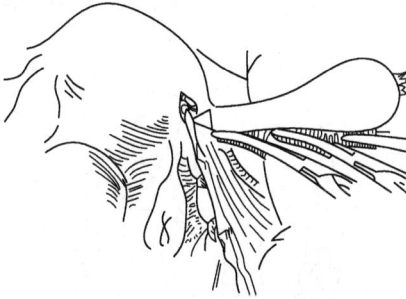

图 16-7 于输卵管间质部
楔形切除输卵管

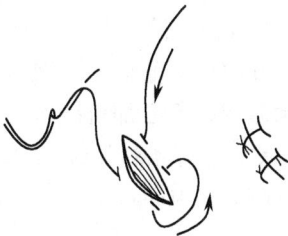

图 16-8 切口行
"8"字缝合

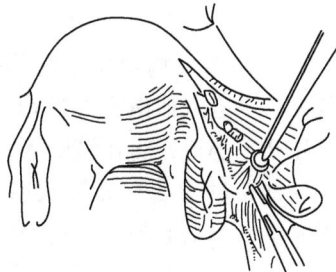

图 16-9 用阔韧带包盖系膜残端

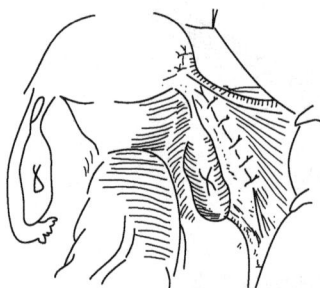

图 16-10　包盖后所示图

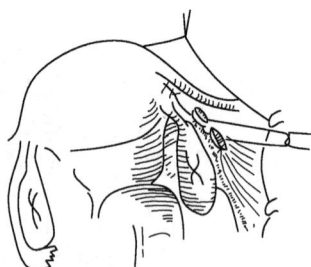

16-11　输卵管系膜残端
互相结扎

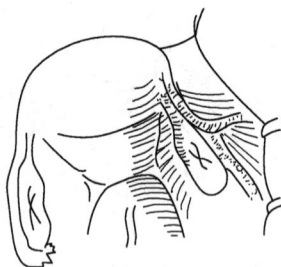

图 16-12　圆韧带包盖
系膜残端

5. 如患者发病至手术时间<24 小时，无感染情况，胎膜未破无羊水进入血液，妊娠<12 周，可做自家输血。开腹时将腹膜先开一小口，将血液吸入一无菌瓶内，不必加抗凝剂，经 6~8 层纱布过滤后立即输入患者静脉中（有条件医院可用血液回输机）。输血前可静脉给予地塞米松 5~10mg。

二、卵巢妊娠手术

如果妊娠发生在卵巢则为卵巢妊娠，可将妊娠组织清理干净，将边缘修剪整齐后，以 1 号丝线连续或间断缝合（图

16-13、图 16-14）。如果创面较深，可先用 2-0 肠线或 1 号丝线间断缝合内部组织后再缝合包膜（图 16-15、图 16-16）。包膜可间断、单纯连续或连续褥式缝合。如果整个卵巢被破坏无法保留，则全部卵巢切除。因卵巢切除保留同侧输卵管无益而有害，故此时应行附件切除术，即患侧的卵巢、输卵管切除术。手术操作步骤同卵巢肿瘤的手术。

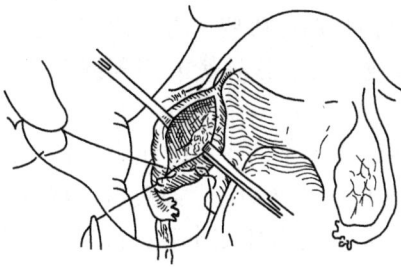

图 16-13　连续缝合切口

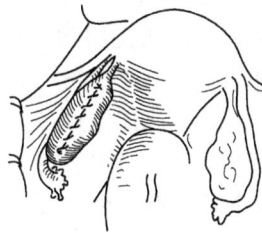

图 16-14　缝毕

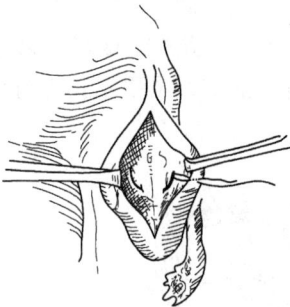

图 16-15　间断缝合内部

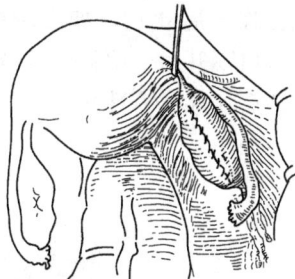

图 16-16　连续褥垫缝合

三、残角子宫妊娠手术

子宫发育畸形可能形成子宫残角，如孕卵在此着床，称为残角子宫妊娠。子宫残角与子宫一般不相通。残角壁发育不良，妊娠以后随胎儿的发育肌层变薄，常不能承受妊娠，多在妊娠4~6个月发生破裂，引起严重出血，症状似输卵管间质部妊娠。B超是最好的辅助诊断方法。为防止破裂大出血，故一旦诊断，应及早手术切除子宫残角。

【手术操作】

1. 切断、缝扎残角子宫的圆韧带，钳夹、切断、缝扎残角子宫的骨盆漏斗韧带。具体方法同附件切除术。

2. 剪开残角子宫侧的阔韧带前后腹膜；再从两宫体融合部位逐次钳夹切除，用0号或1号肠线连续或间断缝合子宫肌壁。

3. 将切断的圆韧带缝在发育完全的子宫体相当于宫角的部位，以起支持作用（图16-17~图16-20）。如残角子宫超过3个月妊娠大小，可先剖宫取胎，使宫体缩小后，再按以上步骤切除残角子宫。如发育完全侧的卵巢有病变时，术时可以保留残角子宫的附件，一般则同时切除。

极少见残角子宫妊娠达足月者，因不能自阴道娩出，胎儿往往在临产后死亡。如发现胎位异常、胎先露很高，宫颈坚硬、宫口不开时，要详细检查，确诊后应及早手术，先行剖宫产，然后切除子宫残角。

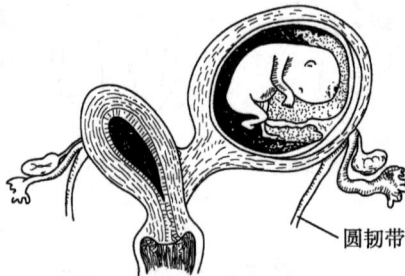

圆韧带

图16-17　残角子宫妊娠

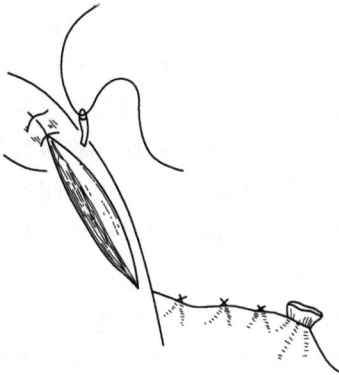

图 16-18　作楔形切除并缝合

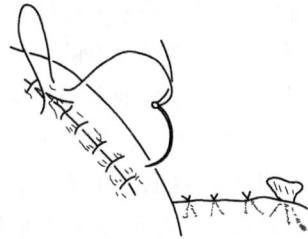

图 16-19　第二层包盖缝合切口

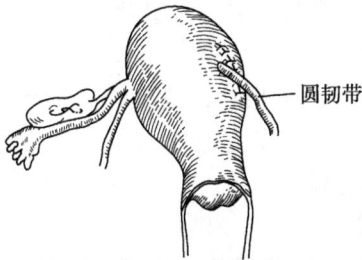

图 16-20　固定圆韧带

第三节　葡　萄　胎

　　葡萄胎是指胎盘绒毛形成大小不等的水泡，大的直径可达数厘米，小的仅可肉眼看到，水泡相互之间由细蒂相连成串，形状似葡萄，亦称水泡状胎块。

　　葡萄胎早期有2～3个月或更长时间的闭经，常有较明显的早孕反应，约半数患者葡萄胎发生早期有严重的呕吐，较晚时可出现高血压及蛋白尿。不规则阴道出血是葡萄胎的明显表现，血量多少不定，时断时续，中间可有反复大量出血，故患者多有贫血表现。流出的血中偶可发现有水泡状物。出血一部分可蓄积于子宫内，也可在一定时间内完全蓄积于子宫内，使闭经时间延长。葡萄胎增长迅速，因此子宫胀大较快，患者常感腹痛。由于绒毛变性体积增大，加之宫腔内积血，故多数患者子宫大于闭经月份的正常妊娠子宫。但亦有少数小于闭经月份者，可能因水泡退变，停止发展所致。由于反复出血未及时治疗常致贫血，抵抗力下降，阴道病菌逆行造成感染。

根据停经后阴道不规则出血，腹痛，子宫异常增大，子宫5个月妊娠大小时摸不到胎儿、听不到胎心及胎动，应想到葡萄胎，如有水泡状组织排出则可确定诊断。葡萄胎 hCG 测定较相应月份的正常妊娠为高。B 超呈"落雪状图像"，无正常胎体影像。妊娠 8 周以上利用多普勒超声检查听不到胎心。

【处理】

葡萄胎随时可能大出血，故确诊后应及时清除子宫内容物，一般采取吸宫术。子宫超过 12 周妊娠大小的应在静脉输液下手术，并作好输血准备。

【手术操作】

1. 排尿后取膀胱截石位，常规消毒外阴、阴道及宫颈，探宫腔，常因组织物阻塞不能探及宫底，对子宫体大于 12 周妊娠者，可用吸管试探，以免子宫穿孔。

2. 吸宫时用 8 号吸管探入宫腔中央部，切忌探到宫底或偏向一侧。以 53.4~80.0kPa（400~600mmHg）负压吸引。当水泡状胎块流经吸管时，持吸管的手有断断续续的震动感觉，此感觉消失时，说明有组织阻塞，须抽出吸管疏通。如组织块较大，可换用带齿卵圆钳连续钳夹，然后再吸引。

3. 助手于腹部触摸宫底，并随时告知术者子宫回缩的情况，指导术者随时改变吸管插入宫腔的深度，以避免子宫穿孔。吸宫时操作要轻柔准确，直至宫腔内容基本吸净，更换 7 号吸管，降低负压到 26.7~40kPa（200~300mmHg）再吸引一遍。

4. 如宫缩好，宫体不大于 12 周妊娠，应尽量吸刮干净；若宫体较大，第一次刮宫可不必清理十分干净，以不出血为度，因子宫较软，强行刮宫容易损伤子宫壁，待 1 周后再清宫一次，必要时可行第 3 次刮宫。

关于缩宫素（催产素）的使用问题，如刮宫术中子宫收缩好，不需使用，以免滋养细胞进入血液循环；如子宫收缩不好，可在静脉输液中加入催产素；如出血较多，应迅速清除宫腔内容物，使子宫有效收缩而止血，亦可于宫颈直接注射催产素。助手于宫底按摩子宫刺激收缩。术中注意患者血压脉搏，必要时应及时输血。

每次刮宫后，刮取物均需送病理检查。术后注意阴道出血、随访 hCG 的动态变化等，如均属正常，随访至少持续 2 年。2 年内使用避孕套或阴道隔膜避孕，不宜使用宫内节育器及口服避孕药。

第四节　会阴切开及缝合

在阴道分娩时，为了避免严重的会阴损伤及减少分娩时会阴的阻力，需行会阴斜向或正中的切开手术。

会阴切开术常用于初产妇的产钳助产、胎头吸引助产及足月臀位分娩；产程进展异常，如产程延长；产妇有产科或内科的并发症或胎儿窘迫需缩短第二产程者；宫缩乏力第二产程延长；会阴条件不良以及早产儿预防颅内出血等。

【麻醉】

一般采用阴部神经阻滞及局部浸润麻醉。

一般行左侧切开。以 0.5% 普鲁卡因使用细长腰穿针头，先在会阴后联合中线向左侧 45° 方向肛门与坐骨结节间皮内打一皮丘，然后左手伸入阴道内触及左侧坐骨棘作为引导，右手持注射器，将针头刺向坐骨棘处，回抽空针无回血时，在坐骨棘处注入普鲁卡因8～10ml，然后边抽针头边注药至皮下，由此针眼分别向会阴后联合方向（即准备切开的部位）、会阴体方向及左侧大阴唇前方皮下做扇形注射。如做正中切开，则在会阴部注射麻醉药即可，注意防止针头刺入直肠。

【手术】

一、会阴侧切术（左侧）

1. 会阴切开　麻醉完成后，左手中、示指伸入阴道内撑起左侧阴道壁，同时引导剪刀方向及保护胎先露部。当宫缩时，用会阴切开剪刀自会阴后联合中线向左侧斜45°方向剪开会阴（图16-21），注意刀刃垂直于皮肤，如会阴（图16-21）

会阴侧切高度膨隆，则采用60°～70°角方向剪开。根据会阴条件、胎儿大小和阴道手术的需要，决定切口的大小，一般4～5cm。注意阴道黏膜与皮肤切口长度一致。会阴切开后血管丰富，往往出血较多，应用纱布压迫止血，对大血管出血需钳夹结扎止血。为减少出血，切开的时机应在估计切开后1～2阵宫缩即可结束分娩时。

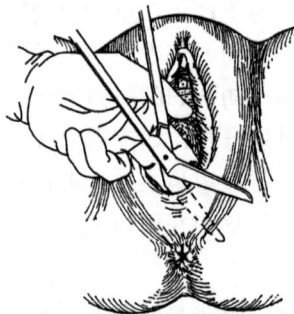

图16-21　会阴切开

2. 缝合　胎盘娩出后，阴道内填塞一带线纱布卷，以吸收宫腔流出的血液，利于暴露侧切伤口，术毕取出。

（1）首先缝合阴道黏膜：以左手示、中指撑开阴道壁，充分暴露阴道黏膜切口，检查切口有无延伸及有无其他部位的裂伤。注意有时黏膜切口顶端表面完整，而深层有伸延。以 0 号肠线从切口顶端外 0.5cm 处开始缝合，一般间断缝合，亦可连续缝合，一直缝到处女膜环处，注意在处女膜内侧及外侧各缝一针将环对合，缝合时注意深度，不留死腔，亦不能穿透直肠黏膜（图 16-22）。

（2）缝合肌层：以 0 号肠线间断缝合外阴伤口深部肌层，以关闭死腔及止血。注意缝合时组织要对称，否则影响愈合（图 16-23）。

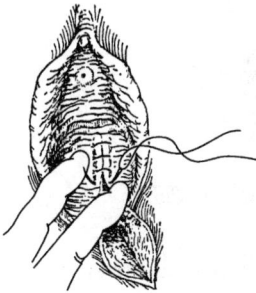

图 16-22　缝合阴道黏膜　　图 16-23　缝合肌层

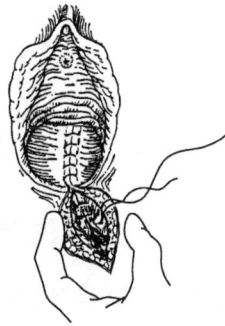

（3）缝合皮肤及皮下组织：以 1 号丝线间断缝合皮下脂肪及皮肤，最后切口的边缘要回皮，利于对合伤口。皮肤缝合结束后，在最内侧 1 针丝线与处女膜环之间往往有裂隙，应加缝 1 针肠线，以免恶露由此裂隙进入伤口。结扎线不要过紧，以免组织水肿，缝线嵌入将组织割断。

（4）缝合完毕取出阴道内的纱布卷，常规行肛诊，检查有无缝线穿透直肠黏膜，如有，则拆除重新缝合。

二、会阴正中切开术（直切）

1. 切开会阴　沿会阴后联合中线垂直切开，长约 2~3cm（图 16-24）。正中切开组织损伤少，出血少，易缝合，愈合好。注意在胎儿娩出过程中切口多有延长，此种术式用于会阴体高、胎儿不大、对会阴切口要求不大者，且接产人员保护会阴技术比较熟练者，否则可能由于切口伸延而造成肛门括约肌甚至直肠损伤。

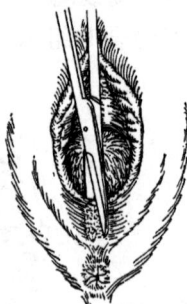

图 16-24　会阴正中切开

2. 缝合　以 0 号肠线间断缝合阴道黏膜，第一针要越过切口顶点 0.5cm，处女膜环要对合好。会阴皮下组织及皮肤用 1 号丝线间断缝合，切口边缘回针。亦可用 2-0 肠线皮内埋藏连续缝合，术后不必拆线。

3. 术毕常规肛诊，注意有无肠线穿透直肠黏膜。如有，则拆除重新缝合。

【术后处理】

会阴切开术后，每天 2 次用 1‰苯扎溴铵冲洗外阴，然后用 75%酒精擦洗，会阴肿胀疼痛者可用 50%硫酸镁湿热敷。每天检查伤口时注意局部有无感染征象，有无硬结及触疼，挤压伤口有无分泌物，如已化脓则立即拆除缝线，清创引流，待伤口组织新鲜后可重新缝合。

一般会阴侧切伤口 4 天拆线，直切伤口 3 天拆线。

第五节 助 产 术

一、胎头吸引助产

胎头吸引术是指用特制的胎头吸引器，置于胎头，形成负压后吸在胎头上，经牵引协助胎头娩出的手术。胎头吸引术常用于缩短第二产程，如产妇有心脏病，妊娠高血压综合征及胎儿窘迫；宫缩乏力或持续性枕横位、持续性枕后位所致第二产程延长，瘢痕子宫如曾经剖宫产或子宫肌瘤切除术后不宜在第二产程用力者。对胎儿不宜经阴道分娩者，如头盆不称，产道有阻塞、畸形，子宫脱垂手术后或尿瘘修补术后，不能使用胎头吸引术。只有当胎膜已破、宫口开全或先露已到阴道口时方可实施。

【手术操作】

1. 将橡皮管与负压器空心管柄接好备用。

2. 产妇取膀胱截石位，常规导尿排空膀胱。

3. 行阴道检查，了解宫口是否开全或近开全，明确胎先露为头顶，双顶径应达到或超过坐骨棘水平，即骨质部分已达到+3 或 +3 以下，除外禁忌证。

4. 会阴较紧者应行会阴侧切术。

5. 将吸引器开口端外侧涂以无菌润滑油，左手中、示指掌面向下撑开阴道后壁，右手持吸引器，将开口下缘从阴道后壁送入，使吸引器后缘抵达胎儿顶骨后部（图 16-25）。然后左手中、示指掌面向外，拨开右侧阴道壁，使开口端侧缘滑入阴道内。继而手指向上提拉阴道前壁，使吸引器前缘滑入。换右手中、示指拉开阴道左侧壁，使整个吸引器开口端进入阴道内，并与胎头顶端紧贴。一手固定吸引器，另一手中、示指沿吸引器边缘触摸胎头一周，确定吸引器与胎头紧密连接，没有宫颈或阴道壁夹于其中（图 16-26）。同时旋转胎头吸引器使牵引横柄方向与胎头矢缝一致，以作为旋转胎头时的标记。如胎头为枕前位，则不必调整。

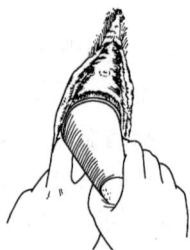

图 16-25　放置吸头器　　　图 16-26　检查吸头器

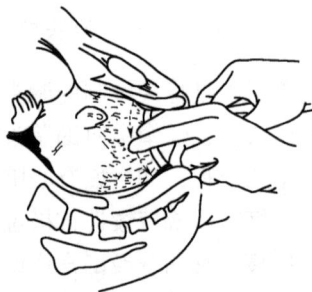

6. 抽吸空气，负压在胎头上形成产瘤利于吸引（图 16-27）。一般吸引负压用 53.2~66.5kPa（400~500mmHg）。

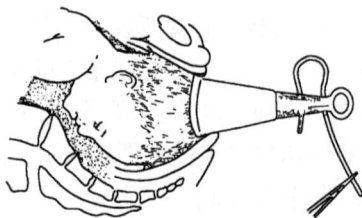

图 16-27　形成吸头器内负压

7. 牵引时要缓慢，按自然分娩转牵引，在宫缩和产妇屏气时进行。如胎头为枕前位，则先往下牵引使胎头保持俯屈，当胎头枕部抵达耻骨联合下缘时，将吸引器逐渐向上牵引，使胎头逐渐仰伸娩出（图 16-28）。

8. 当胎头娩出后，立即放掉负压，取下吸引器。以后分娩机转按正常分娩进行。

9. 吸引过程中会阴保护同正常阴道分娩（图 16-29）。每次牵引时间约为 3 分钟，不要超过 5 分钟。牵引 3 次失败，则应该为产钳或剖宫产结束分娩。在吸引时如因阻力过大滑脱，应再次行阴道检查，确定能否胎头吸引助产。如系牵引方向不当或负压不够而滑脱，则重新按要求的操作规程安放吸引器。如因胎头方向不正，可先行转胎头为枕前位后再放置吸引器牵引，一般不超过 2 次。

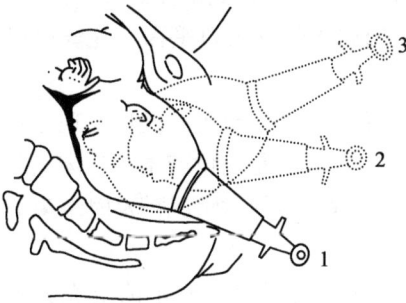

图 16-28　牵引胎头
1. 向外后；2. 向前；3. 向上

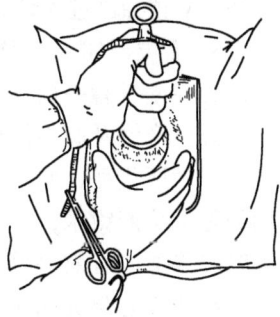

图 16-29　牵引胎头时
保护会阴

术后检查宫颈和阴道，如有裂伤立即缝合。新生儿常规肌内注射维生素 K 15mg，每日 1 次连续 3 日，预防颅内出血。

二、产钳助产

产钳助产是指应用产钳牵引胎头以协助娩出胎儿的手术。根据放置产钳时胎头在盆腔内位置的高低将产钳术分为低、中、高位产钳三种。

1. 低位产钳　胎头的骨质部分已达盆底，即 S+3 以下，矢状缝在骨盆出口的前后径上。此时在阴道口可以看到胎头。如胎头有产瘤时，可能在阴道口看见胎头，但实际胎头的骨质部分仍在较高位置，故阴道检查时要仔细。

2. 中位产钳　双顶径已进入骨盆入口平面，但未超过坐骨棘平面，胎头的骨质部分已达坐骨棘水平或稍下处，即 S=0 至 S+3。当胎头骨质部分在 S+2（坐骨棘平面下 2cm）以上时，因胎头位置距阴道口仍高，施行产钳术仍较困难，尤对经验较少者。中位产钳分为低中位产钳及高中位产钳。低中位产钳是指胎头的双顶径已达坐骨棘平面，即 S+3，但未超过坐骨棘平面，或胎头的矢状缝仍在骨盆出口的横径或斜径上。高中位产钳指胎头的双顶径已进入骨盆入口平面，但未达到坐骨棘水平。

3. 高位产钳　双顶径尚未进入骨盆入口平面，先露的骨质部分在坐骨棘平面以上。

高位产钳及高中位产钳常引起母儿的严重并发症，现已被剖宫产术所代替，原则上应废弃，尤其是高位产钳。临床上常用的是低位产钳术，它是第二产程发生异常情况需及时结束分娩时可采取的有效手段。

产钳术对母儿可能发生一定的并发症，故术前要充分考虑，掌握适应证。

【适应证】

产钳术常用于以下情况：

1. 持续性枕横位或持续性枕后位、宫缩乏力等导致第二产程延长。

2. 胎儿宫内窘迫。

3. 产妇有并发症如心脏病、高血压、妊高征等，不宜在分娩时过度用力或增加腹压，需缩短第二产程。

4. 胎头吸引助产失败，经再次阴道检查无明显头盆不称或胎头位置异常，可试行产钳术。

5. 臀位后出头娩出困难者。

【产钳术的其他必备条件】

临床上常用低位产钳及低中位产钳，中位产钳中位置较高者以剖宫产为宜，或由有经验的医生施行。施行产钳术除有适应证外，还必须有以下必备条件：

1. 胎头已达盆底，先露的骨质部分已达+3 或+3 以下，胎头无明显变形，颅骨无明显重叠，矢状缝与骨盆出口前后径一致或接近一致，即无明显头盆不称。

2. 宫口确已开全或胎头的双顶径已经通过宫颈口。

3. 胎儿应存活，如确定胎儿已死亡，则不用产钳助产，应行穿颅术以减少产妇的创伤。

4. 必须破膜。

5. 先露必须是顶、枕或颏前位，臀产时仅用于后出头。

【手术操作】

1. 取膀胱截石位　常规消毒、铺巾、套裤腿。

2. 导尿排空膀胱　如胎头低压迫尿道，置入尿管有困难时，可先将胎头上推再行导尿。

3. 会阴神经阻滞及局部浸润麻醉，必要时可双侧麻醉，以减少会阴阻力。

4. 行阴道检查　明确宫口是否已开全，产道有无异常，胎头的方位及先露的高低，除外头盆不称，确认有产钳助产的条件。

确定胎方位的方法，一是根据大小囟门及矢状缝判断，二是触摸耳郭，根据耳郭边缘的指向确定枕骨的位置。由于临产时间长，颅骨受压重叠，头皮水肿，囟门不易查清，故触摸耳郭可以较好地确定胎头的方位，但因胎儿耳郭软，检查时要仔细辨认耳屏及耳郭的位置，以免有误。

5. 会阴切开　初产妇常规会阴侧切，一般在临放置产钳前切开，常行会阴左侧切开。经产妇会阴无阻力者可不必切开。

6. 放置产钳　先将两叶产钳对合确定左右叶及上下方向，将消毒滑润油涂于产钳两叶的外侧。术者将右手除拇指外余四指伸入阴道左侧壁与胎头之间，查清胎儿耳郭，确定胎方位，左手持左叶钳柄，使钳叶垂直向下。钳匙凹面向前，将左钳叶沿右手掌伸入手掌与胎头之间（图 16-30）。然后右手引导钳叶轻轻向胎头左侧及深部滑入。在置入过程中，左叶钳柄置于胎儿左耳的外侧，达胎头左侧顶颞部，并使钳匙与钳柄位置不变。术者改用左手伸入胎头与右阴道壁之间，右手持右叶钳柄，使右钳叶沿左手掌面滑行至胎头右侧（图 16-31），到达与左钳叶相对应的位置。右钳的锁扣部应位于左钳的上方。

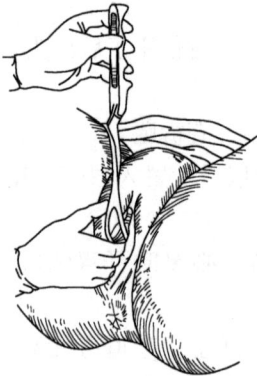

图 16-30　放置左叶产钳　　　　图 16-31　放置右叶产钳

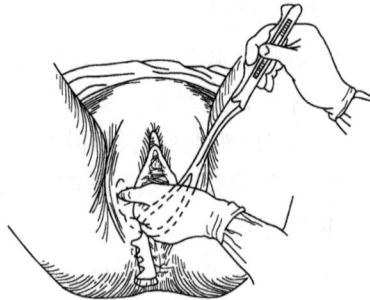

7. 合拢锁扣　如两叶产钳放置正确时，则两叶锁平行，扣合甚易，钳柄自然对合。如钳叶稍有错位时，应调整右叶，因先置的左叶位置较为正确。如轻轻调整仍不能扣合时，表明产钳位置放置不当，应重新放置。

8. 检查钳叶的位置，手由后方伸入阴道内，检查钳叶与胎头之间有无产道软组织及脐带夹于其中，产钳位置是否正确，胎头的矢状缝应位于两钳叶的中间。

9. 牵引　术者应取坐位，可用左手掌面朝上握钳柄，用力要适当，不要强力挤压胎头，右手中示指由上方钩住钳锁部，当宫缩时，两手一起向外方牵拉，当先露着冠时，逐渐将钳柄向上移动向外向上牵引，使胎头逐渐仰伸而娩出（图16-32）。一次宫缩不能娩出胎头时，则在宫缩间歇期松开钳口，不使胎头持续受钳叶挤压（图16-33）。下阵宫缩开始时再扣紧钳柄牵拉。当胎头额部娩出后方可松解产钳，轻轻沿胎头的弧度滑出取下产钳，先取右叶，后取左叶。如情况紧急，需迅速娩出胎儿时可在上好产钳后立即牵引不必等待宫缩。

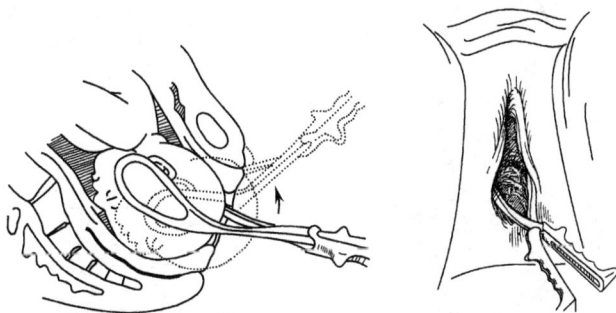

图 16-32　牵拉方向示意图　　图 16-33　阵缩间隙松解钳锁扣

10. 牵出胎体，胎头娩出后，按正常分娩机转助产娩出胎儿。胎盘娩出后，常规检查宫颈及阴道有无裂伤，有裂伤者用0 号肠线缝合。侧切伤口常规缝合。

【臀位后出头产钳手术操作】

胎体已经娩出，胎头已入盆，后出头发生困难时，可采用后出头产钳助产。最好使用特制的后出头产钳。助手先将胎体提起，可用无菌巾兜起或将双足提起，术者在胎体的下面（腹侧）置入产钳。先将左叶产钳沿骶凹向胎头右侧插入，然后置右叶产钳。产钳对合后，先向外略向上牵引，当枕骨抵于耻骨弓下时，即逐渐提高钳柄，使胎头俯屈，同时上举胎体，胎儿下颌、口、鼻、顶相继娩出（图16-34）。

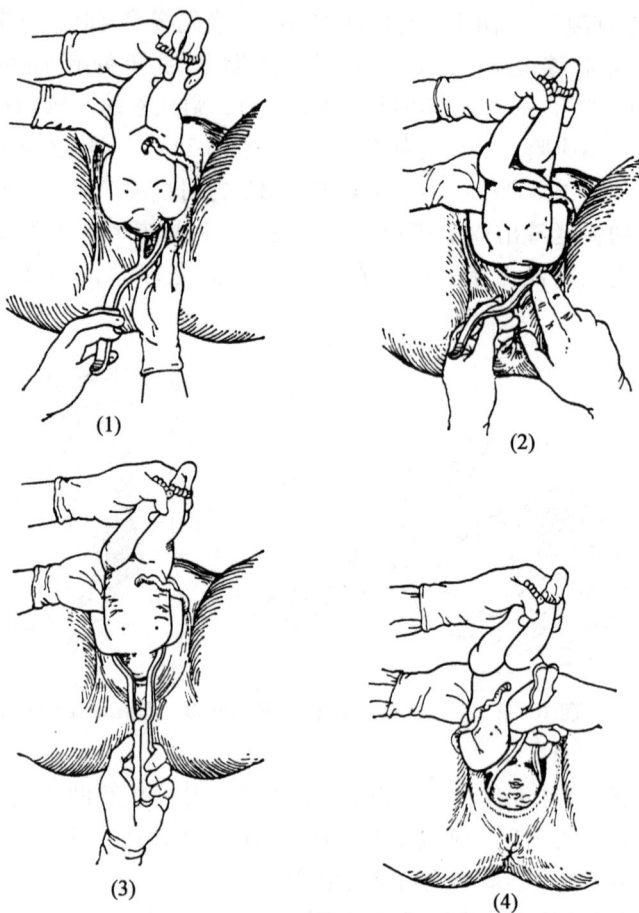

图 16-34　后出胎头产钳术

【注意事项】

由于产钳术在解决头位难产时具有独特的优点，是一种可靠的助产技术，但如使用不当将会增加母子损害。因此施行产钳术必须严格掌握适应证及手术必备条件。

1. 钳柄难以合拢或易滑脱时应取出产钳，再行内诊复查，发现未具备产钳条件者应及时改行剖宫产，未发现明显异常者，可重新放置产钳，再次试牵，如再失败，则以剖宫产结束分娩。

2. 操作必须十分谨慎，认真查清胎方位才能正确放置产钳，如产钳放置不正确，则可能引起胎儿损伤，如颅内出血、面神经麻痹、眼球压伤等。母体软组织损伤，如阴道宫颈裂伤，其至子宫破裂等。

3. 牵引时用力要均匀、持续、稳妥，切忌左右摇摆，速度不要太快。胎头娩出时注意保护会阴，要慢慢娩出胎头。初产妇必须会阴侧切开，枕后位时切口要适当加大。术毕常规检查产道，发现损伤及时缝合，术后抗生素预防感染。

第六节　毁胎术

毁胎术是指缩小胎儿体积以利自阴道娩出的手术。由于产前保健工作的普遍开展及产科技术水平的提高，目前因难产未及早及恰当处理而需行毁胎者甚少。毁胎术多用于死胎及畸形胎儿的处理，以减少产妇的损伤。如有不可控制的产前出血、严重的连体畸形胎儿、子宫先兆破裂时，则不可行毁胎术，应行剖宫产术。术中因使用器械，应注意勿伤及子宫及阴道等软组织。常用的毁胎术有穿颅术、除脏术及断头术。

一、穿 颅 术

穿颅术是指将胎儿头颅穿破，使颅内组织排出，胎头缩小，便于将胎儿牵出，减少或避免产道的损伤的手术。

此手术用于胎儿为脑积水、头位或臀位胎儿死亡避免产道损伤时。施行穿颅术，需待宫口开全或近开全，胎头固定或助手可用手将胎头固定在骨盆入口处。一般不需麻醉，必要时可用全身麻醉。

【手术步骤】

1. 产妇取膀胱截石位。

2. 常规消毒外阴，铺无菌巾。

3. 导尿排空膀胱。

4. 阴道检查 了解宫口开大情况、胎头的高低，查清囟门及矢状缝的位置，确定是否具有手术的条件。

5. 固定胎头 胎头浮尚未固定者，助手在腹部用手将胎头固定在骨盆入口处。

6. 切开头皮 多数情况下，宫口开全或近全时胎头在阴道已暴露，可在左手的保护及引导下，右手持剪刀将距阴道口最近的矢状缝或前囟处的头皮剪开—约 2cm 的小口。如胎头较高，可先用两把鼠齿钳钳夹胎儿矢状缝或前囟处头皮，然后于两钳间剪开头皮。

7. 穿破胎头 剪开头皮后，立即将剪刀尖插入头皮裂口，稍用力便可刺入颅腔，此时手下有突破感。进入颅腔的剪刀撑开，使裂口扩大，可见有脑组织排出。如为面先露，可经眼眶刺入，臀位后出头时，从枕骨大孔穿入。穿破胎头亦可使用穿颅器，但要注意送入阴道时要闭合（图 16-35、图 16-36）。

8. 穿破胎头后，取下剪刀或穿颅器，换用人工流产吸管吸出脑组织，此法安全、简便。对较大的脑积水可直接（见图 16-36）自囟门或矢状缝间穿颅，也可以用 16 号或 18 号针经囟门或颅缝刺入吸出脑积液。

当胎头缩小后，胎儿可由子宫收缩娩出，如不能很快娩出，可用钳颅器将胎儿牵出（图 16-37）。

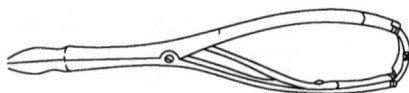

图 16-35 穿颅器

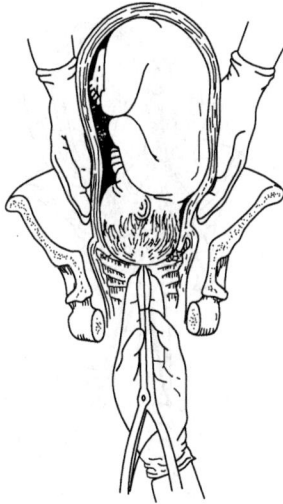

图 16-36　自囟门或矢状缝间穿颅

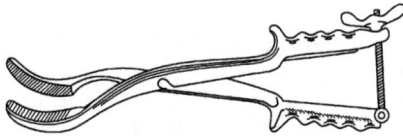

图 16-37　钳颅器

9. 钳颅　左手进入阴道，在左手的引导下，右手持钳颅器内叶，沿左手掌从头皮裂口放入颅腔内，达颅底。内叶凸面朝胎儿头外，使外叶的凹面与内叶凸面吻合。再次阴道检查，确认无宫颈及阴道壁夹于钳颅器之两叶间后，关闭钳柄，将螺旋拧紧。注意钳颅器尽量放到颅腔深处达颅底，否则牵引时容易滑脱（图 16-38）。

10. 牵引　如胎头较高，开始牵引时稍向后方，当胎头达阴道下部时再平拉。一般牵引无困难，在牵引过程中，脑组织不断涌出。胎头娩出后，取下钳颅器，胎体牵出多无困难。钳颅术术后检查有无软产道损伤，并给予抗生素预防感染。

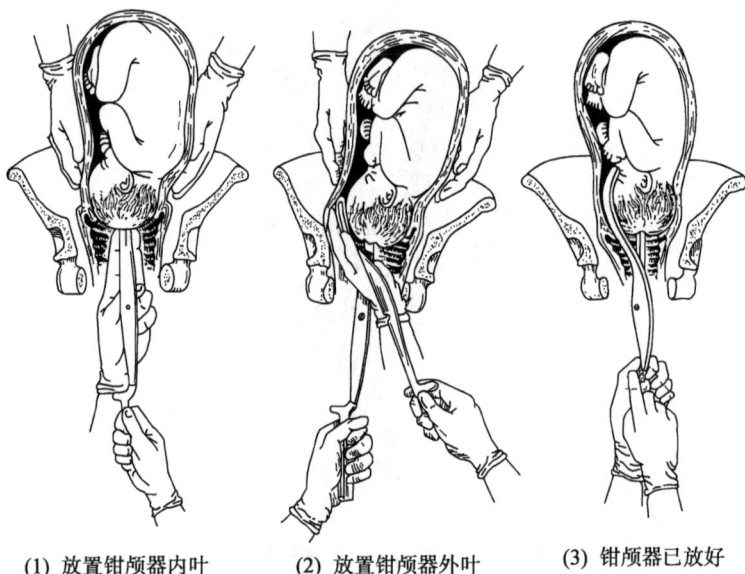

(1) 放置钳颅器内叶　　(2) 放置钳颅器外叶　　(3) 钳颅器已放好

图 16-38　钳颅术

钳颅器尽量放到颅腔深处达颅底

二、除 脏 术

除脏术是指将胎儿胸腔或腹腔内的脏器剜除，缩小胎儿体积，以利分娩的手术。

【适应证】

1. 忽略性横位胎儿已死亡，胎颈位置较高而胸腹部挤入阴道内者。

2. 胎儿胸或腹部有肿瘤或有畸形，有腹水等阻碍分娩进行。

3. 部分连体畸形胎儿。

施行除脏手术，需宫口开全或近开全、无明显的骨盆狭窄。

一般不需麻醉。

【手术步骤】

1. 产妇取膀胱截石位。

2. 常规消毒外阴、铺无菌巾。

3. 导尿排空膀胱。

4. 阴道检查，了解骨盆情况、宫口大小、先露部位及高低，确定有无手术条件。

5. 忽略性横位胎胸嵌入阴道内时，助手将脱出的上肢向胎头侧牵拉，可在直视下或以左手引导沿肋间隙剪开胸腔，然后撑大破口。

6. 以卵圆钳将心、肺夹出，必要时剪开横膈，进入腹腔，钳出腹腔内脏。

7. 胸、腹腔塌陷后，牵拉脱出的上肢，胎体可折叠娩出，或手进入宫腔，牵出胎足，按臀位分娩牵出胎儿。

8. 如因脱出上肢的牵拉，不能内倒转时，可先行断臂术，即先在脱出的上臂中段切开皮肤、肌肉，将肌肉向肩部上推，然后扭断或剪断肩关节，此时再牵出胎足娩出胎儿（图 16-39~图 16-42）。

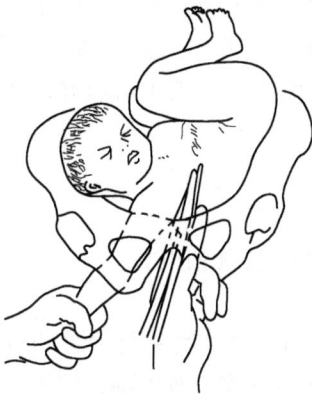

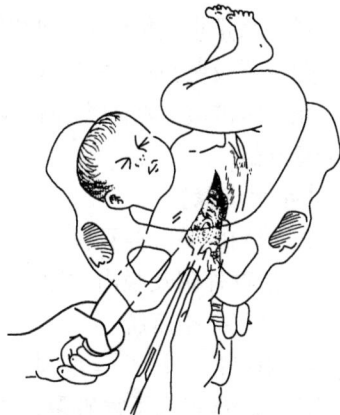

图 16-39 剪开胸腔　　图 16-40 剪开横膈达腹腔后除去内脏

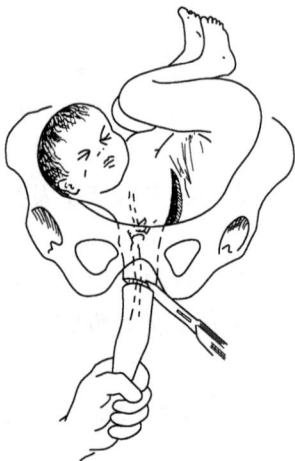

图 16-41　于上臂中部切开
　　　　　皮肤、肌肉

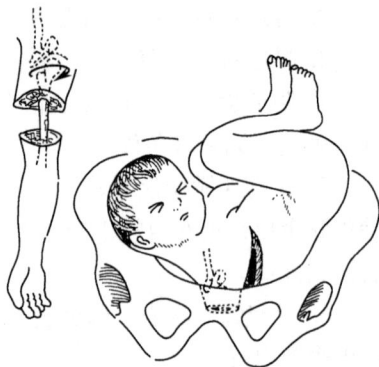

图 16-42　从肩关节扭去上肢

　　注意术中操作要稳准，以免误伤，术后检查子宫、宫颈、阴道有无损伤；术后给予宫缩剂及抗生素。

三、断头术

　　断头术是指在横位死胎时断颈，或头臂斜断，然后相继娩出胎儿躯干及胎头的手术。断头术只有在宫口开全或近开全、无先兆子宫破裂、胎颈容易探及时施行。一般不需麻醉，必要时全身麻醉。

【手术步骤】

　　1. 产妇取膀胱截石位。

　　2. 消毒外阴及脱出的胎儿上肢，铺无菌巾。

　　3. 导尿排空膀胱。

　　4. 阴道检查，了解宫颈扩张的程度，胎头及胎颈的位置及部位，注意有无子宫破裂，如手进入宫腔有困难，则不要勉强伸入。

5. 断头　助手将脱出的胎手向胎头的对侧牵拉，以使胎颈尽量降低。将线锯的一端用小块纱布包裹，用中、示指夹住纱布的一端，沿胎颈后方送入，使纱布到胎颈前上方，用另一手将纱布连同线锯拉出，此时线锯绕过了胎颈。检查线锯的部位，确认在胎儿颈部。将线锯两端安上拉柄，在阴道前、后壁用单叶拉钩拉开，将线锯两端前后交叉后，来回拉动线锯，以免损伤阴道壁。不需多时即可断离颈椎。颈椎断裂时手下有落空的感觉。注意保留胎颈椎处的部分皮肤，以便以后牵出胎头（图 16-43）。

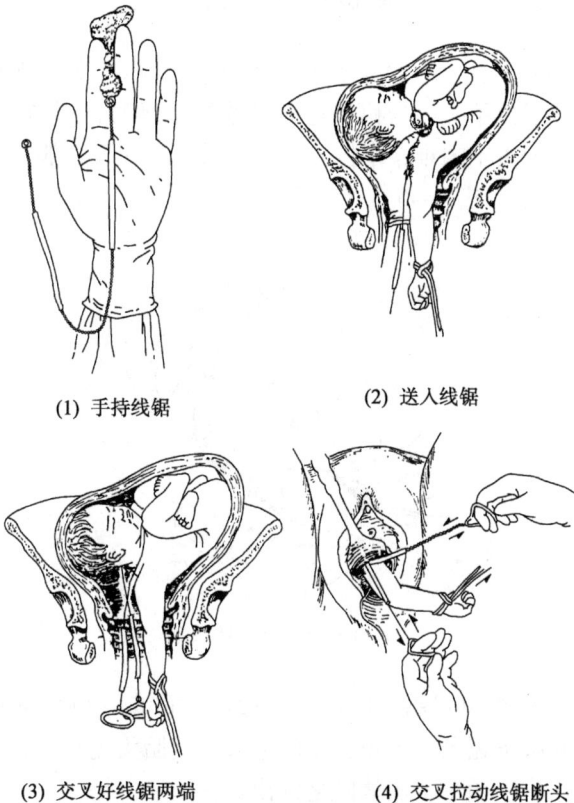

(1) 手持线锯

(2) 送入线锯

(3) 交叉好线锯两端

(4) 交叉拉动线锯断头

图 16-43　断头术

6. 牵出胎体 牵拉脱出的胎手，很容易拉长胎体（图16-44）。

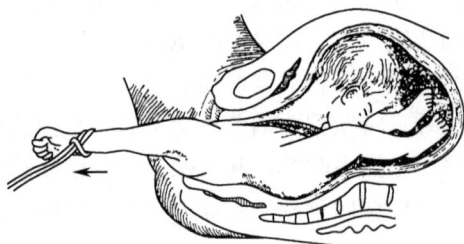

图 16-44 牵出胎体

7. 牵出胎头 手入宫腔，中指放入胎儿口中，使面部朝下，向外牵拉胎头，当枕部达耻骨联合下缘时，渐向前旋转，一般牵出胎头不困难，牵拉胎头时，另一手在下腹部加压，协助娩出胎头（图16-45）。

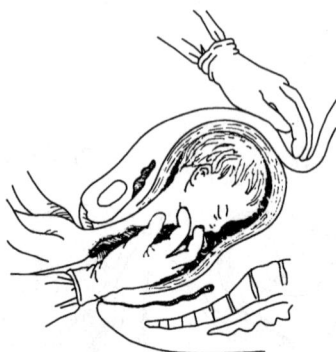

图 16-45 牵出胎头

8. 如胎头位置高，胎肩嵌入较深，可自一侧肩部锁骨上斜向对侧腋下锯断，牵拉脱出的上肢，使胎头先娩出，再深入阴道牵出另一胎手，胎体随之娩出。

9. 术后必须检查宫腔、宫颈及阴道，检查有无子宫破裂、宫颈裂伤及阴道损伤，发现损伤应及时处理。术后给予宫缩剂及抗生素。

第七节　外阴水肿

外阴水肿是指外阴部的严重水肿，常见于妊娠高血压综合征，妊娠合并重度贫血及慢性肾脏疾病引起的低蛋白血症。局部表现为双侧大阴唇肿胀，皮肤发亮，甚至透明，指压时可见凹陷，此时多全身水肿，甚至有腹水。

在分娩时保护会阴用力过大、压迫时间长，也可在产后出现外阴水肿，此种水肿无其他并发症。

由于外阴水肿使局部脆、弹性差，分娩时易发生损伤，且缝合困难，组织血运差，易发生感染。

【处理】

除全身治疗外，水肿严重者应给予局部处理。

1. 外阴消毒后，以 7 号消毒针头在皮肤的表面行多点穿刺。此时可见皮下水肿液由针眼渗出，随即水肿明显消退。穿刺局部可用 50% 硫酸镁加抗生素如庆大霉素湿敷，可促进消肿预防感染。外敷的纱布每天更换 2~3 次。

2. 在分娩时，为避免会阴裂伤严重，可视胎儿大小决定行会阴切开术。

由分娩保护会阴所致的外阴水肿，可用 50% 硫酸镁湿热敷，每日 2 次。可加用红外线灯或普通灯泡照射，每次 30 分钟，每日 2 次，可使局部血运改善，促进水肿消退。

3. 因外阴水肿，会阴侧切伤口可能愈合差，发生裂开。若发生裂开，应先用 1∶5000 高锰酸钾坐浴，每日 2 次，每次 20 分钟，或加用烤灯泡，待伤口创面组织新鲜后再行缝合，以免重新缝合过早不能达到预期的效果。

第八节 产道损伤

分娩所致的产道损伤是产科常见的并发症，为产后出血的重要原因之一。在分娩时，由于胎儿巨大、产力过强、产程进展太快，常在胎儿娩出之前宫颈或（和）阴道壁已发生裂伤。在胎头娩出时会阴保护不当、会阴水肿未行会阴切开或切口过小，均可能发生会阴裂伤。多发生在初产妇，尤其是高年初产妇。在产钳助产、臀位牵拉、毁胎术、胎头吸引术时，如宫口未开全即强行助产，常可能造成严重的宫颈裂伤。产道损伤轻者可能发生出血及感染，重者可能损伤肛门括约肌或发生尿瘘、粪瘘。严重的宫颈裂伤可能使以后的妊娠发生流产、早产等，还可能延及子宫下段，发生子宫破裂。

【常见的产道损伤】

1. 会阴裂伤　在分娩时最为常见。根据损伤的深浅分为三度。

会阴Ⅰ度裂伤：是指会阴皮肤处女膜阴道口黏膜的裂伤，未达肌层，一般出血不多。

会阴Ⅱ度裂伤：是指裂伤已达会阴体肌层，可累及阴道后壁甚至阴道后壁侧沟撕裂。裂伤常不规则，出血常较多。

会阴Ⅲ度裂伤：是指肛门括约肌部分或全部撕裂，甚至阴道直肠隔及部分直肠前壁裂伤。

2. 阴道黏膜裂伤　多在阴道后壁裂伤，可延至阴道侧沟，甚至达阴道穹隆。

3. 宫颈裂伤　宫颈裂伤多在两侧发生。宫颈前唇水肿者可在前唇发生断裂。宫颈裂伤严重者可达子宫下段，亦可能损伤及膀胱，偶可见子宫阴道部环形撕裂脱落。

【处理】

以上损伤重在预防，如适时进行会阴切开术，阴道助产严格掌握手术适应证及手术必备条件，手术操作严格按操作规程施行，可减少损伤的发生。一旦损伤发生，应及时予以缝合止血。缝合时要尽量使裂伤组织对合整齐，以双侧处女膜缘对合为标志，恢复原先的解剖关系，以利愈合。如裂伤组织破碎不整齐，可适当修剪后再缝合。

1. 浅表的Ⅰ度裂伤，用2-0的肠线间断缝合，日后不用拆线。亦可用1号丝线缝合，术后2~3天拆线（图16-46）。

2. 对Ⅱ度裂伤，阴道壁用0号肠线间断缝合。首先阴道内放入一带尾纱布卷，以免子宫内的出血影响缝合裂伤。注意第一针缝合裂伤顶端以上约0.5cm，将断裂回缩的血管扎住，以免漏扎发生血肿。注意黏膜下深层组织止血，同时不要穿透直肠壁。裂伤简单的可连续性缝合，较复杂的最好间断缝合（图16-47、图16-48）。术毕行肛诊，检查是否有缝线穿透直肠壁，若有则立即拆除，重新缝合。肌层组织用0号肠线间断缝合（图16-49），皮下组织及皮肤可一起用4号丝线间断缝合，皮边回针，以使伤口对合好，利于愈合。对阴道裂伤不整齐，且裂伤较深者，缝合后为预防渗血，可置入阴道一油纱布卷，起压迫止血作用，于产后24小时取出。

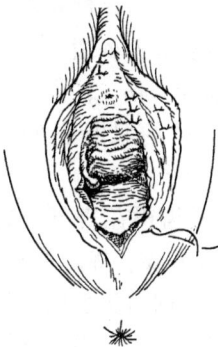

图16-46　Ⅰ度会阴裂伤缝合　　图16-47　复杂Ⅱ度会阴裂伤

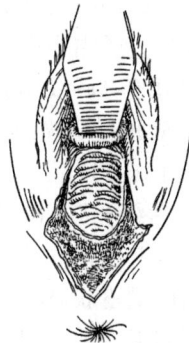

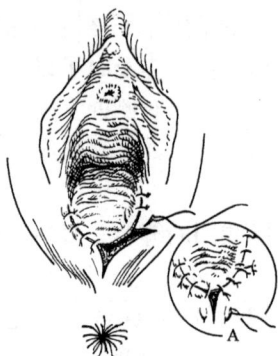

图 16-48　缝合后壁裂伤黏膜

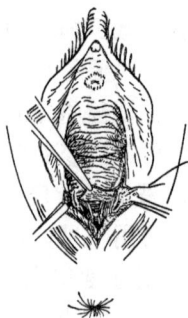

图 16-49　Ⅱ度会阴裂伤
缝合裂伤肌肉

3. Ⅲ度裂伤损伤部位较多，有直肠前壁黏膜、肌层、肛门括约肌、会阴体浅层肌肉及皮肤黏膜。在修复前必须仔细检查裂伤的情况，弄清解剖关系，然后按其解剖层次进行缝合。术前给予 0.5%~1% 普鲁卡因局麻必要时加用哌替啶 100mg 止痛。

【手术操作】

先将裂伤局部用 1:1000 苯扎溴铵充分冲洗，尤其要消毒阴道口及直肠黏膜裂开处。阴道内填塞一带尾纱布卷阻挡子宫内血流出。直肠内亦可填塞纱布，以免大便外溢。

1. 先用 2-0 肠线间断缝合直肠前壁裂伤。注意不穿透黏膜层，缝合从顶端开始向外缝至肛门括约肌断裂处，针距约 0.5cm（图 16-50）。

2. 然后缝合肛门括约肌，先用鼠齿镊在直肠断裂的两侧凹陷处夹取肛门括约肌断端，将其向中线靠拢。如夹取正确，可见肛门周围皮肤皱缩，或令患者缩肛时可见肛门括约肌收缩动作。证实无误后，用 7 号丝线缝合两针，或做"8"字缝合（图 16-51）。

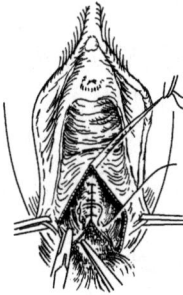

图 16-50 缝合直肠前壁裂伤

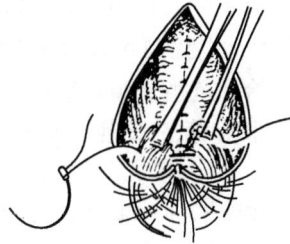

图 16-51 缝合肛门外括约肌

3. 用 1 号肠线间断缝合肛提肌及其筋膜 2~3 针。

4. 0 号肠线间断缝合阴道黏膜（图 16-52）。

5. 0 号肠线间断缝合会阴体肌层（图 16-53）。

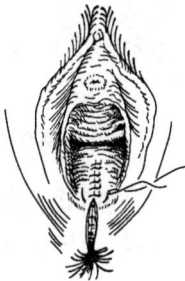

图 16-52 缝合阴道黏膜

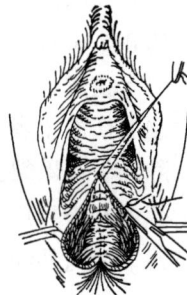

图 16-53 缝合会阴体肌层

6. 用 4 号丝线间断缝合会阴皮下组织及皮肤，缝合组织稍深，以减少肛门括约肌的张力。皮缘回针，以利对合。

术毕取出阴道及直肠内的纱布，并用小手指检查直肠缝合情况，注意有无缝线穿过直肠黏膜，如有应立即拆除。

【术后处理】

1. 用 1∶1000 苯扎溴铵冲洗外阴，然后用 75% 酒精擦洗每日 2 次，保持外阴清洁。如有大便溢出，则立即冲洗及消毒外阴。

2. 术后 3~5 天进无渣饮食。

3. 给予阿片酊 0.5ml，每日 3 次，或用复方樟脑酊 2ml，每日 3 次，以控制 5 日内不大便，利于伤口愈合。

4. 给予抗生素预防感染。

5. 术后第 5 天晚，睡前服液状石蜡 20~30ml，起缓泻作用。

6. 于术后 5 整天或于排便后撤除会阴丝线。

【宫颈裂伤缝合手术操作】

用两把卵圆钳钳夹宫颈裂伤的两侧，并向外牵拉，充分暴露裂伤的顶端，用 0 号或 1 号肠线间断缝合宫颈全层，第一针超越裂口顶端 0.5cm，最后一针距宫颈边缘约 0.5cm 即可，以免宫颈回缩后引起狭窄（图 16-54）。

宫颈裂伤严重者要检查子宫下段，除外子宫破裂。

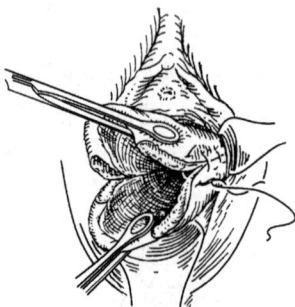

图 16-54　缝合宫颈裂伤

宫颈如有半月形或环形坏死组织清除，残端用 0 号或 1 号肠线将残端的内外缘缝合或做锁边缝合。术后给予抗生素预防感染。

第九节　羊水过多

羊水过多指的是在妊娠的任何时期羊水量超过 2000ml 者。文献报道羊水量有多达 15000~30000ml 者。

正常妊娠时羊水量随孕周的增加而逐渐增加，于孕 16 周时约为 200~250ml，孕晚期 1000ml 左右，最后 2~4 周逐渐减少，孕 40 周时平均量为 800ml。

羊水过多的病因还不十分清楚，常见于以下情况：胎儿畸形，约25%的羊水过多者合并胎儿畸形。最常见的有神经管发育缺陷，无脑儿、脊柱裂；神经系统发育异常，脑积水；消化系统发育畸形，如食管闭锁、小肠高位闭锁等；呼吸系统畸形，如肺发育不全；有时为胎儿多发畸形。多胎妊娠易发生羊水过多，是单胎妊娠的10倍，尤其是单卵双胎。母儿血型不合、母亲患有糖尿病、重度妊娠期高血压疾病等时易并发羊水过多。胎盘或脐带异常时，如胎盘血管瘤、胎盘肿大、脐带狭窄等可能引起羊水过多。临床也有30%~40%的羊水过多找不到原因。

羊水过多分为急性和慢性两种。急性羊水过多指的羊水量在几天内迅速增加，子宫异常增大。患者感到心慌、气短、憋气、不能平卧，甚至发绀，同时腹部胀痛，行走困难。由于静脉回流障碍，可引起下肢、外引水肿及静脉曲张。多发生在妊娠中期，此种较少见。慢性羊水过多指的是羊水量缓慢增加，多发生在妊娠晚期，此种占绝大多数。由于羊水逐渐增多，患者多能耐受，故症状比较缓和，甚至无明显症状。

检查时可见子宫增大明显超过孕月，腹壁皮肤发亮，张力大，胎位触不清，或触到胎儿有飘浮感，胎心音远或听不清。B超提示羊水平段≥7cm或羊水指数>25cm。如有胎儿畸形，如无脑儿、脑积水等可同时发生。

羊水过多易合并妊娠期高血压疾病、胎位异常，由于子宫张力大，易发生早产；子宫肌纤维过度伸张，临产后可发生原发性宫缩乏力；产后易发生宫缩乏力性产后出血；当胎膜破裂时，可因羊水突然大量流出，子宫急剧缩小而引起胎膜早剥；随着羊水迅速流出，可发生脐带脱垂；由于腹压的骤然下降，可引起产妇休克。可见羊水过多对母儿均可造成严重的不良影响。

【处理】

处理方法主要取决于是否有胎儿畸形、孕周及孕妇症状的严重性。

1. 羊水过多合并胎儿畸形 应及时终止妊娠，采用阴道高位破膜，配合宫缩素静脉滴注引产。

操作注意事项：

（1）术前备皮、洗肠；测血压、脉搏，检查胎位、胎心、宫高及腹围。

（2）排空膀胱，取膀胱截石位。

（3）常规消毒外阴、阴道，铺无菌巾。

（4）用2.5%碘酒消毒阴道、宫颈、宫颈管。

（5）将特制的金属导管或尼龙管沿宫腔侧壁轻轻地慢慢送入15~20cm，然后使用导管内的尖端刺破胎膜，随即拔出衬芯，羊水则顺导管流出。注意控制羊水缓慢流出，将羊水收集在一个容器中以备测量。

（6）无此导管亦可使用腰穿针。方法是，先用右手的示指及中指伸入宫颈管内轻轻扩张宫颈管，使宫口可容2指以上，然后手指进入子宫，手指掌面朝向子宫壁，在内口周围宫壁与胎膜间轻柔剥离，此时手指触及胎囊。左手持腰穿长针，在右手中指及示指的指引下，在尽可能高的位置刺破胎膜，随即见羊水流出。注意于无宫缩的情况下穿刺，以免宫缩时破膜羊水过快或可能导致羊水栓塞。放在阴道内的手不要抽出，堵住宫口处，以控制羊水流出的速度，使羊水缓慢流出，防止羊水流出过快发生胎盘早剥或引起休克。

（7）放水过程中，腹部可加沙袋或加压包扎以防发生休克。注意观察血压、脉搏及产妇的自觉症状。

（8）待羊水基本流净后，给予静脉滴注1%宫缩素引产。

（9）破膜后酌情给予抗生素预防感染。临产后注意保持胎儿呈纵产式。

2. 羊水过多胎儿无明显畸形 患者无明显症状，或症状轻微者，可继续妊娠。

3. 羊水过多胎儿无畸形　而患者症状明显者，可经腹壁行羊膜腔穿刺放出一部分羊水，减轻症状，同时可进一步进行诊断。

操作及注意事项：

（1）术前先 B 超了解胎盘位置，术前半小时肌注苯巴比妥等镇静剂，在羊水波动较明显处，避开胎盘选择穿刺点。

（2）测血压、脉搏、检查胎位、胎心、宫高、腹围。

（3）排空膀胱，常规消毒腹部皮肤。

（4）用 0.5% 普鲁卡因局麻。

（5）以 15~18 号腰穿长针，自选定的穿刺点垂直进针，进入羊膜腔时有突破感，拔出针芯时可见有羊水涌出，接上橡皮管将羊水引流到一容器中以备测量。

（6）羊水流出的速度控制在每小时 500ml 左右，放出的羊水量以患者感到症状缓解为度，一般不超过 1500ml。放水结束，拔出针，穿刺部位覆以无菌纱布。

（7）术后注意患者的血压、脉搏及宫缩等情况。

（8）术前及术后可用宫缩抑制数日，如沙丁胺醇 4.8mg，1 日 3 次。

（9）如羊水继续增加，必要时可重复放水。

第十节　脐带脱垂

脐带位于胎先露的前方或一侧，胎膜未破者为脐带先露或称隐性脐带脱垂。脐带脱垂指的是在胎膜破裂后，脐带从胎先露的前方脱出于子宫颈外口或阴道以外。在胎位为横位、臀位或骨盆狭窄胎头未衔接情况下胎膜破裂时容易发生。脐带脱垂一旦发生，胎儿处于危险之中，如脐带部分受压，持续时间在 5 分钟以内对胎儿一般预后较好；如脐带完全受压，且持续时间超过 5 分钟，因胎儿缺氧可致胎儿脑损害甚至发生死亡。故胎膜发生破裂时，应立即听取胎心，行肛诊，有条件者应行胎心监护。头浮者禁下地活动。如胎心有异常变化，突然变快、变慢或不规则，出现胎儿窘迫征象，肛诊又触及先露部软、有搏动，应想到脐带脱垂的可能，须即刻抬高臀部，消毒外阴，行阴道检查，采取急救措施。

【处理】

如脐带脱垂发生时宫口已开大 3cm 或 3cm 以上，但又不能立即手术结束分娩时，可采取脐带还纳术。

【手术操作】

抬高臀部，取膀胱截石位，常规消毒外阴，1∶1000 苯扎溴铵消毒脐带，在宫缩间歇时徒手将先露上推，然后将脐带团在手掌中，从先露的一侧将脐带送入宫腔，尽量送的高些。由于宫腔内有压力及脐带滑，故还纳常较困难，可用无菌纱布将脱出的脐带拢成一团，从上推后的先露一侧送入宫腔，然后腹部加压使先露下降防止脐带再脱出。胎儿或胎盘娩出时，纱布常随之排出，如在胎盘娩出后，纱布未自行排出则徒手取出（图 16-55）。

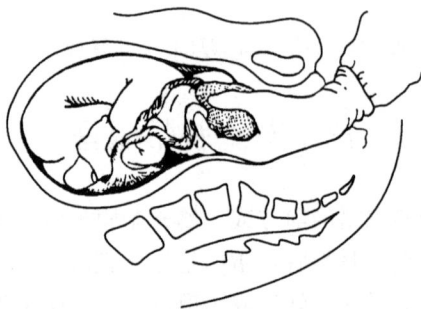

图 16-55　纱布包裹脐带经手送入宫腔

在还纳脐带过程中，阴道内的手不可抽出，尤其是在宫缩时，以免脐带脱出加重，同时还要注意脐带的搏动情况，如脐带搏动消失 15 分钟以上，应按死胎处理。如为经产妇，宫口已开大 8cm 以上可行臀牵引。初产妇宫口未开全，脐带搏动好，还纳困难者，可立即在产房局麻下行剖宫产术。术前不必备皮，阴道内的手直到胎儿娩出方可抽出。

（翟建军　段若芷　王慧香）

第十七章

妇科疾病

第一节　损　伤

一、外阴损伤

女性外生殖器是指生殖器官的外露部分，位于两股内侧，前面以耻骨后面以会阴为界。在大阴唇皮下脂肪组织中有丰富的血管，特别是静脉较多，其次还有淋巴和神经。损伤部位多见于处女膜基底部、会阴、小阴唇、阴蒂根部、前庭部。当局部受伤时可以引起出血和水肿。妇女由高处跌下，骑跨后会阴部正好骑撞在一个突起的硬物上如木棒、椅背、石块等，或初次性交都会造成处女膜不同程度的裂伤、出血和血肿。

【临床表现】

大都会有疼痛、出血等症状局部检查可见外阴部受伤后形成的血肿，紫硬性大小不等的肿块，如表面有裂伤则有流血。结合患者有外伤史和局部检查所见不难诊断。在检查血肿时一定要注意血肿的大小、深度和范围。因往往损伤并不局限在外阴，还要注意到有否损伤与外阴邻近的器官如前面的膀胱、尿道和后面的直肠。切忌只注意局部而忽视其他器官或组织的损伤。

【治疗】

1. 受伤者应在连硬外或全身麻醉下，详细检查损伤部位及深度血肿的大小，如血肿小、出血不多可采用加压包扎，并严密观察。

2. 如血肿大或继续扩大者，应清洁消毒后，立即切开，挖出血块，并给予缝扎止血。术后压迫止血，24 小时内冷敷，预防感染。

3. 手术注意要点：缝合损伤时仔细检查有无累及尿道、直肠。伤口新鲜清洁后，应进行扩创缝合。已感染者控制感染。

如累及尿道及直肠需进行仔细缝合，注意解剖关系层次对合正确。

骑跨伤多发生在小女孩，主要在活动蹦跳，搞卫生时发生。有时由于血肿较大，处理较困难，一定要在有条件的医院于全麻下处理。手术切忌缝合过紧，以免影响患儿会阴发育。

二、阴道损伤

阴道裂伤大多由于暴力性交引起。一般均发生在后穹隆，而前穹隆少见。裂口环绕子宫颈呈横向或新月形，边缘整齐，锐利。

因阴道组织血管较丰富以致出血不止，少见可穿破腹膜引起腹腔内出血。也可因分娩所致：如助产不当的撕裂伤、车祸、异物直接插入等。哺乳期、更年期、绝经期，由于雌激素水平下降，阴道弹力差，组织脆，萎缩，易造成损伤。

【诊断】

诊断一般不困难，根据病史和妇科检查能确诊。患者可出现下腹部疼痛，阴道出血不止，血尿等。严重出血者可出现休克。

阴道损伤需用窥镜检查才能发现伤口情况，产伤所致有时可合并宫颈撕裂，所以凡阴道助产者产后一定仔细检查阴道和宫颈。

裂伤部位多发生在阴道口和穹隆部。

【治疗】

以手术缝合裂伤为主。

1. 麻醉 局部麻醉或连续硬膜外麻醉。

2. 将裂口横向缝合对合黏膜缘,以松解扩大阴道口。

3. 阴道后壁裂伤缝合时注意直肠,以示指伸入直肠作指引,缝合时肠线一定不能穿透直肠。

4. 术后阴道放入油纱卷压迫止血。保持外阴清洁,以防感染。

三、阴道瘢痕性狭窄

阴道瘢痕性狭窄较多见。往往到青春期才发现。由于性生活时疼痛或不能性生活来院就医时发现。常见病因是处女膜本身坚韧处女膜先天发育不良;产后会阴感染未得到适当处理而形成瘢痕性狭窄;外阴慢性溃疡。阴道检查时,插入两指时患者感疼痛,或不能容两指。

(一) 阴道扩张器扩张法

【手术操作】

1. 麻醉 局部麻醉。

2. 用直径 2.5~4.5cm 玻璃或塑料制成的扩张器,依次由小到大扩张阴道口,并放置阴道模型(直径 3~3.5cm)。术后每日消毒外阴,同时换阴道模型,一般放置 3~6 个月。

(二) 阴道口切开术

【手术操作】

1. 麻醉 连硬外麻醉。

2. 切开阴道后壁黏膜,从处女膜环至会阴体达肛门前,注意不要损伤直肠,以示指插入肛门作指引为最好(图 17-1)。

3. 分离切口下组织(图 17-2)。

4. 横行连续间断缝合皮下组织(图 17-3,图 17-4)。

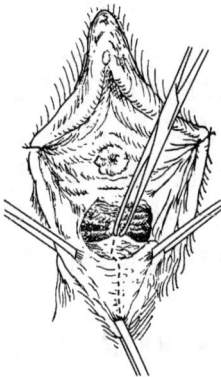

图 17-1 切开阴道后壁
黏膜至会阴体

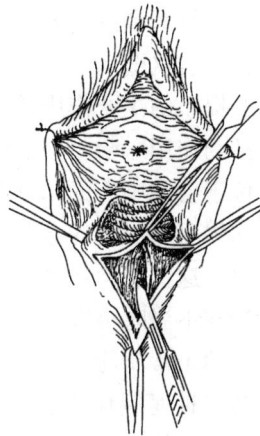

图 17-2 分离切口下组织

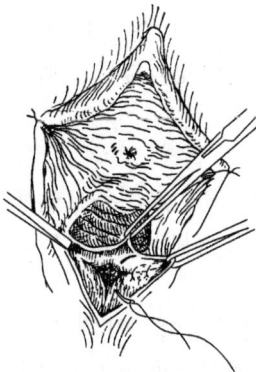

图 17-3 横行缝合皮下层

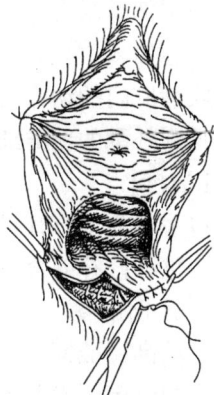

图 17-4 横行缝合皮肤

四、会阴陈旧性Ⅲ度裂伤

盆底是指封闭骨盆出口的结构，是由数层肌肉和筋膜所组成。它是由肛提肌和尾骨肌及上下筋膜共同组成。肛提肌是组成盆底的最大和最主要的一对肌肉，宽阔而扁平，其纤维方向分别由左右盆壁向下向中线行走。盆膈的后方主要由尾骨肌组成。肛提肌的主要作用是在排便时使肛管上拉，并对肛管及阴道有括约作用。会阴中心体或会阴中心腱是一个肌性纤维性结构，位于会阴中心的深部和两侧会阴肌之间。肛门外括约肌、球海绵体肌、成对的会阴浅横肌和会阴深横肌以及肛提肌等都止于此，这些肌肉在性交和排便时收缩。在分娩时由于极度伸长，处理不当时可以撕裂，在外伤或产伤恢复不佳时，常影响到盆底的正常功能。

会阴Ⅲ度裂伤主要是侵及肛提肌、阴道筋膜、肛门括约肌，甚至直肠下段都发生断裂，引起大便失禁，特别是稀便更不能自制，并且不能控制排气。

【妇科检查】

外阴部后联合消失，皮肤、阴道黏膜、肛门外括约肌断裂。示指伸入肛门内检查肛门外括约肌无收缩、松弛（嘱患者做收缩肛门的动作）。如果直肠也同时发生裂伤，则在阴道口可见到外翻的新鲜红色的直肠黏膜。

【治疗】

以手术为主，其目的是将断裂的直肠、肛门外括约肌、肛提肌，进行修补缝合。形成新的会阴以控制大便和排气。

1. 术前准备

术前高锰酸钾粉坐浴1周，给予无渣饮食，口服抗生素控制肠道内细菌，术前清洁灌肠以免手术时粪便污染手术野。

2. 手术步骤

（1）麻醉：连硬外麻醉。

（2）患者取膀胱截石位，常规消毒外阴及阴道后，铺巾等。

（3）用两把鼠齿钳夹持断裂的直肠壁末端，可见肛门括约肌断裂退缩后的两个小凹陷，剪去边缘瘢痕，可清楚地看到阴道与直肠分界（图 17-5）。

（4）用剪刀分离阴道壁及直肠。两侧缘应达到处女膜痕的两侧，露出直肠、肛提肌及括约肌的两断端（图 17-6）。

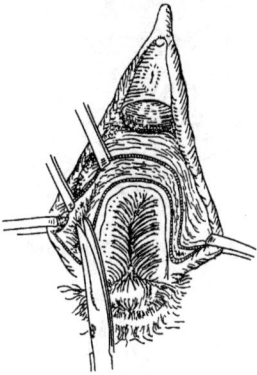

图 17-5　向两侧分离
　　　阴道黏膜瓣

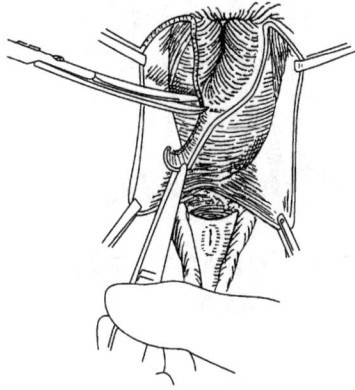

图 17-6　切除直肠裂口瘢痕

（5）用 0 号羊肠线不穿透直肠黏膜，间断或连续缝合撕裂的直肠壁（图 17-7）。

（6）用 7 号丝线间断缝合肛门外括约肌两针，缝合直肠黏膜及双侧肛提肌（图 17-8～图 17-10）。

（7）缝合黏膜、皮下脂肪组织、皮肤。

五、子宫脱垂

子宫的正常位置主要依靠主韧带、圆韧带、盆底组织和筋膜的有力支持和撑托。子宫位于盆腔内，子宫颈外口在坐骨棘水平以上，若子宫沿着阴道下降，使子宫颈外口到达坐骨棘水平以下，甚至连宫体也脱出阴道口，就称为子宫脱垂。根据子宫脱垂的程度不同临床上可以分为三度：

Ⅰ度：指子宫颈口位于坐骨棘水平以下，但仍在阴道口内，子宫位置较正常稍低。

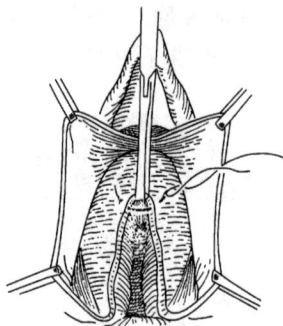

图 17-7 缝合直肠壁，不穿透
直肠黏膜

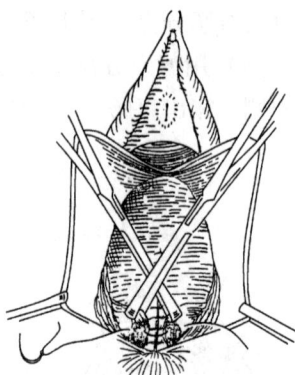

图 17-8 缝合肛门括约肌

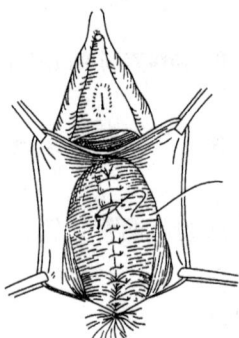

图 17-9 缝合直肠筋膜

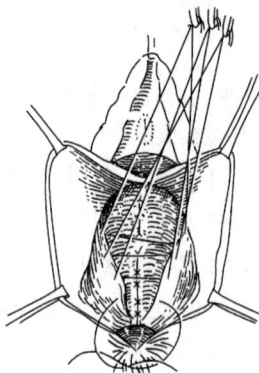

图 17-10 缝合肛提肌

Ⅱ度：指子宫颈已露出阴道口，子宫体或少部分子宫体仍在阴道口内。

Ⅲ度：指整个子宫体与宫颈全部脱出于阴道口外。

【病因】

1. 分娩时子宫及阴道的正常支持组织发生不同程度的伸展和撕裂，特别是在滞产、助产、第二产程延长等情况下容易发生。

2. 产后恢复不好，过早负重和劳动使受伤组织不能得到恢复。

3. 长期有使腹压增加的疾病或情况，如咳嗽、便秘、负重等均可使子宫受压而脱垂。

4. 先天性盆底组织发育不良，体弱，营养不良使组织松弛。

【临床表现】

子宫脱垂的患者常常伴发阴道前、后壁膨出。主诉为阴道内脱出肿物，经休息或平卧后可还纳，重者平卧后不能还纳。患者还可出现腰酸、背痛、下腹胀痛等症状。脱出的子宫因长期暴露和摩擦可使子宫颈局部组织角化、增厚，而发生糜烂溃疡，继发感染，使阴道分泌物增多伴异味。如合并阴道前后壁膨出，则可出现大小便困难、尿潴留、便秘等症状。

【治疗】

可分为非手术治疗和手术治疗，主要根据患者年龄，对生育的要求及子宫脱垂的程度而定。手术治疗适用于保守治疗无效，重度子宫脱垂。

常用的手术方式介绍如下：

（一）阴道前后壁修补术加主韧带缩短术及部分子宫颈切除术（Manchaster 手术）

特点是缩短了松弛的主韧带，纠正了子宫形态异常，改进了肛提肌的功能，并因做了部分子宫颈切除，去除了子宫颈过长、慢性炎症等病变。

手术步骤：

1. 麻醉 连硬外麻醉。

2. 患者取膀胱截石位，常规消毒外阴、阴道及宫颈，铺巾。

3. 用金属导尿管插入膀胱，确定膀胱底部与子宫颈的分界线。水垫法胀起阴道前后壁黏膜。

4. 自尿道口下方1cm处楔形分离阴道膀胱间隙及阴道前壁黏膜。充分游离膀胱，并上推膀胱。

5. 环形切开子宫颈周围阴道黏膜（包括阴道前后壁黏膜）（图17-11）。

6. 切断、缝扎双侧主韧带（图17-12）。

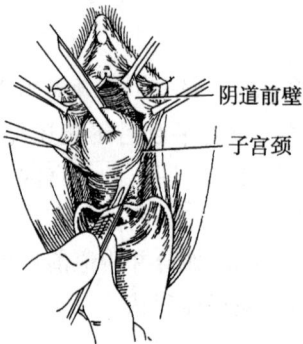

图17-11　环形切开子宫颈周围阴道黏膜　　图17-12　切断缝扎宫颈主韧带

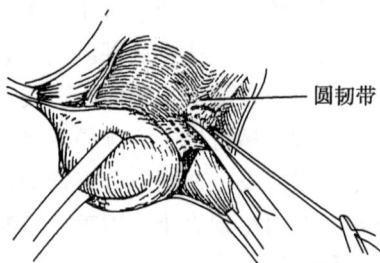

7. 根据宫颈延长的程度，锥形切除有慢性炎症的宫颈（图17-13）。

8. 将主韧带断端缝扎固定在宫颈上（图17-14）。

9. 间断或圆形缝合膀胱前筋膜。

10. 形成新宫颈　缝合前后唇侧缘，用三角针配0号肠线穿过前后侧缘阴道黏膜，中间打结并使两侧肠线等长。将针线一端经宫颈管穿透宫颈前后唇，侧唇刺出；另一端同法处理，两针相距1.0~1.5cm，抽紧两侧端线，使前后及侧唇黏膜覆盖在新的宫颈前后及侧唇上（图17-15~图17-17）。

11. 修补阴道前后壁（如前所述）。

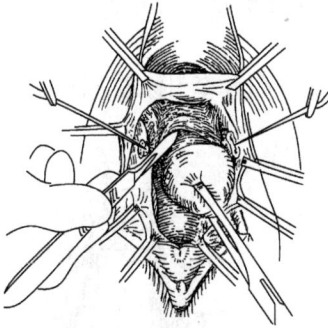

图 17-13 切除肥大的宫颈

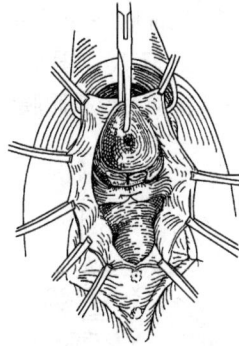

图 17-14 固定主韧带于子宫颈

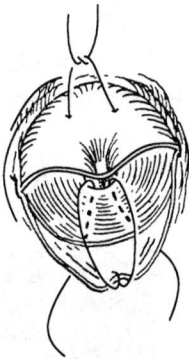

图 17-15 包盖宫颈前唇创面

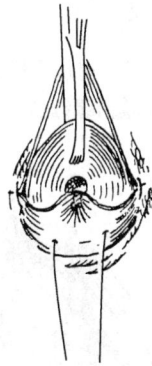

图 17-16 包盖后唇完毕

（二）阴式子宫全切术加阴道前后壁修补术

手术步骤：

1. 麻醉　连硬外麻醉。

2. 患者取膀胱截石位，常规消毒外阴、阴道及宫颈，铺巾。

3. 用金属导尿管插入膀胱，确定膀胱底部与子宫颈的分界线。水垫法胀起阴道前后壁黏膜。

4. 自尿道口下方 1cm 处楔形分离阴道膀胱间隙及阴道前壁黏膜。充分游离膀胱，并上推膀胱。

5. 上推膀胱至子宫膀胱反折腹膜处，剪开子宫膀胱反折腹膜（图 17-18、图 17-19）。

6. 在前后反折腹膜切缘中点缝一针作牵引标志（图 17-20）。

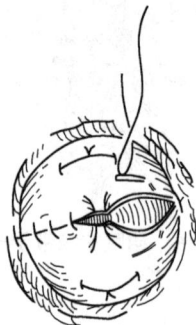

图 17-17　前后唇阴道
黏膜创缘缝合

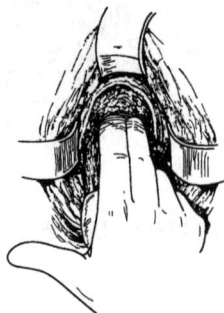

图 17-18　示、中指紧贴子宫前
壁，上推膀胱至膀胱腹膜反折处

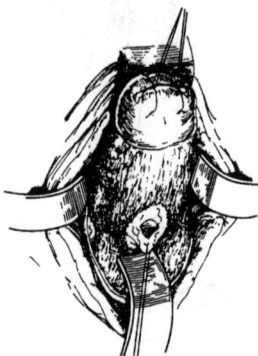

图 17-19　切开的膀胱
子宫腹膜反折

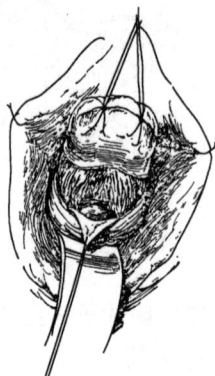

图 17-20　剪开子宫
直肠窝腹膜反折

7. 切断、缝扎双侧宫骶韧带、双侧主韧带达子宫峡部水平（图 17-21）。切断、缝扎双侧子宫圆韧带，卵巢固有韧带及输卵管峡部，切断缝扎双侧子宫动、静脉（图 17-22）。

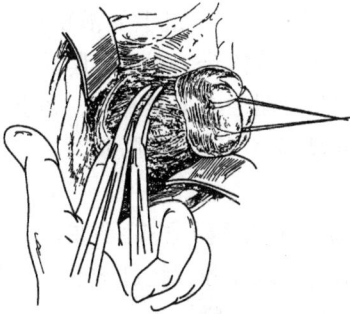

图 17-21　钳夹子宫
骶骨韧带准备切断

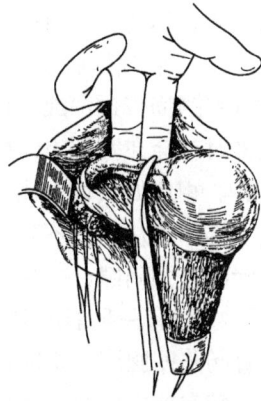

图 17-22　以一把弯钳钳
夹圆韧带、输卵管峡部、
子宫卵巢韧带准备切断

8. 子宫已被取出，各断端
均已缝扎完毕，检查有无出血，
如有出血点再进行缝扎止血。

9. 暴露腹膜切缘，用 4 号丝
线从一侧角的腹膜上缘开始进
针，依次穿过同侧圆韧带、附
件、阔韧带断端缝扎线内侧的腹
膜，最后由同侧角的后腹膜下缘
出针打结。对侧同法处理。关闭
盆腔（图 17-23）。

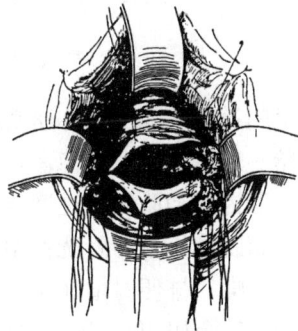

图 17-23　缝合盆腔腹膜

10. 两侧相应断端交叉打结，以增强盆底的支托功能。修
补阴道前后壁（如前所述）。

【手术注意事项】

1. 在上推膀胱找腹膜反折处时，手法轻柔，仔细，以防
损伤膀胱。

2. 在分离阴道后壁黏膜与直肠间隙时，一定紧贴阴道后

壁黏膜，切勿伤及直肠。

3. 一般找膀胱反折腹膜不一定顺利，主要是因为在切断膀胱宫颈韧带过深或过浅，因膀胱紧贴宫颈组织如横切过深，上推时就会在宫颈组织中推，造成上推困难，找不到膀胱反折腹膜。相反如横切过浅，就会在膀胱肌层内上推膀胱，也会造成上推困难从而找不到膀胱反折腹膜。所以上推膀胱时一定找到膀胱宫颈间隙、疏松的结缔组织处。

4. 还有一种能顺利找到膀胱反折腹膜方法就是在剪开子宫直肠陷凹腹膜反折时以左手示指伸入盆腔，绕过子宫体后侧方，转向前方作指引即可找到膀胱反折腹膜。

5. 麻醉要充分，组织松弛，牵拉不困难。如相反则会造成手术困难。

6. 阴道手术易出血，注意术中缝扎止血，可备用电刀。

7. 术后注意预防感染，保持会阴清洁。

六、阴道前壁膨出

阴道前壁膨出又称膀胱膨出和尿道膨出。主要是在分娩时当胎头通过阴道时，使宫颈前方的耻骨宫颈筋膜、膀胱宫颈韧带、肛提肌和耻骨肌过度伸展，甚至撕裂，使膀胱失去支持力量，膀胱从松弛的膀胱宫颈间隙向阴道前壁脱出，特别是在站立、咳嗽、排便时增加腹压情况下肿物增大，也可以引起排尿不畅，残余尿积蓄过久易继发感染、并发膀胱炎、尿失禁。患者感腰酸、下坠感，休息或平卧后肿物可缩小。

【妇科检查】

可见阴道前壁呈不同程度，大小不一的球形膨出。平卧时缩小，用手指可触及阴道壁与膀胱壁之间的空隙。

【治疗】

1. 轻者不需特殊治疗。

2. 有症状者，膨出部分被衣物摩擦，使患者产生不适应感应行阴道前壁修补术。

【**手术步骤**】

1. 麻醉　连硬外麻醉或骶部麻醉。

2. 患者取膀胱截石位，常规消毒外阴及阴道，铺巾等。

3. 暴露宫颈，用宫颈钳牵拉出宫颈，将阴道前壁伸展。

4. 探膀胱底附着宫颈处的界限。

5. 用注射用水200ml加3~4滴去甲肾上腺素，水垫法注入阴道前壁黏膜与膀胱间隙之间，膨胀起阴道前壁黏膜。

6. 在前穹隆，膀胱底横接处做横切口长约1.5~2cm，两侧纵向切口距双侧大小阴唇1cm左右，自上向下楔形钝性、锐性分离阴道壁黏膜之膀胱附着宫颈部下方（用金属导尿管作指引），切下膨出部多余阴道壁黏膜。

7. 钝性、锐性分离两侧阴道壁黏膜与膀胱间结缔组织，充分游离膨出膀胱。剪开膀胱宫颈韧带，上推膀胱至引导切线上部（图17-24~图17-26）。

8. 用4号线间断缝合膀胱表层筋膜（即耻骨、膀胱宫颈筋膜），亦可用细丝线做环形缝合，根据膨出部分大小可做一

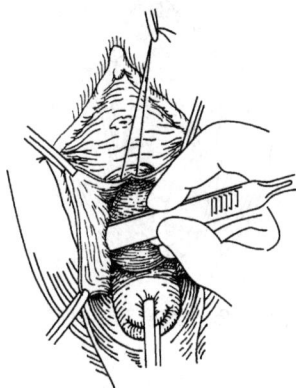

图 17-24　分离两侧
阴道黏膜与膀胱

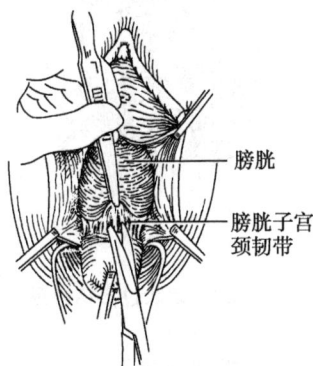

图 17-25　分离膀胱，剪开
膀胱宫颈筋膜

膀胱

膀胱子宫
颈韧带

个或两个环形缝合使膀胱固定在宫颈较高部位。细丝线缝合膀胱两侧筋膜（图 17-27）。

9. 剪去多余阴道壁黏膜，两侧对合缝合（图 17-28、图 17-29）。

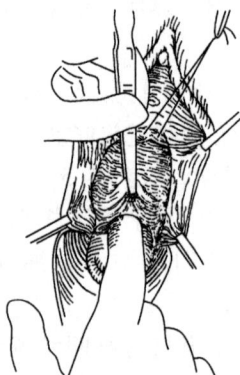

图 17-26　分离膀胱

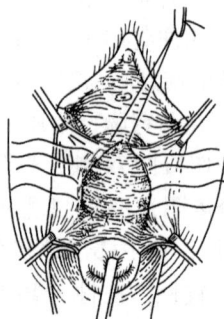

图 17-27　缝合膀胱筋膜

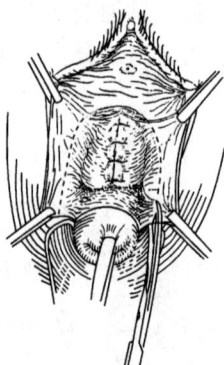

图 17-28　切除过多阴道黏膜

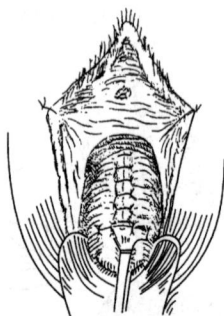

图 17-29　缝合阴道黏膜

【手术注意事项】

1. 在分离阴道，膀胱间隙时，游离膀胱时一定要松解膀胱周围结缔组织，注意切断膀胱宫颈韧带，上推膀胱才不会困难。

2. 分离壁黏膜与膀胱周围筋膜时一定要紧贴阴道壁黏膜剥离，避免剥破膀胱壁。

3. 加固膀胱前筋膜，缝合针数根据膀胱膨出程度而定。

七、阴道后壁膨出

阴道后壁膨出又称直肠膨出。主要是在分娩时由于胎头通过阴道时将耻骨尾骨肌及其在直肠与阴道筋膜间交叉的肌纤维及后阴道生殖隔等盆底支持组织过度伸展，甚至撕裂。使直肠向阴道后壁中段逐渐脱出，形成一个盲袋。膨出轻者一般无症状，明显膨出者感腰酸、下坠感，便秘，肠胀气，排便困难。

【妇科检查】

见阴道后壁成球形膨出，向下用力肿物增大，用示指伸入肛门内，指尖向前即可弯入膨出的阴道后壁。直肠膨出往往合并不同程度的陈旧性会阴裂伤。

【治疗】

轻度无症状无须治疗；有症状者可行阴道后壁修补术。

【手术步骤】

1. 麻醉　连硬外麻醉或骶部麻醉。

2. 用两把鼠齿钳分别钳夹两侧小阴唇内下方，贴近处女膜痕的阴道黏膜，将两钳向中线靠拢，以两指伸入阴道内感到松紧适度。

3. 沿后联合皮肤与阴道后壁黏膜交界处做横切口。

4. 用鼠齿钳钳夹横切口上缘并提起，钝性、锐性分离阴道后壁黏膜，形成新的三角形创面（图17-30）。

5. 钝性、锐性分离膨出的阴道黏膜及直肠（图17-31）。

6. 用4号丝线做1~2层袋形缝合直肠前筋膜使直肠回缩（图17-32）。

7. 分离双侧肛提肌，用7号丝线缝合（图17-33）。

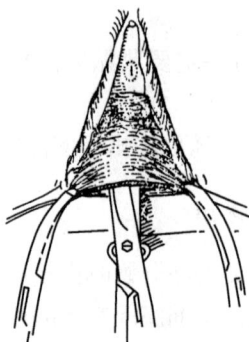

图 17-30 切开会阴部
并分离阴道黏膜

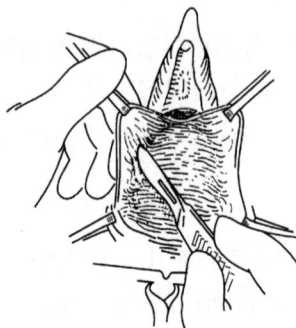

图 17-31 分离直肠膨出部

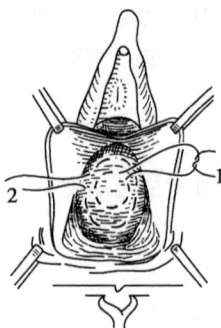

图 17-32 同心圆式缝合法

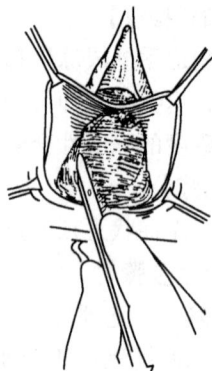

图 17-33 分离两侧肛提肌

8. 用 0 号肠线连续缝合阴道壁黏膜；4 号丝线间断缝合会阴皮下组织；1 号丝线间断缝合皮肤（图 17-34）。

9. 术后放凡士林油纱卷压迫止血，24 小时取出，保持会阴清洁。

10. 手术注意要点　阴道后壁粘连与直肠间仅靠直肠前筋膜紧贴，组织物极少，因此在将阴道黏膜从直肠剥下时一定要紧贴阴道后壁进行分离，并用手指插入直肠指引以免损伤直肠。

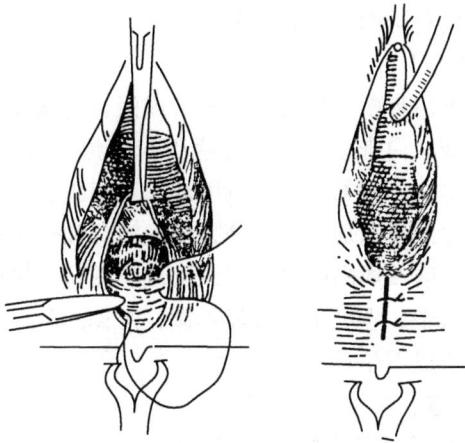

图 17-34 缝合皮下及皮肤

第二节 炎 症

一、慢性子宫颈炎

慢性子宫颈炎是妇科疾病中最常见的一种。多由急性宫颈炎转变而来，或由各种原因所致的宫颈裂伤造成宫口变形。宫颈管内柱状上皮薄，皱襞多，抵抗力弱，病原体潜伏，故极易受到细菌的感染。往往急性症状不明显而被忽略或治疗不彻底，导致病程反复，迁延而成为慢性病灶。

【病理改变】

1. 宫颈息肉 由于慢性炎症长期刺激，宫颈管黏膜增生，形成了单个或数个带蒂的鲜红色赘生物，大小不等。

2. 宫颈肥大，宫颈潴留囊肿 由于长期炎症刺激，宫颈组织增生、充血、水肿，使宫颈不同程度肥大、变硬。当腺管被周围组织所挤压，腺口堵塞，腺体内分泌物不能外流而形成潴留囊肿，又称为纳氏囊肿。肉眼可见宫颈表面大小不等的囊肿突起，呈白色透明，内含黏液。

【临床表现】

患者主诉白带多，呈乳白色黏液或淡黄色脓性，有时有血丝或少量血液。白带多，刺激外阴引起瘙痒。若有宫颈息肉，可有性交后出血。如上行感染可引起盆腔组织炎，患者感下腹盆腔坠胀，尤以经期加重，腰痛，出现痛经和性交痛。炎症扩散至膀胱三角区或周围的结缔组织出现有尿频、排尿困难，也可继发尿路感染。也可出现月经不调，黏稠的脓性白带不利于精子的穿过造成不孕。

【妇科检查】

宫颈有不同程度糜烂、息肉、肥大、纳氏囊肿等病理表现，诊断并不困难。

【治疗】

目前多主张宫颈糜烂为生育期妇女的自然现象，不主张过度治疗。对于反复感染，症状明显者倾向于应用热灼、热敷、冷冻、激光等物理治疗法。目的是将糜烂面下方深层炎性腺给予彻底破坏，达到减少炎性分泌物，使鳞状上皮覆盖创面而得到根治。治疗时间一般是在月经干净后 3~5 天为宜。

【手术步骤】

1. 用 1∶1000 苯扎溴铵棉球常规消毒外阴、阴道和宫颈。

2. 用窥器扩开阴道再次消毒宫颈、拭干。

3. 各种治疗前先将腺体囊肿刺破，将囊液挤出。

【各种治疗中注意要点】

1. 电熨　适用于中、重度糜烂面，压力均匀，外周压力要轻，宫颈外口压力重些。深达 2~3mm。

2. 微波治疗　同上。

3. 冷冻治疗　冷冻源为液氮，探头使组织局部温度下降 -190℃，探头紧压宫颈糜烂处 2~3 分钟，深达 2~3mm，组织冷冻后坏死脱落。患者痛苦少，术后很少出血。

4. 激光疗法 采用二氧化碳激光器，使组织炭化，结痂，脱落后创面为新鳞状上皮覆盖。激光面要超出糜烂面 2mm，深达 2~3mm。

5. 术后注意外阴清洁，禁制坐浴、性交和阴道灌洗。一周复查一次。局部用呋喃西林、腐敏、腐殖酸药液、甲硝唑粉剂换药。

二、阴道内异物

阴道内异物多因未成年少女或幼女出于好奇心，无意将异物放进阴道内造成；还有精神失常的妇女，也可在发作的时候或虚构想象将异物放入；偶见于医务工作者遗忘；少见手淫者放入。

【临床表现】

由于阴道内放入异物刺激可引起白带增多，有时为血性，常有恶臭分泌物流出，患者局部疼痛，性感不快。若子宫托嵌顿时间长而不敢取出，压迫阴道壁使局部坏死形成尿瘘或粪瘘。

在幼女做肛诊可触及异物，活动度较大，形状、硬度因异物类别不同而不同。

成年人异物在阴道窥器扩张阴道及指诊时即可确诊。

【治疗】

1. 婴幼儿阴道内异物可在全身麻醉下用鼻窥器撑开阴道用妇科长钳夹出即可。

2. 成年妇女一般用窥器撑开阴道便能取出，有损伤出血时，应缝合止血。

3. 如异物在阴道内存留多日，损伤严重，异物嵌入组织者可于麻醉下使阴道肌肉松弛后取出。

4. 如合并继发感染，必须全身及局部用药，控制感染，局部可用低压冲洗，并涂布紫草油或甲紫。

第三节 肿 瘤

一、外阴良性肿瘤

由于外阴组织是多源性的，不同来源组织都可以发生囊肿，所以囊肿类型较多。可分为：瘤样病变、良性和恶性肿瘤。而良性肿瘤又有囊性和实性两类。囊性肿瘤包括黏液囊肿、皮脂腺囊肿、中肾管囊肿、腹股沟囊肿、汗管囊肿等。而实性囊肿包括常见的纤维瘤、乳头状瘤、脂肪瘤、色素瘤等。

【临床表现】

一般无症状，如肿瘤过大，患者有下坠感、肿胀感，影响行走或性生活。偶因摩擦表面而出现破溃，形成溃疡继发感染。

【治疗】

以手术切除为主，因外阴血管丰富，术后应注意止血。

【手术步骤】

局部麻醉。

（一）有蒂肿物

1. 用刀于蒂的根部做梭形切口，将皮肤切开，分离蒂根部约有1cm。

2. 用弯止血钳夹住瘤蒂根部切除肿瘤。

3. 用1号肠线贯穿缝扎留蒂部，用细丝线缝合皮肤。

（二）无蒂肿物

1. 切开皮肤，尽量提起肿瘤，分离肿瘤与皮肤间隙，使肿瘤游离（图17-35）。

2. 关闭瘤腔，用0号肠线自肿瘤底部缝合瘤腔，用细丝线间断缝合皮下组织与皮肤（图17-36）。

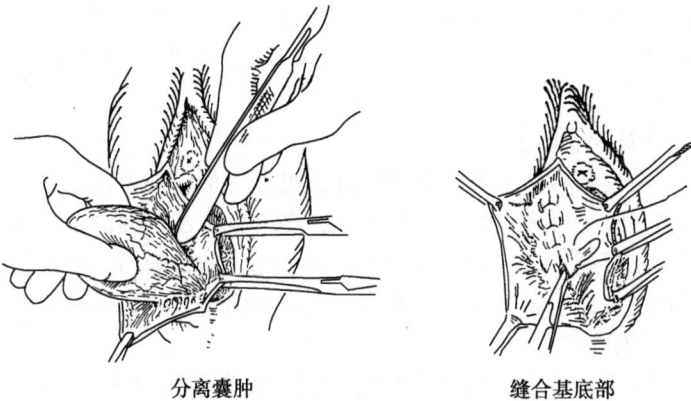

分离囊肿　　　　　　　　　　缝合基底部

图 17-35　分离切除肿瘤

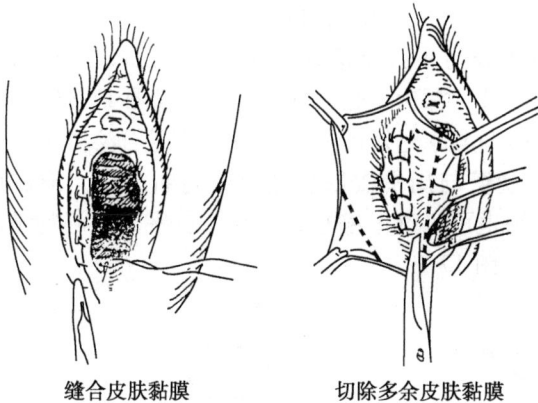

缝合皮肤黏膜　　　　　　　切除多余皮肤黏膜

图 17-36　关闭瘤腔

二、前庭大腺囊肿

前庭大腺又称"巴氏腺"，位于两侧大阴唇下方，腺管开口于小阴唇内侧附近处女膜处。无论性交、分娩或外阴部各种感染，病原体均易侵入而发生炎症，堵塞腺管后引起腺体分泌物不能排出，腺体呈囊性扩张而增大。急性炎症后，脓液被吸收而形成黏液，亦可形成囊肿。病程可达一年至数年。患者可感外阴部坠胀，肿物大时患者于行走、骑车或性交时均感不适。

【妇科检查】

在大阴唇后下方前庭大腺部，可见一个向外突出的无痛性肿物，囊肿可为单侧，大小不等，多为单房性，椭圆形，囊性感，无压痛，有一定的活动度，无粘连。如囊肿增大时可将小阴唇平展，挤压阴道口向健侧。内容物为粘连的透明黏液。

【治疗】

以手术为主，目前主要做前庭大腺囊肿造口术。其优点：手术简单，又能保留腺体功能。

【手术步骤】

1. 麻醉　一般采用局部麻醉。

2. 在黏膜与皮肤交接处切开囊壁，切口足够大，切口与囊肿长度一致，深达囊腔，排出内容物（图 17-37）。

3. 用生理盐水充分灌洗，使囊腔无黏液分泌物（图 17-38）。

4. 将囊壁与周围皮肤、黏膜做间断缝合，形成口袋状，术后遗留窦道可以逐渐缩小，变浅，长平。分泌物随时排出，不易堵塞（图 17-39）。

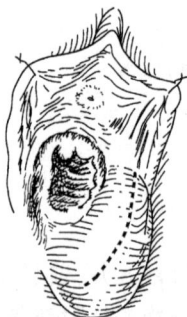

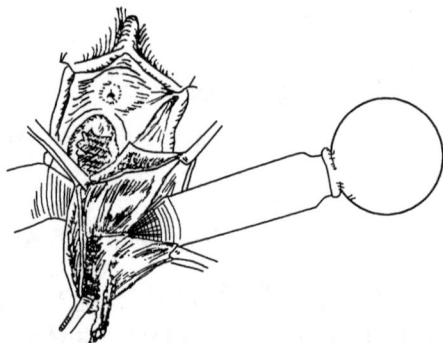

图 17-37　切口线　　　　图 17-38　冲洗囊腔

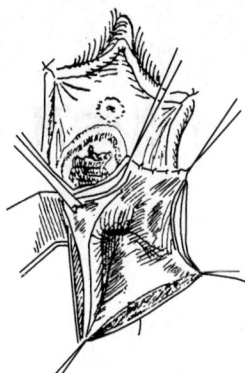

图 17-39 缝合囊壁阴唇皮肤

5. 术后可用洁尔阴、1∶5000 高锰酸钾坐浴，以保持外阴清洁。

（翟建军　孙中慧　王慧香）

第十八章

计划生育

第一节 节 育 术

一、放置宫内节育器（放环术）

宫内节育器是指一种金属和（或）塑料或硅胶制成的小型而有弹性放置宫内起避孕作用的避孕器材。由于有以下优点，所以宫内避孕器在我国应用最为广泛。

【宫内避孕器的优点】

1. 长效，放置宫内多年均有避孕效果。

2. 此法具有可逆性，只要取出后即可恢复受孕能力。

3. 对性生活无影响，价格低廉。

4. 不影响哺乳。

【禁忌证】

有以下情况时，不宜放置宫内节育器：

1. 急、慢性生殖系统炎症未治愈之前。

2. 严重的全身性疾病期。

3. 有瓣膜性心脏病或有亚急性细菌性心内膜炎病史者。

4. 中度或重度贫血，月经过多，子宫肌瘤者。

5. 有异位妊娠者一般不首先提倡放置宫内节育器。

放置宫内节育器的手术时间要在正常月经干净3~7天内

进行，并且要求在月经后无性生活情况。术前同样要做全身查体及妇科盆腔检查，无禁忌证后才能放置。

【手术步骤】

1. 手术前排空膀胱，去膀胱截石位常规消毒外阴、阴道及宫颈管。用宫颈钳夹持宫颈，用探针沿子宫屈度方向探查宫腔。检查宫腔的深度。

2. 将节育器的2个横臂向下弯，装置在套管内，进入的深度不超过6cm。节育器的横臂弯曲时间不要超过2分钟。

3. 调整套管外的活动指示横挡，达所要深度，将装有节育器的套管送入宫腔使节育器的顶部抵达宫底，先固定套管芯不动，将套管退出1cm使节育器的横臂张开，再固定套管不动，将套管芯退出，最后退出套管，尾丝在宫颈口外保留2cm，将多余的线剪断。

4. 术中应注意在放置功能节育器手术时，必须注意严格无菌操作。节育器的上缘必须达到宫底才能将其正确地放置在宫腔内。在放置过程中一定注意不能任意扭转节育器的方向，以防止节育器在宫内变形。

放置宫内节育器后可能会有月经量增多、经期延长或有腰腹痛不适。这些症状多在2~6个月内缓解。如遇有闭经、不规则阴道出血或经量异常改变等应及时去医院检查。

二、取出宫内节育器（取环术）

【适应证】

放置宫内避孕器后有下列情况之一者即可取出宫内避孕器：

1. 月经过多，经治疗无效。

2. 计划妊娠者。

3. 带器受孕，宫内环移位，穿孔。

4. 宫颈或宫体肿瘤。

5. 绝经期。

取出宫内避孕器时，如月经正常者，应在月经干净 3～7 天内进行，如带器受孕，应在做人工流产时同时取出，如为绝经期，最后在绝经后 1 年内取出。

取出宫内避孕器之前，一定要了解宫内避孕器的种类、放置的时间，要做 X 线或 B 超检查确定避孕器是否存在及其位置。

【手术方法】

现在应用的宫内节育器有两大类：一类是多年以前放置的宫内节育器，多是金属环；另一类是近年来多用有尾丝的"T"形环或"V"形环。故取环方法有所不同。

1. 无尾丝的金属环取法 取膀胱截石位，消毒外阴、阴道、宫颈管，用宫颈钳夹持宫颈固定，用探针探宫腔，了解子宫腔的深度，探环所在的位置，探清楚后用取环钩沿探针所指示的方向及深度触到环后钩住金属环的下缘轻轻拉出（图18-1）。如果环嵌顿在内膜下，可先用刮匙刮除表面内膜便于取出。如果已嵌顿于浅肌层可将环拉至宫口用卵圆钳夹住环再将环拉出，或取出部分后牵拉困难时可用剪刀剪断，将环丝由一端抽出（图18-2、图18-3）。拉出环后，一定要检查环是否完整。取环时只能用探针探查寻找宫内环，切忌用取环小钩在宫腔内盲目探查。取环小钩不能超过探针所指示的方向、深度。对取环困难的，探针查不清楚的可在宫腔镜下检查。如果宫内环完全嵌顿进肌层则可考虑经腹取环。

2. 有尾丝的宫内环取法 取膀胱截石位，消毒外阴、阴道、宫颈管，看清尾丝用长弯止血钳夹住尾丝轻轻向外牵拉宫内节育器，拉力不宜过大，一般拉出多无困难。如在拉出过程中尾丝断裂，可改用取环钩或小卵圆钳取出。

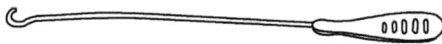

(1) 取环钩

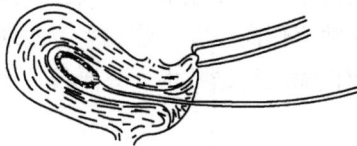

(2) 钩取节育器

图 18-1　取出节育器

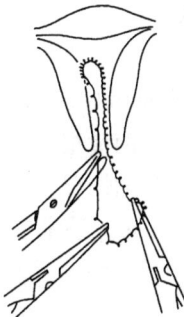

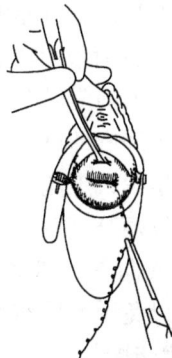

图 18-2　将环丝一端拉直剪断　　图 18-3　将环丝由一端抽出

三、输卵管结扎术

输卵管结扎术是女性计划生育的重要措施。随着计划生育工作的广泛开展，国内外都在寻求安全、高效、简便、痛苦少、易于妇女所接受的方法。目前输卵管结扎术仍是最常用的绝育手术，我国每年约有200万妇女接受这种绝育方法。

输卵管结扎只是切断输卵管，阻止精子与卵子相遇受精，从而有效地避孕。这是一种永久性的节育方法，对月经周期和性生活无任何影响。如果输卵管结扎术后又计划再次妊娠还可做输卵管复通手术。

由于输卵管位于腹腔内，故经阴道、腹部及宫腔均可施行手术。因为经阴道手术并发症偏多，现已很少使用。经宫腔做输卵管粘堵等失败率偏高，并发症偏多，故现已减少使用。现在多用的是经腹做输卵管结扎术，只要具备手术室的基本条件就可施行手术。

凡自愿接受绝育手术或体弱不宜妊娠的妇女均可做输卵管结扎术。对非孕期，一定在正常月经后 3~7 天内进行。手术前不宜有性生活。产后或流产后 24~48 小时内均可进行，或是性生活恢复前进行亦可。

（一）经腹做小切口输卵管结扎术

绝育手术前应做全面的体检及妇科的盆腔检查。手术当日空腹，采用局麻即可。手术切口的选择是做好手术的第一步，非孕期及早孕人工流产后选在耻骨联合上两横指向上做正中切口，足月妊娠分娩后，先按摩子宫在其收缩情况下，在子宫底水平下 2cm 向下做切口，切口一般 2~3cm。手术前一定要排空膀胱，以免手术误伤膀胱。

【手术步骤】

1. 患者取仰卧位，常规消毒腹部皮肤及铺无菌巾，术者位于患者右侧，经局麻后逐层切开腹壁各层，打开腹膜进入腹腔，对前位子宫可用指板法取输卵管，即以右手指伸进腹腔，沿宫底后方移向一侧，再将一板在子宫前方伸进使输卵管在指与板之间，提出输卵管（图 18-4）。

2. 如果是后位或平位子宫，或是腹壁较厚者可用扁形小钩，钩取法钩出输卵管（图 18-5）。

3. 提出输卵管后一定要看到输卵管的伞端，确认是输卵管后方可施行手术。目前多采用抽心包埋法。提出输卵管并用两鼠齿钳拉直，在其峡部背面系膜下注射 1% 普鲁卡因 1~2ml，使输卵管系膜膨起，顺管平行切开系膜 1.5cm，用弯蚊式钳轻轻游离出输卵管，结扎近端，剪断输卵管，用小圆针细丝线连续缝合系膜，近端包埋在系膜内，远端游离并结扎在系膜外，剪去约1~2cm输卵管（图18-6、图18-7）。

手术时尽量不要损伤系膜内的血管。每一结扎线一定系好，如有出血要及时止血，这样才能免除后遗症，对侧输卵管同法处理。手术数小时后即可起床活动。1个月内要避免过分用力。

4. 手术时一定要严格无菌操作。认清解剖关系，切忌动作粗暴，一般不发生并发症。

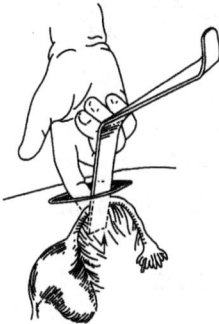

图 18-4 指板法取输卵管

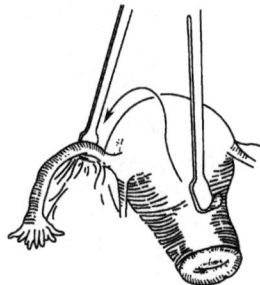

图 18-5 钩取法取输卵管

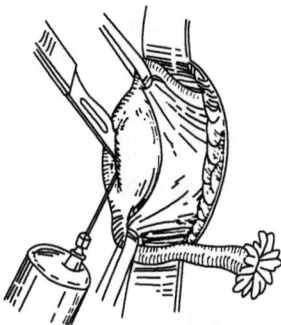

(1) 局部浸润后，切开输卵管浆膜层

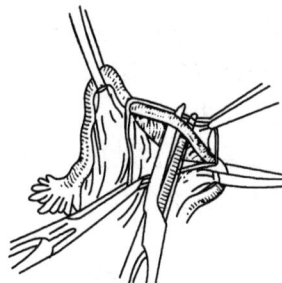

(2) 将输卵管挑起

图 18-6 分离输卵管

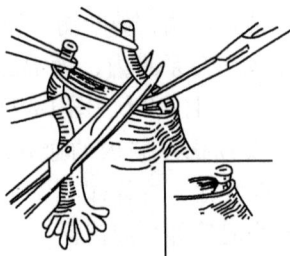

（1）切除一段输卵管，
并结扎输卵管近端

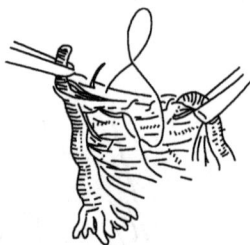

（2）包埋输卵管近端
并连续缝合系膜

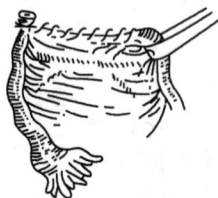

（3）输卵管远端暴露
在系膜外

图 18-7 输卵管近端包埋法

（二）经腹腔镜输卵管绝育术

在有腹腔镜条件下，可用腹腔镜做输卵管结扎绝育术。手术同样在局麻下进行。在脐下方做小切口，插入 Verre 针充气于腹腔内。然后置换腹腔镜。经镜管在输卵管峡部放置特制的夹子或硅胶环，阻断输卵管达到绝育的目的，取出镜管时保留套管，压出腹内气体，然后取出套管封闭创口。

如果有腹腔粘连、心肺功能不全、膈疝等，不能施行经腹腔镜输卵管绝育术。

第二节 人工流产术

对暂不愿生育者，虽然采取了避孕措施，但又逢措施失败时，可以人为地设法终止这种意外的妊娠，以补救避孕失败。但不宜以此作为节育方法。

对生育年龄的妇女遇有月经过期，无论有无早孕反应都应到医院检查。切不可漫不经心或有侥幸心理，如果延误最佳手术时间，则易发生手术并发症。

对要求施行人工流产的患者来说，闭经在 45～55 天内为人工流产最佳的手术时间。如太早，胚胎很小，容易发生漏吸，且较早期妊娠时由于体内激素水平不高时宫颈管较硬，手术吸管通过宫颈时患者会很难受。如果超过两个多月，胚胎发育较大，胎芽形成，此时子宫软，手术时出血较多，而且容易损伤子宫，因此最好是在闭经 45～55 天最为合适。

早孕患者遇有严重全身性疾病、急性生殖道炎症、妊娠剧吐酸中毒以及发热（体温超过 37.5℃）时不宜手术。

【手术步骤】

手术当日应空腹或进食少量，以免手术时恶心、呕吐影响手术进行。手术前一定要排空膀胱，再次检查盆腔，检查子宫位置、屈度及大小。患者取膀胱截石位，常规冲洗外阴、阴道。铺无菌孔巾，再用碘酒、酒精消毒阴道、宫颈管。

1. 用子宫颈钳夹持宫颈，一般前位子宫可牵拉后唇，后位子宫可牵拉前唇，尽量使子宫保持前倾位。牵拉后用探针探查宫腔，要沿所查的子宫的方向缓缓进入，注意探针要探到宫底部，比较与术前检查的子宫大小、位置是否相符。

2. 为避免损伤宫颈管，一定要先用扩宫器扩张子宫颈口，扩张宫口的程度要比准备选用的吸管大 0.5～1 号。

3. 连接吸引器的吸管沿探针指引的方向进入宫腔，到底后退回 1cm，启动负压（400～500mmHg），开始顺时针或逆时针方向顺序上下移动吸管，寻找胚囊附着的部位（图 18-8）。

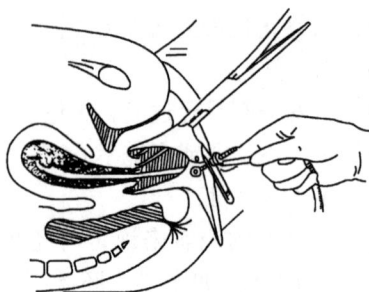

图 18-8　吸宫术

吸宫术一般前位子宫容易着床在前壁，后位子宫多着床在后壁。当吸到胚胎时手持的吸管有震动感，然后再吸四壁、宫底及两角。当感觉子宫壁由光滑变粗糙，子宫腔变小，吸管紧贴子宫壁（习惯活动受阻）。

4. 取出吸管仅带有少量的血性泡沫无出血时，表示已吸干净。再用刮匙刮宫腔一遍，尤其是两角。证实吸净与否，同时检查吸出物胚胎是否完整。如有较大胚芽一定要检查胚芽是否完整。如果吸出物未见胚囊，一定要检查是否为漏吸，或除外异位妊娠。为了减少子宫颈管内膜损伤，吸管出入宫腔时不能带有负压。

【人工流产较多见的并发症】

1. 吸宫不全或漏吸　吸宫不全多发生在子宫发育异常，如双角子宫、宫腔纵隔或子宫过度屈曲、子宫肌瘤等。如果手术后阴道出血持续 2 周，尿 B-hCG（+），应想到有吸宫不全的可能。应再次刮宫。漏吸多发生在闭经 40 天以内，胚胎较小或着床在宫角未吸到，如确为漏吸，应在 1 周后再次吸宫。

2. 子宫穿孔　也是人工流产的并发症之一，由于产前未查清子宫的位置及大小，操作较粗暴或子宫发育畸形、过度屈曲、哺乳期子宫壁甚软、子宫有瘢痕或近期有人工流产史均易发生子宫穿孔，穿孔部位多发生在峡部或两侧宫角（图 18-9、图 18-10）。严重者可伤及肠管。

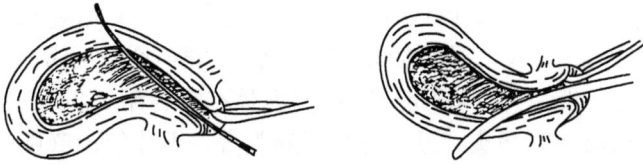

(1) 后位子宫，探针穿破前壁　(2) 子宫前屈，宫颈扩张器穿破子宫后壁

图 18-9　子宫穿孔

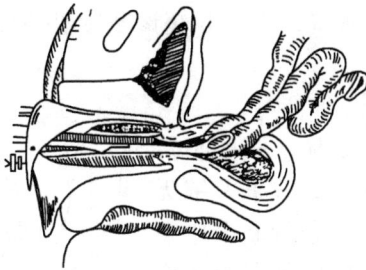

图 18-10　子宫穿孔，肠管损伤

第三节　中期妊娠引产手术

中期妊娠引产是指妊娠 12～24 周时终止妊娠的方法。目前我国常用的方法有：依沙吖啶（利凡诺）引产、水囊引产、剖腹取胎或药物引产。

一、依沙吖啶引产

依沙吖啶又称利凡诺、雷佛奴尔，为黄色结晶粉末，是一种强力杀菌剂，临床上常用于伤口冲洗和换药。依沙吖啶能刺激子宫肌收缩，使子宫紧张度增加，故用于中期妊娠引产，用药后除阵缩疼痛外，无其他不适症状，胎儿排出快，效果尚满意。一般依沙吖啶 100mg 用注射用水或羊水稀释（不可用生理盐水稀释），注入羊膜内，引产成功率可达 95%～100%。

羊膜腔穿刺术依沙吖啶引产前，一定要做全身体格检查、妇科检查、血常规、尿常规和肾功能化验。再有全身疾病，生殖系统急、慢性炎症期不能引产。子宫体有瘢痕者，如有剖宫产史，肌瘤切除病史，肝、肾功能异常等，不能依沙吖啶引产。依沙吖啶给药途径可分为经腹羊膜腔内注射法和经阴道宫腔内注射法两种。

（一）经腹羊膜腔内注射法

在有条件的医院，应用 B 超诊断胎盘的位置及胎儿肢体所在部位。

【操作步骤】

1. 孕妇排空膀胱，取平卧位，查清宫底高度，消毒皮肤，铺无菌孔巾。在宫底与耻骨联合中点胎儿肢体侧用 1% 普鲁卡因局麻后，用 20~21 号腰椎穿刺针垂直刺入（图 18-11）。

2. 当有落空感时抽出针芯接上空针，当抽出羊水时就证实了已刺入羊膜腔。注入 50~100mg 的依沙吖啶。

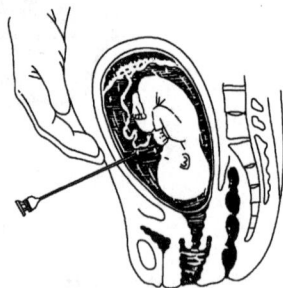

图 18-11 中期妊娠羊膜腔穿刺术

3. 注射完毕后，拔出穿刺针。穿刺部位盖无菌敷料压迫 2~3 分钟。穿刺时如回抽有血时则可能是刺入胎盘，应试向深部进针，如仍有血液或穿刺时觉刺入胎体必须另选穿刺点，穿刺一般不超过两次。

（二）经阴道宫腔内羊膜腔外给药法

1. 孕妇排空膀胱，取膀胱截石位，消毒外阴、阴道，铺无菌孔巾。

2. 用阴道窥器暴露宫颈，宫颈钳钳拉宫颈前唇。

3. 用长无齿钳将 12 号或 14 号橡皮导尿管缓慢送入宫腔

胎膜与子宫壁之间，达宫腔深度的 2/3。遇有出血时改变送入的方向。

4. 导尿管就位后，缓慢注入用 20ml 注射用水稀释的 50mg 依沙吖啶。注射完毕将导尿管末端折叠夹紧，裹以无菌纱布置于阴道内，12~24 小时取出纱布和导尿管。

【术后注意事项】

1. 经阴道宫腔内羊膜腔内给药法患者活动受限，用药后需卧床，故应用较羊膜腔内给药者少。

2. 依沙吖啶引产部分患者因药物反应可有体温升高，一般在 1~2 天内出现，绝大多数不需任何处理，短时间内即可恢复正常。

3. 用依沙吖啶引产易发生胎盘胎膜残留，引起出血多，在分娩以后必须仔细检查胎盘胎膜是否完整，如有残留，根据子宫收缩情况及阴道出血情况酌情适时刮宫，以减少出血和感染。

4. 在引产过程中，必须严格无菌操作，应用的器械严格消毒可避免发生感染。

5. 在注射药物后 5 天内尚未出现宫缩者，可再重复给药一次，如仍未成功则改用其他引产方法。

二、水囊引产

即将水囊放置在子宫壁与胎膜囊之间，引起宫缩，促使胎儿胎盘排出，其成功率 90%，平均引产时间在 72 小时之内。

水囊引产应用范围较广，除与依沙吖啶引产相同以外，有肝肾疾病的孕妇只要能胜任手术者都可以使用。

引产前必须准备水囊，可用双层阴茎套或椭圆形薄橡皮囊容量为 500~600ml，插入 16 号橡皮导尿管达距囊顶端约 2cm 处，扎紧囊口，常规消毒 1 周内使用。

术前准备同无菌手术。患者手术前剃除阴毛，洗肠，排空膀胱后取截石位常规消毒外阴、阴道、宫颈管，铺巾，用阴道窥器暴露宫颈，用宫颈钳牵拉前唇，用长弯止血钳将消毒好的水囊慢慢经宫颈口送入宫腔一侧。如果宫颈口紧，不能放入时，切忌粗暴，可用宫颈扩张期扩至 6~8 号后即能放入。水囊进入胎膜与宫壁之间只有橡皮导尿管露出，再经导尿管注入无菌盐水，一般每一孕月注入 100ml，总量不应超过 500ml，然后将导尿管扎紧折叠在阴道内（图 18-12、图 18-13）。

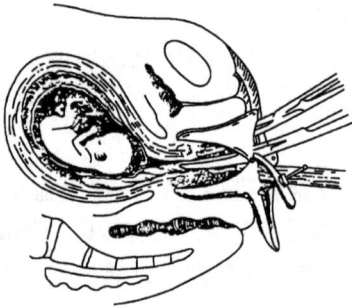

图 18-12　向宫腔内送入水囊　　　图 18-13　水囊放置完毕

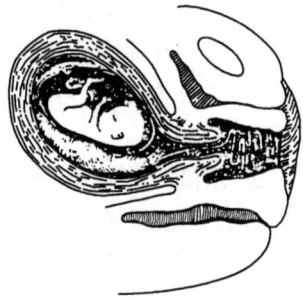

阴道内填入纱布，以免导尿管脱出阴道。术后观察，并给予抗生素预防感染。一般放置水囊数小时宫缩即开始。待宫缩规律强有力后可取出水囊。如未自行出现宫缩则 24 小时后取出水囊。给予静滴宫缩素（催产素），一般常用 2%~6% 浓度静脉滴注，静脉滴注宫缩素时需专人观察子宫收缩情况以及产程进展情况，根据宫缩强弱可调整宫缩素的浓度及进药速度，以达预期效果。

用水囊引产时，如有阴道炎一定要治疗后再行引产术。在配合宫缩素静脉滴注时尽量通过加大浓度来调节药量，进液速度不要过快以免发生进液过多造成的影响。

三、剖宫取胎术

应用上述两种引产方法失败，或同时需做输卵管结扎手术者，或同时需切除子宫的孕妇，如合并宫颈癌、子宫肌瘤者。

孕妇有急慢性病或全身疾病不能胜任手术时要暂缓手术，待病情稳定或治疗后方可手术。如果腹壁有急性感染病灶不能施行手术。

手术前患者要做全身体格检查及妇科检查，做好各项必备的化验室检查。手术方法与剖宫产术相似。中期妊娠时子宫下段尚未形成，宫腔切口在宫体直向切开 3~4cm，可牵足或牵臂牵出胎体。手指分离胎盘，擦拭宫腔后逐层缝合各层。

行中期妊娠剖宫取胎术，切勿将宫腔内容物（包括血、羊水等）带入腹腔，避免发生子宫内膜异位症。手术时一定要保护好各创面，沾有宫腔内容物的纱布不能再用，缝合腹壁各层时，要逐层用盐水冲洗伤口，并更换手术器械及敷料。

第四节 不 孕 症

一、输卵管通液术

不孕症的患者尤其继发不孕症的患者，有相当一部分患者是由输卵管炎症引起，受阻不畅造成的。输卵管通液术就是检查输卵管是否通畅的方法，同时还有治疗作用。对轻度炎症粘连，有疏通作用，输卵管通液术已被临床广泛应用。

【术前准备】

1. 了解患者月经是否规律，又无正常的排卵及子宫内膜有无病变。也就是说做输卵管通液术前都应做常规子宫内膜检查，3 个月仍未受孕则进一步做输卵管通液术。

2. 其丈夫的精子是否正常。如其丈夫的精子异常包括少精子，死精子或畸形过多，则都不给女方作进一步检查。

3. 有急性内、外生殖系统炎症或慢性炎症，急性或亚急性发作时暂缓检查手术，有严重心肝肾及肺功能异常均不宜行输卵管通液术。

通液术时间是在月经干净的第 3~7 天内进行。

【手术步骤】

1. 患者排尿后，取膀胱截石位，再次做盆腔检查，常规消毒铺巾，暴露宫颈后，用宫颈钳夹住宫颈前唇，先探宫腔，了解子宫的大小、位置，然后推入通液导管。

2. 连通注射器，将 20ml 的无菌生理盐水缓缓推注。生理盐水内应加抗生素、解痉药、激素等。

3. 如双输卵管堵塞，注入 4~5ml 时患者感下腹酸痛，且术者感阻力大，生理盐水回流明显，助手经腹双侧听不到过水音，若双侧输卵管通畅则患者无明显不适，术者推注液体亦无明显阻力，经腹可听到过水音。

4. 通液时，要注意盐水温度，尽可能接近体温。如温度过低，可能导致输卵管发生痉挛，造成不通的假象。

检查输卵管通畅的另一办法是输卵管通气术，但通气术有发生气栓的危险，故多年来临床上已不再使用。

二、子宫输卵管造影术

子宫输卵管造影的目的是将造影剂注入子宫和输卵管。观察其内腔情况、大小、形态、位置、有无畸形或病理改变，以及病变的部位、范围。

【适应证】

1. 不孕症的患者，行子宫输卵管通液术证实输卵管不通者，应再行造影术，以确定阻塞的部位、范围，为进一步的治疗作参考。

2. 有原因不明的习惯性流产史，可了解子宫内口是否松弛，子宫有无畸形，有无黏膜下肌瘤，影响孕卵的正常发育。

3. 盆腔肿块与子宫界限不清楚，也可用子宫造影明确子宫大小、位置。

【禁忌证】

1. 有急性生殖系统炎症，严重的心、肺疾病，碘过敏的患者。

2. 分娩或流产、刮宫术后 6 周内患者都不能做碘油造影。

常用的碘造影剂为 40% 碘化油，这种碘化油显影清楚，刺激性小，不引起腹痛，缺点是吸收慢，可引起异物反应，如多量进入静脉，有引起油栓的危险，一般一次用量 6~10ml。

【术前准备】

1. 造影时间应在月经干净 3~7 天。

2. 术前应做碘过敏试验，可用划痕法，即将 2.5% 碘酊涂在前臂屈面，直径大小约 2~3cm 范围。再在其上划痕，观察 20 分钟无红肿即为阴性，可行碘油造影。

3. 为使摄影清晰，术日晨一定排空肠内容物，如有便秘患者，于术前一日晚吃缓泻药，造影前 2 小时清洁洗肠，帮助排空大便，造影前需排尿，以免影响子宫位置。

【手术步骤】

1. 常规消毒皮肤、阴道。铺巾，暴露宫颈。

2. 先将碘油充盈到子宫颈导管，排除空气并证实通畅备用，用宫颈钳夹持固定宫颈前唇，将子宫颈导管顺子宫腔方向伸入子宫颈，在荧光透视下缓缓注入碘油，观察其进入子宫及流经输卵管的情况，此时拍摄一张片，如果在透视下，子宫腔充盈后，输卵管不显影，为排除输卵管痉挛，肌注阿托品 0.5mg，保持原体位，20 分钟后再透视，拍摄第 2 张片，24 小时后再拍盆腔 X 线片 1 张。观察腹腔内有无游离的碘油。

3. 造影过程中注意

（1）碘油充盈子宫颈导管时一定排净空气，避免气泡进入宫腔造成充盈缺损，引起误诊。

（2）子宫颈导管与子宫颈内口一定得贴紧，以防碘油倒流入阴道，影响诊断。

（3）在透视下如发现造影剂注入异常通道（疑血管或淋巴管）或患者发生咳嗽，则立即停止操作，取出导管，患者取头低足高位严密观察。

（翟建军　张季媛　王慧香）

第十九章

眼睑疾病

第一节 睑腺炎（麦粒肿）

睑腺炎是眼睑腺体的急性化脓性炎症。发生于眼睑 Zeiss 腺或睫毛毛囊者称为外睑腺炎，发生于睑板腺者称为内睑腺炎。

【临床表现】

一旦发病，患者眼睑红肿，局部有明显触痛。早期可摸到硬结，2~3 天后硬结变软，颜色由红变为黄白，在睑结膜面或睫毛根部，可看到黄白色脓头，较重的病例，可伴有耳前或下颌下淋巴结肿痛，以及全身发等反应，亦可演变成眼睑脓肿或眼眶蜂窝织炎。

【治疗】

患病早期，可用清洁毛巾或热水袋湿热敷。每日 2~3 次，每次 30 分钟，以促进局部病变的吸收。局部滴用抗生素眼药水，每 2~3 小时一次。睡前涂抗生素眼药膏。炎症明显时，应加用抗生素口服或肌内注射。

起病 3 天内可行同侧耳尖放血。

炎症已局限化，出现黄白色脓头，则需行切开引流术。

【手术步骤】

1. 外睑腺炎切开　不必麻醉，以锋刃的刀尖在脓点的中央刺开，切口与眼睑皮纹一致，如果外睑腺炎已发展为眼睑脓肿，切开后应放置引流条。

2. 内睑腺炎切开　结膜囊内滴 0.5%丁卡因，刀尖向上挑切，切口与睑缘垂直。

【术后处理】

局部滴用抗生素眼药水及眼膏，全身可口服抗生素。

【注意事项】

切口要够大，让脓液自行排出，禁忌挤压，否则可使炎症扩散。

第二节　睑板腺囊肿

睑板腺囊肿也称霰粒肿，是睑板腺开口阻塞及分泌物潴留而引起的睑板腺慢性炎性肉芽肿。

【临床表现】

发病时多无自觉症状，仅在眼睑皮下有硬结隆起，闭眼时更为明显，皮肤面可触及光滑圆形肿物。与硬结相对应的睑结膜部位，有局限性充血，红色或紫红色。其病程可为几周，长的可达 1~2 个月以上。囊肿有的自行破溃，潴留物排出，局部恢复正常。个别患者破溃后局部出现肉芽肿。

【治疗】

多数睑板腺囊肿需手术切除，较小的睑板腺囊肿，可进行湿热敷、理疗，局部涂氧化氨基汞眼膏。

【适应证】

1. 囊肿肿大，皮肤面明显隆起。

2. 囊肿向结膜面溃破，并在结膜面形成肉芽肿。

【手术步骤】

1. 穹隆结膜及囊肿周围皮下注射 2%利多卡因。

2. 用睑板腺囊肿大夹夹住囊肿，翻转眼睑暴露睑结膜面，在囊肿中央，用尖刀垂直睑缘做适度的结膜切口（图19-1）。

3. 用刮匙刮除囊肿内容物，然后将囊肿壁尽量切除。

4. 如已破溃于皮肤面，可在皮肤面做切口，然后皮肤面做1针缝合。如破溃于结膜面，在结膜面形成肉芽肿，先将肉芽肿切除，然后如上做切口。

5. 去除镊夹后，压迫止血10分钟，之后结膜囊涂抗生素眼膏。

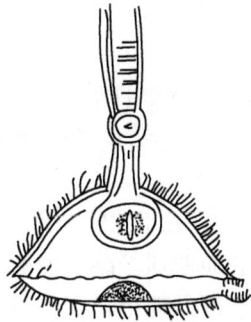

图19-1　睑板腺囊肿切除术

【术后处理】

术后第二天即可打开滴药，滴抗生素眼药水，连续10天左右。

第三节　睑外翻

睑外翻是睑缘离开眼球，向前翻转的异常状态。轻者仅睑缘离开眼球，重者可见部分、甚至全部结膜暴露在外。

【临床表现】

1. 溢泪　主要发生于下睑外翻者，因泪小点离开泪湖引起。在继发皮肤湿疹、揩拭眼泪动作的影响下，外翻情况常可加重。

2. 结膜因暴露而充血，久之变为干燥，以及肥厚。

3. 严重睑外翻，常因睑裂闭合不全，使结膜、角膜失去保护，引起暴露性角膜结膜炎。

【分类】

睑外翻按病因可分4大类：

1. 痉挛性睑外翻　常发生于幼儿及青年人的下睑。主要由于青年人眼眶内脂肪较多，对眼球起着充分的支撑作用，同时眼睑皮肤紧张，且富有弹性，眼轮匝肌痉挛性收缩，挤压睑板引起外翻。结膜炎症水肿或者眼球高度突出者，也可诱发此病。

2. 瘢痕性睑外翻　由于眼睑皮肤的炎症，疖肿、烧伤、创伤、化学伤，眼睑溃疡或眼睑部手术后，眼睑部皮肤瘢痕收缩引起。

3. 老年性睑外翻　多发生在下睑，主要因眼睑皮肤松弛，眼轮匝肌肌纤维功能减退，使睑缘不能紧贴眼球所致，若有结膜肥厚及向下拭泪的习惯常可加重外翻程度。

4. 麻痹性睑外翻　仅见于下睑，由于面神经麻痹，眼轮匝肌失去张力，再加眼睑的重力作用，而使下睑外翻。

【治疗】

首先治疗病因。嘱患者向外上方揩拭眼泪，眼内滴用抗生素眼药水，有睑裂闭合不全者，睡前涂大量眼膏，并用眼垫覆盖。严重者需手术治疗。

一、老年退行性睑外翻

（一）下睑全层楔形切除（V-Wedge）矫正术

手术步骤

1. 下睑缘下 2mm 至外眦切迹处以 120°角转向下，延伸约 1cm 画线。

2. 睑缘及穹隆部结膜浸润麻醉。

3. 沿设计线切开皮肤，皮下分离使睑缘复位。

4. 于下睑中外 1/3 处切除一个基底向睑缘的楔形全层眼睑组织，切除长度为能使睑缘贴附眼球为度（图 19-2）。

5. 将皮肤向颞上方牵拉，去除颞侧多余的三角形皮肤（图 19-3）。

6. 以 6-0 可吸收线，睑板以 2/3 板层间断缝合。睑缘缝合采用外翻褥式缝合法。

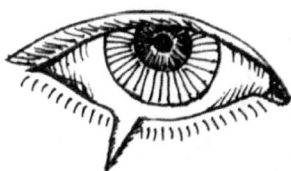

图 19-2　下睑全层楔形
切除示意图

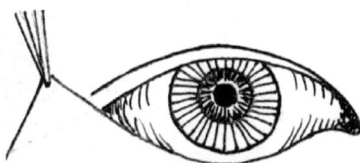

图 19-3　去除颞侧多余的
三角形皮肤

7. 术后加压包扎 2 天，皮肤缝线 7 天拆除，睑缘线 8~10 天拆除。

（二）外侧睑板条悬吊术矫正老年性下睑外翻

手术步骤

1. 下睑缘下 2mm 至外眦切迹处以 120° 角转向下，延伸约 1cm 画线。

2. 睑缘及穹隆部结膜浸润麻醉。

3. 沿设计线切开皮肤，皮下分离使睑缘复位。

4. 做 6~8mm 的外眦切口，将眼睑拉到外侧眶缘上方，剪除多余的皮肤、睑板前眼轮匝肌、上方的黏膜皮肤边缘、后面及下方的结膜，分离得到睑板条；外侧睑板条以 4-0 丝线 2 针间断或 1 针垂直褥式缝合固定于眶缘外缘骨膜。

5. 以 7-0 尼龙线行外眦切口缝合，下睑皮肤切口连续缝合。

6. 加压包扎 2 天，皮肤缝线 7 天拆除，睑缘线 8~10 天拆除。

（三）外翻褥式缝合法矫正下睑外翻

1. 麻醉同前。

2. 以双针 4-0 缝线于穹隆进针，于下眶缘出针，垫以棉垫后结扎（图 19-4）。

3. 缝线 8~10 天拆除。

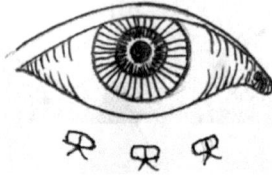

图 19-4　下穹隆三针褥式缝合

二、麻痹性睑外翻

（一）下睑睑板条悬吊

适用于矫正下睑水平向松弛，手术步骤同外侧睑板条悬吊术矫正老年性下睑外翻。

（二）Medpor 下睑插片植入

用于矫正下睑垂直向松弛。

手术步骤

1. 下睑缘皮下及下穹隆结膜下浸润麻醉。

2. 下睑缘下 2mm 至外眦切迹处以 120° 角转向下，延伸约 1cm。

3. 于皮下分离至下睑板下缘，保留睑板前的全部轮匝肌，于睑板下缘处打开下眶隔，将眶脂肪向下推压至下眶缘。

4. 于睑板下缘处将下睑缩肌部分分离并后徙。

5. 将灭菌的 Medpor 下睑插片置于妥布霉素盐水中待用。

注意：避免置于纤维织物或其他有可能污染有线头和小分子物质的材料上。

6. 6-0 可吸收线间断缝合 3~5 针，将植片固定缝合于下睑板下缘（图 19-5）。用手术剪依据下睑的退缩量及下睑的轮廓行植片的修整。

7. 下眶隔闭合缝合，植片前轮匝肌密闭缝合，要避免植片与皮肤伤口直接接触，皮肤间断缝合。

8. 术后处理：加压包扎 3 天，术后 6 天拆线。

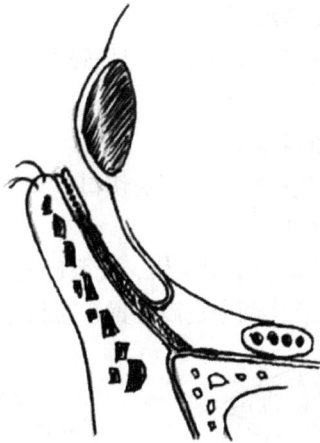

图 19-5 Medpor 固定位置示意图

三、瘢痕性睑外翻

(一) "V-Y" 成形术

适用于轻度下睑中央部瘢痕性外翻。

手术步骤

1. 麻醉 局部浸润麻醉。

2. 于瘢痕两侧做切口使呈 "V" 形,切除创面的瘢痕组织,使眼睑复位。

3. 潜行分离创缘四周的皮下组织,将其缝成 "Y" 形,使下睑组织上提,达到矫正外翻的目的 (图 19-6)。

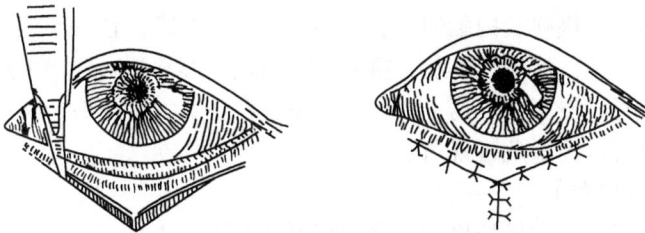

图 19-6 睑外翻手术: "V-Y" 成形术

（二）"Z"成形术

适用于睑缘垂直条状瘢痕引起的轻度睑外翻。

手术步骤

1. 麻醉 局部浸润麻醉。

2. 以垂直瘢痕为轴，做皮肤切口。切口的两端，各做一方向相反的分叉切口。

3. 切除瘢痕组织和牵引条索，使眼睑复位。潜行分离创缘周围的皮下组织，互换两个皮瓣位置，间断缝合（图 19-7）。

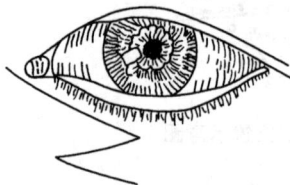

(1) 画出"Z"形线，切开皮肤、　　　(2) 将a、b两个皮瓣
　　皮下组织、潜行分离皮瓣　　　　　　易位缝合

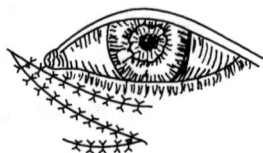

图 19-7 睑外翻手术："Z"成形术

4. 如果一个"Z"成形术不能完全矫正，可向远端延长切口，做第二个"Z"成形术。

第四节 睑 内 翻

睑缘内卷、部分或全部睫毛倒向眼球的异常见状态，称为睑内翻。倒睫及内翻的皮肤，刺激角膜、结膜，轻者产生异物感、疼痛、流泪等症状，重者，尤其是瘢痕性睑内翻，可造成角膜炎性浸润、溃疡，并可形成角膜白斑及大量浅层、深层新生血管，严重危害视力。

【分类】

按不同的发病机制，睑内翻可分为以下 4 类：

1. 先天性睑内翻 主要发生于婴幼儿，多位于下睑近内眦。多数由于内眦赘皮牵拉、体质肥胖及鼻根部发育或睑板发育不饱满所致。有些发生于眼轮匝肌过度发育，或睑板发育不良。轻者可随婴幼儿年龄增长而自愈。刺激症状较重，保守治疗无效者，可考虑手术治疗。

2. 急性痉挛性睑内翻　主要发生在下睑，多由结膜异物、结膜炎、角膜炎等的刺激，引起眼轮匝肌痉挛性收缩所致。长期过紧的包扎眼部，是本病的诱因。这种睑内翻只是暂时性的，眼睑本身无病变，炎症消退，痉挛消除后常自愈，无须手术。

3. 老年性睑内翻　也有称为慢性痉挛性睑内翻，多发生于下睑。主要由于下睑缩肌无力，眶隔和下睑皮肤松弛所致。

4. 瘢痕性睑内翻　由于睑结膜、睑板瘢痕性收缩，或睑板肥厚弯曲所致。最主要原因是沙眼、结膜的化学性烧伤、天疱疮、白喉性结膜炎、外伤、眼睑肿瘤切除术后等。瘢痕性睑内翻是持久性的，只有手术才可治愈。

【治疗】

一、先天性睑内翻-下睑赘皮

（一）缝线矫正术

利用缝线牵拉的力量，将睑缘向外牵拉，来治疗保守治疗无效、刺激症状重的先天性睑内翻。对年轻人轻度沙眼性睑内翻，结膜瘢痕轻，睑板几乎无变形者，亦可采用。其优点是手术简便，不损伤眼睑组织，对小儿眼睑发育无影响。

手术步骤

1. 麻醉　睑缘及穹隆部浸润麻醉。

2. 将带 1 号丝线的双针，从结膜面穹隆部进针，穿过筋膜、眶隔至睑板前。从距睑缘 2~3mm 处皮肤出针，再将另一针在第一针旁 3mm 穹隆部进针，穿过同样的组织，在第一针旁 3mm 皮面出针。从而完成一对褥式缝线，或者从距睑缘

3mm 皮肤面进针，经轮匝肌、睑板间达睑板上缘（做下睑时为睑板下缘），翻转眼睑，由穹隆部结膜面出针，再在同一水平，距第一针约 3mm 处刺入穹隆部结膜，于距第一针穿入点3mm 处皮肤面出针，这样一针一线即完成一对褥式缝线。

3. 在眼睑中央、中外 1/3、中内 1/3 交界处共做 3 对褥式缝线，每针针距要均等。3 对缝线垫以小棉卷后分别结扎，以轻度过矫为度。如矫正不满意，可在相当于睑板下沟处做睑结膜、睑板层间切开，然后再结扎缝线（图 19-8）。

4. 术后 7 天拆线。如矫正过度，可提前拆线。

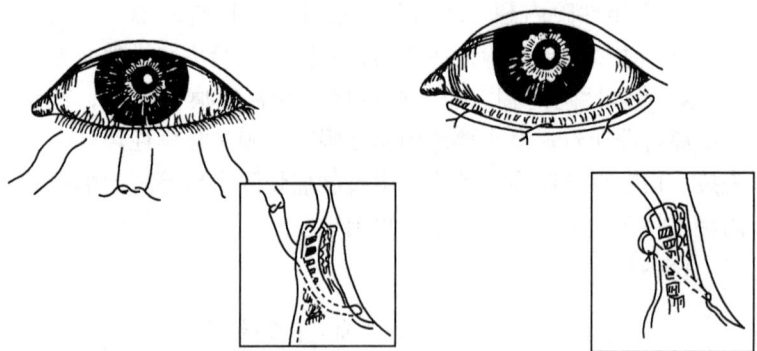

(1) 做三对褥式缝线，自下睑穹隆部进针，从皮肤面（距睑缘2~3mm）出针

(2) 缝线结扎于一条塑料管或细棉卷

图 19-8　睑内翻缝线矫正法

注意事项

1. 儿童内眦部倒睫明显而外眦部正常者，可仅在内眦部做两对褥式缝线。

2. 做缝线时注意防止针尖刺伤角膜。儿童不合作时尤为注意。

3. 结扎时不应过紧，使睫毛轻度外翻即可。过紧结扎可致术后眼睑水肿，睑缘外翻，结扎处皮肤容易发生坏死。愈合后形成皮肤瘢痕。术后发现此种情况应提前拆线。

4. 术后可出现双重睑，如术后下睑出现睑皮皱襞较明显，可提前拆线，每天按摩，可逐渐减轻。

（二）皮肤轮匝肌切除术

通过皮肤和肥厚轮匝肌的切除，增加皮肤张力，阻止轮匝肌超过睑缘，矫正保守治疗无效刺激症状重的先天性睑内翻及老年性睑内翻。

手术步骤

1. 麻醉 局部浸润麻醉。

2. 局麻前用亚甲蓝根据皮肤切除量画出两条线，使切除皮肤呈新月形（图 19-9）

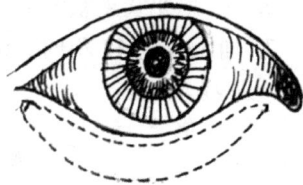

3. 切除新月形的皮肤，切口距睑缘 2mm，暴露其下的睑板前轮匝肌，并切除一条轮匝

图 19-9 新月形切口线示意图

肌，6-0 可吸收缝线将切口上方轮匝肌下缘与睑板下缘间断缝合数针。

4. 皮肤切口用 5-0 丝线间断缝合。

5. 术后 5 天拆线。

6. 较重的病例，缝针穿过一侧皮肤后，可在下睑板下缘，穿过睑板前组织，再从另一侧皮肤切缘出针，以增加外翻的力量。

注意事项

若皮肤不多，可不切除，仅切除部分轮匝肌。

二、老年退行性睑内翻

（一）皮肤轮匝肌切除术（同上）

（二）皮肤轮匝肌切除联合外侧睑板条悬吊

用于矫正下睑水平向明显松弛的老年性退行性下睑内翻。

1. 距下睑缘下 2mm 至外眦切迹处画线标记第一条切口，根据皮肤切除量标记第二条切口。

2. 局部浸润麻醉。

3. 切除画线内的皮肤，去除部分睑板前眼轮匝肌。

4. 睑板条制作方法同外侧睑板条悬吊术矫正老年性下睑外翻。

5. 睑板条固定缝合：外侧睑板条以 4-0 丝线 2 针间断或 1 针垂直褥式缝合固定于眶缘外缘骨膜。

6. 7-0 尼龙线连续缝合皮肤切口，外侧睑缘缝合。

7. 加压包扎 48 小时，6 天后拆除皮肤缝线，8 天拆除外侧睑缘缝线。

三、瘢痕性睑内翻

(一) 睑板切断术（潘作新法）
手术步骤

1. 眼睑及穹隆部结膜下，浸润麻醉和表面麻醉。

2. 用 1 号丝线作牵引缝线，或用台氏拉钩翻转眼睑。如用牵引缝线翻转眼睑后，应在皮肤面垫以护板。沿睑板下钩做一与睑缘平行的，从内眦到外眦的睑板切口，直至切断睑板，暴露轮匝肌。

3. 用带 0 号丝线的双针，从距切口后缘 1mm 的睑结膜面进针，穿过睑板、睑板前轮匝肌，从距睑缘前唇 1~2mm 处皮肤面出针，同一根线的另一针，在第一针旁 2mm 处以同样方式穿出皮肤，完成一对缝线。在眼睑中央、中内、中外 1/3 交界处共做 3 对缝线，垫以小棉卷后结扎缝线，使睑缘轻度外翻（图 19-10）。

注意事项

1. 为防止术后产生角状畸形，缝线要与睑缘垂直，每对褥式缝合的两根线距离不要太远，且要保持平行，缝线结扎力

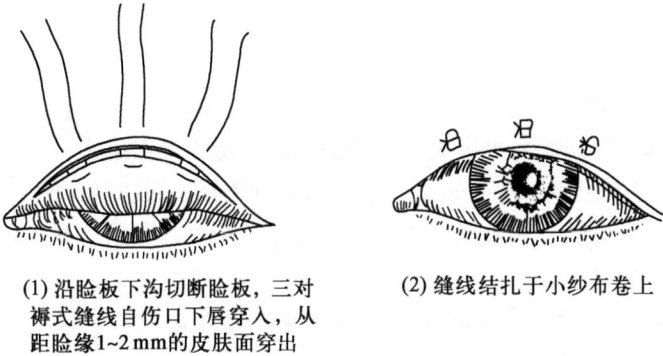

(1) 沿睑板下沟切断睑板，三对
褥式缝线自伤口下唇穿入，从
距睑缘1~2 mm的皮肤面穿出

(2) 缝线结扎于小纱布卷上

图 19-10 睑板切断术

量要均匀。

2. 术毕如矫正不足，缝线出皮肤的位置可靠近睑缘些，结扎缝线适当紧一些，如不够满意，存在倒睫，可在相应睑缘处做灰线切开。

3. 缝线在结膜面，术后可有异物感，应多涂眼膏。

（二）睑板切断部分切除松解术

睑板切断部分切除松解术，是在睑板切断术基础上改进的一种手术。通过切断睑板下沟，用钝头弯剪分离睑板与轮匝肌之间的粘连，切除近睑缘约占 1/3 的睑板组织不带睑结膜。通过褥式缝线（方法同潘作新法）使睑缘恢复到正常位置，适用于瘢痕性睑内翻的矫正。

注意事项

分离粘连范围不宜太高，到睑板上 1/3 处为止，避免损伤提上睑肌纤维。

（三）睑板部分切除术（Hotz 术）

通过手术切除部分肥厚的睑板，以恢复睑缘的位置。对沙眼性结膜瘢痕和肥厚睑板引起的睑内翻，效果较好，主要用于上睑内翻。下睑板窄而薄，不适宜此手术。

手术步骤

1. 麻醉　眼睑皮肤及穹隆部结膜下，浸润麻醉及表面麻醉。

2. 用睑板托一端插入上穹隆，另一端轻下压，上睑即被撑起，这既能减少出血，又能保护眼球避免误伤角膜。

3. 距睑缘 3~4mm 做一与睑缘平行和等长的切口 ［图 19-11（1）］，切透皮肤及浅层轮匝肌，剪除一窄条轮匝肌，暴露睑板 ［图 19-11（2）］。

4. 近睫毛根部做睑板楔形切除，近睑板全长，勿切穿结膜 ［图 19-11（3）］。

5. 3-0 丝线在眼睑中央、中外、中内 1/3 处共做 3 根固定缝线，由皮肤切口的下唇穿入，在睑板上缘横穿一针，再由皮肤切口上唇穿出 ［图 19-11（4）］。最后结扎固定缝线，观察矫正情况及睑缘弧度，固定线间的皮肤切口对拢缝合。

6. 术后 7 天拆线。

注意事项

1. 内翻严重者，皮肤切口应距睑缘近些约 3mm，内翻不重者，切口宜与上睑皱襞一致，术后双重睑美观自然，如眼睑皮肤松弛，可切除部分皮肤。

2. 睑板楔形切除的宽窄、睑板上缝线的高低、缝线的松紧度可调整矫正程度，术毕仍有部分矫正不足可加灰线切开。

3. 术中缝合时穿过睑板上缘位置过高、结扎过紧，可致睑裂变大，可自穹隆部行提上睑肌间隔切断，放松提睑肌矫正。

4. 皮肤切除过多，肥厚睑板切削不足，可产生睑裂闭合不全并倒睫，轻者可再次手术，可行灰线切开。严重者可行灰线切开加充填术。

5. 术中不要损伤睫毛，否则术后可致睫毛秃。

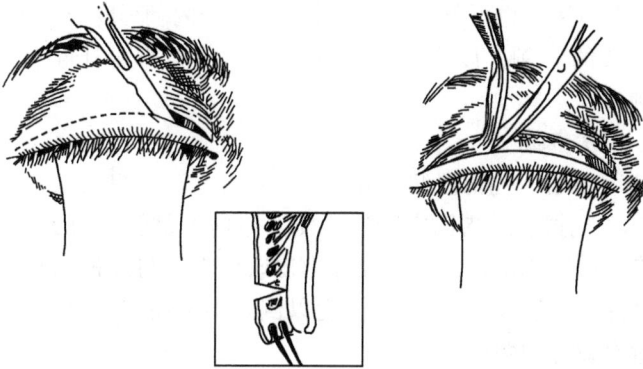

(1) 距睑缘3mm，切开
皮肤及皮下组织

(2) 剪除一条眼轮匝肌

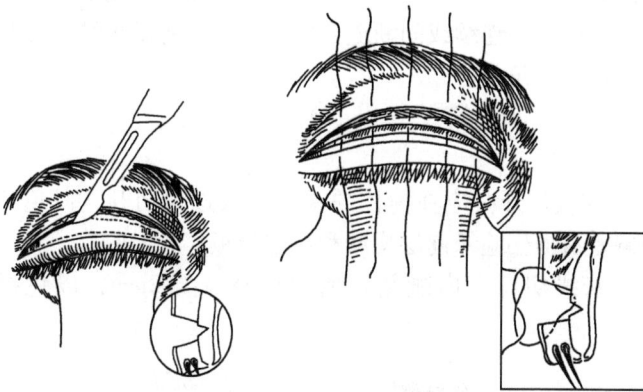

(3) 楔形切除一条睑板

(4) 缝线自皮肤切口下唇穿入，
经睑板上唇，从皮肤切口上唇
穿出，共缝5~7针

图 19-11　睑板部分切除术

（四）灰线切开充填术

单纯灰线切开对矫正内翻无作用，只作为其他内翻矫正术的补充。灰线切开后植入保存的角膜、巩膜、阔筋膜或术时切下的睑板，使该处的睑缘略为增厚，并使内卷的睫毛离开眼球表面而矫正睑内翻。可与睑板部分切除术等瘢痕性睑内翻矫正术联合应用，也可单独施行。尤其适用于内翻程度与整个睑缘不一致的病例，以及其他方法之后，还有部分未能矫正的病例。

手术步骤

1. 麻醉 局部浸润麻醉。

2. 用拇、示指固定睑缘，使其略向外翻转，刀尖与睑缘垂直，沿灰线切开，将睑缘分为皮肤肌肉，与睑板结膜两层。切开深度一般为 2~3mm，长度以倒睫多少而定，原则上应略超过倒睫部的两侧。

3. 取一宽约 1.5mm，长与灰线切口长度相等的保存的组织，修剪成楔形嵌入灰线切口，用细针及细尼龙线或丝线，绕过睑缘切口，做连续或间断缝合固定条带，将线头结扎在睑缘前唇以免触及角膜。

4. 术后 7 天拆线（图 19-12）。

注意事项

1. 灰线切开时应在捏住的睑缘依次逐刀切开，以免刀刃方向偏差易损伤睑缘前层皮肤和后层睑板。

2. 灰线切口在内眦侧距离泪点至少要 2mm，以免损伤泪点。

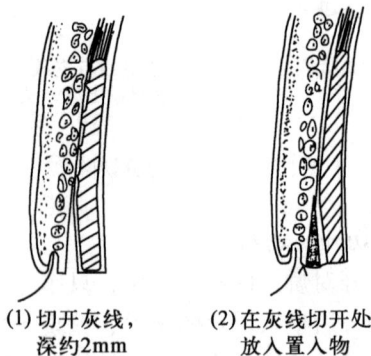

(1) 切开灰线，深约2mm

(2) 在灰线切开处放入置入物

图 19-12 灰线切开充填术

第五节　上睑下垂

正常人双眼平视，上睑位于角膜缘下 1～2mm，如果上睑位置低于此界限，上睑部分或全部遮盖视轴者，称上睑下垂。

【解剖】

提上睑肌起自眶尖肌肉总腱环之上方，上直肌上方，沿眶上壁向前行走，逐渐呈扇形散开，形成提上睑肌腱膜，附于睑板上缘，其扩张部延伸到睑板中 1/3 或下 1/3 交界处。

肌肉全长约 50～55mm，腱膜长 20～22mm。

腱膜的内外角：提上睑肌腱膜中央止于睑板上缘。

内角：向鼻侧扩展的部分止于后泪嵴，与内眦韧带相连续。

外角：向颞侧扩展的部分，止于眶上侧缘的颧结节，将眶部泪腺分为深浅两部分。

节制韧带（上横韧带）：上眶缘处提上睑肌分散成腱膜前，肌肉表面的筋膜增厚。内侧，止于滑车及其后的眶骨。外侧，穿过泪腺止于外侧眶缘。它在提上睑肌之上与之有纤维组织相连，对提上睑肌收缩有一定的节制作用。距上睑板约 10～15mm，宽约 5mm。

Müller 肌：起自睑板上缘上方约 12mm 处，止于睑板上缘，长约 12mm，位于提上睑肌腱膜下。

【分类】

1. 肌源性上睑下垂

（1）先天性上睑下垂

单纯性：上直肌正常或上直肌功能减退。

合并其他畸形，合并小睑裂等。

合并 Marcus-Gunn 综合征。

（2）后天性肌源性上睑下垂：是由于局部或弥漫的肌肉

疾病所致，如慢性进行性眼外肌麻痹，眼咽综合征，重症肌无力等。

2. 腱膜性上睑下垂　各种原因引起提上睑肌腱膜裂孔或者断裂而导致的上睑下垂。病因多为：①自发性或退行性改变：如老年性上睑下垂；②外伤性：钝挫伤锐器伤；③内眼手术后：如抗青光眼、视网膜脱离等术后由于术中牵拉上直肌或过于牵拉眼睑而造成；④配戴硬性角膜接触镜病史。

3. 神经源性上睑下垂

（1）全身病及肿瘤：全身病及肿瘤造成动眼神经损害，受损部位可以是中枢性的也可以为周围性的。多数病例除上睑下垂外常伴有其他眼外肌麻痹表现。

（2）Marcus-Gunn（下颌-瞬目综合征），多为单侧发病。典型改变为张口或使下颌移向对侧、咀嚼等动作时，单眼上睑上提、瞬目、眼球瞬动、睑裂扩大为特征，可伴有先天性上睑下垂、牙釉发育不良、缺指、隐睾和癫痫等；一般以男性多见。

（3）Horner 综合征：同侧交感链损伤所致，主要为交感神经支配的 Müller 肌麻痹。

4. 假性上睑下垂　眼球后陷、小眼球或无眼球等眼睑失去支撑，也可由于眼轮匝肌痉挛使睑裂变小，显示"上睑下垂"外观。

下斜视时，斜视眼注视时表现上睑下垂，斜视手术后上睑下垂消失。此类上睑下垂通过病因治疗上睑下垂即可消失。

5. 机械性上睑下垂　多为单侧，外伤后眼睑的瘢痕增厚，沙眼所致睑板肥厚及睑板浸润而致上睑重量增加，从而引起上睑下垂。

还有上睑神经纤维瘤病及结膜淀粉样变性，肿瘤及变性侵及提上睑肌腱膜，或致提上睑肌腱膜变性也可称为机械性上睑下垂。

【治疗】

1. 手术时机

（1）先天完全性者，应在 3~5 岁手术，以免弱视，即使已有弱视，也应尽早弱视训练。但年龄过小，提上睑肌及额肌没有发育成熟，影响手术效果。

（2）后天性、外伤及神经性，6 个月内有恢复可能，应在 6 个月后再手术。

（3）先天性伴 Marcus-Gunn 综合征者，有学者认为，随年龄增长症状可减轻或消失，故待青春期后再手术。但根据我们的临床观察 Marcus-Gunn 综合征者，随年龄增长上睑下垂程度及下颌瞬目症状没有减轻，因此如患儿合并有弱视者手术可提前于学龄前进行。

2. 检查方法　除眼部常规检查外，重点应查：

（1）测肌力：平视后压额肌（眉弓处），然后下视、上视，正常肌力为 13~16mm，良好为 8mm，中等为 4~7mm，弱为 0~3mm。翻转上睑，不能自行复位者，肌力差。

（2）下垂程度：①轻度遮瞳孔 1/3，中度遮瞳孔 1/2，重度遮瞳孔 2/3 以上。②轻度遮瞳孔 1~2mm，中度遮瞳孔 3mm，重度遮瞳孔 4mm 或以上。

（3）眼外肌情况：Bell 征。

（4）咀嚼：除外 Marcus-Gunn 综合征。

（5）睑裂大小。

（6）除外重症肌无力。

3. 手术方法　大致分为两类：①利用提上睑肌，如提上睑肌缩短和前徙术；②利用额肌提举上睑。

4. 手术理想标准

（1）形态上，两睑裂的高度、宽度、轮廓、皮褶以及睫毛角度对称。

（2）功能上，保持正常眼睑开闭，瞬目反应及配合眼球运动,且无复视或斜视。

一、提上睑肌折叠+节制韧带悬吊术

适应证

1. 轻度先天性或后天上睑下垂。

2. 老年性皮肤松弛并发上睑下垂。

注意:不论上睑下垂多轻,不涉及提上睑肌的术式无效,以重睑矫正轻度上睑下垂是错误的,反而可加重上睑下垂。

手术方法

1. 麻醉 局部浸润麻醉。

2. 沿重睑线切开皮肤、轮匝肌,去除一条睑板前轮匝肌。

3. 暴露并打开眶隔,沿此层次向上分离,直到可见一条白色的横行韧带,将此韧带完全暴露清楚。

4. 以 3-0 丝线穿过上横韧带及其下提睑肌腱膜(勿穿透结膜),再缝于睑板上缘或前缘,折叠 5mm,矫正 1mm 下垂,前徙 2mm,矫正 1mm 下垂。

5. 皮肤以重睑成形方式缝合。

6. 术后以轻度过矫为宜,术后第二天可下降 1~2mm,术后亦有兔眼 1~2mm。

二、改良式额肌腱膜瓣悬吊术

适应证

1. 重度上睑下垂。

2. 提上睑肌无肌力者 外伤、神经源性。

3. 下颌瞬目综合征 患者上睑下垂,下颌向健侧运动并向前伸时,上睑提起,睑裂开大,病因为翼外肌与提睑肌神经支配发生异常联系所致,有家族性。

解剖

额肌起自帽状腱膜,向前下方止于眉部皮肤,部分肌纤维和眼轮匝肌相交织，内侧有部分纤维止于鼻根部，下部与对侧额肌相毗邻，外侧缘可跨过额骨颧突。

手术步骤

1. 切口　按重睑成形术方法用亚甲蓝绘出重睑线。

2. 标出眉部分离范围。

3. 沿切口线打开皮肤、轮匝肌，分离并去除部分睑板前轮匝肌，暴露睑板上缘。

4. 在眶隔前轮匝肌下用组织剪，向上潜行分离至眉下缘时，穿过肌层至皮下，紧贴皮下向上分离至眉上 10mm，两侧不超过标志线，压迫数分钟止血。

5. 将额肌腱膜向下牵拉到睑板上缘，用丝线行褥式缝合 3 针，以缝合后上睑缘提到角膜上缘下 1mm 为度，注意睑缘弧度。

6. 以重睑成形术方法缝合皮肤切口。

7. 加压包扎，7 天拆线，兔眼可持续 3 个月。

三、提上睑肌缩短+前徙术

一般缩短 5mm 可矫正 1mm，前徙 1mm 可矫正 1mm。

适应证

中度上睑下垂，提睑肌肌力在中等以上者。

手术步骤

经皮肤入路：

1. 切口　沿重睑线亚甲蓝画线，应与对侧上睑皱襞对称。

2. 麻醉　于眼结膜面，用 4 号针头，紧贴上穹隆部结膜下注射，皮肤局部浸润麻醉。

3. 沿重睑线，用 15 号尖刀切开皮肤及皮下组织，分离眼轮匝肌，并切除睑板上缘中 1/3 处睑板前轮匝肌 ［图 19-13（1）］。

4. 在睑板中外 1/3 或中内 1/3 处做一牵引线，或在切口前唇皮下做一牵引线置入睑板压板（HOTZ 板）。

5. 分离提睑肌，用直剪伸到颞侧或鼻侧提睑肌于睑板外缘处之下，使其与结膜分离，然后将直的虹膜复位器由外向内将提睑肌完全分离［图 19-13（2）］。剪断其与睑板上缘的联系，由睑板上缘约 10mm 处分离 Muller 肌，将其与提睑肌之间的联系切断［图 19-13（3）］。打开眶隔，将眶脂肪上推或烧灼止血后去除，在眶隔下将提睑肌完全分清楚。如果提睑肌肌力过弱，可不打开眶隔，在眶隔前分离，这样可以借助眶隔的一部分力量，以增强提睑肌缩短的力量。

6. 断内、外角及节制韧带，用直剪顺提上睑肌两侧向上伸，剪开内、外角及节制韧带，此时可感觉提睑肌向外松动，然后用手指顺提睑肌两侧伸入，无索条物表明节制韧带已完全断离［图 19-13（4）］。

7. 缝合提上睑肌，以大血管钳夹住提上睑肌，3-0 丝线褥式缝合 3 针于睑板上缘 2mm 处［图 19-13（5）］，前徙过多可内翻。先打活结，注意上睑的高度、弧度、兔眼大小，缝合后在缝线下 2mm 处剪除提上睑肌。

8. 缝合皮肤，以重睑成形术方式缝合［图 19-13（6）］，可适当去除多余的皮肤，注意睑缘位置、睫毛方向。包扎 24~48 小时，7 天拆线。

【并发症的处理】

1. 欠矫　7 日内可再切开伤口进行调整。

2. 过矫　轻度如 1mm 左右，可用手向下用力按摩上睑，或闭眼后用手压住上睑，再努力睁眼。

3. 穹隆结膜脱垂　术中可行缝合回纳，术后轻者可待其自行复位，如无好转可切除。

4. 内翻　可调整缝线。

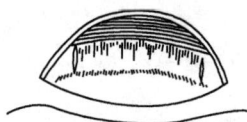

(1) 沿重睑线切开皮肤、眼轮匝肌，
向上分离并暴露眶隔、提上睑肌

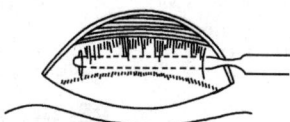

(2) 提上睑肌两侧做小切口，并由
此分离提上睑肌

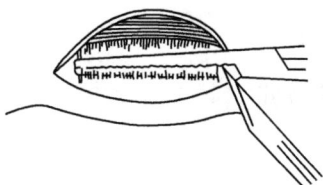

(3) 直血管钳夹住并切断睑板上缘的
提上睑肌

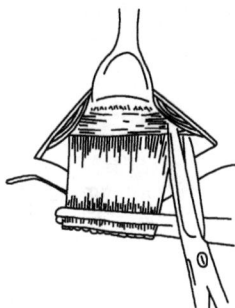

(4) 剪开提上睑肌两侧的内外角和节制韧带

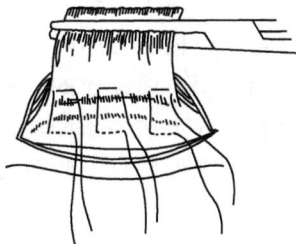

(5) 测定应予切除的肌肉长度，于其上方
2mm处做三对褥式线环，并将缝线固定缝
合于睑板中央部，剪去多余的肌肉

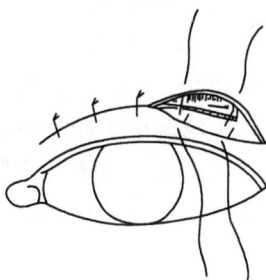

(6) 皮肤切口做睑板固定缝线

图 19-13 提上睑肌缩短+前徙术

(李冬梅)

第二十章

眼睑成形术

第一节　重睑成形术

一、上睑皱襞形成原理

提上睑肌肌纤维组织附着于睑板前方的皮肤中。提上睑肌的肌鞘附着于穹隆的结膜。肌腹收缩，睑板上提，睑板前方的皮肤随之上提，与此同时，附着在睑板前方的腱膜纤维和附着在上穹隆的上睑提肌肌鞘协同作用，使疏松的上穹隆亦提起，因此睑板前方的皮肤被提起嵌入形成一条凹沟，即形成上睑皱襞。重睑成形术，即利用手术形成提上睑肌与皮肤的粘连。

【东方民族眼睑特点】

1. 50%的东方人缺少上睑皱襞，平视时睫毛多向下。

2. 上睑肥厚，富有脂肪组织。

3. 睑板狭窄，稍长并略向侧方倾斜。

4. 内眦间距宽。

5. 睑缘与眉弓间距离较远，约20mm。

二、手术适应证

1. 单眼皮。

2. 单睑伴有上睑臃肿。

3. 轻度上睑内翻倒睫。

三、手术方法

手术原则：①眼睑皮肤的切除，切除术者认为多余的皮肤；②切除多余的脂肪；③皮肤与睑板对合的理想部位。

手术方法有两大类，即切开法、缝线结扎法（埋线结扎法、贯穿缝线法）。因贯穿缝线法术后肿胀较明显、上睑皱襞不稳定，已较少使用。

（一）切开法

【优点】

可同时矫正上睑皮肤松弛的上睑臃肿，并可去脂。

【手术步骤】

见图 20-1。

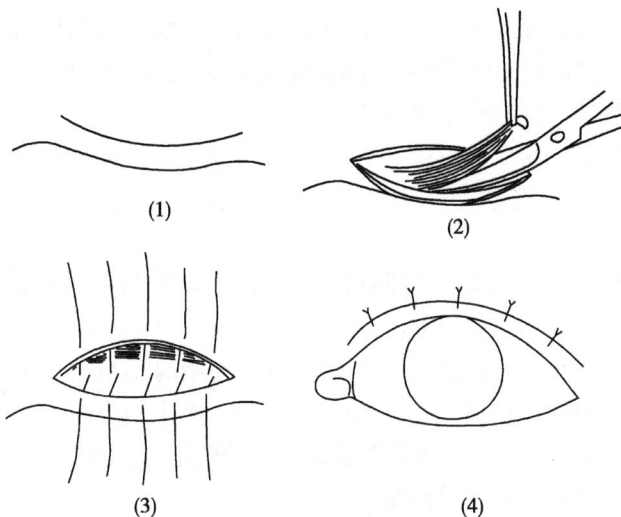

图 20-1　重睑成形术：切开法

1. 切口设计　重睑类型可分两型，即平行型和开扇型。平行型，即重睑皱襞从内到外与睑缘平行；开扇型，即重睑皱襞从内眦部开始，逐渐斜向上变宽，即所谓的丹凤眼。

（1）重睑宽度：女性约6~7mm，男性约7~8mm，文艺工作者可稍宽，并视睑裂宽度与个人要求、睑型确定。

（2）圆形脸：重睑最好是开散型，不要太宽。

（3）画切口线：将上睑皮肤轻轻绷紧，内端起于内眦角，一般与内眦皱襞相连续，上睑的内中1/3为最高点（要在麻醉前标出，以免肿胀影响判断）。

2. 皮肤切除量的判定　患者取平卧位，将上睑皮肤轻轻绷紧，于第一条重睑线处用平镊夹起松弛皮肤，以睫毛微翘、无睑裂闭合不全为度，画出第二条切口线与第一条线相连，两线间的距离即为拟切除的皮肤量。

3. 麻醉　局部浸润麻醉。

4. 切口　11号尖刀按画线全层切开皮肤，在切口下方，将眼睑皮肤稍做皮下分离，分离范围：保留睑缘动脉弓（距睑缘2~3mm）去除5mm宽轮匝肌即可，认为损伤小，术后组织肿胀轻，且符合生理要求。

注意：切口上缘皮下不要分离，以免术后上睑皮肤与其下组织粘连，形成"三眼皮"。若皮肤松弛，亦切除松弛之皮肤。

5. 去脂　轻轻按压眼球，如眶隔处有脂肪膨出，即打开眶隔，将疝出眶脂去除。

注意：上睑眶脂为2个脂肪球，去脂时不可过分向外牵拉，否则去除过多，术后形成上睑塌陷畸形，眶隔不必缝合。眶脂切除后，应结扎或烧灼止血，以免眶脂退入球后，眶隔膜小血管出血造成球后出血。

6. 缝合切口　皮肤切口上1mm固定缝合。以6-0尼龙线或聚丙烯线或8-0尼龙线行重睑切口的闭合。首先缝合重睑弧度最高点，先行皮下缝合，自切口下缘皮下进针继而带缝睑板前筋膜或提上睑肌腱膜，再从皮肤切口上缘对应的皮下位置出针，满意后打结，观察重睑高度及睫毛上翘情况。以同法做内、外两针缝线（图20-2）。然后再行皮肤缝合，皮肤缝合方法：自切口下缘进针同样带缝睑板前筋膜或提上睑肌腱膜，再从皮肤切口上缘对应位置出针，基本定型后再于三针间加缝数针（图20-3）。缝合时皮肤带得要少，术后瘢痕小。

　　注意：皮肤经切开分离后有一定的收缩，缝合时应将下缘皮肤轻轻绷紧，缝合睑板位置应于切口下缘皮缘上 0.5mm 为宜。在外眦部皮肤固定缝合，此部位无睑板组织，因此将缝线穿过外侧眶骨膜后结扎。

　　7. 术后处理　术后包扎 24 小时，5 天拆线。

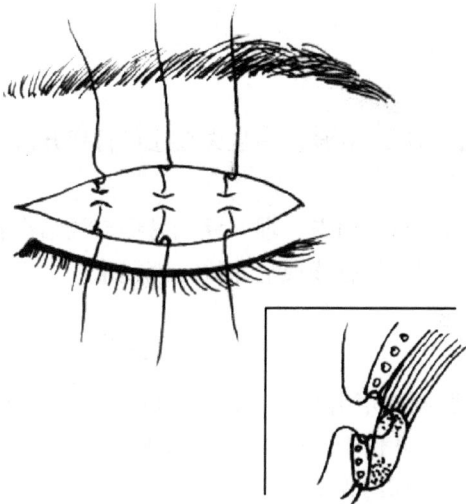

图 20-2　皮下固定睑板缝合示意图

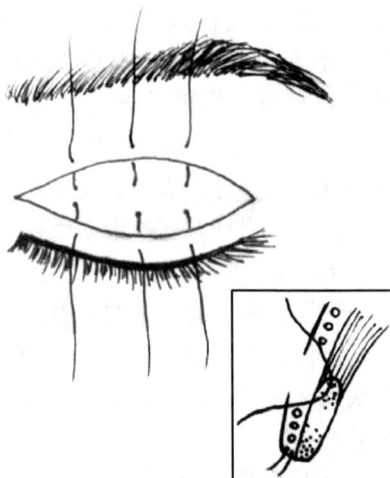

图 20-3 重睑成形皮肤缝合示意图

（二） 埋线法

【优点】

创伤小，术后肿胀轻，一旦失败还可行切开法。

【缺点】

重睑术后可自然消退，埋入缝线易形成线结小囊肿，因而目前我们多采用可吸收线或尼龙线行埋线术。

【手术步骤】

见图 20-4。

1. 亚甲蓝画线定出 6 个点，图 20-4（1） a、b 位于内眦，图 20-4（1） c、d 位于内中 1/3，图 20-4（1） e、f 位于外眦，每组两点之间距离约为 2～3mm。

2. 皮肤切口：于图 20-4（1） a～b、c～d、e～f 点上作三个短而浅的皮肤切口。

3. 先缝合图 20-4（1） c、d 及 e、f 点，即会出现上睑皱襞。

4. 6-0 可吸收缝线双针的一针从图 20-4（1）c 点结膜面穿入，自相应皮肤面穿出；缝线的另一针再由结膜面穿入点进针，在结膜下潜行约 3mm 长度后穿出结膜面，与图 20-4（1）d 相对应；再由出针点穿入，自皮肤面图 20-4（1）d 点穿出。缝针再由图 20-4（1）d 点穿入，在皮下潜行并穿过睑板浅层由图 20-4（1）c 点出针，然后结扎缝线并埋藏于皮下。如此共做 3 对埋藏缝线。皮肤面切口无须缝合。

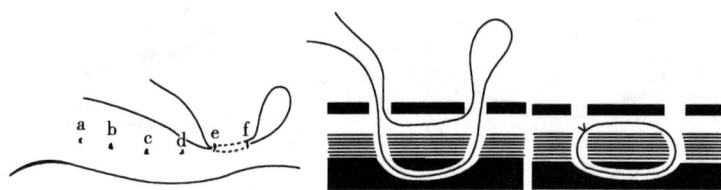

(1) 重睑线上做3对埋藏缝线。缝线一端穿过真皮于另侧穿出，缝线另端穿过睑板于另侧同一皮肤针眼穿出

(2) 示意图

(3) 结扎缝线，剪短，埋入皮下

图 20-4　重睑成形术：埋藏缝线法

第二节　眼袋矫治术

眼袋多指下眼袋，眶隔膜、眶隔脂肪、轮匝肌及皮肤发生退行性变。眼袋矫治术有内路法、外路法两种。

一、外路法

【适应证】

适用于中老年下睑眼袋伴有皮肤松弛、眶脂肪膨隆者，或年轻人眶脂肪膨隆且伴有皮肤松弛者。

【优点】

可同时处理眼袋皮肤、轮匝肌、眶隔膜和眶脂肪，适应证广，术后效果可靠。

【缺点】

要求设计准确，皮肤切除量要适度，术后皮肤遗留瘢痕，如操作不当易发生并发症。

【手术步骤】

眼袋矫治术外路法（皮肤面入路），见图 20-5。

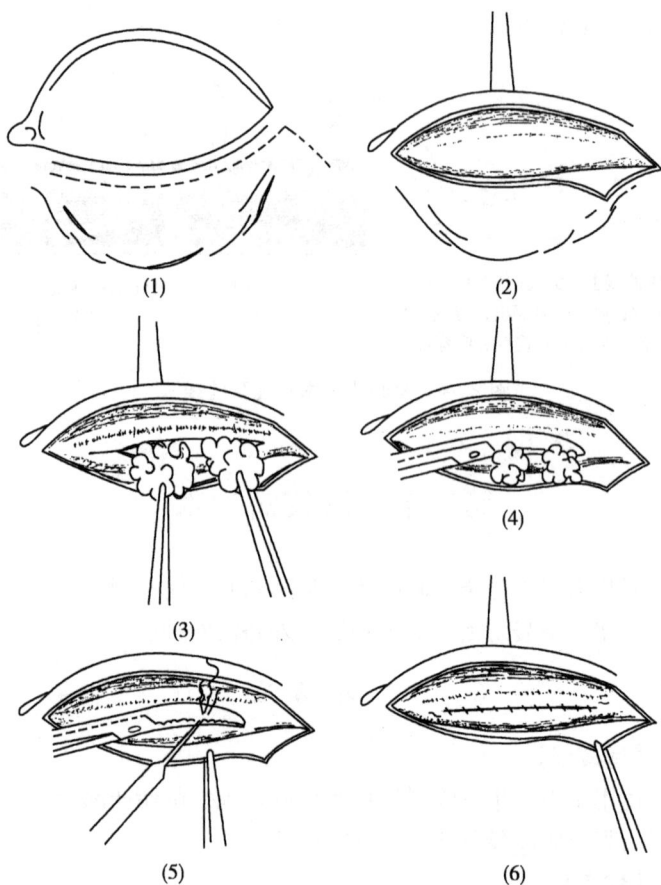

(1)

(2)

(3)

(4)

(5)

(6)

图 20-5　眼袋矫治术

1. 切口设计　下睑缘下 2mm，下泪点下始至外眦角斜向外眦部下外侧，顺鱼尾纹伸延约 4~5mm。初步确定切皮肤量，以平镊夹持以不造成外翻为度。

2. 麻醉　局部浸润麻醉。

3. 切口　11 号尖刀切开皮肤、皮下分离，范围达下眶缘。

4. 轮匝肌处理　如轮匝肌肥厚，可切除睑板前一条轮匝肌约 3~5mm 宽，要保留睑缘处约 2~3mm 宽轮匝肌，以免下睑外旋。无肥厚可不切除，只行轮匝肌横行切开，也可行轮匝肌缩短或折叠术。

5. 去脂　下眶隔有 3 个脂肪团，内、中、外。内侧脂肪团较小，分叶状，质致密，黄白色。中央、外侧脂肪颗粒较大，结构松散，色金黄。打开眶隔，经手指轻压眶下区，剪除脱出的脂肪团，不可过于牵拉，以免将球后脂肪剪除，造成睑下区凹陷畸形。

注意：切除脂肪切记要止血。内侧及中央去脂量大致相等，外侧位置较深，去除量较少。在内侧操作时一定要小心仔细，因为该处是下斜肌的起点，不要因为疏忽而切断下斜肌。

6. 缝合眶隔　原位缝合。有人不主张缝合，认为可自行黏着愈合。但不缝合可造成下睑缩肌后徙，而使睑内翻，脂肪再度疝出。

7. 切除皮肤　向外上方上提皮肤，可见创缘重叠，嘱患者大力张眼向上注视，重叠减少，以此估计多余皮肤量，然后将垂直向及水平向多余皮肤切除。

8. 缝合切口　先缝合外眦外上方最高点，视情况做必要调整后缝合，不可由一端向另一端顺序缝合，否则可产生"猫耳"。

二、内 路 法

适用于无皮肤松弛，仅有眶隔脂肪膨出者。无皮肤切口瘢痕。

【手术步骤】

眼袋矫治术内路法（结膜面切开法）：

1. 睑结膜及皮下深层浸润麻醉。

2. 沿睑板面睑板下缘切开约 10mm，向眶下缘做分离，可见眶隔筋膜及其下脂肪球，打开眶隔，剪除多余脂肪。

3. 用 7-0 可吸收缝线连续缝合结膜切口，缝合时要将结膜和下睑缩肌一并缝住。

4. 术毕时结膜囊内涂抗生素眼膏，加压包扎 24 小时，不需拆线。

注意：术中要确认保护好下斜肌，否则术后将出现复视。

（李冬梅）

第二十一章

泪道疾病

泪道为泪液排出的通道。泪腺分泌出的泪液，进入结膜囊后，部分流经眼球表面蒸发，部分流至内眦部和泪湖，经瞬目运动和泪小管的虹吸作用，进入泪道系统。由于泪道及其周围组织的病变，致使泪道系统发生障碍，如泪道狭窄、阻塞、外伤、残缺、炎症等。此时虽然泪腺分泌功能正常，但泪液不能正常排泄，就产生溢泪的症状。

【解剖】

泪道疾病以手术治疗为主。要掌握其手术方法必须首先了解泪道系统的应用解剖。泪道系统起自上下泪小点，经泪小管、泪囊和鼻泪管进入下鼻道（图21-1）。现将各部分的具体结构分述如下：

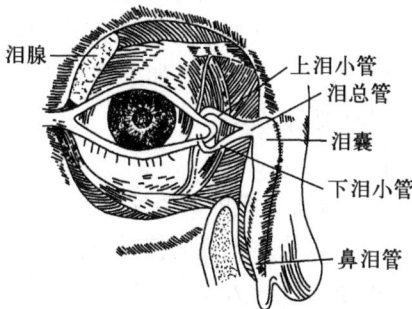

图 21-1　泪道的解剖

1. 泪小点　位于上下睑缘近内眦部的结膜侧，距内眦约6mm处，直径仅0.2~0.3mm。

2. 泪小管　由泪小点起到泪囊的外侧壁上，管长约10mm，管内径0.5mm，可扩张3倍。上下睑各一小管，称为上下泪小管。管的开始部分垂直，长约1~1.5mm，继则成直角向内弯转，单独或连成一短干，即泪总管进入泪囊。

3. 泪囊　位于泪骨和上颌骨额突形成的泪囊窝内，长约12mm，横径约6mm，外有泪囊筋膜围绕，内眦韧带由泪囊前横过，覆盖泪囊的上1/3部分，因此内眦韧带是寻找泪囊的最重要的标记。

4. 鼻泪管　与泪囊直接相延续，但位于骨管之内，下口开于下鼻道中。在鼻道外科中，最常见的就是慢性泪囊炎及泪小管断裂的手术治疗。

第一节　先天性泪道阻塞

先天性鼻泪管阻塞是一种婴幼儿常见的眼病，由于鼻泪管下端未完全管腔化而引起的泪道先天发育异常。最常见的类型为Hasner瓣膜部位膜性阻塞，此外还存在其他解剖变异包括：骨性阻塞、鼻泪管下口位置异常、鼻泪管缺如或下鼻甲嵌塞等。95%的患儿在出生后第1个月即出现流泪或分泌物症状，其余5%发生于生后第2~4个月。如果第4个月以后才出现症状则需要考虑获得性阻塞因素。

【保守治疗】

1. 按摩　通过增加泪囊内的静水压使膜性阻塞开放，是早期保守治疗的有效方法。正确的按摩方法是在内眦偏下方用手指做自上而下的按压，一天2次，每次5下（图21-2）。

注意：力量应施加于泪囊而不是鼻骨。

2. 抗生素应用　在疾病的早期没有必要使用抗生素。当

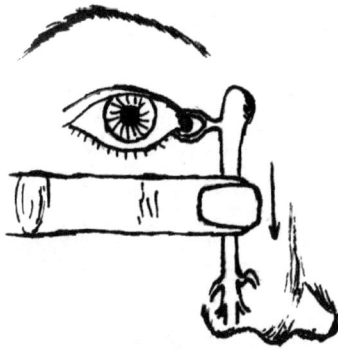

图 21-2　泪囊区按摩示意图

出现结膜炎或有黏性或脓性分泌物产生时，可以局部适当应用抗生素眼膏。一旦发生急性泪囊炎，需要联合全身应用抗生素并采取手术干预。

【手术治疗】

一、泪道探通术

目前对于泪道探通的时机存在两种不同的观点。早期探通（6~9 个月）可在门诊进行，既避免了全身麻醉，也缩短了症状持续的时间。而晚期探通（1 岁以后）则能增加自行缓解的机会。但是，一次泪道探通的成功率随着年龄的增加而下降。

1. 表面麻醉，泪小点扩张器充分扩张泪小点。

2. 冲洗泪道至无明显分泌物反流。

3. 将涂有抗生素眼膏的 4-0 Bowman 泪道探针垂直插入泪小点，然后向外侧牵拉眼睑，使探针水平通过泪小管。

4. 一旦探针进入泪囊触碰内侧骨壁，可感觉到硬性抵抗。此时将探针向后退 1mm，轻轻旋转 90°垂直向下并稍向后向外依次通过泪囊和鼻泪管。

5. 当探针轻松地突破鼻泪管的膜性阻塞时可有落空感，冲洗泪道证实通畅。此时，另取一枚探针可在下鼻道内触及已成功突破鼻泪管的探针（图21-3）。

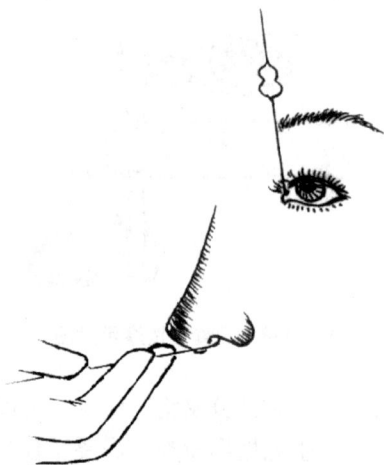

图21-3　探针突破鼻泪管

注意：在泪道探通过程中不能人为过度施加力量以免产生假道。

二、泪道置管术

适应证：可作为泪道探通失败或复杂性鼻泪管阻塞的首选手术治疗方案，探通无效行泪道置管的手术成功率达到70%以上。根据文献报道，最早的手术年龄为6个月。

手术步骤

1. 全麻手术。

2. 用浸有血管收缩剂的棉条填塞鼻腔收缩鼻黏膜。

3. 泪点扩张器充分扩张上下泪小点，无菌生理盐水冲洗泪道至无明显分泌物反流。

4. 泪道探针行泪道探通，Crawford硅胶管末端的两根探针自上下泪小点分别插入鼻泪管至鼻腔（图21-4，图21-5），使用专用拉钩将探针拉出鼻腔。

5. 用聚丙烯缝线将硅胶管固定于鼻腔外侧壁（图 21-6）。

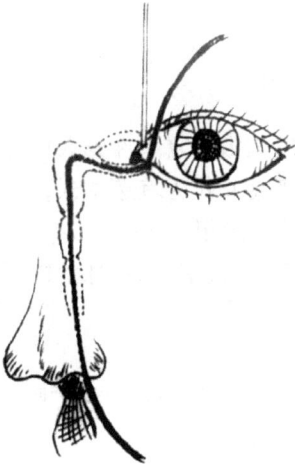

图 21-4 下鼻泪管插管

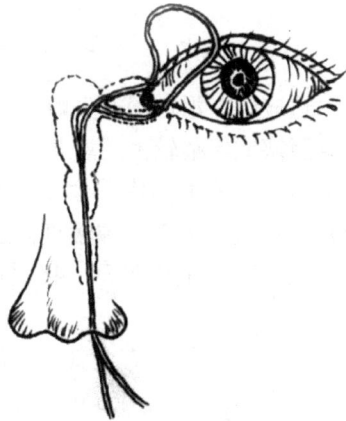

图 21-5 Crawford 管从鼻腔引出

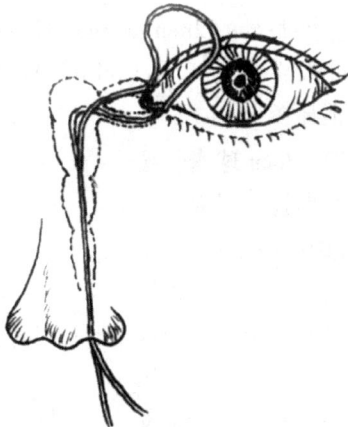

图 21-6 将硅胶管固定于鼻前庭

注意：泪道置管术手术使用的泪道支架分为单泪小管型和双泪小管型，其中 Crawford 双泪小管人工泪管应用最普遍。2岁以下的患儿可在术后 6 周拔管，2 岁以上患儿最好留置 3 个月以上。如果出现硅胶管引起的角膜或结膜擦伤、肉芽肿形成或泪小管撕裂则应提早拔管。

三、球囊扩张术

适应证：泪道探通失败，泪道置管失败，复杂性先天性鼻泪管阻塞或年龄较大的患儿。也有术者将它作为首选术式，国外文献报道的手术成功率 12~24 个月年龄组为 82%，24~48 个月年龄组为 75%。球囊直径选择：2mm 适用于 30 月龄以下的患儿，3mm 适用于 30~48 月龄。

手术步骤：

1. 全麻下用浸有血管收缩剂的棉条填塞鼻腔收缩鼻黏膜。

2. 泪点扩张，泪点狭窄者需泪点切开。

3. 泪道探针行泪道探通，型号由小到大的泪道探针依次进行狭窄段泪小管的扩张。

4. 将涂有抗生素眼膏的 2mm 或 3mm 球囊扩张管从上泪点送达鼻底，球囊扩张 4 个大气压（ATM）90 秒，泄压，再扩张 4ATM 60 秒，泄压。

5. 扩张鼻泪管 3mm 球囊管缓慢插入上泪点、泪小管、泪囊、鼻泪管直到 15mm 刻度标志线到达泪小点处，进行两次球囊扩张和泄压（第 1 次压力 8 ATM 持续 90 秒，第 2 次压力 8ATM 持续 60 秒）。退出 5mm，退至 10mm 刻度标志线处重复上述步骤。经过两次扩张，导管充分泄压，轻轻退出泪道（图 21-7）。

6. 扩张鼻腔泪囊吻合口：按扩张鼻泪管的方法，鼻内镜下，球囊导管经过吻合口到鼻腔进行扩张

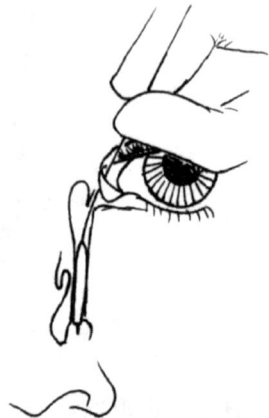

图 21-7 于 15mm 及 10mm 标志线分别扩张球囊

（8ATM，20 秒，再次扩张 8 ATM，20 秒）。

7. 扩张后立即行人工泪管植入。

8. 术毕减压将导管撤出，最后用荧光素染色的生理盐水冲洗泪道，鼻内镜下可见鼻内有色液体流下，证实泪道通畅。

9. 鼻腔吸引器吸出冲洗液。

第二节 慢性泪囊炎

【病因】

慢性泪囊炎是最常见的泪道疾病。由于鼻泪管狭窄或阻塞，以及鼻腔内的慢性炎症，泪液不能导入鼻腔，长期积滞于泪囊内，有利于细菌的生长繁殖，产生慢性炎症，致使黏膜增厚，积存黏液或脓性分泌物。多发生于老年妇女。

【临床表现】

患者均有溢泪或溢脓的主诉，体检可发现，眦角、结膜囊内有较多的脓性或黏液脓性分泌物。挤压泪囊部，可有脓性或黏液性分泌物自泪点溢出。冲洗泪道，下冲上返，同时可冲洗出黏液性或脓性分泌物。既往有急性炎症发作史者，泪囊部皮肤有瘢痕或泪囊瘘管。

此外，X 线检查、泪囊碘油造影显示鼻泪管阻塞，泪囊内有造影剂存留，并显示泪囊大小。

【治疗】

慢性泪囊炎由于泪囊潴留的分泌物中有大量致病菌，对眼球造成潜在的感染机会，因此应给予积极治疗，而且以手术治疗为主。对于有全身疾患和有严重萎缩性鼻炎者，可行泪囊摘除术，炎性病灶得以清除，但遗留溢泪症状。对于 X 线泪囊碘油造影泪囊有 3~4mm 以上大小，且鼻道通畅，黏膜无明显萎缩性改变，全身情况无禁忌证者，可行泪囊鼻腔吻合术，达到功能上的康复。

一、泪囊摘除术

手术步骤

1. 术前准备　充分挤压泪囊部，使黏液性或脓性分泌物排出，生理盐水冲洗泪囊。

2. 麻醉　泪囊区局部菱形浸润麻醉，筛前神经阻滞麻醉。

3. 切口　于内眦鼻侧 3mm，内眦韧带上 3mm，平行于泪前嵴切开皮肤全层，切口稍向颞侧呈弧形，长度 15mm（图 21-8）。

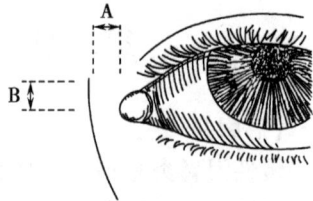

图 21-8　皮肤切口

4. 分离　置入泪囊撑开器，钝性分离切口两侧皮肤及皮下组织，钝性分离浅筋膜及眼轮匝肌，注意勿损伤内眦部血管，用泪囊撑开器，将分离开的肌纤维压住，此时可见内眦韧带和泪囊筋膜（图 21-9）。

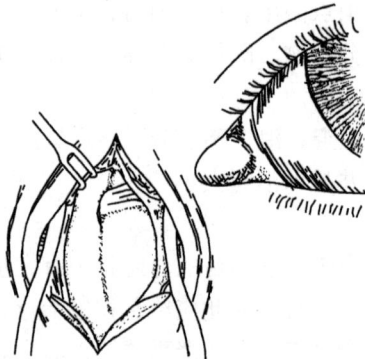

图 21-9　暴露内眦韧带、泪囊筋膜

5. 剥离泪囊　用剪刀于近泪前嵴处剪断内眦韧带，轻轻划开泪囊筋膜，用骨膜分离器向两侧剥离泪囊筋膜与泪囊壁，首先分离颞侧，向后达泪后嵴，上达泪囊顶部，下达鼻泪管上口，然后分离鼻侧，注意细心分离出泪总管与泪囊连接处，最后使泪囊与泪囊窝分离（图21-10）。

6. 切除泪囊 将泪囊牵向鼻侧，用止血钳夹住泪总管，尽可能远离泪囊剪断之（图21-11），以弯剪尽可能深入鼻泪管上口处剪断泪囊（图21-12），用刮匙刮净泪囊窝内残留组织，并深入鼻泪管搔刮。用5%碘酊烧灼鼻泪管内，泪总管断端及泪囊窝空腔（图21-13）。

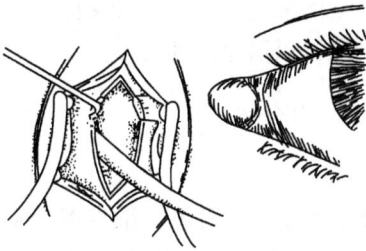

图21-10 剪断内眦韧带、剥离泪囊　　图21-11 剪断泪总管

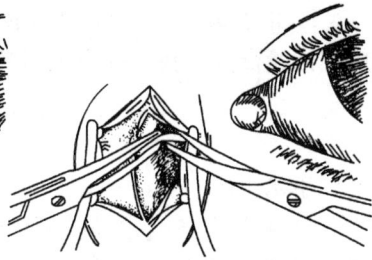

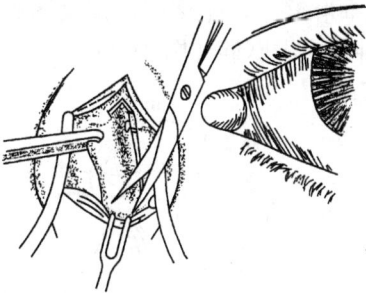

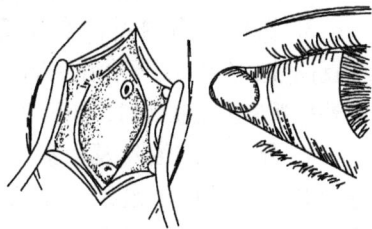

图21-12 剪断泪囊　　图21-13 烧灼鼻泪管、泪总管断端

7. 逐层缝合 5-0的丝线逐层缝合内眦韧带、泪囊筋膜、眼轮匝肌、皮下组织、皮肤切口。

8. 包扎 在泪囊切除的皮肤切口部，放一小压迫枕，绷带外加压包扎。

注意事项

1. 出血 如果分离中不慎剪断或损伤内眦动静脉，可造成多量出血。内眦动静脉位于距内眦 7~8mm 处，故切口越向鼻侧，越容易损伤，术中要格外小心，尽量做钝性分离。

2. 辨认泪囊 一般利用以下几点辨认相对位置正常的泪囊：①寻找内眦韧带，泪囊上 1/3 位于内眦韧带的后方；②寻找泪前嵴和泪囊窝；③利用从泪小点导入探针寻找泪囊；④向泪囊内注入有色物质，如亚甲蓝等。

3. 泪囊破碎 摘除的泪囊应详细检查，如有缺损破碎，应在泪囊窝内查找，务应全部剔除，以防止炎症复发。

二、鼻腔泪囊吻合术

手术步骤

1. 术前准备 术前挤压泪囊使分泌物溢出，用生理盐水冲洗泪道，判断是否有泪小管阻塞。用 1% 丁卡因和 1:10 000 的肾上腺素浸湿的纱条充填中鼻道，以麻醉鼻黏膜及止血。

2. 麻醉 1% 丁卡因泪点表面麻醉。2% 利多卡因泪囊区皮下菱形麻醉，筛前神经、眶下神经阻滞麻醉（图 21-14）。

3. 切口 由内眦向鼻侧 5mm，内眦韧带上方 3mm 开始沿泪前嵴向下向外呈弧形做皮肤切口，长约 20mm。

4. 分离暴露泪骨及泪囊窝，钝性分离皮肤及皮下组织，注意不要损伤内眦血管，用泪囊撑开器撑开切口，沿泪前嵴钝性分离浅层筋膜、眼轮匝肌和深层筋膜，以内眦韧带为标志寻找泪囊，是否剪开内眦韧带，依术者习惯而定。暴露泪前嵴

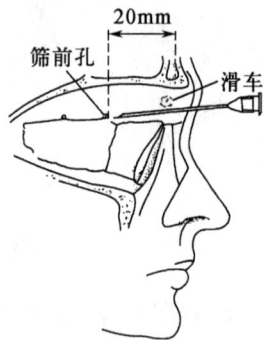

图 21-14 筛前神经麻醉

后，用尖刀划开骨膜，用小骨膜分离器剥离骨膜，暴露出整个

泪骨,上至泪囊窝顶部,下至泪囊窝下端,后至泪骨缝后方,并将泪囊连同骨膜推向颞侧(图21-15)。

5. 制造骨孔 用骨膜剥离子,在泪骨缝前缘偏下方薄弱的泪骨处,向鼻侧突破一小孔(图21-16)并稍微扩大。注意用力不要过猛,以免损伤鼻黏膜。然后一边用黏膜分开器将鼻黏膜与泪骨分离,边用咬骨钳咬去泪骨凹槽,骨窗大小12~15mm。

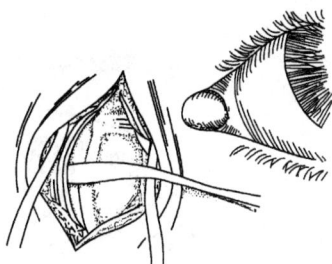

图21-15 分离暴露
泪骨及泪囊窝

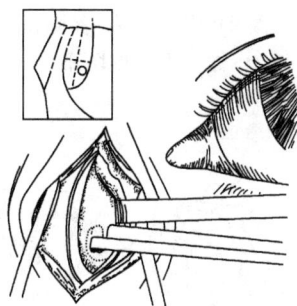

图21-16 在薄弱的
泪骨处突破一小孔

6. 做泪囊、鼻黏膜切开及缝合 自上或下泪小点插入泪道探针,在泪道探针的引导下,将泪囊内侧壁连同骨膜做"Ⅰ"形切开,形成前后两唇。在骨窗中暴露的鼻黏膜上做"Ⅰ"形切开,亦形成前后两唇(图21-17)。把填塞的鼻纱条轻推向鼻腔,以免缝线时误缝住鼻纱条,分别间断缝合鼻黏膜和泪囊的前、后两唇(图21-18),将骨膜及内眦韧带复位缝合(图21-19),并与前唇缝线结扎,以撑开新的泪囊通道。

7. 缝合切口、冲洗,逐层缝合筋膜、肌肉、皮下、皮肤切口(图21-20),从鼻腔内取出鼻纱条,用生理盐水冲洗泪道通畅。

8. 包扎、填塞鼻孔,切口处轻加压包扎,用无菌棉球填塞术侧鼻孔。

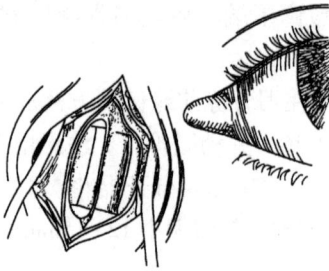

图 21-17　泪囊、鼻黏膜
做"丨"形切开

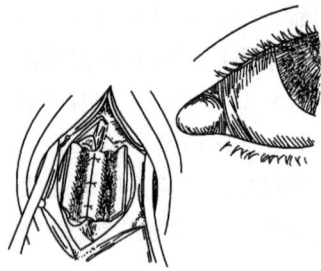

图 21-18　前、后两唇分别缝合

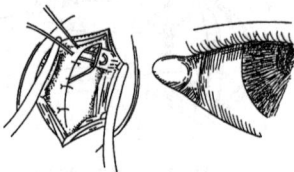

图 21-19　缝合内眦韧带

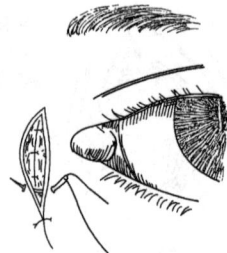

图 21-20　逐层缝合皮下、
皮肤切口

注意事项

1. 出血问题　术中出血是使手术时间延长、使术者操作困难的棘手问题。术腔软组织出血一经置入泪囊撑开器，一般都能同时达到止血的目的。最顽固难止的是鼻黏膜出血。这种出血重在预防，术前应有效地将肾上腺素鼻纱条，正确地填塞在中鼻道鼻黏膜开窗的部位，其作用一是使血管收缩减少鼻黏膜出血，二是通过压迫血管减少出血。此外，术中尽量减少损伤，避免损伤内眦血管、前组筛窦。造骨窗时尽量避免损伤鼻黏膜，均有利于减少术中出血。

2. 辨认泪囊　参见泪囊摘除术。

3. 制造骨窗　制造骨窗是本手术的关键，骨窗的大小和位置直接影响手术的效果。骨窗大小一般为 12～15mm，上至内眦韧带附着处下缘，下至鼻泪管开口水平。骨窗偏上，吻合后泪囊下端形成盲袋，仍有分泌物滞留。骨窗偏下，内眦韧带后面与泪囊紧贴的骨面未咬除，这部分骨组织易与切开的泪囊愈着，形成死腔，造成远期手术失败。骨窗偏后，易损伤筛窦造成术中术后出血，而且有时术后出血是很顽固的，有的病例甚至需要耳鼻喉科大夫再次手术，才能完全止住出血。

第三节　泪小管断裂

【病因】

由于泪小点至泪前嵴，是眼睑最薄弱的区域，也是张力最小的地方，眼睑撕裂伤多在此处发生，同时必波及泪小管，引起泪小管断裂、撕脱，可分别伤及上下泪小管，或上下泪小管同时断裂，以下泪小管断裂最为多见。

【临床表现】

有外伤史，内眦部皮肤伤口，伤口可见断裂的泪小管残端，冲洗泪道时，冲洗液经断裂的泪小管近端流出伤口外。

【治疗】

新鲜的泪小管断裂，应积极在当日进行泪小管吻合，力求在解剖学及生理功能上同时达到一期修复。条件允许的情况下，应在显微镜下手术。

一、下泪小管吻合术

手术步骤

1. 麻醉　表面麻醉及滑车下、眶下神经阻滞麻醉。

2. 寻找泪小管鼻侧断端　先用冲洗针头或泪道探针从下泪小点进入，找出泪点这一侧的断端，根据这一断端位置和泪小管应在的解剖位置，仔细而又耐心地寻找，发现可疑管口时，用泪道冲洗针头插入并进行冲洗，如果盐水能流到喉部，即泪小管断端。如上述方法找不到，可用以下方法：

（1）特制猪尾探针插入法，用这种特制探针按照泪小管走行，自上泪小点插入，至泪总管或泪囊，轻轻迂曲，回转180°左右进入下泪小管，穿出处就是泪小管断端（图21-21）。

（2）用灭菌牛奶、空气、蓝色液体（亚甲蓝、甲紫等）自上泪小点注入，借液体或气体自断端溢出的部位，来辨认泪小管鼻侧断端的位置。

（3）切开泪囊寻找泪小管断端，用上述方法如依然找不到时，可按泪囊摘除的方法切开泪囊，从泪小管泪囊入口处逆行插管找寻断端。

3. 在断离的泪小管内插入支撑管　准确认清断离的泪小管的两断端后，在其间插入支撑管，支撑管可为硬膜外麻醉管或硅胶管。支撑管的留置可有三种方法：

（1）直接插入法：将探针套入硬膜外麻醉管，自下小泪点插入，穿出颞侧断端后插入鼻侧断端，然后进入泪囊及鼻泪管，抽出探针，断端吻合后，将硬膜外管外露的一端固定在下睑皮肤上（图21-22）。

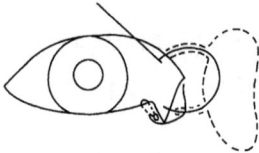

图21-21　猪尾探针的使用　　　　图21-22　直接插入法

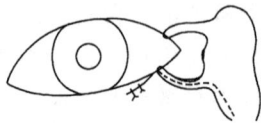

（2）环形插入法：适合于较软的硅胶管。当用猪尾探针找到下泪小管鼻侧断端后，将硅胶管穿入针孔内，抽出猪尾探针，硅胶管自上泪小点同时带出，断端吻合后，硅胶管在内眦部结扎（图21-23）。

（3）鼻内留置法：将带有探针的硅胶管一端，自下泪小点经过泪小管的断端，插入泪囊至下鼻道，再将另一端自上泪小点，以同样的方法插入至下鼻道，在鼻镜或鼻内镜下自下鼻道抽出硅胶管两端，在鼻腔内结扎（图21-24）。

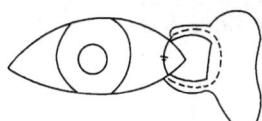

图21-23 环形插入法

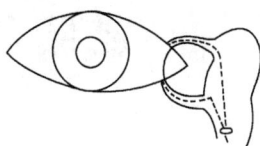

图21-24 鼻内留置法

4. 缝合泪小管断端 用8-0至10-0的尼龙线在断端对拢后缝合2~3针，管周组织加固缝合2针。

5. 缝合伤口，依次缝合皮下、皮肤伤口。

二、上泪小管吻合术

是否需要吻合意见不一致。手术方法是将上泪小管内填放支撑管，断端吻合。具体步骤可参照下泪小管吻合术。

三、上、下泪小管完全断离吻合术

上、下泪小管同时断离，断端多隐于鼻侧软组织中，难以找到，必要时可用泪囊切开寻找断端的方法来找到断端。断端找到后，能把上下泪小管同时完全吻合成功，是最佳结果，但不易做到，一般只吻合下泪小管。

注意事项

1. 麻醉 在行泪小管吻合术前，切忌皮肤伤口做浸润麻醉，因为伤口注入麻醉药后，水肿明显，组织结构不易分清，影响断端的寻找，而找到泪小管断端是本手术成功的关键。

2. 支撑管保留时间 泪小管断端吻合后，断端、周围组织、生长、愈合、瘢痕收缩，一般需要2~3个月，故置管时间一般不得少于3个月。

（李冬梅）

第二十二章

结膜与角膜疾病

第一节　翼状胬肉

翼状胬肉是一种常见疾病，与户外工作有关，是由于结膜受到慢性刺激而形成的。临床上可见，眼裂区肥厚的球结膜下组织，向角膜呈三角形侵入，以鼻侧多见。三角形组织可分为头、颈、体三部分。由致密胶原纤维构成的头部，常累及角膜直至瞳孔区，病变在上皮与前弹力层进展，角膜基质浅层也可变薄。胬肉组织充血、肥厚、血管丰富、头部呈胶样变性，多为进行性，反之则为静止性，可不必手术。翼状胬肉不但有碍美观，也可影响视力，应认真对待。

翼状胬肉手术方法虽多，但术后均有一定的复发率，尤其是翼状胬肉单独切除术的复发率很高，所以目前临床上已很少使用胬肉单独切除术。近年有在术中采用角膜缘干细胞移植，收到了一定效果。

【适应证】

原发性翼状胬肉，已进入角膜 2mm 以上者；翼状胬肉遮盖部分或全部瞳孔；翼状胬肉妨碍眼球运动；翼状胬肉妨碍内眼手术，如白内障摘除术等。

【麻醉】

表面麻醉及病区结膜下浸润麻醉。

674

【手术器械】

开睑器、圆刀、显微有齿与无齿镊、显微直剪与弯剪、显微针持、烧灼球或电凝、虹膜恢复器、10-0 尼龙线。

【手术方法】

一、翼状胬肉切除联合结膜移植术

适用于较大的活动性翼状胬肉、复发性翼状胬肉。

手术步骤

1. 患眼置开睑器，用镊子夹起胬肉颈部，用刀或硬虹膜复位器于胬肉头部前 0～5mm 做薄层板层分离，将胬肉自头、颈至缘部，并连同胬肉体部，包括其下结缔组织一并切除，注意分离结膜下组织时不可过后，勿伤及内或直肌。

2. 胬肉切除后结膜退缩，暴露巩膜，巩膜裸区宽约为 5～6mm（根据胬肉体部大小不同而有差异）。

3. 自颞上部健康之球结膜处，做结膜下浸润麻醉后，取不带筋膜的游离结膜植片，大小一般比巩膜暴露面积边缘宽 1mm，移植于裸露的巩膜上，10-0 尼龙线与结膜缝合，缝合时四角固定于巩膜组织上。

4. 颞上球结膜供区可暴露不缝合，也可将其与周围结膜下组织分离后缝合（图 22-1）。

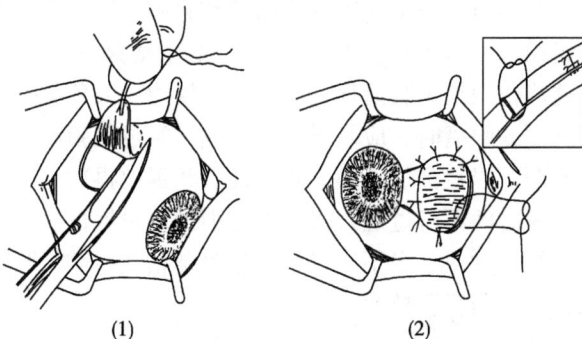

(1)　　　　　　　　　(2)

图 22-1　翼状胬肉切除联合结膜移植术

5. 涂抗生素眼膏，覆盖眼垫包扎。

术后处理：术后隔日换药一次，7~10 天拆线。

二、翼状胬肉切除联合自体
角膜缘干细胞移植术

适用于较大的活动性翼状胬肉、复发性翼状胬肉。

手术步骤

1. 胬肉切除，巩膜裸露同上。

2. 一般取手术侧眼颞上方或上方健康之球结膜缘处，做结膜下浸润麻醉后，取一以角膜缘为基底的结膜瓣，大小一般比巩膜暴露面积边缘宽 1mm，将其翻转，清除其上残留的纤维血管组织，剪下，植片的角膜缘对应移植于巩膜裸露处的角膜缘，10-0 尼龙线与结膜缝合，缝合时四角固定于巩膜组织上。

3. 颞上球结膜供区可暴露不缝合，也可将其与周围结膜下组织分离后缝合。

4. 涂抗生素眼膏，覆盖眼垫包扎。

术后处理：术后隔日换药一次，7~10 天拆线。

注意事项

复发性翼状胬肉者，肥厚而与内直肌止端、上巩膜发生紧密粘连，分离时切勿损伤眼外肌肌腱和穿破巩膜，并需彻底切除瘢痕组织。术后感染虽少见，一旦发生就是一种严重并发症，可造成化脓性角膜溃疡，甚至丧失视力。如角膜创面混浊以及有剧烈的眼痛时，应及早治疗。缝针穿过巩膜浅层时，切勿进针过深，以免穿透巩膜。复发性翼状胬肉再次手术时，两次手术间隔时间不可过短，多在炎症消退后再施行。复发性翼状胬肉反复手术或手术不当，可发生睑球粘连，需行睑球粘连分离联合板层角膜移植术。

第二节 结膜瓣遮盖术

在没有供体角膜的情况下，或患者不能负担角膜移植手术费，可采用结膜瓣遮盖术。主要是用不同形式的结膜瓣，覆盖角膜或角巩膜缘缺损处，达到治疗目的。

【适应证】

角膜或角膜缘穿孔伤，伤口不齐或有组织缺损，缝合后伤口对合不良者。各种原因的角膜溃疡，经治疗不能痊愈或已穿孔者。

【手术器械】

开睑器、显微有齿与无齿镊、显微直剪与弯剪、显微针持、虹膜复位器、8-0可吸收线或者10-0尼龙线。

【麻醉】

表面麻醉或结膜下浸润麻醉。

【手术方法】

一、袋状结膜瓣遮盖术

适用于角膜缘穿孔伤，伤口对合不齐或有缺损者。

手术步骤

1. 在靠近角膜伤口的角膜缘处，用剪刀剪开球结膜。分离结膜下组织，再做成一个与角膜缘平行的弧形结膜瓣。瓣的大小应根据伤口距角膜缘的距离而定。

2. 夹住结膜的两端，向结膜方向牵拉，使之覆盖于角膜的伤口上，观察其大小，如不够大可向两侧延长切口，以能够遮盖角膜缘病变为度。

3. 刮除角膜缘病变组织并修复脱出的虹膜，被遮盖的部位要刮去角膜上皮。将拉下的结膜瓣两端分别固定于角膜缘巩膜浅层（图22-2）。

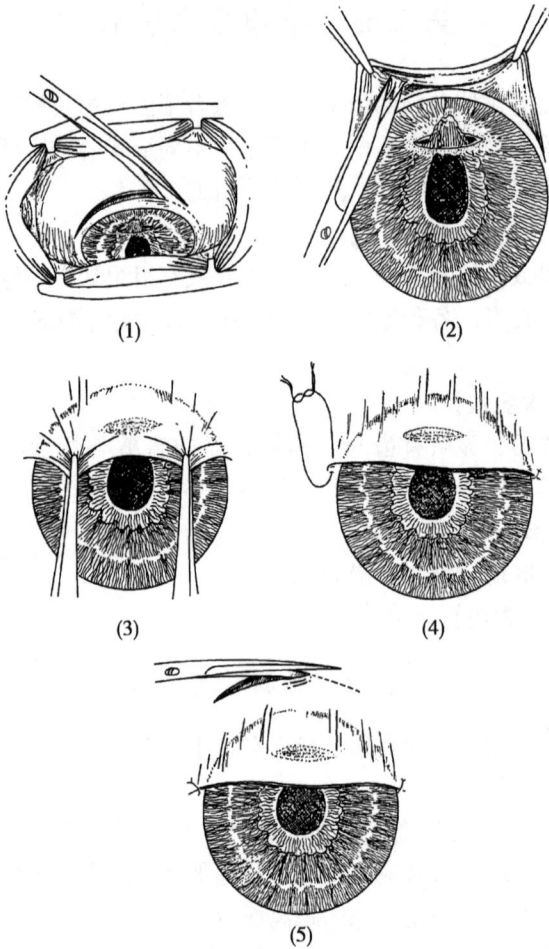

图 22-2　袋状结膜瓣遮盖术

4. 结扎缝线后如感结膜张力过大，可做上方结膜浅层切开缓解。

5. 术毕结膜囊涂抗生素眼膏，单眼包扎，隔日换药。

二、桥状结膜瓣遮盖术

适用于角膜中央部溃疡或穿孔者以及角膜瘘。

手术步骤

1. 沿角膜缘做一 180°球结膜切开，根据病变部位大小，在球结膜第一切口外侧，做与之平行的第二口，其宽度相当于角膜病变部的一倍。

2. 分离结膜下组织，形成一个桥状瓣。

3. 处理病变处角膜伤口，将桥状瓣遮盖于角膜伤口表面，在桥状瓣的两蒂部，各做两针缝线固定于角膜缘巩膜浅层（图 22-3）。

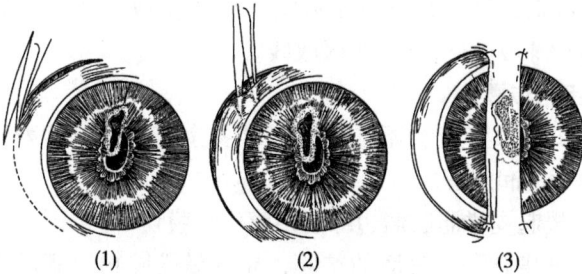

(1)　　　　(2)　　　　(3)

图 22-3　桥状结膜瓣遮盖术

4. 供结膜区可缝合，亦可不缝合。

5. 术毕结膜涂抗生素眼膏，单眼包扎，隔日换药。

术后处理：袋状瓣 10 天拆线，桥状瓣 14 天拆线，剪断结膜瓣蒂部，剪除多余的结膜组织。

注意事项

取结膜瓣只限于结膜组织，不可带有其下的筋膜，结膜瓣应大于伤口 2~3mm 以防止结膜移动而使创面露出。

角膜伤口一定要适当处理，刮去伤口处覆盖的上皮。为防止去线后结膜瓣脱落，创面应扩大到角膜伤口边缘 1~2mm 处。

第三节　结膜脂肪瘤

结膜脂肪瘤多见于颞上象限近外眦部的球结膜下，为黄色、质软的光滑包块，包块可向上、向外延伸，并介于直肌之间，甚至可向前长至角膜，向后长入眼眶，多为双侧性。病理表现为实性皮样肿瘤，但上皮结构稀少或缺如，由脂肪组织构成。

【适应证】

影响外观或者视力。

【手术器械】

开睑器，显微有齿与无齿镊，显微直剪与弯剪，显微针持，烧灼球或电凝，8-0可吸收线。

【手术步骤】

1. 儿童或者配合不佳的成人需要全麻。其他可表面麻醉或结膜下浸润麻醉。

2. 提起皮样脂肪瘤边缘的结膜作结膜切口。

3. 分离脂肪瘤表面的结膜，充分暴露肿物包膜后将其暴露在穹窿的部分完整剪除。

4. 血管钳夹住断端脂肪烧灼止血。

5. 将深层筋膜缝合固定于浅层巩膜。

6. 8-0可吸收线连续或间断缝合结膜。

【术后处理】

术后每日或隔日换药，2~3次即可。无须拆线。

第四节　角膜皮样瘤

角膜皮样瘤是胚胎时，胚裂闭合过程中，表皮及其附件嵌入组织所形成的。出生时皮样瘤已存在，较小，随年龄而增长，单眼或双眼发病。皮样瘤常发生于角膜边缘处，多位于外下象限，它是由复层上皮覆盖的胶原组织构成，可有毛囊和皮脂腺，应手术切除。

皮样瘤有碍于外观，有的发生在瞳孔区，可造成视力障碍。≤3mm 直径的皮样瘤可行单纯切除术。3mm 以上者由于创面较大，多需联合板层角膜移植术，否则术后患者正常眼压或外力作用下，易造成角膜缘葡萄肿或破裂。如皮样瘤发生在瞳孔区，即使<3mm，由于影响视力，亦应联合角膜移植术。

【适应证】

影响患者外观或者视力。

【手术器械】

开睑器，尖刀，隧道刀，显微有齿与无齿镊，显微直剪与弯剪，显微针持，烧灼球或电凝，8-0 可吸收线和 10-0 尼龙线。

【手术步骤】

1. 麻醉因患者多为儿童，故手术需在全身麻醉下进行。

2. 皮样瘤靠近角膜缘如结膜下亦有者，先切开肿物处角膜缘球结膜，分离球结膜，充分暴露肿物。与角膜缘巩膜平行切除肿物，由于肿物侵犯角膜组织太深，可达后弹力膜，故不需切除太深。

3. 肿物切除后，间断缝合球结膜，使之覆盖角膜缘（图22-4）。

4. 直径大于 3mm 皮样瘤，切除肿物时要达到一定深度，并联合板层角膜移植术。

5. 肿物到达角膜中央部者，在切除肿物后，如供体角膜，可联合行穿透角膜移植术。

6. 术毕，结膜囊内涂抗生素眼膏，单眼包扎。

术后处理：术后每日换药，持续一周。角膜 3～6 个月拆线，结膜无须拆线。

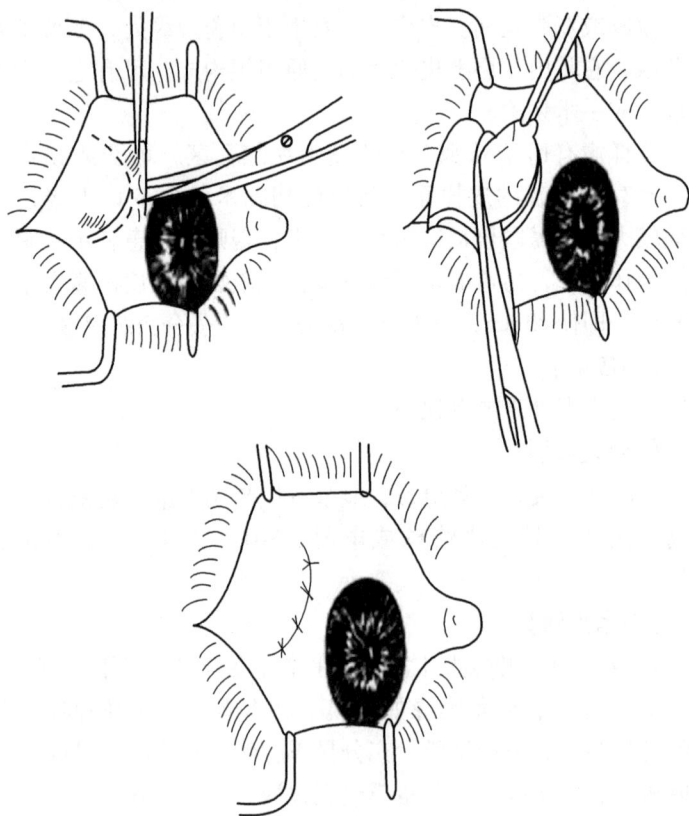

图 22-4　角膜皮样瘤

（接 英）

第二十三章

眼 外 伤

第一节　眼睑裂伤

　　眼睑裂伤是眼外伤中较常见的一类眼科急症。急症眼睑裂伤缝合术不仅直接关系到患者日后眼部的美容效果，而且将对他们的视觉生活质量产生影响。

　　临床上较为常见的切裂伤包括锐器所致的眼睑皮肤切割伤、钝器所致的皮肤撕裂伤，以及动物撕咬所致的皮肤撕脱伤。前两者在进行必要的检查和术前准备后，即进行急症缝合术。后者应进行过氧化氢溶液（双氧水）创口局部冲洗和创口消毒，注射破伤风抗毒素和狂犬疫苗，创口不宜立刻缝合，暴露 48~72 小时后再进行处理以防厌氧菌感染。

　　术前创口清洗，肌注破伤风抗毒素。术前应用无菌生理盐水清洗创口及擦洗周围皮肤组织，以清除皮肤表面凝血块和异物。污染较重的创口可采用稀释的抗生素注射液冲洗创口。采用爱尔碘消毒可有效减轻对患者的刺激。

　　麻醉方式常采用创缘两侧皮下浸润麻醉。常用麻醉药为 2% 利多卡因注射液。对睑板麻醉时应在睑板根部皮下及穹隆部结膜下进行浸润麻醉。

　　1. 单纯性眼睑皮肤裂伤缝合术　缝合前应探查创口有无异物掺杂，并探查伤口深度。伤口内异物应完全取出。内眦部皮肤裂伤应特别注意是否伤及泪小管，术前应做泪道冲洗，如发现泪小管断裂，尤其是下泪小管断裂即应进行泪小管吻合术。

创口深度如仅限于皮下组织或眼轮匝肌浅层，可直接采用微型铲针 5-0 黑丝线或 6-0 可吸收线，进行间断对位皮肤缝合。间断对位缝合时，两侧创缘进针的深度和宽度要一致，避免卷边、错位。间断缝合的针距一般为 3~4mm，进针和出针处距创口边缘约 1.5~2mm，结扎缝线后创口略呈隆起。

对于较整齐的创口，应先缝合创口中部后逐渐向两端缝合，保持缝合两端匀称；不规则的伤口，应先缝合呈角的部位，然后分段间断缝合，两侧不等长的创缘缝合时，较长侧创缘的一端向背侧作一楔形切除，避免产生猫耳现象，或由于缝合时不匀称导致的继发赘皮。

2. 眼睑皮肤裂伤合并睑缘及睑板裂伤缝合术　对于眼睑皮肤裂伤合并睑缘及睑板裂伤，需要进行睑缘及睑板分层修补。

修复伤口采用 6-0 可吸收缝合线或丝线首先对睑缘灰线处进行缝合。从一侧睑缘进针，穿过睑板腺，横过创口，从对侧睑缘出针，进出针位置距创缘约 1.5mm，拉紧缝线，睑缘创口自动对合，之后在灰线前后睑缘的前后唇各间断缝合一针，进出针的距离同灰线部缝合，暂时结扎三条缝线（图 23-1），创缘对合部应略呈隆起，睑缘呈轻度外翻。睑缘伤口的另一种缝合方法是水平褥式缝合（图 23-2），以避免间断缝合睑缘创口日后形成凹角畸形。

眼睑皮肤伤口缝线在术后 5~7 日拆除。睑缘缝线一般在术后 10 日拆除。

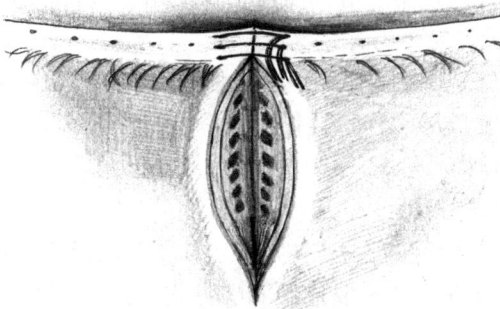

图 23-1　通过灰线间断缝合睑缘伤口

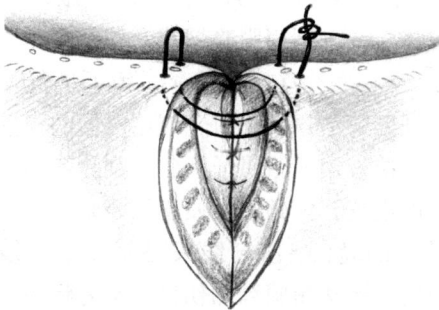

图 23-2　水平褥式缝合睑缘伤口

第二节　角膜裂伤

角膜位于眼球暴露部分的最前部，很容易受到创伤。由于致伤物质不同，伤口大小、形状各异，缝合需要一定的技巧。若伤后晶状体透明，一期角膜伤口处理的质量对避免术后白内障的发生以及使角膜散光减少到最低限度，至关重要。

【适应证】

1. 角膜伤口较大，创缘对合欠佳，前房不能形成。

2. 整齐而较小的伤口经包扎及使用角膜接触镜观察 1~2 日，伤口荧光染色仍有"溪流"征。

3. 有虹膜等眼内组织嵌塞于角膜伤口或有角膜组织缺损。

4. 角膜板层裂伤，且伤口较深、范围较大，特别是前板层呈游离瓣状。

【术前准备】

1. 术前宜用生理盐水清洁眼睑皮肤，轻轻冲洗眼结膜囊。

2. 麻醉方法　采取球后麻醉方式，儿童及不合作者应全身麻醉。伤口小且非常合作患者，可仅用表面麻醉。

【手术步骤】

1. 开睑　开睑器开睑，若开睑器增加眼球压力造成伤口处眼内容进一步流失，则用眼睑缝线牵拉开睑。

2. 修整创缘　手术宜在手术显微镜下进行。开睑后应再次在显微镜下仔细清洁角膜伤口，或用浸湿的棉签轻轻拭去污物。清洁伤口创缘，用显微镊子和尖刀刮除渗出物及粘连的色素组织、糜烂的上皮，使角膜实质创面清晰、光洁。

3. 角膜伤口的缝合　缝合线采用 10-0 尼龙线。缝合顺序依伤口情况而定，到达角膜缘的伤口，可先将角膜缘对合；对于成角的伤口，先将尖端对位缝合。瞳孔区缝线宜跨度小、针距略大，以减少角膜中心区散光，保护视力。周边直线伤口，可连续缝合。缝合时要达到角膜实质深层，即角膜厚度的 2/3~4/5；避免虹膜嵌塞或缝合于伤口内；伤口密闭应达到水密合或确实的气密合程度。

缝合方法包括间断缝合、连续缝合、"8"字形缝合以及荷包式缝合等。间断缝合注意保持各缝线间张力的均匀分布。进出针位置应距创缘 1.5~2mm，缝线垂直跨越创缘。连续缝合及"8"字形缝合法适用于不在瞳孔区较小的角膜创口，优点为缝线张力均匀分布，创口对合整齐，减少线结，因而减少异物感。荷包式缝合适用于"T"形、星状或瓣状伤口，其操作方法即在创口部某一游离角膜瓣上用刀片做一向心的小的弧形板层切口，以此基质层为起止点，经由各游离角膜瓣的深基质层，做一连续类圆形缝合，结扎，使各角膜瓣向创口中心聚拢而密闭创口，线结埋入基质层中。缝合角膜时，缝线穿过角膜组织应与伤口方向垂直，角膜伤口两侧缝合深度一致。（图 23-3）

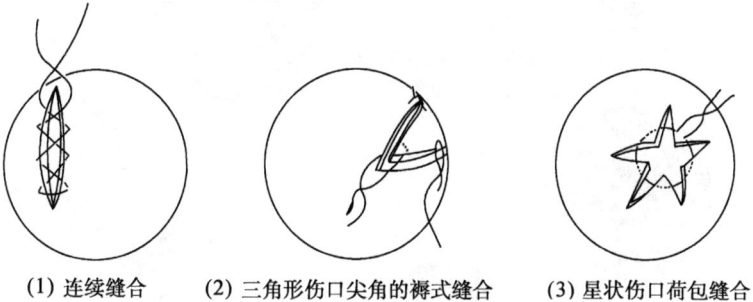

(1) 连续缝合　　(2) 三角形伤口尖角的褥式缝合　　(3) 星状伤口荷包缝合

图 23-3　角膜伤口的缝合

对于伤后时间较短，组织新鲜、色泽纹理清晰的虹膜，去除表面渗出物、彻底冲洗后还纳于眼内。对于脱出时间较长、表面污秽、渗出物不易去除的虹膜则需剪除。还纳虹膜较困难时，可在角膜伤口缝合后，从远离虹膜脱出的伤口一端，或在对侧角膜缘另行切口，深入虹膜恢复器或钝性弯针头，于虹膜表面从周边向中心分离，将虹膜从伤口中拉向眼内（图 23-4）。

缝合结束时，应尽量将线结导入角膜实质内，以避免线结暴露，患者磨痛，并引起长期眼部刺激症状。为检查伤口密闭情况及促成前房形成，可从接近角膜缘的伤口一端，深入钝性弯针头，在虹膜表面边注入无菌生理盐水或纯净空气，边抽出针头，前房即可形成。

对于角膜比较糜烂，或角膜有少部分缺损的伤口，可在缝合角膜伤口后行结膜瓣遮盖以保护角膜伤口并促进其愈合。结膜瓣可直接分离角膜缘附近的球结膜，也可游离球结膜做桥式遮盖（图 23-5）。

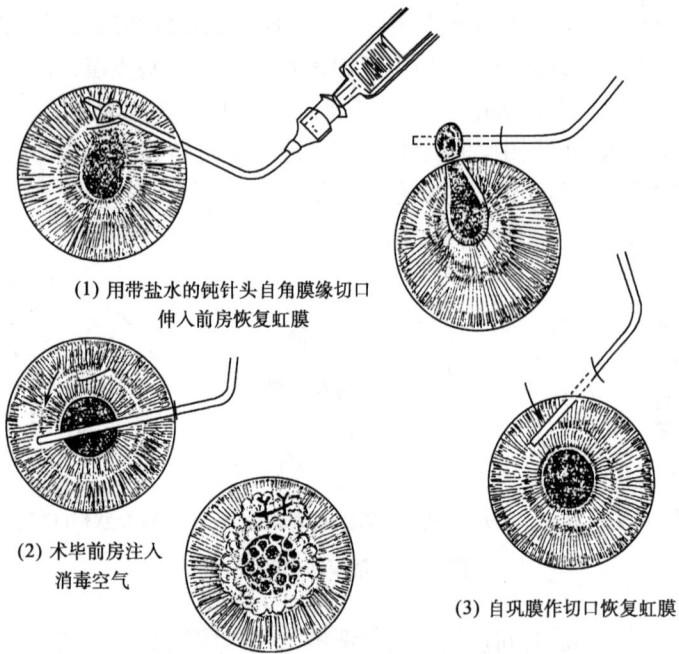

(1) 用带盐水的钝针头自角膜缘切口
伸入前房恢复虹膜

(2) 术毕前房注入
消毒空气

(3) 自巩膜作切口恢复虹膜

图 23-4　虹膜脱出的复位方法

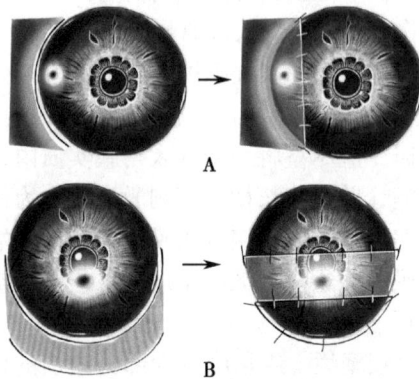

A

B

图 23-5　结膜瓣遮盖角膜伤口

A. 距角膜伤口较近侧球结膜分离后直接牵拉遮盖；
B. 游离桥状球结膜进行角膜伤口遮盖

【术后处理】

全身应用抗生素，术后每日换药至1周，前房有炎性反应时，可行结膜下注射抗生素、皮质类固醇或增加滴眼液次数。术后1个月以后视伤口愈合情况拆除缝线。

第三节　前房积血

前房积血即眼前房内有血细胞存在。出血量少的时候肉眼不易发现，需在裂隙灯显微镜下，方可看到有棕红色的细小颗粒悬浮在房水中。稍多一点时，可在虹膜表面形成血凝丝或血凝块。出血量大时，则在下房角形成液平面，再多时，则前房满灌血，不见其他结构。前房积血多由外伤或内眼手术引起，也可出现在眼前节炎症时，或晚期青光眼的患者。

前房积血时，由于房水混浊，患者可有不同程度的视力下降。同时由于血细胞可以阻塞房角，引起不同程度的眼压升高。

少量的前房积血，可以保守治疗，全身给予止血药，局部点抗生素及糖皮质激素眼药水，包扎双眼，让患眼充分休息，高枕卧位，使出血沉于下方房角，以防在瞳孔表面形成机化膜影响视力。经过这样的治疗，大部分少量的出血可以吸收，但是对于出血量较大，在前房内已形成血凝块者，上述的保守治疗，往往不能生效，有些继发青光眼，引起角膜血染。

为防止这些并发症的出现，部分患者需要行前房穿刺冲洗术。

【适应证】

1. 前房积血量较大、较致密，遮挡瞳孔区，影响视力。

2. 前房积血时间长，血块形成，吸收较慢。

3. 眼压升高，药物控制不佳。

4. 角膜血染。

5. 虹膜前后粘连。

【手术步骤】

1. 前房穿刺术　适于液态前房积血者。眼表面或球后麻醉，在手术显微镜下操作。在角膜缘颞下方，于角膜缘内界以尖刀朝向中央斜行穿刺，内口 1~2mm，用虹膜恢复器轻压切口后唇，缓慢放出前房积血，达到降低眼压的效果即可。切口自闭不予缝合，必要时可于术后再次放出前房积血。

2. 前房穿刺冲洗术　在前房穿刺术的基础上，用弯针头向前房内注入生理盐水，使眼压略饱满，然后再用虹膜恢复器轻压切口后唇，缓慢放出前房液体，如此可重复操作 2~3 次，达到前房液基本清亮、降低眼压的效果。

3. 前房注吸术　于 12 点角膜缘后界做 3mm 的切口，用白内障注吸针头伸入前房，用连有平衡盐溶液予以灌洗置换，直接吸取前房纤维血块。遇有前房活动出血时，可升高灌注压止血。遇有较大纤维血块，可扩大切口取出，并于手术结束时予以 10-0 的尼龙线缝合。

4. 尿激酶的应用　对于前房内较大、时间较长的纤维凝血块，可配制尿激酶液进行前房冲洗。即生理盐水 5ml，加入尿激酶 5000~10000U，用弯针头注入前房，每次 0.2~0.3ml，静置 2~3 分钟，再用生理盐水或平衡盐溶液将之冲洗出，可如此反复 2~3 次。活动的小血块，往往可顺着冲洗液引流至切口，或嵌塞于切口，可用显微平镊将其夹出。

5. 手术结束时，前房内注入生理盐水或空气，恢复前房深度。术毕结膜下注射地塞米松 2mg，涂 1%阿托品眼膏、抗生素眼膏，敷眼垫遮盖及绷带包扎术眼。

【术后处理】

全身应用抗生素、皮质类固醇和止血剂。高枕、半卧位休息，减少活动。每日复查换药，并可点抗生素及糖皮质激素眼药，短效散瞳剂活动瞳孔。

第四节　眼内异物

眼内异物是一种常见的眼部创伤。眼内异物中磁性异物占82%~90%。非磁性异物中以铜异物居多，其次为石头、玻璃等。

一、眼内异物的影像学定位

1. CT密度分辨率高，显示异物明确，应为眼内异物定位的首选方法。

2. X线检查是眼内异物的传统诊断方法，但对于密度低的透X线异物显像较差，不能显示眼球结构，对于眼球壁附近的异物，不能十分准确地区分眼内眼外；定位器的放置可造成一定的不适及并发症。

3. 磁性异物不能行MRI检查。

4. B超检查无创、快速、可重复，对有一定大小的金属和非金属异物均可显示，可同时显示异物及眼球结构以判断异物的位置，并且也可显示异物的并发症。UBM检查可发现眼前段异物。

二、前房异物摘除术

（一）术前准备

术前用2%毛果芸香碱（匹罗卡品）滴眼液缩瞳。术前宜用生理盐水清洁眼睑皮肤，冲洗结膜囊。

（二）手术方法

1. 球后麻醉，开睑器开睑，磁性异物可用睑缘牵引线开睑。手术应在手术显微镜下进行。原角膜伤口若有渗漏，应先予以缝合。

2. 磁性异物

（1）虹膜表面异物：在异物近侧作角膜缘切口，切口应略大于异物长径。以手持恒磁铁，缓慢接近切口，注意磁力线方向（磁头长轴）与切口和异物连线一致。异物即会向切口移动，此时应调整磁铁移动方向和速度，使异物缓慢离开原位，准确移至切口。若异物与虹膜粘连，或前房不易维持，可在切口至异物周围注入少许黏弹剂，用弯针头将异物略作分离。若异物连同虹膜组织一起被吸出，则说明异物部分埋于虹膜组织中，或有机化组织粘连包裹，宜用显微镊轻轻分离之，取出异物后再用虹膜恢复器将虹膜还纳送回前房，恢复瞳孔形态。

（2）前房角异物：若于角膜缘前界附近作切口，内口方向应朝向前房周边房角；也可于角膜缘后界作切口，吸取异物方法同上。注意还纳脱出的周边虹膜，使瞳孔复圆。

3. 非磁性异物

（1）虹膜表面异物：因需要用显微镊将异物夹取出来，故角膜缘切口应稍大些，也可以先注入少许黏弹剂，用弯针头将异物略作分离并向切口方向移动，以利于显微镊将其夹出。

（2）前房角异物：宜在偏离异物方向作切口，以免在夹取异物时，顶压异物，使之向后房陷没。应在异物所在区域注入少许黏弹剂，既维持前房，又对异物起一定固定作用，便于分离夹取异物。夹取异物时，要注意保护晶状体和角膜内皮。

4. 手术结束时，应尽量冲洗净黏弹剂，恢复圆形瞳孔。角膜缘切口小的，自闭不渗漏的可不予缝合，否则予以 10-0 尼龙线缝合。若有炎症反应时结膜下可注射抗生素，涂 1% 阿托品眼膏、抗生素眼膏，敷眼垫遮盖及绷带包扎术眼。

（三）术后处理

全身应用抗生素，以预防感染。应用皮质类固醇和非甾体类消炎药，以抑制眼内炎性反应。术后每日换药至 1 周。注意活动瞳孔，防止虹膜后粘连。术后 1 个月以后视伤口愈合情况拆除缝线。

三、晶状体异物摘除术

晶状体异物伤是眼球穿孔伤的一种特殊形式，合并有晶状体囊膜的破损。大多晶状体异物需尽早取出，在异物取出的同时行外伤性白内障手术，如条件允许，尽可能同期植入人工晶状体。

（一）手术方法

1. 开睑器开睑，并可做上直肌牵引线固定眼球。

2. 切口　对异物小、晶状体后囊完整者可采用透明角膜切口，部分患者需做以穹隆为基底的结膜瓣，采用传统的角膜缘切口或巩膜隧道切口，异物较大者巩膜隧道不宜过长以免造成异物取出困难。角膜缘或巩膜隧道切口板层切开巩膜后分离至透明角膜，切穿进入前房，前房内注入黏弹剂以维持前房深度，如有虹膜粘连者需同时分离。

3. 前囊切开　尽量采用连续环行撕囊方法以保留周边前囊，以利于人工晶状体植入。

4. 异物的取出　在切开角、巩膜或撕囊后，有的异物可随软化的皮质涌入前房，则于前房内注入黏弹剂后用镊子将异物夹出。如异物未涌出，则磁性异物可用眼内磁石直接吸取或用巩膜穿刺刀（锥针）、磁棒等采用磁石接力法将异物取出，可将眼内磁石或巩膜穿刺刀（锥针）放置于前房内撕囊区近异物处，再将眼内磁石头推出或将磁铁接触巩膜穿刺刀（锥针）的眼球外端，多数异物可吸入前房，再自切口取出。对于异物小或磁性较弱未能吸出时，可将眼内磁石或巩膜穿刺刀（锥针）插入晶状体内尽量接近异物，持续磁化吸引即可将异物吸出。

晶状体内的非磁性异物，可先用眼内异物镊将异物夹出，再进一步行晶状体摘除。若晶状体混浊明显，不能直视异物者，需用较低的吸力逐渐吸出皮质，细小的异物可被注吸器吸出，对于较大的异物，待异物逐渐暴露时，再用异物镊夹出，注意术中应尽量防止异物坠入玻璃体内。

5. 晶状体的摘除　手术步骤同外伤性白内障。

6. 人工晶状体植入　手术可根据情况同期植入人工晶状体，只要后囊破损不大，可植入囊袋内后房型人工晶状体，如后囊缺损较多而前囊保留较完整，也可将人工晶状体植入睫状沟内。植入囊袋内的人工晶状体可选用 5.5~6.0mm，植入睫状沟内的最好选用大直径如 6.5mm 的人工晶状体，如前后囊均破损严重，则需植入虹膜夹型或悬吊式人工晶状体。

7. 闭合切口　切口能够自行闭合且前房形成良好者不需缝合，否则需用 10-0 尼龙线缝合切口。

（二）术后处理

包扎术眼，静卧休息，应用口服或静脉抗生素和糖皮质激素，局部应用抗生素、糖皮质激素眼药水，并应用散瞳剂点眼直至炎症反应消退。

四、玻璃体异物

由于玻璃体异物情况复杂，大多需要玻璃体手术处理，要求手术条件较高，建议转上级医院处理。

（魏文斌　庞秀琴　王海燕）

第二十四章

白 内 障

各种原因如老化，遗传、局部营养障碍、免疫与代谢异常，外伤、中毒、辐射等，引起晶状体代谢紊乱，导致晶状体蛋白质变性而发生混浊的病理过程，称为白内障。白内障的治疗主要为手术治疗，目前尚无一种有效药物可以根治白内障。白内障是全球首位致盲眼病，但是白内障手术却是眼科为数不多的复明手术之一，也是多种联合手术的基本术式，所以掌握白内障的手术技巧非常重要。

第一节　现代白内障囊外摘除术

一、现代囊外摘除术

【适应证】

1. 各种类型和发展阶段的老年性白内障。

2. 外伤性白内障。

3. 并发性白内障。

【术前准备】

1. 全面评价全身疾病和病灶。

2. 术前 3 日抗生素眼药水点眼，术日，冲洗结膜囊和泪道。

3. 术前和术中给予镇静剂，术前 1 日晚睡前口服地西泮（安定），术前 1 小时口服地西泮或肌内注射。

4. 0.1%~0.2%碘附溶液或75%酒精眼部皮肤消毒，包头，铺巾及贴膜。

5. 降眼压 可口服50%甘油盐水2mm/kg，或静脉滴注20%甘露醇2g/kg。最有效为压迫眼球降压法。球后麻醉后，将手掌心加压于眼球，每次加压20~30秒，放松压力5~15秒，持续3~5分钟。

6. 一般为局麻，可单独用2%利多卡因，也可同0.75%布比卡因（丁哌卡因）等量混合做球后阻滞麻醉，然后阻滞面神经分支，达到瞬目麻醉。

7. 以短效散瞳剂充分散大瞳孔。

【手术步骤】

1. 开睑 缝线或开睑器开睑。

2. 上直肌固定缝线。

3. 结膜切口 做上方120°角膜缘处结膜切口。

4. 角巩膜缘处，行巩膜隧道切口〔图24-1、图24-2（1）（2）〕。

5. 前房注射1%透明质酸钠，截开前囊，用穿刺针头在11:00处做前房穿刺，穿刺口约1mm。然后用连在装有BSS的注射器上的截囊针，自穿刺口插入前房〔图24-2（3）〕。行前囊切开：开罐式截囊、连续环形撕囊术（图24-3）。

6. 娩出晶状体核 扩大切口，用刀片及剪刀在原来进入截囊针处，扩大切口。切口延长为10mm〔图24-2（5）〕。用压出法（图24-4）及圈套器娩出法〔图24-2（6）、图24-5〕娩出晶状体核。

7. 冲吸皮质 用10-0尼龙线间断缝合切口两端〔图24-2（7）〕，中间留下7mm宽口，为植入人工晶状体之用。用灌吸针和注射器冲吸皮质〔图24-2（7）（8）〕。

8. 保持前房、后房和晶状体囊袋 可用黏弹剂（图24-6）、平衡盐液或空气。

(1)　　　　　　　(2)　　　　　　　(3)

(4)　　　　　　　(5)

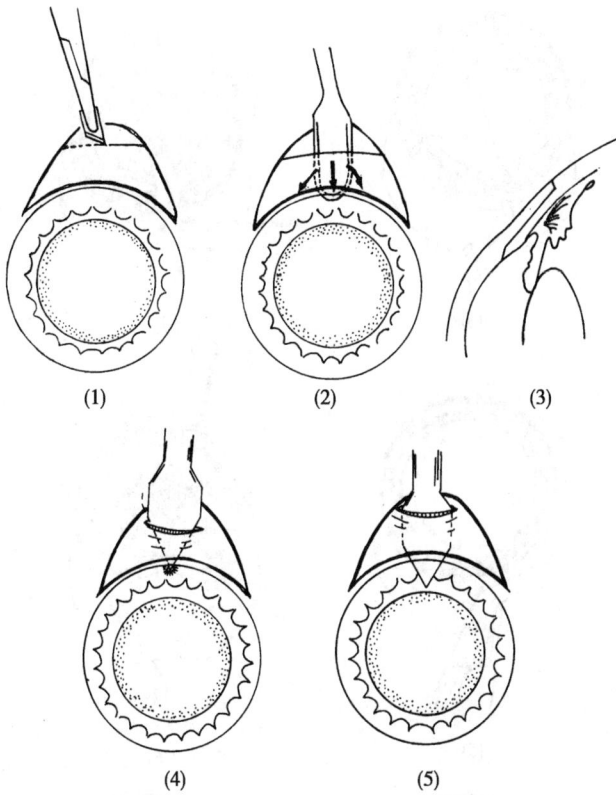

图 24-1　隧道巩膜切口

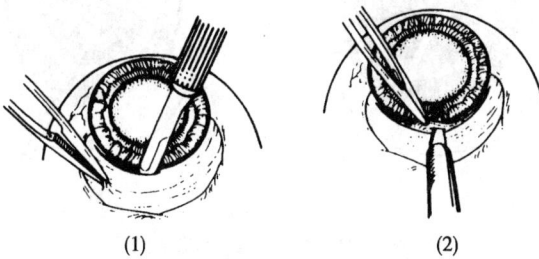

(1)　　　　　　　(2)

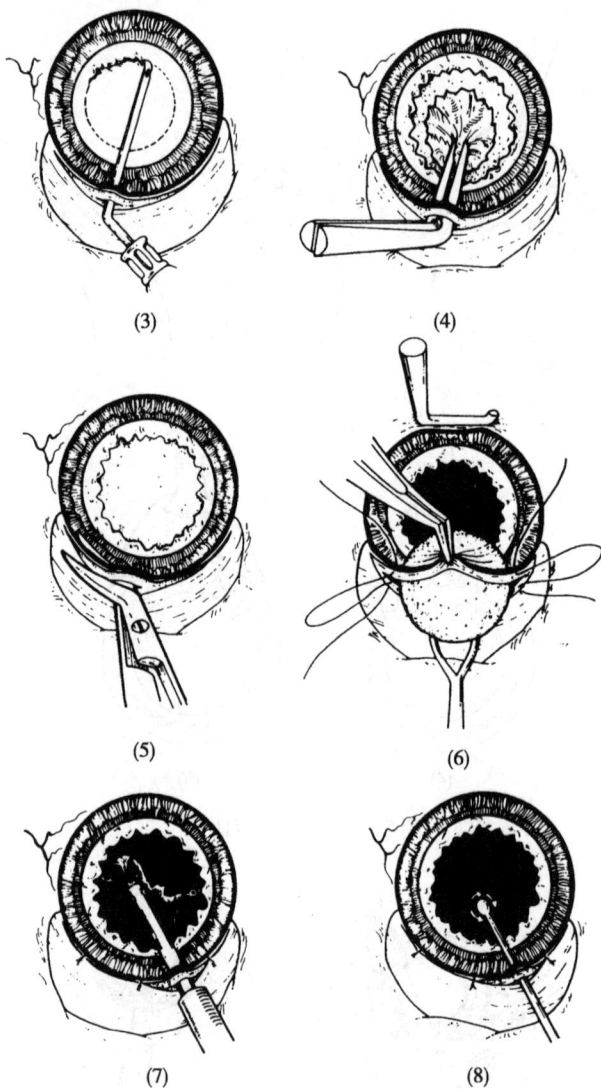

(3)

(4)

(5)

(6)

(7)

(8)

图 24-2　白内障囊外摘除术

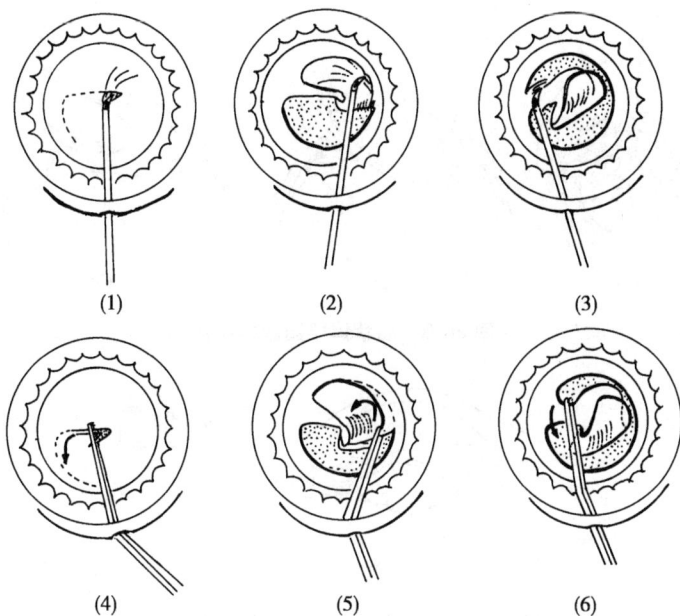

(1)　　　　　　　　(2)　　　　　　　　(3)

(4)　　　　　　　　(5)　　　　　　　　(6)

图 24-3　连续环形撕囊术

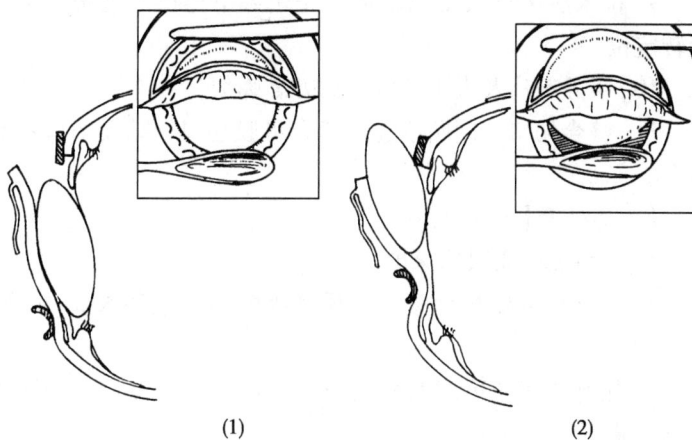

(1)　　　　　　　　　　　　(2)

图 24-4　压出法摘除晶状体

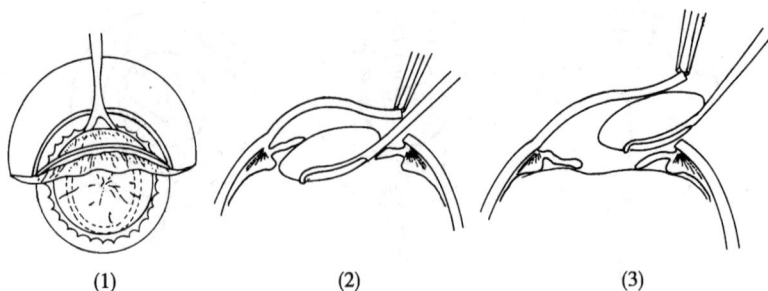

(1)　　　　　　　　(2)　　　　　　　　(3)

图 24-5　晶状体核圈套娩出法

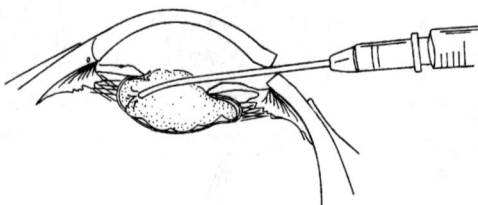

图 24-6　前房及晶状体囊袋注入黏弹剂

9. 植入后房型人工晶状体，先送入下襻再送上襻，然后旋转定位。

10. 吸除前房及人工晶状体后方黏弹剂。

11. 缝合切口　间断或连续缝合巩膜切口，结膜切口不必缝合。

【术后处理】

1. 术后加硬质眼罩保护 1 天。

2. 每日局部滴抗生素、皮质类固醇激素眼药水 3～4 次，共 2～3 周。

3. 如有中度或重度前房反应，需加用肾上腺皮质类固醇做球结膜下注射。

4. 术后每日换药 1 次，1 周后可自行滴抗生素、皮质类固醇眼药水。

5. 酌情给予口服抗生素。

二、小切口白内障囊外摘除术

与现代囊外摘除术相比手术操作更简便且无须缝合、术后出现并发症的概率低，有切口小、散光小、切口愈合快的优势。

适应证、术前准备大多同现代囊外摘除术，小切口白内障囊外摘除术的麻醉方式还可采用表面麻醉。

【手术步骤】

1. 做穹隆部为基底结膜瓣，在术眼上方角膜缘后约 1.5～2.5mm 处，根据预估的晶体大小做一长约 5.5～8.0mm 长的板层反眉弓巩膜切口，板层分离巩膜隧道至角膜缘内 1.0～2.0mm 的透明角膜处。

2. 以穿刺刀刺入前房，前房内注入黏弹剂，用自制截囊针头连续环形撕囊，囊口直径约 6.5mm。

3. 扩大隧道内切口，内切口长约 7.0～10.0mm，根据核的大小确定切口长度并适当延长外切口，使内切口大于外切口。连续环形撕囊后行水分离、水分层，松动囊膜与核之间及晶状体皮质与核的联系。

4. 用黏弹剂注射器钝性针头，或人工晶状体调位钩拨动晶状体核的赤道部使之旋出囊袋入前房，在晶状体核上及核下注入黏弹剂，用注水圈匙深入晶状体核后，将晶状体核套出。若晶状体核直径大于外切口，可行隧道内碎核，分次娩核。

5. 核被娩出后，用注吸针头抽吸干净残留皮质，向前房和囊袋内注入适量黏弹剂，将人工晶状体植入囊袋内，置换出黏弹剂，注水恢复前房，检查切口密闭情况。一般不需要缝合密闭状态不佳者，用 10-0 尼龙线缝合巩膜隧道切口 2～3 针。

6. 结膜瓣复位，结膜下注射地塞米松使结膜瓣水肿而将巩膜切口遮盖。

第二节　白内障超声乳化摘除术

【适应证】

1. 无严重角膜内皮病变。

2. 前房深度正常。

3. 瞳孔能散大至 7mm 以上。

4. Ⅳ级核以下的白内障及部分Ⅳ级核的硬核白内障。

【术前准备】

1. 同小切口白内障囊外摘除术。

2. 灌注液每 500ml 加 1‰肾上腺素 0.5ml。

超声乳化仪基本功能为灌注、抽吸和超声粉碎。主要由主机、手柄、连接管和脚踏控制板几部分组成。

【手术步骤】

1. 安装组件和连接灌注抽吸管路，调试系统，设置能量和吸力范围，调试脚踏控制板。

2. 表面麻醉。

3. 主切口构筑于鼻上或颞上方宽 2.8~3.2mm，内口位于角膜内，角膜潜行隧道长度 1.75~2mm，外口可位于巩膜、角膜缘或透明角膜。辅助切口与主切口成 90°~120°。

4. 前房内注射 2% 透明质酸钠，截囊针开罐式截开前囊 [图 24-2（3）]或撕囊镊连续环形撕囊（图 24-3），前囊口直径 5~6mm 为佳。

5. 水分离晶状体囊膜与内容物（图 24-7），水分层内核与周围核壳及皮质。

6. 主切口进入超声乳化头，辅助切口进入劈核钩，前房持续灌注下粉碎（图 24-8）、乳化并吸除内核 [图 24-9（1）]、核壳及皮质 [图 24-9（2）]。

7. 灌注管和抽吸管从超声乳化手柄拔出，连接于 I/A 手柄，前房持续灌注下吸取皮质，可先吸住周边皮质，拖至瞳孔中央再持续高负压下吸除。

8. 前房及囊袋内注射黏弹剂（图 24-6），可折叠晶状体用晶状体折叠镊或推助器辅助，将人工晶状体下襻下压进入囊袋内，晶状体调位钩推动晶状体顺时针旋转并下压使上襻进入囊袋内。

9. I/A 头伸入前房及人工晶状体后方吸除黏弹剂。

10. 5.5mm 切口常能自闭，若切口微漏可用弯针头向两侧角膜组织注射灌注液，使切口水肿而自闭，小儿或明显渗漏的伤口可用 10-0 缝线缝合 1~2 针。

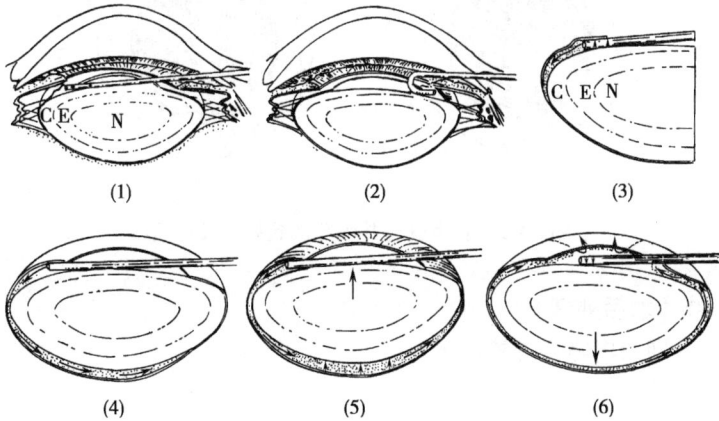

(1)　　　　(2)　　　　(3)

(4)　　　　(5)　　　　(6)

图 24-7　水分离法分开晶状体囊膜及内容物

C. 皮质；E. 核表层；N. 内核部

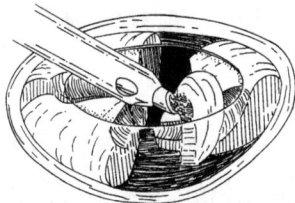

图 24-8　超声乳化粉碎劈开的晶状体核

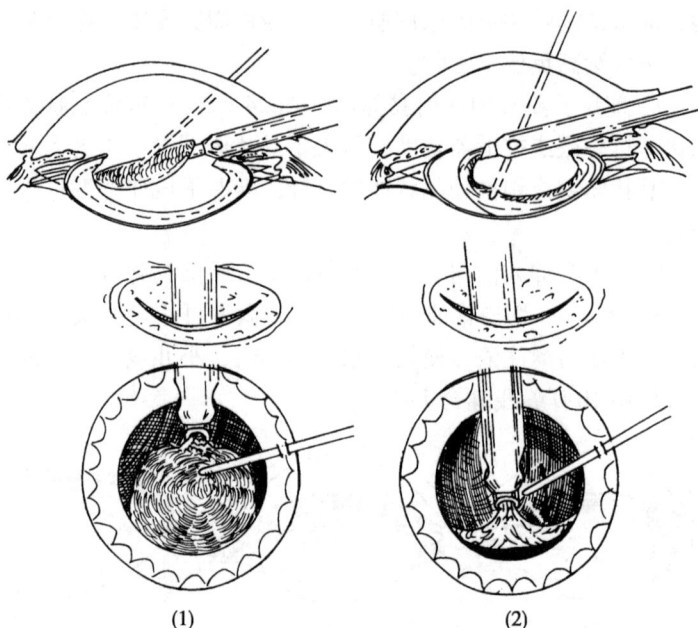

图 24-9　超声乳化并吸除晶状体核及皮质

【术后处理】

同白内障囊外摘除术。

第三节　人工晶状体植入术

临床上，现在越来越多应用可折叠人工晶状体，可运用推助器或晶状体折叠镊进行人工晶状体囊袋内植入。

【手术步骤】

（一）推助器植入

1. 安装推助器　先在推助器飞机头的凹槽内注入黏弹剂至稍高过凹槽，用晶状体植入镊将人工晶状体夹至凹槽上，镊子稍张与长轴方向平行按压人工晶状体光学部两侧（需同时按压人工晶状体襻防止其夹入缝隙），边按压边闭合飞机头两翼，适时抽出镊子并按紧两翼至听到清脆的响声，将飞机头装入推助器，试推排出部分黏弹剂并感觉人工晶状体推注是否顺畅以判断是否正确放置。

2. 左手持有齿镊夹住切口附近的角结膜缘协助固定眼球，右手持推助器边推注边插入切口至前房，于前囊袋开口位置完全推出人工晶状体。

3. 将人工晶状体下襻下压进入囊袋内，晶状体调位钩推动晶状体顺时针旋转并下压使上襻进入囊袋内。

4. I/A 头伸入前房及人工晶状体后方吸除黏弹剂。

（二）晶状体折叠镊植入

一些硬性人工晶状体不能很好地卷入推助器的飞机头内，此时需要用晶状体折叠镊协助植入。

1. 人工晶状体两襻对合折叠后用晶状体折叠镊夹住，襻向下 ［图 24-10 (1) (2)］。

2. 倾斜晶状体折叠镊，使折叠的人工晶状体扁面通过切口送至前房 ［图 24-10 (3) (4)］。

3. 夹持人工晶状体到达前囊开口位置时，稍张晶状体折叠镊松开人工晶状体，使其自然伸展 ［图 24-10 (5) (6)］。

4. 将人工晶状体下襻下压进入囊袋内，晶状体调位钩推动晶状体顺时针旋转并下压使上襻进入囊袋内 ［图 24-10 (7)］。

5. I/A 头伸入前房及人工晶状体后方吸除黏弹剂。

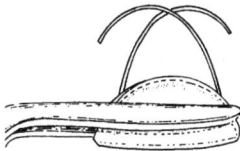

(1)

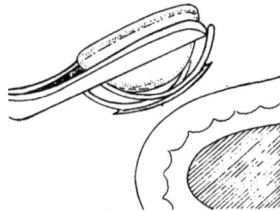

(2)

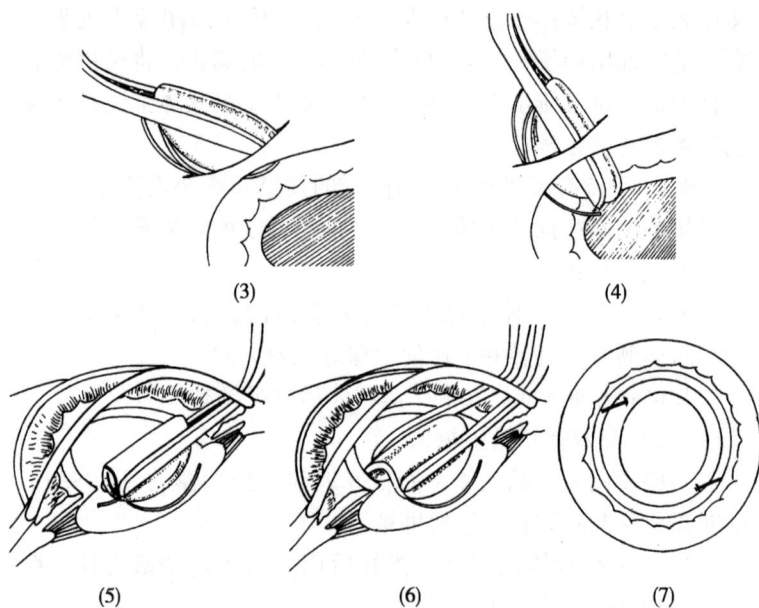

(3)

(4)

(5)

(6)

(7)

图 24-10　植入镊辅助可折叠人工晶状体囊袋内植入

（王　军）

第二十五章

耳部疾病

第一节 耳外伤

一、耳郭外伤

耳郭是头部最显露的部分，易直接遭受外伤，最常见的外伤是挫伤、切割伤、撕裂伤、烧伤等。

（一）耳郭挫伤

由耳郭受到暴力打击、挤压、冲撞所致。轻度挫伤皮下有瘀斑、皮肤擦伤。

【治疗】

应局部清洁消毒，预防感染，防止出血。

（二）耳郭血肿

即耳郭软骨及软骨膜之间积血。耳郭受外伤后造成耳郭皮肤及软骨膜下小血管破裂，血液凝集形成血肿，由于耳郭皮肤与软骨膜软骨粘连紧，皮下组织少，故血肿形成后不易吸收。

耳郭血肿多发生于耳郭前面上部，多在外伤后迅速肿起，患者局部灼热感及轻度压痛，检查见血肿，呈蓝紫色圆形肿胀，透照时多呈黑红色，触之质软有波动感。

【治疗】

1. 耳郭小血肿可不处理，待其自行吸收或机化成结缔组织，局部增厚。

2. 如血肿较大处理不及时，可因血肿机化造成耳郭畸形，继发感染形成化脓性耳郭软骨膜炎。故应在 2.5% 碘酒、75% 酒精严格消毒后，用粗针头在血肿下方穿刺，抽吸出血液并加压包扎。如再出血可重复穿刺。

3. 如血肿反复穿刺无效，或血肿内有凝血块形成时应在无菌条件下，沿耳轮皱褶处做切口，或血肿上做与耳郭平行切口，翻开皮片，刮除凝血块，有活动出血则应充分止血，术腔用抗生素冲洗，加压包扎。经 48~72 小时换药，术后应静脉或肌注抗生素预防感染。

（三）耳郭裂伤及切割伤

由利刃武器（如刀）或交通事故造成。首先应注意有无颅脑外伤。清创缝合应在 6~8 小时内完成。

1. **无软骨裂伤**　彻底清洗伤口，清除伤口内异物及泥沙，严格消毒后，将皮肤对位缝合，缝线采用 5-0 细线为宜，缝合不必过紧，不应穿透软骨。以免影响血液循环。

2. **软骨有裂伤**　如软骨破碎，应将其取出并修整伤缘，但应尽量保留原有组织。局部用碘酒、酒精消毒，抗生素浸泡后缝合伤口。术后应用抗生素预防感染，24 小时更换敷料。

（四）耳郭离断

耳郭血液供应丰富，耳郭大部分离断，或仅留小部分皮肤相连时，缝合后均易于成活。如耳郭全部离断，应行血管吻合术再将离断的耳郭皮肤对位缝合，术后才可成活。

二、耳道外伤

耳道外伤可合并中耳、颌面、颞骨、颅脑损伤，故应注意有无鼓膜穿孔、脑脊液耳漏之症状。清除伤口内异物，消毒伤口，伤口不必缝合，用抗生素纱条压迫使其自行愈合，应预防耳道狭窄。如耳道前壁骨折，处理相同。

治疗时严禁冲洗外耳道，防止感染扩散。

第二节　外耳手术

一、耳前瘘管

先天性耳前瘘管俗称"耳仓"，是一种最常见的先天性外耳畸形，是胚胎时期第一鳃沟残留而形成。与遗传因素有关。

先天性耳前瘘孔多数位于耳轮降脚前方，少数开口在屏间切迹、耳甲腔、耳道等，可为一侧或两侧。瘘管为盲管，长度一般不超过1.5cm。最内覆以上皮，上皮脱落易感染形成脓肿。

先天性耳前瘘管无感染史，则可以不加处理，如反复感染应手术切除。如脓肿形成应先切开引流，待急性炎症消退后再手术。

【手术步骤】

1. 麻醉　成人采用局麻，儿童则全身麻醉。

2. 体位　侧头仰卧位

3. 2.5%碘酒、75%酒精消毒皮肤，用泪道冲洗针头插入瘘孔，注入1%亚甲蓝少量，使亚甲蓝进入瘘管的细小分支，管腔着色。

在瘘孔周围做梭形切口（图25-1），切开皮肤，用蚊式钳夹住瘘管，用小剪子沿已染色的瘘管与周围结缔组织间钝性分离（图25-2），一直分至瘘管盲端，如瘘管深，有复杂分支，应适当延长切口。瘘管的盲端多与耳轮降脚软骨粘连，应将耳轮降脚软骨切除部分，以减少复发机会。

瘘管反复感染者，瘢痕组织多，将着色的瘢痕组织连同瘘管一并切除。

用温盐水冲洗术腔，庆大霉素浸泡，耳轮降脚软骨处涂布碘酒。

为避免死腔形成，分层缝合。

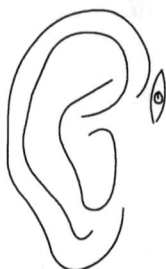

图 25-1 耳前瘘管梭形切口

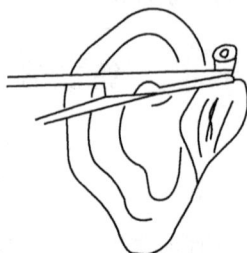

图 25-2 沿瘘管壁分离

二、外耳道疖

外耳道疖发生于耳道软骨部，因耳道软骨部皮肤的毛囊和皮脂腺为金黄葡萄球菌感染的结果。游泳、挖耳为常见诱因。糖尿病患者易患此病。

外耳道疖以剧烈疼痛为主要症状，疖肿破溃后流脓，疼痛减轻。

检查可见耳道软骨部局限性红肿，渐成丘状隆起，触之硬，疖肿成熟，显露脓头，自行破溃、流脓。

如疖肿已熟，未破溃，可行耳疖切开术。

【方法】

局部 75% 酒精消毒，用小尖刀沿耳道长轴方向切开疖肿，取出脓栓，切开时不宜横切，避免耳道狭窄。切开部位为切软不切硬，然后置入引流条，根据情况每日或隔日换药，全身应用抗生素及止痛剂（图 25-3）。

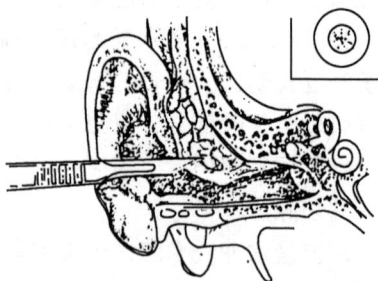

图 25-3 外耳道疖的纵向切口

三、外耳道耵聍栓塞

外耳道软骨部皮肤含有耵聍腺及毛囊，耵聍腺分泌淡黄色黏稠液体，称为耵聍，俗称耳屎，如耵聍呈油状称为油耳或糖耳。正常时耵聍结成小片状随咀嚼、张口运动时自行排出。如耵聍分泌过多或耳道狭窄排出受阻，耵聍可凝聚成团块，堵塞耳道称之为耵聍栓塞。

耵聍堵塞耳道产生耳堵、听力下降、低调耳鸣的症状，如继发感染有剧烈疼痛。

局部检查可看到耳道内黑褐色块状分泌物堵塞。

【治疗】

1. 耵聍较小时，用枪状镊子夹出，如耵聍较大，用耵聍钩取出。方法为寻找耵聍与耳道之间空隙，耵聍钩自间隙处伸入耵聍后，向外拉出。如外耳道与耵聍间无空隙，用耵聍板撬出缝隙，耵聍钩伸入钩出耵聍。耵聍坚硬如石，先点耵聍水（3%~5%碳酸氢钠滴耳液）软化耵聍后再取。对黏性、软性耵聍可采用耳道冲洗法（图25-4）。如已继发外耳道炎者，应先控制感染，局部应用雷夫诺尔纱条抗炎，再分次取出耵聍。

2. 耵聍取出后用75%酒精擦拭耳道，如耳道皮肤有擦伤或充血，应放入抗生素小纱条以防外耳道炎的发生。

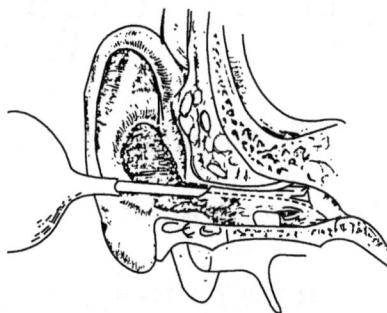

图25-4 外耳道冲洗法

四、外耳道异物

外耳道异物种类甚多。儿童多见，成人挖耳可将木签断入耳内，夏季昆虫爬入耳内，医生工作不慎可将棉球、纱条遗留耳道。

外耳道异物的症状根据异物的性质、大小、位置深浅而定。小的、无刺激的异物可长期不引起任何症状。植物性异物刺激压迫外耳道，引起外耳道炎症，出现耳痛、听力下降、耳鸣等症状。昆虫类动物性异物能引起剧烈的耳痛、耳鸣，患者苦不堪言。如果异物接近峡部疼痛剧烈，异物接近鼓膜可产生耳鸣、听力下降及眩晕。

【治疗】

1. 昆虫类先用1%酚甘油或香油、75%酒精滴入耳内，使昆虫死亡，然后用枪状镊子将其夹出或耵聍钩取出，也可用吸引器吸出。

2. 球形异物　如钢珠之类，用耵聍钩顺异物与耳道之间空隙进入耳道，并越过异物，将其取出（图25-5）。不易使用镊子，会使异物更向耳道深部滑入。取异物时注意避免损伤耳道皮肤及鼓膜。

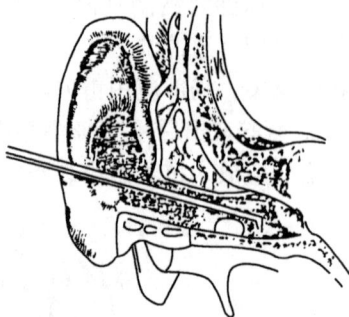

异物取出后75%酒精消毒耳道。

图25-5　用钩将外耳道异物取出

3. 植物性异物　对已肿胀的异物，先用95%的酒精脱水后再取出。

4. 异物过大或嵌顿于峡部者可行耳内切口或耳后切口取出。患儿不合作时，可采用全麻。

5. 细小异物 采用耳道冲洗法。对患有中耳炎鼓膜穿孔、耳道内石灰等异物禁用。

患者取坐位，一手托弯盘于耳下，然后用耳道冲洗器或30ml注射器，盛温生理盐水，冲洗器置于耳道上部，向耳内灌洗，使盐水自耳道下部流出至耳下弯盘内，小异物可随之冲出。冲洗后用75%酒精消毒耳道。冲洗应用温水，过热、过凉会造成眩晕发作，冲洗不可对准鼓膜，以免造成损伤。

五、耳郭假性囊肿

耳郭假性囊肿是耳郭软骨膜的无菌性反应，耳郭软骨和软骨膜之间有血清渗出，其发病原因可能与耳郭受到机械性刺激后局部血液循环障碍、组织间出现反应性渗出聚集所致。

患者常无自觉症状，或有局部轻微灼热、发胀感、无疼痛。检查可见耳郭表面限局性隆起，多在耳郭上部或耳甲腔，并逐渐长大。耳郭隆起处皮肤色泽正常，有波动感，穿刺可抽出黄色或血性液体，培养无菌生长。

【治疗】

1. 耳郭隆起较小，可不处理，自行吸收，可遗留皮肤增厚。

2. 耳郭隆起部较大，吸收不易，可在2.5%碘酒及75%酒精严格消毒下，用粗针头（9号）在隆起处下部刺入腔内，抽吸出液体后用酒精棉球压迫加压包扎，7天复诊，加服消炎药物。

3. 耳郭假性囊肿抽液后，用石膏纱布浸少量生理盐水，使其变软，填入耳甲腔，起到加压防止渗出的目的，包扎后1周拆除敷料，多可痊愈。

六、化脓性耳郭软骨膜炎

是耳郭的化脓性感染，致病菌多为铜绿假单胞菌（绿脓杆菌）。

最常见的发病原因是耳郭的刀砍伤、裂伤，扎耳针，皮肤不清洁等造成继发感染，手术伤及耳郭软骨也可继发此病。

其临床表现为耳部剧烈疼痛，体温升高，检查见耳郭红肿，触痛，脓肿形成时，局部暗红色，有波动感，破溃或穿刺有脓液。

【治疗】

1. 早期　耳郭红肿轻时，全身应用广谱抗生素，配合局部理疗。

2. 脓肿形成　当脓肿形成时应及早手术，彻底清创，否则因耳郭软骨液化坏死而遗留菜花耳畸形。

【手术步骤】

1. 麻醉　以全麻为宜。

2. 消毒　2.5%碘酒、75%酒精消毒。

3. 沿耳郭脓肿靠近对耳轮处做弧形切口（图25-6），翻开皮瓣，清除肉芽、脓液及液化之软骨，软骨变黄、变软处均不能保留，否则感染不能控制，健康软骨尽量保留，防止耳郭畸形。温生理盐水冲洗术腔。

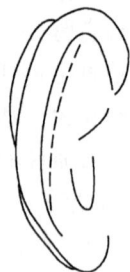

图 25-6　化脓性耳郭软骨膜炎切口

4. 重新消毒手术野，铺无菌单，更换器械。

5. 术腔依次用3%过氧化氢、碘酒（或苯扎溴铵）消毒，庆大霉素浸泡10分钟，撒入抗生素粉，皮片复位，对位缝合，加压包扎。

【术后处理】

1. 静脉滴注抗生素。

2. 如患者术后局部无疼痛感、无体温升高，7天拆除绷带、伤口拆线，可一期愈合。如术后患者仍有疼痛感，应及时检查伤口，如感染未能控制，可再次清创。

【注意事项】

1. 因致病菌为绿脓杆菌，故消毒应严格，术中必须更换敷料、器械，否则术腔不能达到无菌生长的目的。

2. 术前、术中及缝合伤口以前应分别做培养。

七、皮脂腺囊肿

常发生于耳垂或耳郭背面附着处的皮肤皱褶。多因皮脂腺分泌物性质变化或管口堵塞所致。

皮脂腺囊肿生长缓慢，无感染时无症状，感染时红肿、疼痛，并形成脓肿。当脓肿形成时，应及时切开引流，炎症消退后手术切除。局麻下在囊肿表面做梭形切口，完整剥离囊壁，缝合皮肤（图 25-7）。

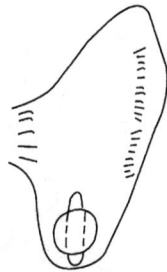

图 25-7　耳垂皮脂腺囊肿梭形切口

第三节　中耳手术

一、咽鼓管手术

咽鼓管手术中咽鼓管吹张法是诊治咽鼓管狭窄、阻塞的主要方法，近些年开展的咽鼓管球囊扩张术也有较好疗效。这里主要介绍三种咽鼓管吹张法。

1. 自行吹张法　清除鼻腔分泌物后，用手指捏住两侧鼻翼，吸气、闭口、用力呼气，使空气进入咽鼓管，受检者自觉鼓膜向外膨出。咽鼓管不通畅，则鼓膜膨出不明显或无感觉。

2. 饮水通气法　也称为波利策法。用咽鼓管吹张球的橄榄头前端塞入受检者一侧鼻前孔，用手指压紧另一鼻孔，嘱患者吞咽一口水，同时检查者用力捏紧吹张球，空气在咽鼓管咽口开张时经咽鼓管进入中耳（图25-8）。

3. 导管吹张法将听诊橡皮管一头插入患者外耳道，另一头塞入手术者外耳道口。凭听空气进入咽鼓管的声音判断咽鼓管是否通畅。将咽鼓管导管顶端朝下方，自前鼻孔进入，沿鼻底伸入触及咽后壁，向外旋转90°，再向前拉引，使导管经咽鼓管圆枕进入咽鼓管口内，将导管向外转45°，即插入咽鼓管咽口，固定，用橡皮球打气吹张。如听到声音吹风样，表示咽鼓管通畅，如为嗞嗞声表示咽鼓管狭窄，若完全堵塞，则无声音（图25-9~图25-11）。

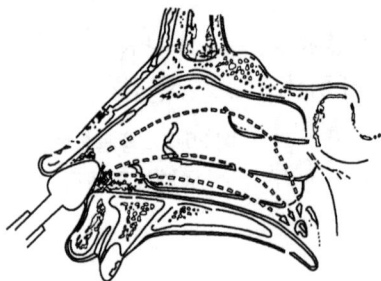

图 25-8　橡皮球吹张法

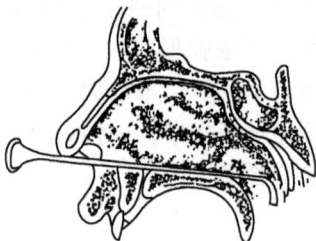

图 25-9　导管吹张法：导管自鼻腔伸入鼻咽，接触后缘

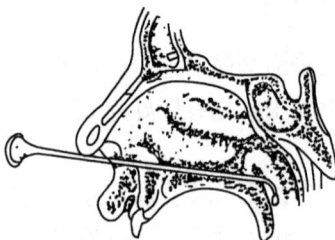

图 25-10　导管徐徐进至咽鼓管开口

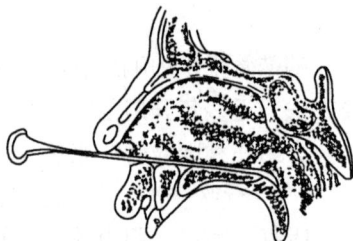

图 25-11　将导管向外转入咽鼓管开口处

二、鼓膜手术

（一）鼓膜穿刺术

【适应证】

适用于分泌性中耳炎（渗出性中耳炎），穿刺鼓膜抽吸鼓室内液体。

【手术步骤】

1. 麻醉 成人采用 2%丁卡因棉片或鼓膜麻醉剂（丙美卡因滴眼液）棉片贴于鼓膜表面约 10 分钟，即达到麻醉效果。

2. 体位 成人坐位，小儿侧头仰卧位，头要固定。

3. 方法 术者左手持耳镜放入耳道，使鼓膜暴露清楚，右手持 2ml 注射器，用细长 7 号针头（斜面要小、钝，约 1mm）于鼓膜前下象限近鼓膜边缘处刺入，抽吸液体至无可抽吸止。耳道口堵一棉球（图 25-12、图 25-13）。

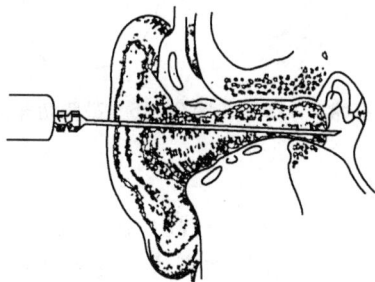

图 25-12 鼓膜穿刺术   图 25-13 鼓膜穿刺部位

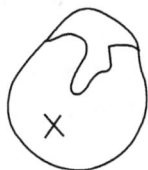

（二）鼓膜切开术

是引流中耳腔脓液及渗液的一种手术。

【适应证】

急性化脓性中耳炎，经消炎治疗炎症未能控制，鼓室内积液、鼓膜膨隆或鼓膜穿孔小，引流不畅者，也适用分泌性中耳炎反复抽液不愈而切开鼓膜置引流管引流。

【手术步骤】

1. 麻醉　同鼓膜穿刺术。

2. 体位　同鼓膜穿刺术。

3. 于耳道及鼓膜表面用75%酒精擦拭。左手向后上牵拉耳郭并放入大号耳镜明视鼓膜。右手持鼓膜切开刀，从鼓膜后下象限距鼓膜边缘2mm处刺入鼓膜，向前做一弧形切口，长度约鼓膜周长的1/3~1/2。分泌性中耳炎切口应在前下象限内。刀尖进入以刺破鼓膜为宜，不可刺入过深，以免损伤鼓室内部结构。抽吸鼓室内液体，最后用消毒棉球堵塞耳道口，每日更换，待炎症消退，鼓膜可自行愈合（图25-14、图25-15）。

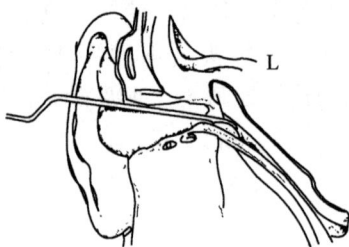

图 25-14　鼓膜切开术　　　　　　图 25-15　鼓膜切开部位

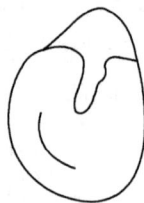

【注意事项】

1. 鼓膜切开位置以鼓膜标志为准，过高会伤及镫骨。

2. 由于解剖变异，部分人颈静脉球高位，突入鼓室，刀尖进入过深，可能会损伤颈静脉球，会造成致命性大出血。

3. 当鼓膜下部颜色发蓝者不宜切开鼓膜。对小儿鼓室下壁发育不完全，切口过于偏下也会损伤颈静脉球。万一大出血发生，耳道压入纱条止血。

（三）鼓膜置管术

对于顽固性分泌性中耳炎，鼓膜前下安置一通气管，以达到通气引流的目的。其方法可在局麻或全麻下将鼓膜切开后，吸出鼓室内分泌物，用地塞米松冲洗，放入直径为1.5mm的硅胶管或钛合金管。一般 3~6 个月取出，鼓膜穿孔可自行愈合（图 25-16）。

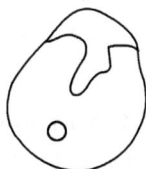

图 25-16　鼓膜置管位置

三、鼓膜紧张部穿孔修补术

鼓膜外伤和中耳炎是鼓膜穿孔的最常见的原因。

鼓膜穿孔造成中耳传音机构完整性破坏，严重影响了中耳的声压增大及声保护功能，使听力下降。鼓膜修补术是修补鼓膜穿孔，完善中耳传音机构，达到提高听力目的的一种手术。手术分两种，烧灼法及组织片移植修补法。

【适应证】

1. 干耳　患者耳漏停止 3 个月以上，鼓膜穿孔干燥，鼓岬黏膜无红肿，鼓室内无肉芽及分泌物，则表示中耳炎症处于静止状态，干耳时间越长，手术成功率越高。也有人认为鼓室内有少量浆液性分泌物，鼓岬黏膜潮湿，由于抗生素的应用，不必视为手术禁忌。

2. 咽鼓管功能良好　鼓膜修补术能否成功，与咽鼓管功能关系极为密切，咽鼓管功能不良，修补鼓膜易穿孔，如鼓膜不穿孔，鼓膜可内陷、粘连，听力不能提高。

最常用的咽鼓管检查法有吹张法及欧压法（图 25-9~图 25-11）。

3. 听力为传导性耳聋　听力确实为鼓膜穿孔引起的传导性聋，气导损失 40dB 以内，经鼓膜贴片实验（即遮盖实验）听力提高 10dB 以上，可推断听骨链连接、活动正常，采用鼓膜修补术，如遮盖实验听力不提高或听力下降，则表示听骨链中断或固定，手术应探查听骨链，并行听骨链成形术。

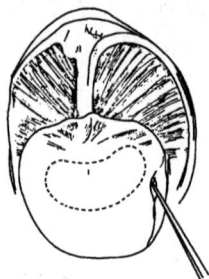

图25-17　用棉片
贴于穿孔处

贴补实验方法　75%酒精清洁耳道，取薄消毒棉片，剪成比鼓膜穿孔稍大的圆片，浸少量滴耳剂后贴于鼓膜穿孔处（图25-17），复查听力。

贴补实验注意事项：操作过程应无菌操作，否则会引起中耳炎症。贴片应与穿孔相贴并封闭穿孔。

（一）烧灼法

用腐蚀剂破坏鼓膜穿孔边缘的上皮层，促进鼓膜全层再生以达到穿孔愈合、听力提高之目的，其成功率可达60%～80%。

【适应证】

鼓膜紧张部穿孔、穿孔大小约占鼓膜的1/4～1/3，穿孔周有残存鼓膜、鼓膜无萎缩及瘢痕者。干耳两周以上即可，中耳潮湿非手术禁忌。

【手术步骤】

1. 体位　取坐位。

2. 消毒　75%酒精棉签擦拭耳道及鼓膜表面。

3. 麻醉　1%丁卡因棉片贴于鼓膜表面约5～10分钟。或在无麻醉下进行。

4. 用细卷棉子或竹签蘸少量50%三氯醋酸或硝酸银溶液，（过多的药液用小棉球吸干）涂布穿孔边缘，至出现0.5～1mm的白圈为止。每周烧灼一次，并密切观察鼓膜穿孔缘肉芽生长情况（图25-18）。

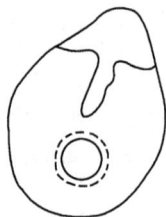

图25-18　50%三氯醋酸
烧灼穿孔边缘的范围

5. 每日滴用抗生素配制滴耳剂 1～2 次，使鼓膜穿孔处保持湿润，以利穿孔愈合。

6. 也可用塑料膜、吸收性明胶海绵片、蜡纸片等剪成比穿孔稍大的圆片，浸有抗生素滴耳剂或表皮生长因子滴耳剂后贴于穿孔表面，为穿孔愈合起搭桥作用。每日点滴耳剂 1～2 次。

【注意事项】

1. 如鼓膜穿孔周肉芽生长旺盛，可停止烧灼。

2. 如中耳炎复发，停止烧灼。

3. 烧灼时，棉签不宜过湿，以免烧灼范围过大，使穿孔扩大。

4. 烧灼时棉签不宜过深，以免烧灼鼓岬黏膜。

5. 烧灼法需反复数次，应耐心坚持。

（二）组织片移植法

1. 移植物的选择及取材法

（1）移植物的选择：多采用自体组织。20 世纪 60 年代开始采用骨膜、软骨膜、颞肌筋膜等中胚层组织修补鼓膜，此种组织具有代谢率低、抗感染力强、易成活、再生能力强、无脱屑的优点，其中颞肌筋膜取材方便、大小随意，是目前最常用的一种。

（2）取材法：于耳郭上发际处或耳后，碘酒、酒精消毒后，1%利多卡因局麻。做横切口 2cm，切开皮肤、皮下组织，暴露颞肌筋膜，沿其下缘切开，剥离子分离，按鼓膜穿孔大小，剪下筋膜、压平、晾干备用。止血后，缝合切口（图 25-19）。

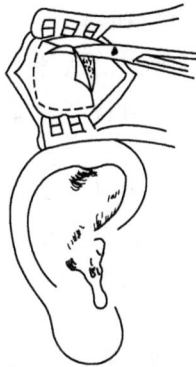

图 25-19　耳郭上发际处剪取颞浅筋膜

721

【注意事项】

（1）取颞筋膜时，应取接近颞

肌之最后一层，该层筋膜表面光滑、厚薄均匀、韧性大、不易穿孔。

（2）防止肌纤维在筋膜表面。

（3）筋膜不宜取下后放置时间太长，使用之前用75％酒精浸泡10分钟，过长影响成活。

2. 内植法修补术　内植法修补术是将移植组织放置在残留鼓膜的内侧位。此法适用于鼓膜中央型穿孔；穿孔大小不超过鼓膜直径的1/2，穿孔周有残余鼓膜者。此种方法操作简单，术后能保持鼓膜正常形态，愈合时间短，上皮化快的优点。但也存在移植物易与鼓室内壁粘连，移植物与鼓膜内侧面脱离、遗留裂孔的缺点。

【手术步骤】

（1）体位：仰卧侧头位，患耳向上。

（2）麻醉：成人采用局麻。1％利多卡因加少许肾上腺素，于耳道内、后、下、上壁注入。

（3）切口：耳道宽阔者不必行耳内切口，如耳道狭窄，行耳内切口。从骨性外耳道口12点处始经耳屏和耳轮降脚间向外上切开皮肤、皮下组织、深达骨壁，放开窗器，暴露鼓膜全貌。

（4）用直角弯钩或小刀刮除鼓膜穿孔处残边（图25-20），再用小钩或刮匙在鼓膜内面轻轻搔刮，刮出一宽度1～2mm的创面做移植床（图25-21）。鼓膜内层上皮菲薄，极易刮除。搔刮时，内层上皮刮除后有少量出血，显微镜下可见鼓膜穿孔边缘较薄，较原来透明。

（5）鼓室内放置浸有地塞米松的小吸收性明胶海绵粒，并使其略高于穿孔缘，起到支撑移植物的作用（图25-22）。

（6）将颞筋膜修剪成比穿孔大2mm的圆形片，在75％酒精中浸泡 5 分钟，用枪状镊夹持其边缘，放入穿孔内，并铺平，使其与鼓膜内侧面移植床充分接触，封闭穿孔（图 25-23）。

（7）浸有地塞米松的吸收性明胶海绵填入耳道，与人工鼓膜相接，再填入抗生素纱条，起到固定作用。

（8）如行耳内切口者，耳道口缺皮区压塑料片，缝合切口。

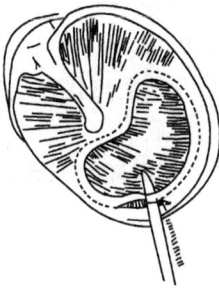

图 25-20 切除穿孔
边缘处的上皮

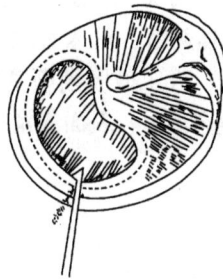

图 25-21 用直角刀经鼓膜穿孔
在鼓膜内侧搔刮内层上皮

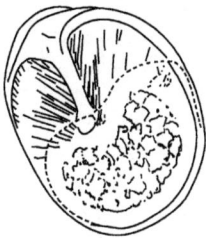

图 25-22 鼓室内放入可吸收明
胶海绵粒，颞筋膜贴于鼓膜内侧

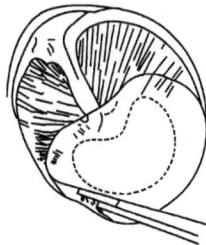

图 25-23 筋膜贴于
穿孔内面

【注意事项】

（1）移植床制作中，不能遗留上皮组织，否则会形成表皮样瘤。但也不应损伤鼓膜纤维层，使穿孔增大，影响愈合。

（2）耳道内填吸收性明胶海绵及纱条时，不宜过紧、过松。过紧可将移植物压入鼓室，过松起不到固定作用。

（3）移植组织片大小应适合。

（4）术后应用抗生素，预防感染。

【术后处理】

（1）术后 3 天更换耳部敷料，7 天拆线，14 天耳内第一次换药。

（2）可见人工鼓膜色白、潮湿，隔日换药 1 次，用小纱条滴滴耳剂后，放入耳道，与鼓膜相接即可。

（3）人工鼓膜渐渐变淡红，1 个月左右上皮化，此后人工鼓膜日益变薄、表面光滑、形态似正常鼓膜。

（赵守琴　何时知　刘志莹）

第二十六章

鼻、咽喉外伤及鼻部疾病

第一节　鼻、咽喉外伤特点

一、鼻、咽喉解剖部位特点

鼻、咽喉位于颌面部中线，邻近颅脑、眼眶、颈、胸腔等重要器官；向下与气管、食管相连接；颈部两侧有较集中的血管如颈动脉鞘内容，以及重要的神经干及其分支，如迷走神经、交感神经、副交感神经等。为上呼吸道、消化道入口。

二、鼻、咽喉外伤特点

1. 外伤可仅限于局部器官，但严重者多合并邻近组织或器官损伤。如鼻外伤可合并颌面外伤、眶外伤或颅底骨折、颅脑外伤等；喉外伤可同时有颈部大血管及气管、食管损伤等。

2. 鼻、咽喉外伤在不同时期有不同的临床表现及后果，通常将之分为三期：

（1）早期：伤后 24 小时内，主要问题是大出血、呼吸道梗阻、吞咽障碍等。

（2）中期：伤后 24 小时至 4 周左右，感染、继发性出血、颅脑或胸部并发症是此期的关键病理过程。

（3）晚期：伤后 1 个月后，创面愈合，瘢痕形成以致局部畸形或功能障碍。如喉外伤后，喉瘢痕狭窄，产生喉梗阻呼吸困难。

三、鼻、咽喉外伤的处理原则

1. 详细询问病史及有序的必要检查。

2. 全面分析病情，决定治疗方案，无论就地诊治或转诊治疗，首先做好下列措施。注意患者的一般情况和生命体征，注意保持呼吸道畅通和控制出血，然后再根据外伤情况给予适当处理。转送患者时，应有急救设备。

3. 创伤处理要求

（1）创面清洁冲洗、止血、清除异物、争取早期缝合，此原则与一般外科要求一致。因鼻、咽喉等器官较小，其被覆的皮肤与黏膜面积有限，因此清除创面时动作要轻柔，不能用毛刷刷洗，通常在用生理盐水冲洗后，可用小纱球蘸用3%过氧化氢或1∶2000氯己定液，对污染创面擦洗。对可利用的皮肤、黏膜尽量保存，软骨去除时更要慎重，因局部软骨均有支架作用，过多的软骨缺损，将导致瘢痕狭窄或畸形。

（2）缝合时应仔细对合黏膜及尽量使组织解剖复位。如鼻翼外伤做粗略的处理，虽然可使组织愈合创面消失，但势将遗留下鼻前孔狭窄，影响美观及功能。刎颈后喉腔的缝合技术更要细致，术者应熟悉喉腔解剖，外伤缝合时认真将黏膜软骨复位，必要时术腔内置放扩张模，以防喉狭窄。

（3）预防感染。

（4）预防破伤风。

第二节　鼻、咽喉外伤

一、鼻外伤

（一）外鼻软组织裂伤

较多见，常可同时合并鼻骨骨折。对鼻背软组织外伤患者，应注意检查鼻腔情况，如有鼻出血，提示鼻黏膜有损伤或鼻骨骨折。有鼻骨骨折时，可先做鼻骨整复后，再处理外鼻裂伤。面部通常选择 3-0 丝线缝合；鼻翼裂伤常伤及鼻翼软骨及鼻前庭皮肤，应充分冲洗清洁创面，缝合时先缝鼻前庭部及鼻腔内伤口，注意将皮肤软骨复位，然后再缝合鼻外伤口。鼻前庭可放置一消毒硅胶短管或凡士林纱条填塞做局部支撑扩张，以防瘢痕收缩鼻孔变小。如局部无组织缺损，该管于拆线后即可取出。若软组织较紧，或软骨有损伤，硅胶管酌情放置 4~6 周。

（二）鼻骨骨折

外鼻隆起于面部中央，极易受外力损伤。外鼻支架中的鼻骨，是一对较薄的骨片，两侧与上颌骨额突联结处并不牢固，外伤时易引起鼻骨错位或骨折。

鼻骨骨折可单独出现，但常同时伴有颜面软组织损伤、血肿、多发性颌面骨骨折等。严重者有颅脑外伤同时存在。

骨折以外力的性质、方向不同，可产生一侧鼻骨塌陷性骨折、单侧或双侧的粉碎性骨折，也可伴有中隔骨骨折或鼻背软骨骨折。

【症状与体征】

外伤后可出现鼻背塌陷或鼻梁歪斜，若软组织肿胀或有血肿时，可能局部畸形不明显。鼻骨骨折，若鼻黏膜撕裂时，可有鼻塞、鼻出血、局部压痛，扪诊时，可感觉出外伤错位侧的鼻骨部位凹陷，或有骨摩擦音。粉碎性骨折时，扪诊局部无骨质支撑感，软而有弹性。鼻镜检查，可见患侧鼻顶下塌、变窄，或鼻中隔偏曲，或中隔黏软骨膜下血肿。

【诊断】

根据鼻外伤史及典型的局部体征，即可诊断。如因软组织肿胀掩盖局部畸形或触诊的感觉，结合鼻骨水平位和冠状位 CT 可确诊。

【治疗】

（1）有活动鼻出血时，先以 1% 麻黄碱棉片，收缩黏膜止血。

如收缩止血无效，则可行凡士林纱条填塞，24~48小时后取出。

（2）如鼻部软组织同时有撕裂时，应按照外科原则，清洁创面。清创时对皮肤尽量保存，以免影响面容。应选用细丝线缝合。

（3）鼻骨整复：整复宜在外伤后组织肿胀发生之前进行，外伤后2~3小时内为宜。如肿胀明显，可待外伤后3~5天肿胀缓解后进行，但不能超过10天。超过10天后骨痂开始形成，整复困难，需矫形手术治疗。整复方法，以鼻骨整复器（可以橡皮管套在鼻中隔剥离器头上代用），送入骨折错位的鼻腔顶部，轻轻向上抬起下塌的鼻骨，此时可闻骨复位的响声。整复时术者一手持整复器，另一手的拇指轻按对侧鼻骨，略向患侧施力。两手同时动作，以助鼻骨复位。①若为双侧骨折时，可用鼻骨复位钳，伸入两侧鼻腔，将钳闭合后，同时向上抬起鼻骨。②若合并中隔骨折时，可先用鼻骨复位钳，置于错位的中隔两侧，夹着后，轻轻向上移动钳叶，使脱位的骨质复位。整复当时，即可见外形恢复。鼻腔内应填入凡士林纱条或膨胀海绵，24~48小时后取出（图26-1~图26-4）。

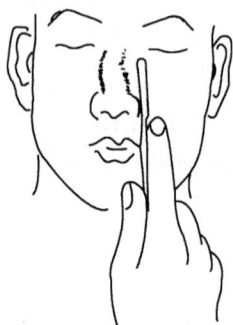

图26-1　取鼻骨整复器先测试鼻骨骨折处与前鼻孔的距离

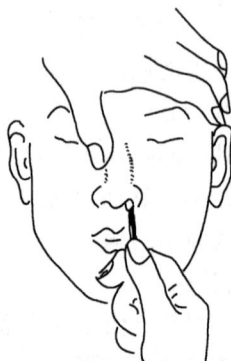

图26-2　整复器插入骨折侧，将鼻骨向上外抬起，左拇指将健侧鼻骨向患侧推压

(1) 为鼻剥离器顶端套以胶皮管，
做鼻整复用

(2) 鼻骨整复器

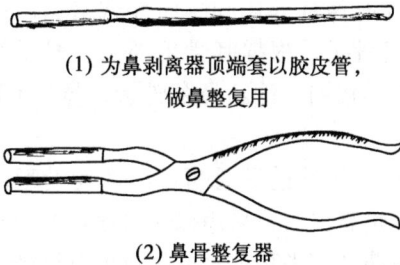

图 26-3　鼻整复器具

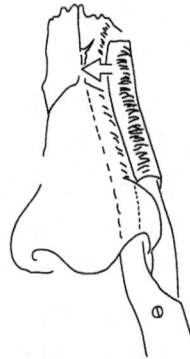

图 26-4　鼻整复器整复鼻骨

（4）合并鼻中隔血肿者须早期手术清除，以免发生软骨坏死，行鼻中隔与鼻底间"L"形切口，彻底引流，术后鼻腔填塞，以防复发。

（5）有裂开伤口时，全身可使用抗生素，应用破伤风抗毒素。

（6）鼻外伤合并前颅底骨折时，可能出现脑脊液鼻漏。表现为鼻腔流出的血液呈稀释状，或有透明液体流出，故鼻外伤时要加以鉴别诊断。一旦有脑脊液鼻漏，提示颅底骨折，应做详细的颅脑检查。脑脊液鼻漏的治疗，应与神经外科会诊治疗。原则上不主张鼻内填塞，以免逆行感染。

（7）鼻骨骨折整复后，应注意勿再擦压鼻背，特别是纱条取出后的 2 周内，洗脸时宜小心勿触及。

（8）勿用力擤鼻，鼻塞时应点用鼻减充血剂。若疑有脑脊液鼻漏，鼻内禁点药。

（9）鼻面部有皮下淤血时，伤后 24 小时内可用冷敷，无活动出血后方可热敷。

（三）鼻窦骨折

鼻外伤时，可发生外伤性鼻窦骨折。额窦及上颌窦因位置表浅发生机会较多；筛窦、蝶窦因解剖部位深在，骨折多发生在严重颅骨外伤的同时；在面颌外伤及鼻窦外伤中，又以上颌窦骨折发病率最高，在发达国家中，汽车事故是其重要病因。

1. 上颌窦骨折　多伴有鼻部外伤和颜面部软组织损伤和其他部位的外伤。上颌窦骨折，根据其骨折部位、程度的不同，体征略异，处理也不尽相同。诊断鼻窦骨折，鼻窦 CT 扫描是不可缺少的检查。

（1）上颌窦前壁骨折：线性前壁骨折：面部无畸形，可能表现为窦内积血，或少量鼻出血，采用保守治疗。鼻内滴用减充血剂，全身应用止血药和消炎药。窦内积血可自行排出。

（2）前壁凹陷性骨折：简单者，可经下鼻道开窗进行整复，或经唇龈黏膜切口进路，进行整复，窦内填入碘仿纱条支撑固定，下鼻道做对孔，填塞的纱条可于48~72小时后取出。

（3）上颌窦上壁（眶底）骨折：常同时合并眼外伤，故应与眼科共同检查处理。眶底（上颌窦上壁）骨质很薄，特别是眶下管内侧更脆弱，当眼眶受到外伤时，极易骨折，且眶内容物如脂肪、下直肌、下斜肌可于骨折时，疝入上颌窦内。其症状为面部软组织、眼睑出现水肿、淤血。肿胀消退后可呈现患侧眼球内陷和复视，鼻出血也是常见症状。除局部检查外，CT 检查对本病诊断极为重要。

2. 额窦骨折　额骨骨壁较厚，骨折多发生在严重颅脑外伤的同时。单纯的额窦前壁线性骨折，外观无畸形，鼻黏膜无撕裂，可保守治疗。鼻腔内点用1%麻黄碱溶液，全身使用抗生素预防感染。额窦前壁复杂骨折时，应进行开放骨折整复术，并注意额窦后壁有无骨折。后壁骨折易引起脑膜撕裂，发生脑脊液鼻漏。故对额窦后壁骨折，应做手术探查，如有脑膜撕裂，应及时修复。

3. 筛骨骨折　单纯的筛纸板骨折，可出现内眦及眼睑部气肿或眶内气肿或血肿，一般保守治疗即可。筛状板或筛窦严重骨折，多发生在面中部外伤的同时。筛状板骨折与前颅底骨折均易引起脑膜撕伤，出现脑脊液鼻漏或颅内感染，应按颅外伤原则处理。

4. 蝶窦骨折　蝶窦单纯骨折极罕见，多为颅底骨折时发生。对蝶窦一般不需特殊探查处理，因蝶窦骨折引起的鼻出血可对症治疗。

鼻窦外伤多为复合性伴颅面骨多处骨折，需由耳鼻喉科、口腔颌面外科、眼科、神经外科协同诊治。

二、咽 外 伤

咽外伤较少见，常同时伴有喉部、颈部或上呼吸道外伤。根据病因咽外伤可分为：咽部机械性损伤及咽灼伤两类。

1. 咽部刺伤　咽部刺伤是咽部机械性损伤中最多见者。常发生于儿童，因口中含竹筷、铅笔等尖锐物时，跑跳打闹或跌倒，刺伤咽部。易发生部位为舌腭（前）弓、软腭、咽后壁。轻者仅为黏膜擦伤、血肿，或穿透咽弓、软腭，严重者可损伤颅底或咽间隙，伤及较大血管，引起感染或大出血。

对小儿有咽刺伤主诉者，应在良好光源下认真检查口咽部，注意有无活动性出血及出血量多少。咽弓甚或软腭的小撕裂伤，多可自行愈合，可不用缝合，但应保持口腔清洁，预防感染。较深的洞穿刺伤或有活动出血时，小儿应在全麻下，置开口器进行止血、缝合。

2. 咽部灼伤　可因热蒸汽灼伤或化学灼伤（误服强酸或强碱液），严重者可产生呼吸困难，需做气管切开术。

三、喉 外 伤

喉外伤比较少见，因为喉位于颈中部，受周围解剖结构的保护：喉上方有下颌骨，下方为胸骨柄，两侧有胸锁乳突肌，后方为颈椎，且颈部运动灵活等因素，使喉受外力损伤机会较少；另外也可能严重喉外伤患者常来不及抢救即死亡，或者严重全身外伤患者，喉部损伤常被忽略。

【喉外伤原因】

1. 外界暴力，如工伤、交通事故、格斗、战伤、自杀等。

2. 内部创伤，如喉插管、喉异物、灼伤等。

【喉外伤的分类、症状及检查】

喉外伤可分喉外部伤和喉内部伤两类。前者包括闭合性喉外伤和开放性喉外伤；后者包括喉烫伤、烧灼伤和机械损伤。喉外伤可引起不同程度的声嘶，局部疼痛，黏膜裂伤或喉软骨骨折后常有咯血、进行性吞咽困难及呼吸困难。对喉外伤者，应做专科检查，间接喉镜或纤维喉镜是必需的检查方法，X 线侧位片可观察声门下气道通畅情况及是否有气胸及气肿，CT喉扫描可显示软骨骨折部位，喉腔软组织有无肿胀，杓软骨是否脱位，声门有无阻塞等。

【喉外伤的分级】

喉外伤依据创伤程度分为 5 级：

Ⅰ级：轻度声带水肿或血肿、声带运动正常。

Ⅱ级：声带有水肿或血肿，黏膜有轻度裂伤，甲状软骨有骨折无错位，声带活动可能受限。

Ⅲ级：黏膜有明显撕裂伤，甲状软骨骨折并错位，环状软骨骨折。

Ⅳ级：严重喉黏膜撕裂、喉软骨多发骨折错位。

Ⅴ级：喉黏膜或软组织缺损，喉气管完全断裂。

【治疗】

根据上述不同程度喉损伤，可选择不同治疗方案。

Ⅰ级：可保守治疗。

Ⅱ级：保守治疗，如有喉梗阻可做气管切开。

Ⅲ级：在支撑喉镜下或经颈部行黏膜修复及软骨复位。

Ⅳ级、Ⅴ级：均需经颈部切开、探查、止血、软骨复位、黏膜修复，术后放喉扩张模，并气管切开术。

第三节　鼻、咽喉异物

一、鼻异物

鼻异物多见于儿童，因幼儿玩耍时喜将小玩物如豆类、果核、纽扣、橡皮、玻璃珠等塞入鼻孔内；夏天露宿，小昆虫偶可进入鼻内；南方多池塘、水域，游泳时蚂蟥也能进入鼻腔形成鼻异物；此外，喷嚏时可将口中食物经鼻咽喷入鼻腔，外伤或鼻科手术后敷料如棉片、纱条，也可遗留于鼻腔。

【临床表现】

鼻异物常为一侧，可引起患侧鼻塞、流脓涕，日久因感染可有血涕及臭味。任何类型异物存留过久均产生异味血涕。蚂蟥常表现为鼻出血。

鼻异物经鼻镜仔细检查，均可诊断。一经诊断应立即取出。

【治疗】

鼻异物取出术，根据异物性质、形状、大小及部位采取不同方法。

1. 麻醉

（1）鼻前庭处浅在异物如纸团、橡皮等，可不用麻醉，以枪状镊夹出。

（2）异物大且位置深者，应用1%麻黄碱液鼻内喷雾两次，使肿胀的黏膜收缩，再喷入1%丁卡因液少许，做表面麻醉；对极不合作的患儿，或异物嵌顿较紧时，需用全麻，以防患儿因疼痛哭闹挣扎，致使异物钳取时被推入深处，甚至落入下咽，或误吸入喉、气管中。

2. 方法

（1）圆形光滑异物不可用钳子夹取，因其不易夹住反而向深处滚动。应用钝头异物钩，或者将曲别针外圈拉直，内圈顶端弯成弧形以代替鼻异物钩。在额灯照明下，将钝头异物钩从异物上方送入并超过之，从异物后方将其向前钩出（图 26-5）。

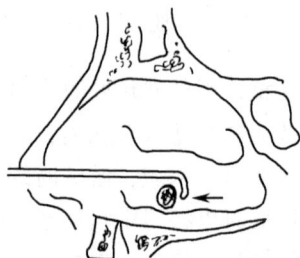

图 26-5　鼻腔圆形异物，用异物钩取出法

取小儿异物时要注意，让家长将患儿抱持于其腿上，家长右手固定小儿头部勿使摇动，左手抱拢其双臂，并将患儿双腿夹于家长两腿中间，牢牢把着患儿，医生方能从容对好额灯光线、看清异物位置，顺利取出异物。

（2）不规则异物，不能用钩，而应用枪状镊或肉芽钳夹取出。

（3）蚂蟥异物时，鼻内应充分表面麻醉，使蚂蟥亦受麻醉后以血管钳夹出。

二、咽异物

咽异物咽部异物多为日常食物中的骨或鱼刺、瓜子皮等尖细物质。鼻咽异物少见，口咽部及喉咽部异物多见。

【病因】

常见于小儿或老人咀嚼功能不全，或咽反射功能较差；儿童扁桃体肥大，于吞咽时咽肌收缩，扁桃体受挤致口咽间隙变小，再加进食过急，可使细刺刺中咽部扁桃体上；巨大异物如元宵、荔枝常造成喉、下咽异物，紧急时可直接阻塞或引起喉痉挛、窒息，危及生命。

【常见部位及症状】

1. 细刺多见于扁桃体、舌根（图 26-6）、会厌谷及梨状窝，骨片等较大异物多位于喉咽部。

2. 症状　固定部位的吞咽痛、异物感，吞咽困难，口腔分泌物增多。巨大异物可产生突然呼吸困难或窒息。

【诊断】

根据病史，应做详细的局部检查，口咽异物应用压舌板压舌后仔细检查，舌根及喉部异物需做间接喉镜及纤维喉镜检查。金属异物可做颈部 X 线摄片检查。

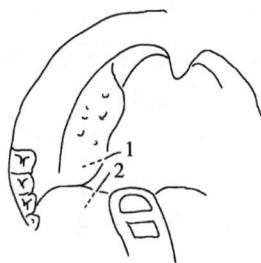

图 26-6　口咽部异物
（鱼刺）常见部位
1. 扁桃体下极；2. 舌根部

【治疗】

1. 口咽部异物取出术　局部喷 1% 丁卡因溶液做表面麻醉后，压舌板压舌，以枪状镊或弯血管钳将异物自刺入处夹出，动作应轻巧、快捷，否则易引起患者恶心反射，异物可能脱落或折断，不易再寻见。

2. 喉咽异物位置靠下时，可在间接喉镜下，以喉异物钳取出。

3. 巨大下咽异物，在直接喉镜下取出。

第四节　鼻常见疾病

一、鼻　疖

鼻疖多发生于鼻前庭，也可发生在鼻尖部，为局部毛囊或皮脂腺感染所致。糖尿病患者易受葡萄球菌感染发生鼻疖。

【症状及体征】

初起时局部痒胀，炎症浸润时则因鼻尖和前庭部皮下组织少，皮肤与软骨膜联结紧密，而致疼痛显著。多有全身症状，如畏寒发热、头痛、全身不适。局部开始时仅为皮肤充血、肿胀，炎症进展则毛囊周围红肿隆起，肿胀中心可化脓，形成脓头，肿疖破溃，可自行排出脓栓。常伴有颏下或颌下淋巴结肿大、压痛。炎症扩展时，也可出现上唇或面部蜂窝织炎。鼻疖被挤压后可形成海绵窦血栓性静脉炎，表现为寒战、高热、头痛剧烈、眼睑水肿、眼球突出固定甚至失明，严重者可危及生命。

【并发症】

颏下或颌下淋巴结炎、面部蜂窝织炎、海绵窦血栓性静脉炎。

【治疗】

1. 疖未成熟者，局部热敷理疗，涂以消炎药膏或鱼石脂软膏，促其成熟穿破。脓疖成熟后，可用碘酊消毒后，用尖刀将脓头挑破，用小镊子夹出脓栓，或用吸引器吸出脓液。然后涂抹消炎药膏。每日清洁局部换药。禁止挤压周围，以免感染扩散。

2. 全身应注意休息，口服或注射广谱抗生素，以控制炎症。如疑有并发症则应加大抗生素剂量，密切注视病情进展。

二、鼻中隔偏曲

鼻中隔的上下或前后径偏离矢状面，向一侧或两侧偏曲，引起鼻腔功能障碍者，均称为鼻中隔偏曲。偏曲的鼻中隔可呈现"C"、"S"形偏曲，也可形成山嵴样的嵴突。

【病因】

1. **鼻腔局部发育不均衡**　鼻中隔的骨性或软骨性支架与鼻腔侧壁骨的发育速度不一致，有时由于面部诸骨的发育速度不平衡，如颧弓过高，鼻顶和鼻底的距离缩短，鼻中隔被挤压偏曲。

2. 外伤　新生儿产道挤压伤、儿童及成人的外伤均可导致鼻中隔偏曲，并可合并外鼻畸形。

3. 鼻腔、鼻窦肿瘤　肿瘤压迫使鼻中隔偏曲。

【临床表现】

1. 鼻塞　是最常见的症状，多呈持续性，一般在鼻中隔凸出的一侧较重，严重者可出现嗅觉减退。

2. 鼻出血　鼻出血多发生在鼻中隔凸出的一面或嵴突处，该处黏膜张力较大。且黏膜较薄，故较容易出血。

3. 反射性头痛　如偏曲部位压迫下鼻甲或中鼻甲，可引起同侧反射性头痛。

【检查】

前鼻镜检查见鼻中隔弯向一侧，两侧鼻腔大小不等。鼻中隔凸面可见黏膜充血、糜烂，对侧下鼻甲代偿性肥大。注意鉴别是否同时存在肿瘤、异物或继发鼻窦炎等。

【治疗】

鼻中隔偏曲诊断明确，且患者有明显鼻塞、头痛或鼻出血症状者应予治疗。目前最常用和有效的治疗办法是鼻内镜鼻中隔矫正术。

鼻内镜鼻中隔矫正术

【适应证】

引起鼻腔、鼻窦功能障碍的鼻中隔偏曲。

【禁忌证】

一般不主张在 15 岁前实行鼻中隔软骨切除的鼻中隔矫正术。

【手术步骤】

1. 麻醉　全麻或局麻。局麻于鼻中隔皮肤-黏膜交界处进针，用含有1∶200 000肾上腺素的 1% 利多卡因黏膜下浸润麻醉。以黏膜层抬高并且颜色变白为标准，一侧注射 1~3 点，共 5ml。全麻患者如有条件可采取控制性降压，将收缩压稳定控制在 100mmHg 左右。

2. **体位** 仰卧位头高脚低位，头比脚高 40cm 左右。

3. **收缩鼻腔** 用含有 1∶10 000 肾上腺素的 1% 丁卡因纱条收缩鼻腔黏膜，收缩顺序依次为鼻前庭、总鼻道、嗅裂、中鼻道和下鼻道。纱条不宜过湿，尤其局麻手术时。

4. **切口** 常规于鼻中隔左侧皮肤与黏膜交界处做一凹面向后的稍带弧形切口，起自鼻中隔前端上方，下至鼻底，完全切开黏软骨膜。若嵴突位置较低，可于切口下端沿鼻底向后方延长如"L"形，以减少黏膜张力。

5. **剥离** 用钝性剥离子在黏骨膜下，剥离子面与鼻中隔面平行，略向下外侧用力，将黏骨膜与鼻中隔骨性支架分离。对弯曲明显位置要充分减张。在切口后 2mm 切开软骨至对侧黏骨膜下，以上原则剥离对侧黏骨膜。

6. **切除** 用剥离子轻压，断开鼻中隔软骨与筛骨垂直板结合处，同法断开鼻中隔软骨下端与犁骨、上颌骨鼻嵴的连接，咬骨钳咬除偏曲的鼻中隔骨质。如软骨明显偏曲，可在凹面对软骨行水平划痕数刀。

7. 复位鼻中隔黏膜，矫正效果满意后填塞鼻腔，可使用凡士林纱条、膨胀海绵、硅胶管等，使两侧黏膜紧贴。切口可不缝合，但在填塞时，注意将黏膜切口整齐对位。

【术后处理】

1. 预防感染。口服黏液促排剂。勿用力擤鼻。

2. 术后 48 小时取出鼻腔填塞物，取出后第 2 天可开始鼻腔冲洗；如未行鼻窦手术，术后鼻腔冲洗时间可酌情后延。

3. 术后 2 周，门诊鼻内镜复查。

【注意事项】

整个手术过程，时刻保持器械在内镜监视下进行操作，以免造成副损伤。尽量保持黏膜瓣完整，尤其不可使其对穿。去除张力线处畸形软骨、骨质，尽量保留正常鼻中隔骨性支架。

三、慢性鼻炎

慢性鼻炎系鼻黏膜及黏膜下组织的慢性炎症，多伴有一定的鼻功能障碍。广义地讲，慢性鼻炎可包括一般性炎症的几类鼻炎如：慢性单纯性鼻炎、慢性肥厚性鼻炎、萎缩性鼻炎、干酪性鼻炎等。慢性单纯性鼻炎和肥厚性鼻炎有类似的病因及病理基础，通常将之一并讲述。

【病因】

1. 局部因素

（1）急性鼻炎反复发作，或未彻底治愈。

（2）慢性鼻窦炎，大量分泌物长期刺激鼻黏膜。

（3）鼻中隔偏曲，妨碍鼻腔通气引流。

（4）腺样体或扁桃体慢性炎症，可引起慢性鼻炎。

（5）鼻腔长期用萘甲唑啉等减充血剂，可引起药物性鼻炎。

2. 全身因素　如维生素 A、维生素 E 缺乏，可使鼻黏膜上皮及腺体发生退行性改变；长期慢性病，如营养不良、慢性肾炎等，因机体抵抗力下降、静脉回流受阻、自主神经系统功能失调诸因素，易引起慢性鼻炎；妇女月经、妊娠期、鼻黏膜生理性充血肿胀；甲状腺激素对鼻黏膜有影响，甲状腺功能低下时，鼻黏膜增生、水肿、上皮有卡他性炎症。

【病理】

1. 慢性单纯性鼻炎　鼻黏膜血管扩张、渗透性增加，血管及腺体周围淋巴细胞浸润，腺体分泌活跃。故鼻甲肿胀，分泌物多。

2. 慢性肥厚性鼻炎　鼻黏膜血管周围慢性炎症浸润，结果导致静脉及淋巴回流障碍，血管壁增厚、周围纤维组织增生，水肿加重。黏膜增厚，并影响动脉循环，黏膜变苍白，增厚组织多见于下鼻甲前端或后端、中鼻甲下缘。有时增生组织呈乳头状，或息肉状。通常下鼻甲后端增生多为乳头型，称"桑葚样变"。

【临床表现】

1. 慢性单纯性鼻炎

（1）交替性鼻塞，或间歇性鼻塞。鼻塞以卧位时为重，而侧卧时，下面一侧鼻塞为重，晚间或静坐时鼻塞明显，运动或气温改变后，鼻塞好转。

（2）鼻涕多、分泌物稠黏，有时可自后鼻孔流入咽部。

（3）嗅觉正常或有障碍。

（4）可有头昏、头痛症状。或因鼻塞而睡眠不佳，耳鸣。

2. 肥厚性鼻炎　持续性鼻塞，可为一侧或双侧性。其余症状与单纯性鼻炎相似。但较重。

【检查与诊断】

1. 单纯性鼻炎　鼻黏膜轻度充血，鼻黏膜肿胀以下鼻甲为多见，位于中鼻甲与鼻中隔之间。黏膜变化为可逆性，表现为对 1% 麻黄碱反应敏感。依据病史与体征，诊断易建立。

2. 肥厚性鼻炎　鼻黏膜呈充血或淡粉色，黏膜水肿或肥厚增生，可表现为表面光滑肥大，也可凹凸不平呈桑葚样变，肥厚增生部常见于下鼻甲后端。鼻咽镜检查时，可见球形之下鼻甲后端堵塞于后鼻孔内。中鼻甲肥厚部常见于前端，也可见于鼻中隔后缘。黏膜触诊缺乏弹性，对血管收缩剂反应迟钝或无反应。

【治疗】

1. 病因治疗。

2. 局部治疗　以引流鼻分泌物及通畅鼻腔为目的。

（1）局部糖皮质激素鼻喷剂：目前最推荐使用的鼻内抗炎一线药物。

（2）鼻用减充血剂：0.5%~1%麻黄碱液或0.05%羟甲唑啉，每日1~2次，只在有明显鼻塞症状时使用，此类药物长期使用可引起药物性鼻炎。因此连续使用不超过7天，儿童最好不用或短期低浓度的此类药物。盐酸萘甲唑啉（滴鼻净）应禁止使用。

（3）物理疗法：如红外线、超声波照射，可改善局部血运，缓解症状。

（4）中药或针灸也可改善症状。中药以疏风散寒、宣肺开窍、清热活血为主，常用药物有苍耳子、辛夷、薄荷、黄芩、桑叶、菊花、白芷、蝉蜕、败酱草、蒲公英等。针灸穴位可取印堂、迎香、合谷。

3. 肥厚性鼻炎的保守治疗　方法同上，若鼻塞严重，为减轻症状尚可采取下述方法治疗。

（1）下鼻甲激光、微波、射频消融术：在黏膜表面麻醉下，用针形电极或刀头自下鼻甲前端刺入，沿黏膜下达下鼻甲后端，打开激光或射频开关，边退针边凝固。肥厚严重处，可持续时间稍长。

（2）手术疗法：对增生肥厚的下鼻甲可做下鼻甲黏膜下成形术。对黏膜肥厚不显著而骨质肥大者，可采用下鼻甲黏膜下骨质切除术。肥厚的中鼻甲，可行中鼻甲部分切除术。还可行下鼻甲骨折外移，中鼻甲骨折内移，扩大鼻腔通气腔。

（一）下鼻甲黏膜下成形术

【适应证】

肥厚性鼻炎下鼻甲黏膜增生肥厚，应用1%麻黄碱不能使黏膜缩小，或下鼻甲后端呈桑葚样肥厚。

【禁忌证】

急性上呼吸道感染期，有出血倾向史、高血压、全身活动性慢性疾病、妇女月经期等。

【方法】

1. 麻醉　全麻或局麻。局麻用含有1∶200 000肾上腺素的 1% 利多卡因 1~2ml，沿下鼻甲下缘黏膜下注射，做局部浸润麻醉，并有止血作用。

2. 体位　同鼻内镜鼻中隔矫正术。

3. 切除　鼻内镜直视下先用 15 号刀片在下鼻甲前端纵向切开，然后用下鼻甲切割吸引器头经切口刺入下鼻甲前端黏膜下，刀头在黏膜下前后、上下沿下鼻甲轮廓走行，形成一黏膜下"囊带"。设定 3000r/min 往复转速，利用负压吸引器切除黏膜下固有层肥厚组织。先用刀头切割面朝向外侧面来回移动，可见黏膜向刀头塌陷，由前向后至下鼻甲后端。切除后使下鼻甲与鼻中隔间距约 3~5mm，与鼻底间距离 2~5mm。吸切过程尽可能避免穿透黏膜，避免损伤下鼻甲内侧黏膜，以免造成鼻腔粘连。应注意勿切除过多，以免造成下鼻甲太小，鼻腔呈萎缩样改变。

4. 填塞　凡士林纱条或其他压迫止血材料填充鼻腔，起到防止黏膜移位及压迫止血目的。

5. 48 小时后取出纱条。术后可口服抗生素以防止鼻腔感染，下鼻甲黏膜水肿者，可使用鼻用糖皮质激素或短期鼻用减充血剂。

（二）下鼻甲黏膜下骨质切除术

【适应证】

下鼻甲骨质肥大者。

【禁忌证】

同下鼻甲部分切除术。

【手术步骤】

1. 麻醉　同鼻内镜鼻中隔矫正术。

2. 体位　同鼻内镜鼻中隔矫正术。

3. 鼻内镜直视下先用 15 号刀片在下鼻甲前端纵向切开，深达骨膜，用剥离器或小刮匙自切口送入，沿黏骨膜下剥离，此处黏骨膜附着甚紧，剥离器应紧贴骨面，沿下鼻甲前端下缘逐步向后，直至肥厚增生的下鼻甲骨与黏骨膜游离，自切口送入下鼻甲剪，剪除肥大骨质（图26-7）。若不切除黏膜，于止血后即可将切口黏膜对合复位后，缝合一针，然后压凡士林纱条。若黏膜亦需切除部分时，切缘也应尽量缝合，同样填压纱条止血。

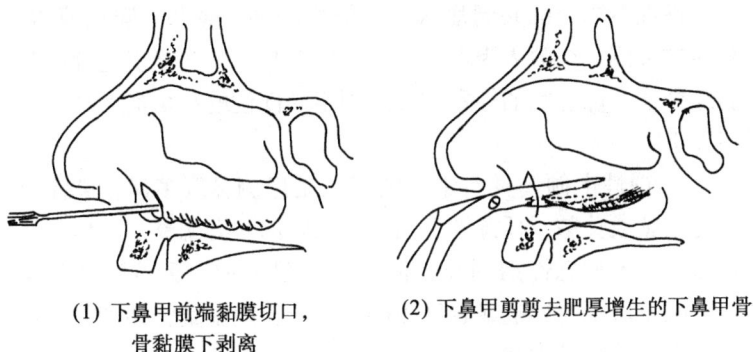

(1) 下鼻甲前端黏膜切口，　　　(2) 下鼻甲剪剪去肥厚增生的下鼻甲骨
　　骨黏膜下剥离

图26-7　下鼻甲囊状切除术

4. 其余处理同下鼻甲黏膜下成形术。

四、慢性鼻窦炎和鼻息肉

【病因】

1. 急性鼻窦炎未治疗彻底或反复发作。

2. 鼻腔慢性疾患或解剖异常，如慢性肥厚性鼻炎、鼻中隔偏曲。

3. 鼻腔引流不畅，如鼻腔异物肿瘤等。

4. 变态反应性鼻炎等。

5. 牙源性感染。

【病理】

慢性鼻窦炎基本病理变化为黏膜上皮增生、水肿、细胞浸润、上皮增厚，并有鳞状上皮化生。固有层细胞浸润、脉管及淋巴管炎、致脉管阻塞，局部水肿，息肉形成，纤维组织增生腺管阻塞，囊肿或脓囊肿形成。鼻息肉本质为覆盖复层柱状上皮的极度水肿的组织，在水肿组织与纤维组织间有淋巴细胞、酸性粒细胞浸润，无神经供给，仅表面少许毛细血管。

【临床表现】

慢性鼻窦炎的共同症状为分泌物增多，鼻塞、嗅觉障碍、头痛或头沉，少数人因鼻塞多涕而影响睡眠，甚至引起神经衰弱综合征。鼻症状的轻重和程度因不同部位的鼻窦炎而异，分述如下。

1. 慢性上颌窦炎　常见的症状是患侧鼻塞多涕，鼻涕可能为黏脓或黄脓，牙源性上颌窦炎的脓涕常有恶臭，头痛、头昏症状多不如急性期明显，但可因鼻阻多涕，影响睡眠和学习，嗅觉可不受影响或轻度障碍。由于长期多量脓涕刺激，可有咽干、咳嗽等症状。

2. 慢性筛窦炎　症状不典型，因为慢性筛窦炎常与慢性上颌窦炎合并存在。慢性筛窦炎自身症状为多涕，且向鼻后孔流出，即所谓"倒涕"，嗅觉障碍多见，也有不同程度鼻塞、头昏或眼球胀闷等症状。

3. 慢性额窦炎　鼻塞和脓涕症状不及慢性上颌窦炎明显，但常有额部闷痛，以上午为明显。

【检查】

鼻内镜检查具有全方位视野、照明良好和准确体征判定的优点，逐渐成为鼻腔检查的首选。首先以1%麻黄碱溶液和1%丁卡因喷雾或棉片收缩麻醉黏膜后，可选用不同角度的内镜观察鼻腔结构是否有变异、息肉来源和范围、窦口鼻道复合体引流状态、各鼻窦自然开口有无阻塞、鼻腔有无新生物等。

慢性鼻窦炎患者鼻黏膜可呈慢性充血，中鼻甲或中鼻道由于分泌物长期刺激，可呈水肿。中鼻甲可息肉样变或肥厚，下鼻甲肥厚或缩小。慢性上颌窦炎时，中鼻道有脓，量多，常沿下鼻甲背面流向下鼻道。慢性额窦炎时，中鼻道可隐见分泌物或仅表现为黏膜水肿。前组筛窦炎时亦如此。后组筛窦炎可于嗅裂处有分泌物。鼻息肉患者可见单发、单侧，或多发或双侧的苍白、水肿，如剥皮的葡萄肉状肿物，悬垂于总鼻道，触之软，可活动，不易出血。息肉如长到鼻前庭，或前鼻孔外，因遭受外界刺激黏膜增厚、慢性充血，呈粉红色。上颌窦息肉，常穿过自然开口，长入鼻腔，垂于后鼻孔。后鼻孔检查时可见中鼻道后端有分泌物。

鼻窦水平位和冠状位 CT 是诊断鼻窦炎最准确和直接的方法，能准确反映鼻腔鼻窦发育状态、解剖学致病因素、鼻腔鼻窦黏膜病变程度和范围等。

【诊断】

根据病史、局部体征、鼻窦 CT 所见，可做出鼻窦炎诊断。鼻腔检查时根据脓液引流情况，可初步定位鼻窦炎的分布，中鼻道脓性分泌物提示前组鼻窦炎症，嗅裂处分泌物，为后组鼻窦炎。鼻息肉诊断须与鼻腔鼻窦内翻性乳头状瘤、鼻内脑膜脑膨出等疾病鉴别。

【治疗】

1. 控制鼻腔鼻窦的感染和变态反应性因素。全身应用抗生素可根据鼻腔分泌物量、色泽来确定疗程，一般不少于3~4周。无论是感染性还是变态反应性因素，常规应用鼻喷糖皮质激素控制鼻腔鼻窦黏膜的炎症和水肿，至少 3 个月，慢性鼻窦炎鼻息肉术后应用 6~12 个月。

2. 改善鼻腔鼻窦的通气引流。在伴有急性感染发作、鼻塞症状非常明显时可短期（1 周左右）应用减充血剂（如盐酸羟甲唑啉），其他情况应用作用不大。黏液稀释及改善黏膜纤毛活性药，如桃金娘油等，有利于分泌物的排出和鼻腔黏膜环境的改善，可辅助应用。生理盐水冲洗鼻腔有利于清理鼻腔，改善黏膜环境。根据鼻窦不同而异，慢性筛窦炎，可采用阴压置换疗法。上颌窦炎，可做上颌窦穿刺冲洗术（图26-8）。

3. 对药物治疗无效的慢性鼻窦炎及较大鼻息肉患者可选择手术治疗。鼻内镜鼻窦手术是目前主体手术方式。其手术理念是纠正鼻腔解剖异常、清除不可逆病变，尽可能保留鼻窦正常黏膜，重建鼻腔鼻窦通气引流，最终达到鼻窦黏膜形态与自身功能的恢复。

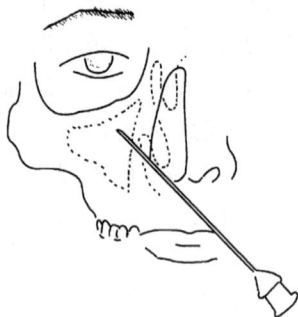

图26-8 上颌窦穿刺术的位置

【并发症及其治疗】

1. 鼻窦炎并发症 鼻窦炎症可因骨壁炎性坏死直接扩展，或经由血管、淋巴管感染至邻近器官如眶内、中耳、气管等处。颅内并发症系因炎症累及骨壁，引起骨质坏死、肉芽形成，炎症直接侵入；也可经血管直接传递；或沿神经鞘膜及神经骨孔感染，如外伤时，感染可沿筛孔向颅内扩张；淋巴管也是通道之一。

（1）眶内并发症有眶内蜂窝织炎、眶壁骨膜下脓肿、球后视神经炎等。

（2）颅内并发症有鼻源性硬膜外脓肿、硬膜下脓肿、化脓性脑膜炎、脑脓肿、海绵窦炎等。

2. 治疗

（1）积极治疗鼻窦炎，加强其引流。

（2）足量广谱抗生素。

（3）局部如形成脓肿，应予以外科引流。

（4）绝对休息，全身支持疗法。

（一）上颌窦穿刺冲洗术

【适应证】

慢性上颌窦炎或亚急性上颌窦炎；上颌窦内病变性质不明

时，可行上颌窦穿刺，根据冲洗出液体，进行判断和进一步检查。

【麻醉】

以 1% 丁卡因加 1‰ 肾上腺素棉片在下鼻道行表面麻醉，或以棉签蘸麻醉溶液后置于下鼻道穿刺部位，每 5 分钟更换麻醉药物 1 次，共 2 次。

【手术步骤】

1. 患者取坐位。

2. 术者坐于患者对面，左手持鼻镜，右手持上颌窦穿刺套针，在额镜照明下将针放入下鼻道前部的下鼻甲附着处，针尖距下鼻甲前端约 1.5～2cm，针尖方向指向同侧眼外眦，针尖针斜面应向鼻中隔，放好穿刺针部位并固定着，取出鼻镜，术者以一手扶持患者枕部，使头位不变动，另手持针，针柄抵于掌心，以控制力度，当针刺穿下鼻道外侧壁，进入上颌窦腔时，可有落空感。

3. 取出针芯，针尾经玻璃接头连通一橡皮管，嘱患者头向前及健侧低下，张口呼吸，同时手托弯盘以接受冲洗出的液体，取 30ml 注射器吸入备好的无菌温生理盐水，将注射器接于橡皮管上，先回抽针栓，验证针头在上颌窦腔内时，应有空气自窦内抽出。然后再将生理盐水缓缓注入窦内。

4. 上颌窦自然开口通畅时，冲洗应无阻力，冲洗液及脓液即自中鼻道流出，若上颌窦开口因黏膜炎症肿胀，或有息肉堵塞等原因引起窦口活瓣性阻塞时，注水冲洗会感到有阻力，此时可将针头轻轻推入或向外稍稍退出再试行冲洗。因为穿刺针刺入过深，可抵达窦对侧壁，进针太浅则可能针尖位于肥厚黏膜间未入窦腔，此两种情况均表现为冲洗时阻力较大，通过移动针可以解决。当穿刺冲洗时阻力甚大，不可勉强用力加压注水。

5. 冲洗液流出时如已清亮，即停止冲洗，取下橡皮管，插入针芯后拔出穿刺针。

6. 下鼻道压入棉卷止血，半小时后取出即可。

【并发症】

上颌窦穿刺操作虽简单，但处理不当，可出现严重并发症，危及生命。术者必须熟悉鼻及鼻窦解剖，掌握常见及可能出现的并发症的处理。

1. 面颊部软组织肿胀、感染　因穿刺针未进入上颌窦内，经过梨状孔通过上颌窦前壁至其外侧，注水冲洗时，立即可见颊部软组织肿胀隆起，发现这种情况时，应停止冲水拔出穿刺针，局部可进行热敷，并全身使用抗生素，预防感染。

2. 颞下窝及面颊部肿胀、感染　系因穿刺时，用力过猛，针尖通过窦腔刺穿上颌窦后外壁，此时若注水，则引起颞下窝及颊部肿胀、疼痛。处理措施同上。

3. 眶内感染　由于穿刺针尖方向过高，致使针尖穿过上颌窦顶壁，进入眶内，注水时患者下睑水肿、疼痛或眼球发胀、突出。除同 1 处理外，密切注意眶内炎症发展。

4. 出血　上颌窦穿刺后多量出血，可能因为穿刺时针尖滑动使下鼻道黏膜损伤；或针刺部位靠后，损伤下鼻道静脉丛等原因。出血可出现在穿刺完毕时或术后 1~2 天内。应按鼻出血处理原则给予止血。

5. 气栓　是上颌窦穿刺的严重并发症，可直接致死，因空气通过穿刺冲洗之针头，经窦内静脉至面静脉，颈内静脉回注至心脏或进入延髓，形成心、脑气栓。气栓的症状是当空气进入血管后，患者会感觉有水泡沿颈部下流的感觉，同时有刺激性咳嗽、胸闷、头昏、心慌，依气栓停留的部位不同可有眼部、脑部症状，严重者出现昏迷。通常穿刺时应严密观察患者反应，万一有症状出现，应立刻拔出针头，让患者低头左侧卧位，给氧防止气栓进入脑血管或心脏冠状动脉系统。严重者应请心内、神外科共同抢救。少量气栓经上述对症处理，可安全渡过。

重要的是预防气栓发生：①上颌窦穿刺冲洗前后，均不要注入空气；窦腔冲洗时如因窦口阻塞而在注水时阻力较大，水流不畅，不可用大力加压注水。应找寻原因，调节穿刺针深度。②若仍不能见效，可在下鼻道内再向上颌窦刺入另一穿刺针，使洗液得以从该针中流出。或停止穿刺给患者进行消炎、点药治疗，下次穿刺前充分用1%麻黄碱收缩中鼻道后，再进行穿刺。

（二）鼻内镜上颌窦开放术

【适应证】

慢性上颌窦炎经系统药物治疗无效者；鼻息肉。

【禁忌证】

上呼吸道急性感染期；全身情况不能耐受手术者。

【手术步骤】

1. 麻醉　全麻或局麻。局麻采用黏膜表面麻醉结合筛前神经和蝶腭神经区域浸润麻醉。表面麻醉用含有1：10 000肾上腺素的1%丁卡因纱条，局部浸润麻醉用含有1：200 000肾上腺素的1%利多卡因。

2. 体位　同鼻内镜鼻中隔矫正术。

3. 收缩鼻腔　同鼻内镜鼻中隔矫正术。

4. 钩突切除　0°镜下，沿钩突前缘，用镰状刀或剥离子切开黏膜后，切开并剥离钩突骨质，用中鼻甲剪剪断钩突上端和下端，切除钩突。

5. 暴露上颌窦口　在30°镜下，用剥离子或鼻中隔软骨刀的带角度端将钩突尾端的骨质从两层黏膜中剥离出，再用切割吸引器或黏膜咬切钳将残余的钩突黏膜修平。即暴露上颌窦口，如窦口被遮盖，可用弯头吸引器自前向后滑行探明，如存在副口，应用反张咬钳或切割钻将副口与自然口打通。如上颌窦内有较多息肉或黏脓，将开口沿至后囟，以便清除病变，利于术后观察。

6. 填塞　凡士林纱条或其他压迫止血材料填充鼻腔。

7. 术后处理　同鼻内镜鼻中隔矫正术。

8. 术后定期复查鼻腔很重要，建议鼻内镜鼻窦开放术后第 1 个月每周或每 2 周随诊一次；1~3 个月每 2 周或每月随诊一次；不伴有鼻息肉者术后 3 个月后，每半年复诊一次；伴有鼻息肉者，术后 3 个月后，每 3 个月复诊一次。初期随诊注意清理术腔内的结痂和囊泡，松解术腔粘连等，后期随诊注意有无鼻息肉复发。

【注意事项】

术中注意切除钩突时不可用力猛拽，以免损伤眶纸板，造成术后眼睑淤血。扩大上颌窦口时注意尽量向后下方的后囟区开放，避免过多向前开放，损伤鼻泪管造成术后溢泪。

五、鼻　出　血

鼻出血是一常见的鼻科急症，可由鼻腔局部病变或全身病变引起。

【病因】

1. 局部因素

（1）外伤：包括鼻骨骨折、鼻及鼻窦外伤、鼻及鼻窦手术损伤。挖鼻、大力喷嚏、剧烈咳嗽等，均可引起鼻出血。

（2）干燥：中隔弯曲侧突的一侧或嵴突、距状突的一面，常因局部黏膜菲薄受外界气流影响易干燥而出血。而萎缩性鼻炎或鼻腔特源性疾病或放射治疗后，局部黏膜呈萎缩性变，并有糜烂溃疡形成或鼻中隔穿孔，可引起鼻出血。

（3）鼻、鼻窦、鼻咽肿瘤：血管源性肿瘤常见者为鼻腔毛细血管瘤、上颌窦海绵状血管瘤及鼻咽部血管纤维瘤等；假性肿瘤如鼻腔出血性鼻息肉；恶性肿瘤继发感染或侵蚀血管及骨壁可致大出血。

（4）鼻腔炎性疾病：如急性鼻炎或鼻窦炎。

（5）鼻腔特源性感染：如结核、梅毒、麻风、狼疮等，常因黏膜肉芽肿、溃疡、坏死、骨质破坏而出血。

2. 全身因素

（1）循环系统疾病：①高血压、动脉硬化症：高血压动脉硬化由于动脉压增高，同时血管弹性差，鼻黏膜血管一旦破裂，收缩能力极弱，是老年人鼻出血重要原因；②静脉压升高：肺源性心脏病、风湿性心脏病二尖瓣狭窄、纵隔肿瘤等，引起静脉高压，致鼻腔静脉丛及静脉怒张，出血部位常位于下鼻道后端。

（2）血液系统疾病：约有5%的鼻出血与血液系统疾病有关。如再生障碍性贫血、白血病、血小板缺少性紫癜等。

（3）风湿热：风湿热患者血管脆性增高，在早期常有鼻出血症。

（4）急性发热性传染病：在发热期，由于黏膜充血、毛细血管扩张可致鼻出血。

（5）维生素缺乏：据统计鼻出血患者血液中维生素C水平低于正常值，因维生素C缺乏，可使血管壁的细胞间质胶原蛋白减低，增加血管脆性和通透性，而易致出血。维生素K与凝血酶原合成有关，故维生素K缺乏，也可发生鼻出血。

（6）内分泌失调：妇女月经期，由于雌性激素改变、鼻黏膜血管扩张，个别有鼻出血者。

（7）遗传因素：家族性出血性毛细血管扩张症表现为指（趾）尖、舌及鼻部末梢小动脉、小静脉怒张，鼻中隔前下方毛细血管充盈，极易鼻出血。

（8）慢性疾病：如肾炎尿毒症因肾功能不良，导致贫血、继发性血小板减少，同时因血液中尿素水平增高并且经鼻分泌物排出，分解后刺激鼻黏膜产生糜烂出血。

【检查及诊断】

鼻出血为鼻科常见病，出血量从数滴到数百毫升。大量鼻出血时，要求医务人员能迅速采取有效治疗。首先应尽快取得病史，要了解出血量多少、持续时间、有无诱因、全身有无相关疾病，如血液病、高血压动脉硬化、慢性肝病等。同时要注意患者全身情况如血压、脉搏、心脏等。局部检查应按不同情况，分别处理。

1. 就诊时如鼻出血已停止，应用 1% 麻黄碱收缩鼻腔后，仔细观察鼻黏膜有无出血点及黏膜糜烂面等。因鼻中隔软骨膜甚薄，破裂的小血管断端收缩甚差，有时可以见到其突起于黏膜表面，若用棉签轻触之，常会引起再出血，即可确定为出血点，予以处理。如鼻腔前端未见出血点，应对下鼻甲后端、中隔后端、后鼻孔、鼻咽部予以详查。若中鼻道或嗅裂有血流下，提示出血可能来自筛窦或上颌窦，应摄鼻窦水平位及冠状位 CT 检查。

2. 少量出血者，可吸引干净鼻道内血液，充分收缩鼻腔，详细检查鼻腔各部。

3. 大量活动出血有时难以观察到出血点，如同时前、后鼻孔均有血流出，提示出血部位可能靠近鼻腔后部，此时应一方面用 1% 麻黄碱棉片放入鼻腔止血，同时用吸引器抽吸鼻内积血以清楚视野。若能使用鼻内镜检查，因其照明良好有助于找寻出血部位。如出血量极多，不允许详细检查时可先填塞止血，情况好转后，再进一步详查。

4. 鼻腔止血时，可同时进行初步全身查体和常规化验。如发现问题则应继续深入检查。

5. 严重出血有休克症状者，应和内科共同检查处理。

【治疗与护理】

鼻出血患者多较紧张，故应做好解释，建立其信心取得合作。通常鼻出血患者应取坐位接受检查，护士或患者手执弯盘，接于胸前，以防血流污染患者衣襟，但若患者因失血过多身体软弱，或有休克征象时，可让其侧卧位，出血侧在下面，接好弯盘。如出现休克症状，应积极抗休克治疗，同时进行必要的化验检查。对高血压动脉硬化及心脏病的鼻出血患者，应密切观察血压及心电图变化。

局部治疗根据不同情况，可采用不同方法。

1. 指压法　可应急时用，对位于鼻中隔前下方的出血，也有止血作用。让患者头向前倾，张口呼吸，用拇指及示指沿两侧鼻翼处紧捏，此时若仍有血液自鼻孔流向咽部时，可让头位再低倾，约压迫5~10分钟，少量出血者能停止，大量出血时，也因压迫或凝血块堆积而使出血量减少，可再做进一步治疗。

2. 局部应用血管收缩剂　如1%麻黄碱棉片放置鼻腔内，对少量渗血可以起到止血作用。

3. 止血海绵、止血纱布或止血粉剂　直接敷于渗血面或出血点上，对渗血有止血作用。

4. 烧灼凝固法　对已明确的出血点或小血管断端，可采用此法。以1%丁卡因表面麻醉后，可选用50%三氯醋酸或铬酸珠、50%硝酸银等腐蚀剂，点涂在出血处，使组织蛋白凝固，封闭血管。如出血汹涌时，可用电凝固止血，但不能烧灼过深。对中隔部位出血点，不可两边同时烧灼，以免中隔穿孔。

5. 填塞法　严重鼻出血，经用前述方法仍不能有效止血时，或出血急剧，不容详细检查可采用此法压迫止血。

（1）填塞物：通常选用凡士林纱条或凡士林后鼻孔锥形栓子或枕形栓子，一般在填塞24~48小时后取出。对于严重出血或有较大血管损伤的鼻出血，可采用碘仿纱条填塞，填塞物可放置5~7天取出。对手术后的鼻腔或上颌窦出血，也可用气囊或水囊压迫止血，这种填塞对鼻黏膜刺激较小，痛苦也少，但压迫作用不及纱条。

（2）前鼻孔填塞法：在鼻腔表面麻醉下，将长凡士林纱条按叠瓦式填入鼻腔（图 26-9），或以纱条一根沿鼻底向后鼻孔，再向上至鼻腔顶再折向前使成一底在后鼻孔的袋状，然后将短纱条再一根根填在其内，此法可防止纱条坠入鼻咽腔内，甚或脱入口中。不论何种填法，均以能达到止血的目的，不松脱、不后坠，易取出为宜。

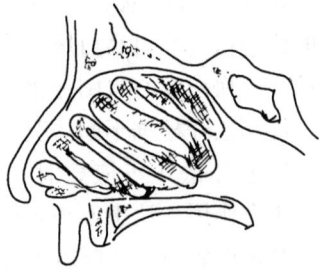

图 26-9　前鼻孔填塞术

（3）后鼻孔填塞法：当前鼻孔填塞后，仍有大量后鼻孔出血时，应同时做后鼻孔填塞（图 26-10）。其方法为鼻腔及口咽部表面麻醉，自患侧鼻孔送入导管一根，压舌板压舌，以血管钳夹住导管一端，自口中引出，将后鼻孔栓子的引线以活结系于引出的导管端，于前鼻孔处向外拉引导管，同时另手用血管钳夹持栓子，将其与牵拉之力同步送过软腭背面，从前鼻孔拉出引线，并进行前鼻堵塞，然后将引线固定于前鼻孔。鼻腔填塞后，全身使用抗生素，以防止鼻窦因鼻腔填塞引流不畅，而继发感染。根据情况填塞物应在 3～5 天内陆续抽光。可先松动前鼻孔纱条，分次抽出，若无出血，再自口中以血管钳夹持后鼻孔栓子上的尾线，取出之。

6. 鼻内镜止血法　是目前临床最常用和有效的止血方法。优点是能够准确判定出血的部位，避免盲目的鼻腔填塞。患者仰卧位，先用含有 1% 丁卡因和 1% 麻黄碱棉片对鼻腔进行收缩麻醉，鼻内镜下，一边用吸引器将鼻腔分泌物和血性物吸出，一边用内镜检查鼻中隔、鼻腔外侧壁、鼻腔顶及鼻咽部，找到出血点或出血区域后，可以使用双极电凝、射频和激光止血，如为范围较广的弥漫性出血，可将涂抹红霉素眼膏的吸收性明胶海绵或止血膨胀海绵做鼻腔填塞。

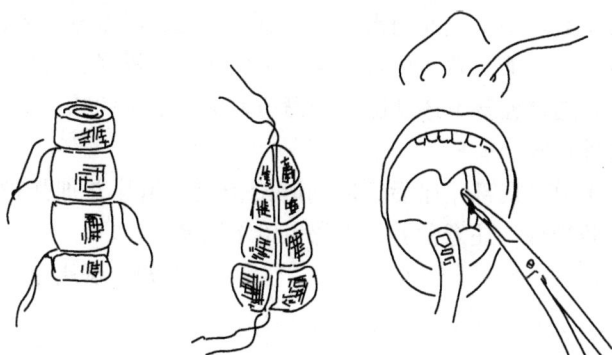

(1) 两种后鼻孔填纱布栓子

(2) 自患侧鼻腔送入橡皮管
从口中将其一头拉中

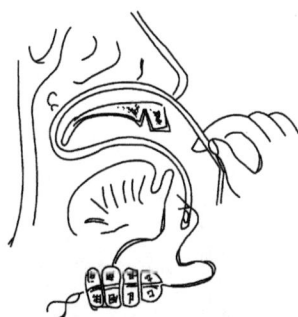

(3) 将栓子与橡皮管一端系牢

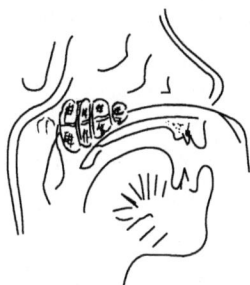

(4) 将栓子拉入鼻咽腔

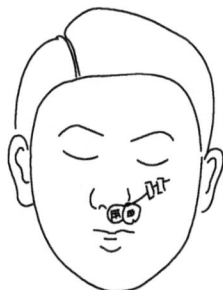

(5) 将栓子上的长线，
固定于前鼻孔

图 26-10　后鼻孔填塞术

极少数因手术或外伤损及患者血管引起的剧烈鼻出血，以上止血法仍不能奏效，可行血管造影栓塞术。根据出血情况和部位，可选择栓塞下述动脉，如筛前动脉、上唇动脉、上颌动脉或颈外动脉。

鼻出血经局部止血后，应同时给予全身治疗并加强护理。注意口腔护理，注意营养，便秘者给予通便。

（何时知　柳端今）

第二十七章

咽喉常见疾病

第一节　扁桃体周围脓肿

扁桃体周围脓肿，是扁桃体周围蜂窝组织间隙的化脓性感染，多为单侧性。

【病因】

常为急性扁桃体炎的并发症。扁桃体的感染通过扁桃体上隐窝，向上蔓延，穿透扁桃体被膜至其与上咽缩肌间的扁桃体周围间隙。初起时为蜂窝组织炎，可形成脓肿。智齿冠周炎，也可扩散至扁桃体周围间隙。最常见的致病菌为链球菌、葡萄球菌和厌氧菌。

【临床表现】

多发生在扁桃体急性炎症期的第 4~5 天时，症状突然加重，一侧咽痛明显，放射至耳部。吞咽张口均受限，由于不敢吞咽，患者常张口使涎液外溢。因咽弓肿胀，使发音含糊，饮水时常反呛自鼻孔流出。全身症状有畏寒、发热、倦怠、便秘等。

【检查】

患者呈急性病容、痛苦状，有时呈被动头位，患侧颈部肌肉紧张，头颈歪向病变侧。张口困难、口含涎液、口臭。患侧颌下淋巴结肿大、压痛。咽部充血，软腭及患侧咽腭弓红肿，扁桃体被遮在肿胀的咽弓下，或被扁桃体周围的脓腔推向咽部中线，有时可见陷窝中有白色渗出物，腭垂水肿、充血且偏向健侧。脓肿形成的部位可在扁桃体周围间隙的前上方，也可在后上方，或外侧下部，因此肿胀的最膨隆处有所不同，最常见的为前上方型。

【诊断】

根据典型的症状与体征，诊断并不困难。必要时对脓肿进行穿刺抽吸，如有脓液抽出，即可明确诊断。

【治疗与护理】

1. 扁桃体周围炎时，应用足量广谱抗生素，控制感染。局部可用复方硼砂液漱口。

2. 脓肿形成时，可行穿刺或切开引流排脓。

3. 注意口腔清洁护理，除自己漱口外，也可于早、晚或进食后用生理盐水或3%过氧化氢棉球清拭口腔及牙齿，以消除口臭。

4. 饮食以清淡、多营养的流质为宜，必要时可以输液。

扁桃体周围脓肿穿刺或切开引流术。

【适应证】

扁桃体周围脓肿形成后。

1%丁卡因溶液咽部喷雾2次。

【手术步骤】

1. 患者取坐位，手托弯盘。术前坐于其对面。

2. 部位 根据脓肿局限处不同而异，局限的脓肿，局部膨隆、软，有波动感。一般以扁桃体前上方间隙多见，于脓肿最隆起处穿刺切开。也可选择从腭垂根部做一假想水平线，从腭舌弓游离缘下端做一假想垂直线，二线交点稍外即为适宜的切口处。

3. 取20号针头接10ml注射器，压舌板压舌，以针头于选定部位刺入脓腔，此时有落空感，回抽可见脓液；或于选择部位切开黏膜及浅层组织，以长弯止血钳伸入扩张，以利引流。注意穿刺及扩张要把握着深度，应只限在脓腔内，以防伤及咽旁大血管（图 27-1）。扁桃体周围脓肿，经穿刺引流后，症状可立即缓解，但仍应每日用血管钳扩张切开口一次，直至无脓排出为止。全身应辅以抗生素治疗。

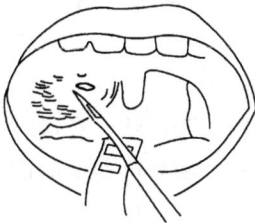 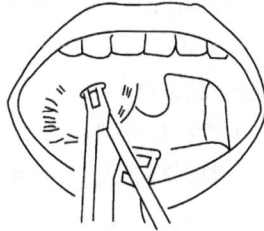

(1) 取脓肿有波动处，以20号　　(2) 用直止血钳送入穿刺处或
　　针头穿刺或切开　　　　　　　　切开处，扩张引流

图 27-1　扁桃体周围脓肿引流术

第二节　咽后脓肿

咽后间隙因感染后脓肿形成，称咽后脓肿，分急性型与慢性型两类。前者多见于婴幼儿，尤其是 1 岁以下的小儿；后者多发生于成人。

【病因】

1. 急性型　急性咽后淋巴结炎是重要的病因，小儿咽后淋巴丰富，鼻、鼻咽、咽鼓管及中耳的淋巴均引流至此淋巴结。当急性上呼吸道感染时或流感、猩红热、麻疹等急性传染病时，均可引起咽后淋巴结炎而化脓；咽外伤，如鱼刺扎伤、手术感染等；化脓性中耳乳突炎感染可经咽鼓管、乳突尖、岩尖部进入咽后间隙形成脓肿。

2. 慢性型　由咽后淋巴结结核或颈椎结核引起。

【临床表现】

1. 急性型起病急，多有上呼吸道感染史，2~3 天后脓肿即形成。有畏寒、高热、咽下痛，婴儿表现为拒食，或吮奶时自鼻孔反呛，哭声或语音含混，如含物样，睡眠时可有喉鸣或呼吸困难。

2. 慢性型起病缓，病程长，症状可不明显，无疼痛，常以咽异物感或语音改变而就诊。

【检查及诊断】

急性型者常有热病容，婴儿呈仰首、张口状，有喉鸣或唾液外溢。咽部略充血，一侧咽后壁肿起，咽腭弓被推向前，肿胀处可在口咽部，也可在喉咽部。小儿或婴儿检查时不易取得配合，当使用压舌板压舌时，勿用猛力，否则会引起呼吸困难，也可引起脓肿突然破裂。婴儿在此情况下，可能出现误吸或喉痉挛，处理不当，有生命危险。故检查必须有良好的照明及吸引设备。小儿可取垂头仰卧位。以利脓液排出时方便吸引，防止呛入喉或气管内。

颈部侧位 X 线片或 CT 扫描，对诊断有重要价值，可显示椎前软组织肿胀，或有液性暗区。有颈椎结核病变时，亦可发现。实验室检查，急性型者，白细胞增高，脓培养为葡萄球菌或链球菌。

典型病例诊断不难建立。

【治疗与护理】

1. 初起时，应积极抗感染治疗，应用足量广谱抗生素，同时注意全身营养。婴幼儿因咽痛拒食时，可用滴管少量多次喂食牛奶或水。口中分泌物，应及时帮助排出，可用吸引器吸出；注意呼吸道通畅情况。如为结核性冷脓肿，应予抗结核治疗。

2. 脓肿形成后，必须切开引流。手术宜在手术室进行，应备有光源、氧气、吸引器、麻醉喉镜或直接喉镜、20 号长针头、长血管钳，长柄尖刀、开口器、弯盘等。

咽后壁脓肿切开引流术

成人局部麻醉，婴儿应采用全身麻醉。采用垂头仰卧位，用压舌板或直接喉镜压舌根暴露口咽后壁，于脓肿最隆起处穿刺抽脓，再用尖刀在脓肿下部最低处做一纵向切口，并用血管钳扩大切口，充分吸除脓液。如术后脓肿引流不畅，应每日扩张切开口，至脓肿消失为止（图27-2、图27-3）。

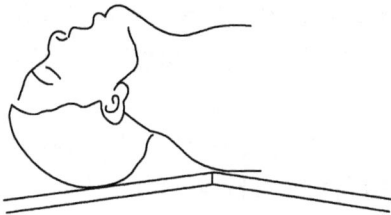

图27-2　患者垂头仰卧位

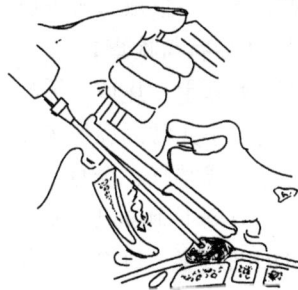

图27-3　直接喉镜下穿刺咽后脓肿

如为结核性咽后脓肿，应避免在咽部切开，有颈椎结核者，应与骨科医师共同处理，行颈外切开排脓。

第三节　慢性（腭）扁桃体炎

腭扁桃体慢性炎症，是耳鼻喉科的常见病，多见于儿童和青少年。

【病因】

多次发作扁桃体炎，陷窝内细菌存在，致使炎症不能彻底治愈，成为慢性炎症；继发于某些传染病之后，如猩红热、白喉、麻疹等；自身变态反应。致病菌多为链球菌（乙型溶血性链球菌、草绿色链球菌）、葡萄球菌、肺炎球菌、流行性感冒杆菌等。慢性扁桃体炎与自身变态反应也有关系。

【病理】

可表现为：①增生肥大型者多见于 5 岁以下小儿，咽部淋巴组织增生，腭扁桃体呈生理性肥大，淋巴细胞、网状细胞及巨噬细胞生长活跃，淋巴滤泡及生发中心增大；②纤维型：纤维组织增生，淋巴组织萎缩，扁桃体缩小；③隐窝型：隐窝上皮增厚、角化，隐窝内上皮细胞堆积，炎性渗出物和细菌等堵塞隐窝口，形成囊肿或脓肿和隐窝口瘢痕。

【症状与检查】

咽部干、痒或不适感，屡易感冒诱发急性扁桃体炎发作。口臭、小儿常因扁桃体肥大而语音含混，进食速度减慢，睡眠时打鼾或憋气、全身乏力、消化不良或低热。

双侧下颌淋巴结常可扪及，舌腭弓慢性充血；扁桃体陷窝口周围瘢痕且口内有脓栓，用压舌板压挤舌腭弓外上方时，上隐窝裂内可有脓溢。扁桃体可呈增生肥大或因纤维组织增生而萎缩变小，埋藏在舌腭弓之内。扁桃体大小不能作为慢性炎症的诊断依据，仅做参考。

【诊断与鉴别诊断】

1. 诊断　依病史、局部体征、细菌学检查等综合分析。①病史：屡发咽痛扁桃体发炎史是重要的依据，咽部不适、口臭也有参考价值。关节、心脏、肾等器官疾病应予注意，以确定扁桃体有无病灶意义。②体征：下颌淋巴结肿大，扁桃体隐窝瘢痕或脓栓、上隐窝裂溢脓、咽弓粘连等为典型体征。

2. 鉴别诊断

（1）扁桃体角化症：扁桃体隐窝内有白色角化物充满，突出于扁桃体表面，质硬，不易取下。角化可遍及舌根扁桃体。

（2）扁桃体恶性肿瘤：常为一侧，也可双侧，可为肥大增生型，如扁桃体恶性淋巴瘤。或呈溃疡、浸润型，如扁桃体癌等。

【治疗与护理】

1. 保守治疗　尚缺乏理想方法，有局部隐窝冲洗、局部涂药等，但不能根治。增强体质、增加营养、避免上呼吸道感染，有利于防止或减少发病。

2. 手术治疗　目前多采用扁桃体切除术。过去常在局麻或无麻下实施的扁桃体挤切术，因对儿童可能会造成严重的精神损伤，现已弃用。

扁桃体切除术

【适应证】

1. 反复发作扁桃体炎或有扁桃体周脓肿病史者。

2. 扁桃体肥大，影响呼吸吞咽。

3. 白喉带菌者。

4. 慢性扁桃体炎同时有慢性鼻窦炎、气管炎，因扁桃体病灶影响不易治愈时。

5. 因慢性扁桃体炎，引起肾炎、风湿热、风湿性心肌炎、关节炎等病。

6. 扁桃体良性肿瘤。

【禁忌证】

1. 急性扁桃体炎在恢复期 2 周以内者，有上呼吸道感染者。

2. 凝血机制障碍或血液病者。

3. 高血压、心脏病活动期、心功能代偿不良者。

4. 肺结核、肝炎、脊髓灰质炎流行期。

5. 妇女月经期。

【术前准备】

1. 术前详细完成病历记录，进行全面身体检查及血、尿、生化的常规检查，胸透、心电图检查等。

2. 术前一日用盐水漱口。

3. 术前 6 小时禁食水。

4. 术前用药　术前半小时，可用阿托品以减少术中分泌物。局麻术前通常可不用药。全麻术前半小时可用阿托品。

【麻醉】

1. 局部麻醉　用于配合局麻者。以 1% 利多卡因（每10ml 内可加入 1‰肾上腺素 1 滴，也可不加）10~15ml 做扁桃体周围浸润麻醉，通常取 3~4 点注射，即扁桃体外上方、中部、下部和半月皱襞与咽腭弓移行部，注射部位不宜过深，注射前需回抽无回血时方可注入。

2. 全身麻醉　适用于儿童或不能配合局麻手术者。

【手术步骤】

1. 局麻时，患者取坐或半坐位，患者坐位时，医生坐于其对面，患者半坐位时，术者立于其右侧。

2. 术者带额镜或额灯照明。

3. 氯己定溶液（洗必泰）消毒口周，无菌巾包头，覆盖消毒单。

4. 1% 丁卡因咽部喷雾 2 次。1% 利多卡因行术侧扁桃体周围浸润麻醉。可同时做对侧麻醉，也可于一侧扁桃体已切除后，再行对侧麻醉 ［图 27-4（1）］。

5. 切口　用扁桃体钳夹持术侧扁桃体，略予牵动，看清扁桃体与舌腭弓间的界限，右手持扁桃体刀（通常做右侧术时，右手持刀，做左侧时，左手持刀），沿舌腭弓缘自上向下切开黏膜，并自切口上端向咽腭弓上 1/3 切开黏膜 ［图 27-4（2）］。

6. 剥离　以扁桃体剥离器伸入舌腭弓切口，自上向下沿扁桃体被膜分离，并将扁桃体上极向内向下剥出，以扁桃体钳夹着上极头部以牵引之，此时可向扁桃体窝上方压入一棉球止血，同时迅速沿被膜剥离，直至下极。对三角皱襞处的纤维组织带，可以剪开。当下极仅余一蒂时，可将扁桃体圈套器的钢丝圈套入 ［图 27-4（3）~（6）］直至蒂部，收缩圈套，同时将扁桃体向内上牵拉，钢丝圈可将扁桃体于根部切下。用止血钳夹持棉球送入扁桃体床内止血。检查切下之扁桃体是否完整。同法操作对侧。

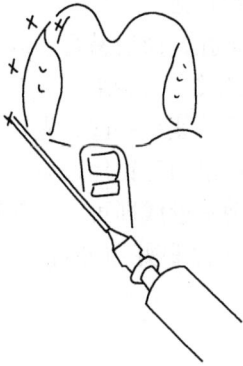

(1) 扁桃体局部浸润麻醉

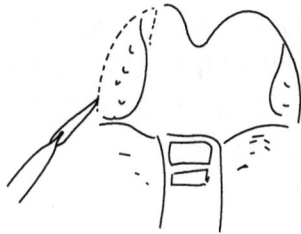

(2) 虚线示扁桃体切口

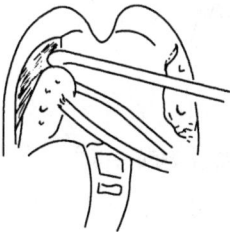

(3) 以扁桃体抓钳夹持扁桃体上极，用扁桃体剥离器，沿扁桃体被膜将其自扁桃体周围结缔组织间隙中剥离，直至根部

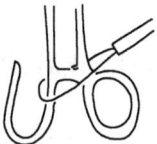

(4) 自抓钳尾送入圈套器钢丝圈

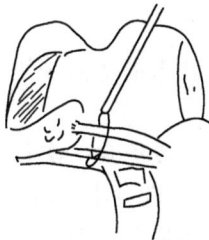

(5) 钢丝套住扁桃体

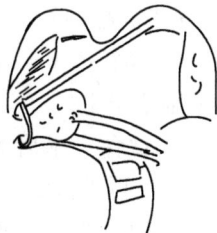

(6) 至扁桃体根部套下

图 27-4 扁桃体切除术

7. 检查创面、止血 两侧手术完后，应将扁桃体床内的棉球取出，同时检查创面有无残余淋巴组织，以及创面有否活动渗血或出血。一般渗血以棉球压迫即可止血，如压迫无效或有小活动出血点，则应进行结扎或电凝止血。

扁桃体结扎止血，通常采用活结结扎，简便易行。以血管钳将出血点夹持着，取一号黑丝线预先结一活结（图 27-5）。以长血管钳夹住活结的短线头部，另手持线另一段，先将活套送进夹持出血点的钳柄，然后边收紧边沿血管钳体送至出血点处的组织，结牢线圈，取下止血钳，剪短丝线即可。一般性出血均可用该法止血。舌根部或小动脉出血最好用外科结结扎，以免丝线松脱。

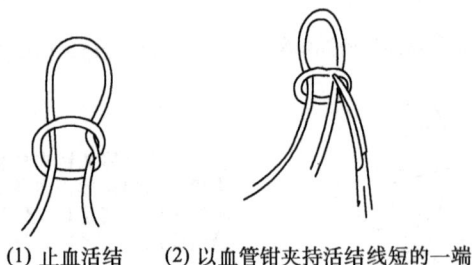

(1) 止血活结　(2) 以血管钳夹持活结线短的一端

图 27-5　扁桃体结扎止血

【术后处理】

1. 术后体位 全麻者未清醒前采用半俯卧位。局麻者采用平卧或半坐位。

2. 饮食 术后第 1 天冷流食，次日创面白膜形成后温流食 3 日，再半流食 3 日，再软食 1 周后普食。

3. 出血监护 嘱患者随时将口内分泌物吐出，不要咽下。唾液中有少量血丝时，属正常状态。如持续口吐鲜血，则应考虑术后出血。儿童不断出现吞咽动作时，可能有伤口出血，应立即检查，及时止血。

4. 出血处理　术后 24 小时内出血为原发性出血，多为术中止血不彻底所致。继发性出血多发生于术后第 5~7 天，此时白膜开始脱落，进食不慎擦伤创面而出血。出血处理首先应明确出血位置，去除血凝块，局部纱球压迫或用 1.5% 过氧化氢液纱球压迫止血。对活动性出血，也可用电凝或止血钳钳住后结扎止血。如以上方法均不能止血，可用纱球填压扁桃体窝内，将腭舌弓与腭咽弓缝合 3~4 针，纱球留置 2 天。

第四节　腺样体肥大

【病因】

小儿初生时，鼻咽部腺样体已存在，随年龄可逐渐长大，至 10 岁后多萎缩退化。儿童期急性鼻炎、鼻咽炎多次发作，感染各种传染病、变态反应疾病等，均可引起腺样体肥大。

【临床表现】

鼻塞多涕，因腺样体堵塞鼻咽腔和后鼻孔所致，小儿常张口呼吸；听力下降系由于咽鼓管咽口受压或咽鼓管软骨运动障碍，可有分泌性中耳炎或卡他性中耳炎，出现双耳传导性耳聋；小儿长期呼吸不畅，夜眠不安，食欲不佳，身体发育受影响；长期张口呼吸结果使硬腭高拱，上颌骨狭长，下颌骨下坠，牙列不齐，上唇缩短；听力不佳致小儿反应慢、表情呆板，形成一种特殊面貌，称"腺样体面容"（图 27-6）。

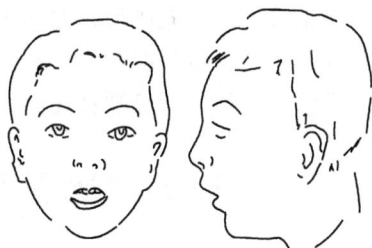

图 27-6　腺样体面容

【检查与诊断】

典型的腺样体面容，鼻腔可有慢性炎症表现，鼻咽镜或纤维鼻咽喉镜检查，可见咽顶有淋巴团块隆起，表面呈纵行条沟状，鼻咽部侧位 X 线片，可见鼻咽顶有软组织阴影、气道受阻。

【治疗】

腺样体肥大并出现上述症状者，应做腺样体切除术。如伴有扁桃体肥大，可与扁桃体切除术同时进行。目前多采用鼻内镜下腺样体切除术。

鼻内镜腺样体切除术

【手术步骤】

1. 麻醉 全麻。

2. 体位 仰卧位。氯己定消毒口鼻周围，常规包头铺无菌巾。

3. 先用含有 1%麻黄碱棉片对鼻腔进行收缩，根据鼻腔情况选择 2.7mm 或 4mm 鼻内镜，0°内镜经鼻腔观察鼻咽部，应用开口器，选用弯曲的鼻窦电动切割器经口腔，由腭垂后方进入鼻咽部，进行腺样体切除术，对于鼻腔较宽患者，也可选择直的鼻窦电动切割器经对侧鼻腔手术。切除后创面可用棉球压迫或电凝止血。

【注意事项】

该手术要求术者具有良好的内镜操作经验和技巧，术中充分止血，对小儿患者尤为重要，术中减少对鼻腔黏膜的损伤，术后短期应用鼻减充血剂，尤其儿童患者术后无法配合清理鼻腔伪膜，可能导致鼻腔粘连。术中防止损伤软腭背面黏膜或腭垂，严重者可能引起鼻咽粘连。

第五节 喉梗阻及气管切开术

一、喉 梗 阻

喉梗阻系因喉或其他部位的各种病变所引起的喉腔狭窄或阻塞，致使喉功能受到影响，严重者产生呼吸困难甚至窒息，后者若处理不及时，可危及生命。

【病因】

1. 炎症　如小儿急性喉炎、急性喉气管支气管炎、急性会厌炎、咽后壁脓肿、喉白喉等。

2. 喉外伤　重度喉挫伤软骨骨折或脱位、喉切割伤或穿通伤、喉烫伤或化学灼伤等。

3. 喉水肿　变态反应性喉水肿，药物过敏性水肿，心力衰竭、肾衰竭时，喉是全身水肿的一部分。

4. 肿瘤　良性肿瘤如喉乳头状瘤、血管瘤等可阻塞呼吸道。恶性肿瘤如喉癌，因瘤体肿大阻塞喉腔也因肿物向深层组织浸润、侵犯肌肉或关节引起声门固定而致喉梗阻。

5. 喉痉挛可因喉异物刺激或嵌顿引起喉痉挛或机械性阻塞，小儿手足搐搦症或破伤风均可产生阵发性喉痉挛。

6. 先天性畸形　先天性喉软骨软症、喉蹼等。

7. 声带麻痹　双侧声带外展性麻痹、声门不能开放出现喉梗阻。

【症状及检查】

1. 症状

（1）吸入性呼吸困难：表现为吸气运动呼吸困难，即吸气运动加强，吸气时相延长，故吸气深而慢，可有鼻翼扇动或三凹征。

（2）喉喘鸣。

（3）声音嘶哑。

（4）因缺氧而出汗、烦躁不安、发绀、脉速等。

2. 检查　局部检查在极危重患者应慎重选择，强求做间接喉镜检查，有时会加重呼吸困难。纤维喉镜刺激小简便易行，但需有此设备。通常成人经间接喉镜检查即可取得初步临床印象。喉部 CT 片也有助于诊断。

典型症状和体征，诊断不难建立。但应仔细询问病史，找出病因。

【治疗】

急性喉梗阻的治疗是解除呼吸困难。治疗时应尽快明确病因，针对病因选择不同治疗方法：如急性会厌炎或急性喉炎引起喉梗阻，初起时应积极消炎、抗水肿治疗，对Ⅰ～Ⅱ度呼吸困难者，有可能在炎症控制后，症状消失。若用药6小时后，呼吸困难不见缓解，或加重应随时准备气管切开术；如喉梗阻系喉异物引起时，应立即在直接喉镜下取出异物，以解除梗阻；在病因一时不能明确或病因虽明确，尚需进一步检查治疗者，如喉肿物、喉瘢痕狭窄等，出现Ⅱ度呼吸困难时就应先行气管切开术，解除呼吸困难后，再对原发病治疗。对小儿急性喉炎喉梗阻时，可先在直接喉镜下插入支气管镜后再做气管切开术，以保证手术的安全性。

二、气管切开术

气管切开术，是耳鼻喉科急救手术，系将颈段气管的前壁切开放入金属或硅胶套管，以解除喉梗阻缺氧，减少上呼吸道阻力和无效死腔，同时能引流下呼吸道分泌物，解除二氧化碳淤积，改善肺泡气体交换等。

【适应证】

1. 喉梗阻或咽部阻塞　如小儿咽后壁脓肿、下咽或口咽部巨大肿瘤等。

2. 下呼吸道分泌物阻塞　任何原因引起的咳嗽反射抑制、排痰困难导致下呼吸道分泌物淤积者，如支气管扩张、慢性支气管炎引起的肺心脑病、脑血管疾患、颅脑外伤、中毒性深昏迷、多发性神经根炎、严重的胸部外伤或胸科手术后等。

3. 某些手术的前期性手术　如下咽及喉部手术，口腔及颌面手术等。

【术前准备】

1. 患者术前备皮、剃须，如为紧急手术则不需拘泥于是否有皮肤准备。

2. 手术准备

（1）照明灯（包括无影灯、蛇皮灯、额镜或冷光源头灯）、吸引器、氧气均为必备。

（2）手术器械：除一般外科使用的针、线、剪刀外，必须有甲状腺拉钩、手术刀（圆、尖刀片各一）、血管钳（直、弯）、艾利斯钳、蚊式钳、吸引管等。

（3）备好适用的金属气管套管或硅胶套管：金属系银合金或钛合金制成，有不变形、耐腐蚀等优点。硅胶管轻便、管壁光洁度好，不易吸附分泌物形成干痂。气管套管根据不同年龄选用不同直径及长度的号别。当患者需通过气管套管接通呼吸机行正压给氧和控制呼吸时，可选用特制有套囊的硅胶管。

气管套管的型号按年龄选择的参考数据见表27-1。

表 27-1　气管套管的型号按年龄选择的参考数据

型号	4	4.5	5.5	6	7	8	9	10
内径×长度(mm)	4.0×40	4.5×45	5.5×55	6.0×60	7.0×65	8.0×70	9.0×75	10×80
适用年龄	1~5个月	1岁	2岁	3~5岁	6~12岁	13~18岁	成年妇女	成年男子

【手术步骤】

1. 体位　正规体位为仰卧位，肩下垫枕，头保持仰伸正直，头侧放沙袋固定头位。若患者有严重呼吸困难时，也可在半坐位下手术，伸颈，头保持正中位，垫肩，但头位一定不能偏斜，使颈段气管保持在颈中线上（图27-7）。

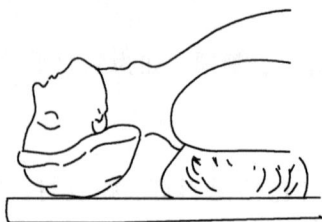

图 27-7　气管切开体位，仰卧，伸颈，头保持正中位，垫肩

2. 麻醉　局部 1%利多卡因浸润麻醉或全麻。

3. 切口　可取自环状软骨下缘至颈静脉切迹的正中纵向皮肤切口，也可自环状软骨下一横指处的水平皮肤切口，切开皮肤、皮下组织及颈浅筋膜（图 27-8）。

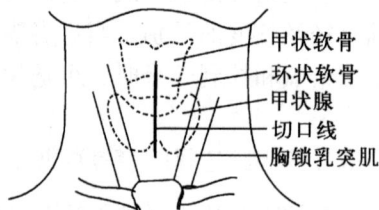

甲状软骨
环状软骨
甲状腺
切口线
胸锁乳突肌

图 27-8　垂直皮肤切口，上起环状软骨，下至颈静脉切迹上

4. 暴露　甲状腺峡部切口保持正中位置，以保证安全，不会伤及颈部大血管（图 27-9）。以拉钩将皮肤及皮下组织向两边拉开，于正中可见两侧带状肌相接的白线，将之用刀划开，以钝头剪或直血管钳，沿白线上下分离，两侧带状肌向外拉起，暴露甲状腺峡部。

5. 处理甲状腺峡部　通常可用拉钩将峡部向上拉起，暴露气管前壁（图 27-10）。若甲状腺峡肥大，其下缘不能暴露，可于甲状腺峡部上缘向下分离，使其与气管前筋膜分开，暴露气管前壁，或切断缝扎甲状腺峡部。

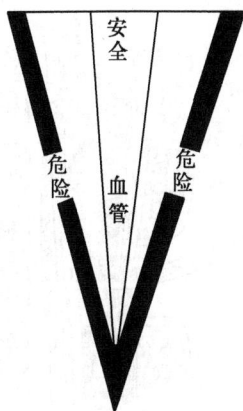

图 27-9 气管切开术的
安全范围

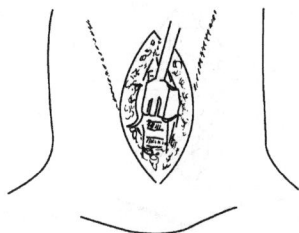

图 27-10 将甲状腺部用
拉钩向上拉起

6. 暴露气管 处理甲状腺峡部后，即见气管前筋膜及其下隐约可见的气管软骨环，若暴露不清，术者可以示指触诊，以感觉气管的位置。以血管钳将气管前筋膜略做分离，暴露气管环。

7. 切开气管 气管前壁暴露后，用注射器长针头于两气管环间刺入气管，回抽有空气后，迅速注入 1% 丁卡因数滴，做气管内表面麻醉（图 27-11）。气管切开部位应在 2~4 环间，以尖刀自下而上挑开 2 个气管环。或"∩"形切开气管前壁（图 27-12），形成一个舌形气管前壁瓣。将该瓣于皮下组织缝合固定一针，以防以后气管套管脱出后，或换管时不宜找到气管切开的位置，从而造成窒息。小儿只在气管前壁正中纵行切开，不切除软骨环，因小儿气管软骨软弱，支架作用差，切除软骨易致前壁塌陷，气管狭窄。气管一旦切开后，立即有分泌物咳出，应及时吸引干净，将气管套管外管内置入管芯作为引导，插入气管内（图 27-13），拔出管芯后放入内管。

8. 将套管托上的带子系于颈部，以固定套管，防止脱出，皮肤缝合，局部垫纱布垫（图 27-13、图 27-14）。

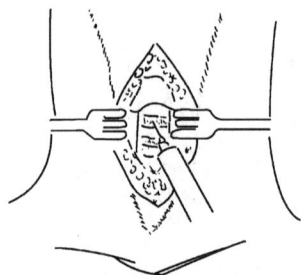

图 27-11 气管内滴入 1%丁卡因
数滴，以免切开气管时呛咳

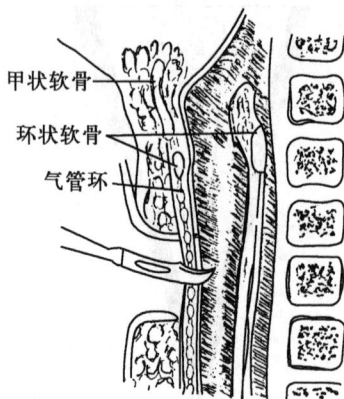

图 27-12 用尖刀自下向上
挑开气管前壁

甲状软骨
环状软骨
气管环

【术后护理】

1. 专人护理。床旁设备消毒滴管、无菌生理盐水或必需的气管点用的药液，消毒搪瓷盒一个，内装消毒吸引管及消毒的同号套管一套，连同自身佩戴套管之管芯备用。床旁必须有吸引气器设备、氧气筒、雾化吸入设备及照明灯等。

2. 保持套管通畅　随时吸引套管内分泌物若分泌物黏稠时，可经套管点入药物或生理盐水，并做雾化吸入，以使分泌物稀化，易于排出。

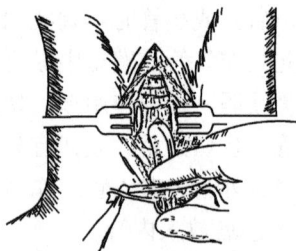

图 27-13 插入气管套管

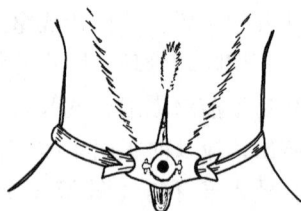

图 27-14 气管套管置入气管腔内后，
将两侧系带固定于颈部

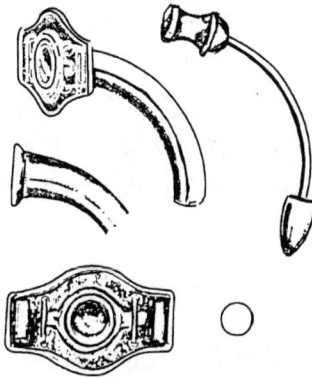

图 27-15　气管套管

3. 定期更换纱布垫，定期消毒内管。内管应定时取出清洗，消毒。然后及时重新插入，一般 6~8 小时清洗内套管 1 次。如分泌物较多，应增加清洗次数。外管原则上 1 周内不宜更换，因切口窦道尚未形成，万一需要在 1 周内换外管时，应准备好气管切开包，拆除缝线，以拉钩拉开切口，暴露气管前壁之切口，明视下更换。盲目早期更换外管，可能误入假通道，加重呼吸困难。

4. 注意套管系带的松紧，随时调整，避免太松时脱管。

5. 脱管的紧急处理　套管自造瘘口脱出称脱管，脱管体征是患者重新出现呼吸困难，或小儿突然发出哭声，以棉丝放在套管口不见有气息出入。一旦判断为脱管时，可先试行二手执套管底托，将套管顺其窦道自然插入。若有阻力时，应将套管取下，取床旁血管钳沿伤口送入直至气管内，撑开血管钳缓解呼吸困难，并准备好气管切开手术包，如能顺利将外管放回原窦道，则患者呼吸通道建立，应加强护理。若窦道未形成，套管放不进去时，需打开切口，找到气管切口再放回外管。切记，放外管时应将管芯放在管内，有利于插入。一旦放入气管内，应立即取出管芯。

6. 拔管　当原发病治愈，患者可经喉呼吸，经口咳出痰液时，可考虑拔除套管。拔管前先堵管 24～48 小时观察，如呼吸平稳、发声好，咳嗽排痰功能佳，即可将套管拔除，伤口处覆以无菌纱布，伤口均能自然愈合。长期带管者，拔管前要做纤维喉或气管镜检查，如瘘口周围有肉芽时应先摘除，再堵管、拔管。

三、环甲膜切开术

对于病情危重、需紧急抢救的喉阻塞病人，来不及作气管切开时可先行环甲膜切开术，待呼吸困难缓解后，再作常规气管切开术。

【手术步骤】

环甲膜切开术手指触诊测定甲状软骨与环状软骨的位置，于甲状软骨与环状软骨间作一长约 3～4cm 的横行切口，紧急情况下可一刀直接切开皮肤、皮下及带状肌，于环甲膜处作约 1cm 的横切口，用刀柄或血管钳撑开伤口，紧急情况下也可用示指直接探寻气管腔，随即插入麻醉插管或气管套管并固定。

【注意事项】

术中避免损伤环状软骨，以免造成喉狭窄；术后尽早做正规气管切开术，以不超过 24 小时为宜，以防损伤环状软骨，导致喉狭窄。

（何时知　柳端今）

第二十八章

口腔颌面部麻醉

口腔颌面部小手术种类很多，浅表的、深部的，软组织手术、骨内手术，对麻醉要求各不相同。例如唇黏液腺囊肿摘除、牙槽骨尖修整等手术，局部浸润麻醉即可达到完全无痛。三叉神经支撕脱术、颌骨囊肿摘除等手术，采用神经阻滞麻醉加局部浸润均可适应手术。口底蜂窝织炎切开引流、口腔颌面部多个异物摘取以及不能合作的儿童，即使手术比较简单，时间也不长，均需要在全麻下施行。本章不讲述全麻，而推荐兼具局麻和全麻优点的麻醉方法——超浅麻醉。

第一节　超浅麻醉

一、超浅麻醉的概念

超浅麻醉是指对意识水平产生轻度抑制，同时患者保持自主呼吸，对物理刺激和语言指令有作出相应反应的能力。整个麻醉过程中，患者仅有精神分离而无意识丧失，各种保护性反射仍活跃，因而没有呼吸道意外的危险性。

二、适　应　证

1. 对任何手术均充满恐惧和焦虑的成年患者。超浅麻醉下患者虽然意识清醒，但恐惧、焦虑的心态却完全消失。

2. 对手术不合作的儿童以武力或威胁迫使其就范的强制性手术容易发生意外伤害，对患儿将造成严重的心理创伤，对于家属也是一种恶劣的精神刺激。

三、超浅麻醉的种类和方法

1. 吸入法　使用面罩吸入氧化亚氮（笑气）与氧的混合气体，当患者出现 Verrill 征（上睑下垂的困倦征象）时，注射局麻，待局麻显效后开始手术。无痛手术如松动牙或乳牙拔除、缝线拆除、浅表脓肿切开等均无须加用局麻。面罩影响手术时可换成鼻管。

对于不能安静的患儿可加用七氟烷（七氟醚）或对呼吸道黏膜刺激性小的挥发性麻醉剂，加深麻醉至浅全麻状态，使患儿入睡，但保持自主呼吸，保护性反射仍然活跃，手术时不需要加局麻。在欧美各国口腔科门诊常采用此种浅全麻。

2. 静脉给药法　静脉注射丙泊酚（异丙酚），为加强止痛作用，加用亚麻醉剂量的氯胺酮，两者合用可减少副作用。此法需做静脉穿刺，不受儿童欢迎。

超浅麻醉应由接受过短期训练的口腔科医生或麻醉师实施，手术要在门诊手术室内进行。

第二节　局部麻醉药物

一、局部麻醉药物的选择

口腔科门诊常用的局麻药物是普鲁卡因和利多卡因。利多卡因麻醉持续时间较长，作用亦较强，故更多选用。普鲁卡因目前临床已很少使用，几近淘汰。

布比卡因（丁哌卡因）的麻醉作用比利多卡因更强，麻醉作用能维持 6~7 小时，手术中不用担心麻醉效果已过，并可免除术后伤口疼痛之苦。由于毒性较前两种局麻药更大，故注射麻醉药物量多的手术不宜使用。

二、局部麻醉药物的浓度

局麻药浓度与麻醉效果密切相关，即浓度高则麻醉效力强。但是浓度又受用量制约，即用量大时，浓度必须降低，以免超过最大限量。

神经阻滞麻醉通常仅用 3~5ml，选用 2% 浓度最佳，普鲁卡因和利多卡因皆如此。布比卡因成品药液为 0.5% 和 0.75% 两种浓度，即为适宜浓度。

局部浸润麻醉用量多时应使用 0.5% 普鲁卡因或利多卡因，并且可混合应用，但不宜使用布比卡因。如果用量不多，则不受此限。

碧兰麻是近年推广使用的唯一一种口腔科专用局麻药，其成分主要是阿替卡因另加少许肾上腺素（1：200 000），其特点是药效好、用量小、持续时间长，且注射针头微细，注射时患者几乎无痛感。其缺点是要用专用注射器和药内含有少量肾上腺素。

三、加用肾上腺素

局部麻醉药物中加入微量血管收缩剂主要作用有：①增强麻醉效果；②延长麻醉时间；③减少局部出血。血管收缩剂可采用肾上腺素、去甲肾上腺素、去氧肾上腺素等，尽管肾上腺素并不比其他两种更好，但临床上却普遍采用肾上腺素。

肾上腺素在麻醉药物中的浓度可为 1：200 000~400 000。肾上腺素本身为 1% 浓度，200ml 麻醉药物中加入 1ml 肾上腺素即成为 1：200 000。

当只需要注射 5ml 或 10ml 麻醉药物时，各医院加入肾上腺素的方法不同，或用滴管，或用注射器滴入，均应准确掌握数量，避免造成不良后果。需知滴管规格并不统一，误差很大，每毫升约为 15 ~ 25 滴。注射器推滴则与针头粗细、滴注速度有关，用肌内注射针头，每毫升为 40 ~ 50 滴。10ml 麻醉药物用滴管加肾上腺素 1 滴即可，用肌注针头则需 2 ~ 3 滴。如果选用布比卡因做神经阻滞麻醉其麻效时间长、作用亦强，并且此药无血管扩张作用，故不必添加血管收缩剂。

第三节　口腔颌面部局部麻醉

局部麻醉有三种方法：表面麻醉、浸润麻醉和神经阻滞麻醉。为了防止恶心，口腔内手术或咽部、舌根部检查之前，用 0.5% 丁卡因做咽部喷雾，2 ~ 3 分钟再重复 1 次，此为表面麻醉。其他两种方法则根据手术部位选择使用，亦可两法配合应用。

局部浸润麻醉方法简单、各科相同，本节不作介绍。神经阻滞麻醉又称传导麻醉，是将麻醉剂注射到知名的神经干周围，使其传导受阻而产生该神经分布区域的麻醉作用。当术区处于感染状态不宜注射，或局部为瘢痕硬结药液不易渗透，以及颌骨内病变药液难以穿透骨板麻醉骨内神经的情况下，均应采用阻滞麻醉法，用药量少、麻效强、持续时间长。常用的几种注射部位、方法及注意事项分述如下。

一、眶下神经麻醉

将麻醉剂经眶下孔注入眶下管内，麻醉眶下神经在管内分出的上牙槽中和上牙槽前神经，以及孔外的末梢支，故又称眶下管注射法。麻醉范围包括一侧上切牙、尖牙、前磨牙（双尖牙）、下睑、鼻背之一侧和上唇。如果手术部位仅为末梢支分布区域，将麻醉药物注射于孔的周围即可，称为眶下孔注射。

眶下管注射有口内、口外两种进针法，方法大同小异，以口外法更易于成功，具体步骤如下述：

1. 眶下孔位于眶下缘下方 0.5~1.0cm 处，指压该处有明显痛感。因眶下孔方向朝前、内、下，故刺入点要选在孔之内下方 1cm，亦即鼻翼之上外侧。

2. 注射时左手示指置于眶下缘下方，以示孔之位置，并可防止针尖滑过眶下缘进入眼眶。针刺入皮肤后，贴着骨面以 45°向外上方推进至眶下孔区，注射 1ml 麻醉药物以麻醉局部骨膜，消除找孔时的疼痛（图 28-1）。

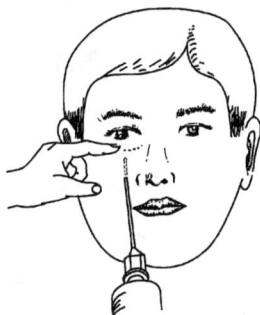

图 28-1　眶下管注射

3. 按解剖位置用针尖寻找眶下孔，直至突然感觉阻力消失时，表示针尖进到孔内。推进 0.5~0.8cm，回抽无血后，注射麻醉药物 1ml。回吸有大量气泡说明针尖穿破管壁进入上颌窦内。

4. 眶下管之长度因人而异，一般长约 1cm，如进针过深，可能刺伤眶内组织，但亦不可太浅，只单纯麻醉其末梢神经，达不到麻醉牙槽神经之目的。

二、下牙槽神经与舌神经麻醉

下牙槽神经由下颌骨升支内侧的下颌孔进下颌骨，分布至下颌牙齿。终末支出颏孔，分布下唇内外。将麻醉药物注射于下颌孔上方即可麻醉下牙槽神经，故又称下颌孔注射法。

下牙槽神经麻醉有口内、口外多种注射方法，本节只介绍最常用的一种口内法，步骤如下：

1. 患者大张口，术者左手持口镜将注射侧口角及颊部拉向外侧，显露上下磨牙后方之颊脂垫尖及翼下颌皱襞。右手持注射器从对侧双尖牙之间以水平方向，在翼下颌皱襞外侧之颊脂垫尖处刺入（图 28-2），向后外方进针 2~2.5cm 深度时触到骨面，即为升支内侧下颌孔区。

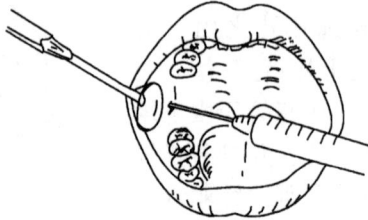

图 28-2 下颌孔注射

2. 如果深度不足 2cm 即碰到骨面，说明针尖到达部位过于向前；若深达 2.5cm 仍未触及骨面则说明过于向后。可退针至黏膜下，矫正进针方向，再行推进。

3. 位置适当后，回吸无血推注麻醉药物 2ml，麻醉下牙槽神经。退针 1cm 再推注 1ml，麻醉舌神经。

4. 舌体一侧手术只需麻醉舌神经时，在颊脂垫尖刺入后，向后外方进针 1cm 注射麻醉药物 2ml 即为舌神经麻醉。

5. 注射后 5~10 分钟，注射侧下唇、舌尖出现麻木、肿胀和变厚的感觉，此乃下牙槽神经和舌神经麻醉后特有的指征，其他部位阻滞麻醉并无此明显异常感觉。

三、上牙槽后神经麻醉

将麻醉药物注射于上颌结节后外方，此处有数个小骨孔，可麻醉进孔后分布上磨牙的上牙槽后神经，因此又称上颌结节注射法。

1. 半坐位，稍开口，术者用口镜将口颊向后上方拉开，显露上磨牙区的前庭沟，在第二磨牙远中颊侧前庭沟处为针刺点。

2. 如果遇到上第二磨牙尚未萌出的儿童，则针刺点向前移一个牙位。

3. 注射针刺入黏膜后，针管与上牙咬平面成 45°，向后上方推进，同时将注射器外转，使针尖沿骨面向上、后、内方向推进，深度 1.2～2.5cm 即达到上牙槽后神经孔区域（图 28-3）。回吸无血，推注麻醉药物 2ml。

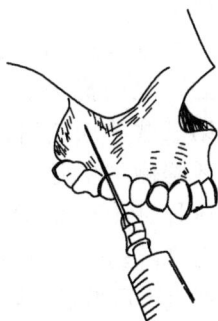

4. 进针过程中要保持针尖贴近骨面，不可过深以免刺破后方的翼静脉丛，造成深部血肿。

图 28-3　上颌结节注射

5. 若进行第一上磨牙手术，尚需补充颊侧黏膜下浸润麻醉，因为其近中颊侧根是由上牙槽中神经支配。

四、鼻腭神经麻醉

将麻醉药物注射于切牙孔处以麻醉出孔的鼻腭神经末梢，故又称切牙孔注射。麻醉区域为 6 个前牙的腭侧黏膜。

患者头位要后仰，大张口，注射针从侧方刺入上中切牙腭侧的切牙孔乳头基部（图 28-4），针尖抵骨面即为孔之周围，注射麻醉药物 0.3～0.5ml。

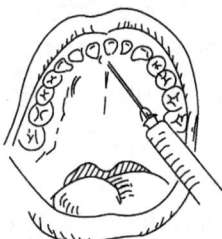

腭黏膜紧贴骨膜，组织致密，阻力大，宜缓慢推注，以免压力过大致针头挤脱。一旦针头脱落，立即令患者低头，小心取出，要防止在慌乱中针头滑入气管或食管，造成严重后果。

图 28-4　切牙孔注射法

五、腭前神经麻醉

在腭大孔稍前方注射少量麻醉药物可麻醉出孔前行的腭前

神经，使上颌双尖牙和磨牙的腭侧黏膜失去感觉，亦称腭大孔注射法。

患者大张口，进针点在上第二、三磨牙之间离开腭侧龈缘 1.5cm 处。若第三磨牙未萌出，进针点则在第二磨牙腭侧。注射针从对侧口角方向刺入达骨面（图 28-5）不需寻找腭大孔，注射麻醉药物 0.5ml。药量不可过多，注射点不可偏后，否则极易引起恶心，甚至呕吐。

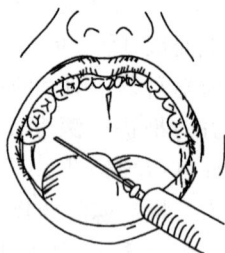

图 28-5 腭大孔注射

六、上颌神经麻醉

经腭大孔进入翼腭管注射麻醉剂为上颌神经之高位麻醉，称为翼腭管注射法，上颌囊肿或上颌窦手术时可采用，但切口部位需配合浸润麻醉，原因是翼腭管注射对前牙区无麻醉作用。

1. 仰头大张口，针刺点同腭大孔注射。先在局部注射麻醉药物少许以减少找孔时的刺痛。

2. 找到腭大孔后，注射器与牙长轴平行（图 28-6），进针 2.5 ~ 3cm，回吸无血、无气泡，注药 2ml。

3. 腭大孔虽大，但进针有时并不顺利，如果针尖不能进孔，可变换进针方向，若仍不成功，可重新选取刺入点。

4. 当针头顺利前进而无阻力、回吸有大量气泡，说明针头由硬腭后缘进入鼻腔。应更换针头重新操作。

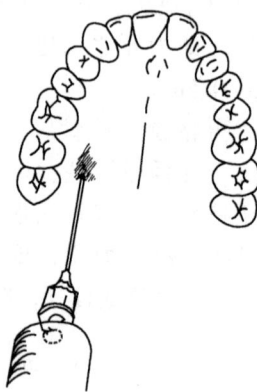

图 28-6 翼腭管注射

5. 深度为 2.5cm 时针尖位于管内，超过 3cm 则进入翼腭窝。进针深度切不可超出 3.5cm，以免针尖进入眶内。

6. 术者应先在颅骨标本上观察腭大孔、翼腭窝、眶上裂的位置，再用 5 号细长的注射针头探查翼腭管的长度和跨过翼腭窝抵达眶上裂的途径和深度，这对提高注射技术，做到心中有底有莫大益处。

七、颈浅神经丛麻醉

第 2、3、4 颈脊神经出椎间孔后，在胸锁乳突肌后缘形成颈浅神经丛，沿该肌浅面上行分布到枕部、耳后、耳下、下颌角及下颌缘附近区域（图 28-7）。

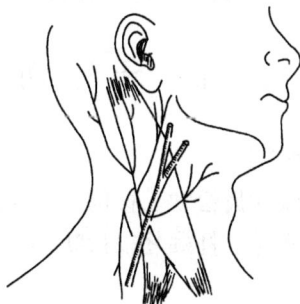

图 28-7　颈浅神经丛

针刺点在胸锁乳突肌后缘中点，亦即颈外静脉与此肌之交叉点上方约 2cm 处。刺入皮下，深度约 5~6mm 即可，注射麻醉药物 10ml。因颈浅丛并非一支神经，故注射药不应只集中于一点，上下稍扩大范围，并适当增加注射药量，效果更可靠。

（刘静明　戚道一）

第二十九章

口腔颌面部外伤与感染

口腔颌面部是人体暴露并容易受到外伤的部位，因此，一旦出现损伤，患者会立即到口腔急诊就诊，通常，按损伤的部位和程度分为软组织损伤、骨硬组织损伤和牙齿损伤。

第一节　牙外伤

【病因及临床表现】

突然撞击可导致牙齿松动、移位、折断或脱落，常发生于前牙，上前牙尤为多见。怀疑牙根折断者可摄 X 线牙片察看。

【治疗】

一、牙松动

轻度松动无须处理，注意两周内不用松动牙咬切食物。松动明显者应予以固定。移位牙可在局麻下手法复位，再予固定。松动牙固定的方法有两种。

1. 结扎固定法　适用于 1~2 个牙松动。选用直径 0.2mm 无弹性不锈钢丝，结扎范围应包含松动牙两侧各一个正常牙。注意检查结扎之后，不应有创伤性咬合，结扎丝不能影响对颌牙的咬合。一般固定 4 周后拆除（图 29-1）。

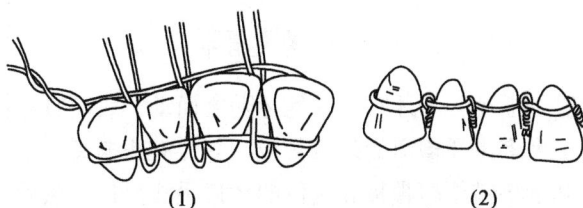

(1)　　　　　　　　　　　　(2)

图 29-1　松动牙结扎固定

2. 夹板固定法　适用于多个牙松动之固定。用直径 1.2mm 无弹性金属丝作夹板，按照牙列突度弯制牙弓，用结扎丝逐个将牙齿与牙弓结扎（图 29-2）。

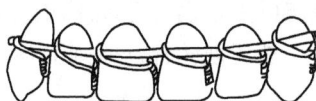

图 29-2　松动牙夹板固定

二、牙冠折断

按牙冠折断或缺损部位之不同其处理方法亦有所不同。

1. 切缘或切角少量缺损未暴露牙髓者，用细砂轮磨光锐缘。影响美观者用复合树脂修补。儿童患者仅做磨光，待年长后再行修补。

2. 缺损较多且牙髓外露，局麻下拔髓、根管充填，观察两周无症状用复合树脂修复。

3. 于牙颈部折断甚至达到龈下者用锐分离器剥离与断冠尚连接的龈组织，除掉断冠。局麻下拔髓、根管充填，以后做桩冠或烤瓷冠修复。

三、牙脱落

外伤脱落牙如完好无损，经清洗、消毒后可重新植入牙槽窝内。

四、牙槽突骨折

用镊子摇动一个牙时，其他牙随之而动，表明有牙槽突骨折。骨折大多是牙槽窝的外侧骨板，并伴有龈撕裂。

局麻下将错位的骨板和变位的牙齿手法复位，然后用唇弓夹板固定 4 周。

若无口腔科，应转院治疗。

第二节　颌面部软组织裂伤

颌面部软组织伤可由车祸、劳动事故、斗殴等所致。

组织裂伤的治疗是清创缝合，原则上各科基本相同，本节只讲述颌面部的特点。

1. 颌面部血运丰富，组织生活能力及抗感染能力均较强。因此，伤后 24 小时，若污染不严重则 48 小时内均可清创后直接缝合，达到伤口一期愈合。

2. 颌面部外伤处理时，要考虑到对功能和容貌的影响，扩创时应尽量保守，只限于清除已完全游离的无血运组织和污染严重的组织。

3. 尘土、灰渣粘污的伤口要彻底清洗，洗不掉的渣土要仔细剪除，否则会成为面部黑色斑点。

4. 红唇、口角、鼻翼等部位的裂伤缝合，要注意准确对位，免得以后再次做整形手术。

5. 有张力的伤口不宜强行拉拢，以免造成面容变形，经皮下潜行分离后再进行缝合。如有皮肤缺损，直接对合困难时，可做附加切口，利用邻近皮瓣经旋转或推进，然后皮下、皮肤分层缝合。

6. 较深的伤口要分层缝合，断开的肌肉需将断端对合，力求消灭死腔，防止感染，并可减轻皮肤的缝合张力。

第三节　口腔内软组织裂伤

日常生活中，口腔内软组织裂伤多见于幼儿，这是因为：①幼儿好动，又步履不稳，容易跌倒，发生口唇裂伤；②幼儿常将铅笔、竹筷等物衔在口中，与其他儿童发生争夺或摔倒时造成软腭、颊部或咽部刺伤。

遇到颏部外伤者一定要注意两个附加损伤的可能。一个是由于跌倒时的碾挫作用，下唇内侧的龈唇沟处常同时发生横向撕裂伤；另一个可能是当跌倒颏部着地时，由于力量的传导，使颞颌关节受到撞击，造成关节部肿痛、关节腔出血等。

【处理】

口腔内的治疗应遵循下列原则：

1. 唇部裂伤缝合后任其暴露，不加包扎，每日清洁一次，原因是覆盖纱布易被饮食粘污，增加伤口感染机会。

2. 颊黏膜被刺伤后，有时可见淡黄色软组织脱出，此为颊脂体。用生理盐水清洗后顺裂口送回，亦可部分剪除，然后缝合伤口。颊脂体形状不规则，极柔软，系颊部填充组织，无其他功能。

3. 腭部刺伤的特点是，当铅笔或竹棍受到外力时，沿硬腭向后方滑行至硬腭后缘处穿通刺入，形成穿通伤或三角形裂伤。患儿到医院就诊时，口鼻腔出血已停止，穿通伤自行闭拢。只要伤口内无折断异物则无须缝合。组织裂开的伤口，小儿不合作缝合困难者，可每日清洗 1 次，三四天后可自行愈合。严重损伤或组织大面积撕裂者应在全麻下处理，局麻下强制进行易发生缝合针折断或滑脱后进入气管、食管。拆线困难者不要强行拆除，可留待其自行脱落。

4. 舌组织血运旺盛，且左右两侧供血，舌体发生断裂即使仅有少部分连接，亦可对位缝合，争取成活。检查和缝合时均勿使用舌钳夹持，以免加重撕裂。舌体仅有肌肉和黏膜而无纤维结缔组织，缝合时不宜用细线，进针点离创缘要有一定距离，否则缝线容易豁开。

5. 由于咀嚼、说话等活动，以及唾液的润滑作用，口腔内缝线容易脱扣。因此，必须打三道结。

第四节　上颌骨骨折

1. 颌面部创伤所致上颌骨骨折，常同时合并鼻骨、眶壁、颧骨、颅底等骨折，大多由交通事故引起，多发、粉碎、开放为其特点。

2. 上颌骨骨折可合并颅脑损伤，病情重、变化快，检查应仔细、全面，必要时应与有关科医生会诊。

3. 上颌骨骨折的两种典型表现

（1）面部加长：上颌骨虽有诸多肌肉附着，但多为表情肌，力量弱，骨折后移位并不严重，而由于重力作用使骨折段下垂（两侧牙槽突横断骨折），形成面部中 1/3 加长。

（2）咬合关系改变：由于后方肌肉牵引，产生上颌骨后部下移，出现磨牙早接触，前牙开口咬合。

【处理】

1. 颏托头帽牵引固定法　简单的上颌骨骨折采用颏托头帽固定 4~6 周。复杂的骨折则需住院手术，采用微型夹板固定法。

颏托和头帽用石膏绷带浸水后制作（图 29-3）。做石膏帽之前先戴上布帽或一次性手术帽以保护头发。头帽两侧和颏托两端要埋入预先弯制的金属丝挂钩，铜丝或铝丝均可，容易调整，以免

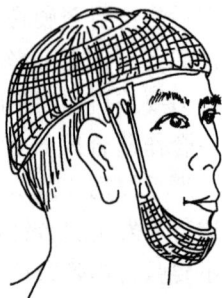

图 29-3　颏托头帽牵引

影响侧卧。干燥后戴用时颏托内要衬垫厚层纱布，以缓冲对皮肤的压迫。

颏托亦可用牙托粉按颏部形态制作。头帽可用书包带样的编织带缝制。优点是卧位时比石膏帽舒适，缺点是头帽与颏托间的牵引胶管有侧向力紧压在上颌骨和颧骨的侧面。

用输液用的橡胶管（不是一次性输液器的塑料管）做牵引。颏托头帽的作用在于利用下颌托起全下垂或仅后方下移的上颌骨，使之复位，或是靠持续性的弹力作用使之逐渐复位，以求恢复咬合关系。牵引力不宜过大，可根据需要和患者反应灵活调整。

2. 颌间结扎与颌间牵引固定法　这两种方法略有区别，均为几十年来广泛采用的常规固定法。缺点是将上下颌用结扎丝捆绑在一起，必定造成严重的饮食困难，更主要的问题是结扎期间患者时有不自主的开口活动，下颌张开的力量必然牵拉上颌骨，影响骨折愈合。有鉴于此，作者自 20 世纪 70 年代已不再采用这种固定方法治疗上颌骨骨折。

第五节　下颌骨骨折

下颌骨骨折比上颌骨多见，由于咀嚼肌群的牵拉，骨折后多有错位，检查时可见上下牙咬合关系紊乱。摄曲面断层 X 线片或下颌骨正侧位片对诊断和设计治疗方案均很有意义。

下颌骨骨折治疗方法较多，要根据病情、年龄、骨折部位等条件选择应用。

1. 无错位的单纯骨折不需处理，注意限制饮食、定期检查即可。如断端可活动但无明显错位者可用单颌牙弓夹板固定法（见本章第一节）。

2. 下颌骨髁突颈部是下颌骨骨折的好发区，除耳前区肿胀、压痛、开闭口运动受限之外，最明显的表征是后牙早接触,前牙呈开口咬合。折断的髁突受翼外肌牵拉向前内方倾斜,下颌支上移,故产生后磨牙早接触。

轻度变位的髁突颈部骨折可采用颏托头帽牵引法,牵引时要在两侧下颌磨牙咬面各加5mm厚度胶垫,如此当颏部接受牵引力时,能使上提的升支下降,以利髁突逐渐自行复位。

严重的髁突移位估计难以自行复位的病例可住院进行手术复位,然后用微型钛夹板固定。局麻下耳前切口,手术虽然并不复杂,但需注意保护面神经。

3. 下颌骨体骨折

(1)颌间牵引固定法:不论单发、多发或是粉碎骨折均可采取上、下颌间弹性牵引固定。使用成品牙弓夹板,分别结扎于上、下颌牙面近龈缘处,将弹性强的胶管剪成小圈做弹力牵引。根据骨断端错位的具体情况决定牵拉的施力方向(图29-4)。固定4~6周,每天清洗口腔。

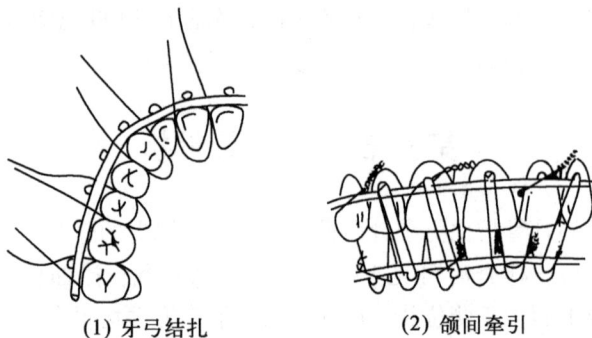

(1)牙弓结扎　　(2)颌间牵引

图 29-4 上、下颌牵引固定

(2)骨间结扎固定法(图29-5):适用于牙齿松动和缺牙多的患者。由于金属丝需从颌骨外侧通过钻孔穿到内侧方能结扎,故要求颌骨内侧也要剥离并适当暴露。切口在面部下颌缘下方。

(3)小夹板固定法:近20年流行金属小夹板做骨间固定,优点颇多。只做口内切口、不剥离颌骨内侧、手术简单、创伤小、无饮食困难。方法是在龈沟底做横切口，暴露骨折区，将骨断端复位。选择合适的夹板，在正常咬关系的位置上，按螺钉孔在骨面上用骨钻或牙钻打孔，孔径必需与螺钉匹配，只穿透骨皮质即可。拧螺丝前要复查咬合关系，螺钉的长度以不穿透内侧骨板为宜。夹板的位置应安放在下颌管的下方（图 29-6）。

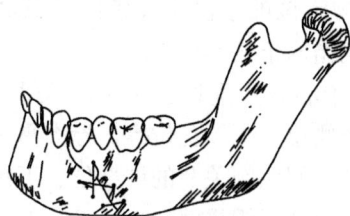

图 29-5　骨间结扎固定　　　　图 29-6　小夹板骨间固定

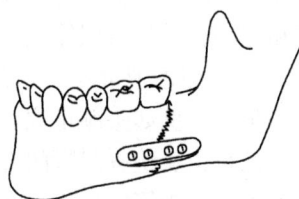

4. 儿童下颌骨骨折治疗原则　儿童颌骨折断的病例很少见，治疗原则虽与成人相同，但需注意儿童的特点。

（1）儿童颞颌关节受创伤后，腔内若发生渗出或积血，比成人易于患关节强直。下颌制动的时间要缩短，以两周为宜，以便尽早进行开闭口运动。

（2）儿童替牙期乳牙松动，乳牙的解剖形态特点均不利于牙弓结扎。

（3）从婴儿至 12 岁儿童的颌骨体内有许多牙胚，骨间固定钻孔时应当避开。

第六节　口腔颌面部异物

口腔颌面部异物通常由外伤所致，例如枪击伤有子弹穿入、刺伤有木棍折断或毛刺遗留、劳动中被飞溅的金属碎片穿破皮肤等。少数异物与外伤无关，如小儿将小球填进鼻腔、飞虫进入外耳道。更有一种奇特现象，麦芒由细小的颌下腺或腮腺管口进入导管，造成阻塞和感染。

较为常见表浅异物可基层急诊处理，而诊断和治疗均比较困难的深部金属异物应转至上级或转至专科医院。

【诊断】

准确定位乃手术取异物的先决条件。异物定位是利用临床上熟知的解剖部位作标志，例如下颌角、髁突、上颌结节、蝶骨翼突、颈椎横突等。金属异物定位的手段主要借助 X 线透视和照相，设计投照体位必须遵循两条基本原则。

1. 拍照不带角度的 X 线片中心线要垂直于底片，不得有任何角度。例如头颅正位、头颅侧位、下颌正位等。检查鼻旁窦的瓦特位、检查眼眶的柯氏位、照颞颌关节的许勒位、下颌骨侧位等，为了突出检查部位，避开组织重叠，均有各自的特殊角度。若采用此类投照确定异物位置，必然产生错觉，造成错误定位。

举例说明：假设颈椎前方有一金属异物，正位 X 线片显示异物位于第 4 颈椎水平，如果改变投照角度，异物在照片上的位置即有改变（图 29-7）。角度越大，变位亦越大；异物距离椎体愈远，变位亦愈大。

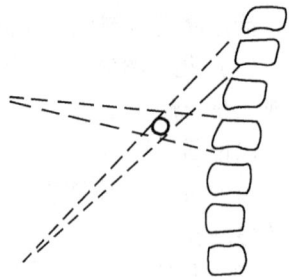

图 29-7 改变投照角度
异物随之变位

2. 拍正、侧位两张 X 线片正位像只能显示异物的上下位置，例如是第几颈椎高度，但却看不出是椎体前还是椎体后，必须再照一张侧位像，才能确定异物与此椎体之间的距离。

总之，必须正、侧位两张不带角度的 X 线片，才能判断异物的高度和深度。在临床工作中不遵守此法则，只靠一张瓦特位照片诊断上颌窦异物，打开上颌窦一无所获，清除全部窦黏膜也找不到异物。术后再照瓦特位像，异物依然故我，还茫然不知何故。类似的错误定位方法导致错误手术的症例，绝非偶然。

在 X 线透视下，转动头位或做开闭口运动等，观察异物与固定解剖标志的关系，可能帮助判断异物的准确位置。必要时还可采用插针或在皮肤上固定一个金属定位环等辅助方法进行检查。

【处理】

经过准确定位后，确定异物的大小、数目和位置，然后参考患者年龄、健康状况、异物性质、可能产生的影响、手术难度等，进行全面分析，权衡利弊，然后决定对策。

深部异物手术难度较大，常比术前估计更为复杂。在有条件的医院，手术可安排到放射科照相室进行，利用监视器指引手术，成功把握大，能缩短手术时间。

1. 切口尽量选在离异物最近，位置较隐蔽不影响美观。伤口尚未愈合者则应考虑利用原伤口，不再增加切口。

2. 根据预先判断的异物所在解剖部位，用血管钳分离组织，抵达预定位置时，在监视器引导下，使钳尖接近异物。当监视器屏幕上见到钳尖与异物重叠时，夹住该处组织，固定住此钳。

3. 将患者头位转动90°，观察钳喙与异物之间的距离，由同一切口，伸入另一把血管钳，按观察后修正的方向分离组织，在监视器指引下，设法触及异物之后，轻轻地取出异物。这与定位法则相同，只有从正侧两个方向进行修正，最后终能准确地夹取到异物。

4. 有些异物取出后，尚有可能留下些碎屑，应仔细查找或轻柔搔刮，再用注射器反复冲洗。

第七节　颌面部蜂窝织炎

蜂窝织炎是指发生于皮下、肌肉筋膜之间、颌骨周围疏松结缔组织中的急性化脓性炎症。由于炎症弥散与广泛扩展，故为颌面部感染中最严重的一种。

炎症后期化脓灶逐渐限局，形成脓肿，浅部者位于皮下，易于发现，可及时切开引流。深部脓肿难以觉察，经抗感染治疗后，体温持续居高不下，白细胞计数仍然很高，应考虑到有深部脓肿形成。B 超探查可以诊断并且能确定脓腔大小和位置。不具备此项设备时，可行穿刺检查，方法如下：

1. 由于炎症范围广、部位深，局部浸润麻醉难以奏效，应采取神经干阻滞麻醉法。精神紧张或儿童患者可采用超浅麻醉加局麻或是全麻。证实有脓腔，即时切开、冲洗、引流。

2. 穿刺目的　第一是确定是否已形成脓肿；第二是探查脓肿的位置以指引手术切开；第三是取脓液作细菌学检查及药敏实验。

3. 根据需要选用 20ml 或 50ml 注射器和 12 号粗针头。穿刺点为肿胀最明显处，避开知名血管和神经，并且尽量不在面颊部而选在颌下、颏下、颞部发际等隐蔽部位，这是由于穿刺点通常也就是切开的部位，应考虑美观。

4. 当针尖进入脓腔时会有阻力消失的手感，试行回吸，如果无脓再向深处推进，逐层抽吸，直至达到骨面。必要时可变换穿刺方向。

依据感染的主要部位可分别称之为眶下蜂窝织炎、颌下蜂窝织炎、口底蜂窝织炎等。各部位形成脓肿后切开的方法略有不同，分述如下。

一、眶下蜂窝织炎

炎症以一侧眶下区为中心，向上唇、眼睑、颊部蔓延，使患侧上唇变厚，睑裂缩小。

【处理】

不论穿刺或切开均应在口内而非面部。轻轻地牵开患侧上唇，在单尖牙唇侧的前庭沟做横切口，长 1~2cm（图 29-8）。切开黏膜，用弯血管钳分离，达骨面时即可进入脓腔，引出脓液，盐水冲洗后放入橡皮引流条。

二、颌下蜂窝织炎

颌下蜂窝织炎由牙源性感染或淋巴结炎扩散所致。脓肿通常位于下颌骨下缘之内侧。

【处理】

于下颌下缘 2cm 处做 3cm 横切口，切开皮肤，分离皮下组织，切断颈阔肌，用尖嘴弯血管钳向内上分离，触及颌骨下缘后偏向内侧稍分离即应找到脓腔（图 29-9）。脓肿一般贴近骨面。

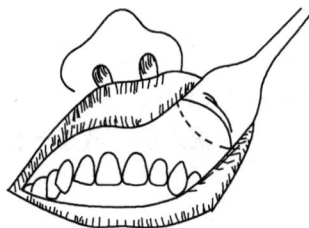

图 29-8　眶下脓肿口内切口　　　图 29-9　颌下脓肿切开

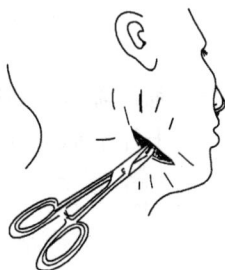

三、口底蜂窝织炎

口底蜂窝织炎是颌面部感染中最严重者，可以是一般化脓性感染，或是腐败坏死性感染，视感染之主要菌种不同而异。炎症向颏下、舌下、双侧颌下扩展，并可向下波及上胸部，甚至形成纵隔脓肿。向后方扩散使舌根上抬和后退，造成吞咽乃至呼吸困难。

本病发展快、范围广、病情重，要注意观察窒息、败血症及中毒性休克等危重体征。

脓肿切开需在手术室全麻下进行。应先用粗针穿刺，确定脓肿位置后再做切开。在颌下做横行皮肤切口，至少长 5cm（图 29-10），分离口底诸肌，开放脓腔。还应根据肿胀情况及穿刺探查判断有几个脓腔，即除了口底正中，还要想到两侧颌下。如为腐败坏死性炎症，采用 3% 过氧化氢冲洗，严重者可配合高压氧舱治疗。

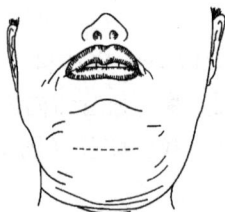

图 29-10　口底蜂窝织炎切口

深部肌间隙脓肿要用胶管引流，胶管勿过长，稍超出切口即可，过长不利脓液排出。脓多时要勤换敷料。

（祝为桥　戚道一）

第三十章

口腔颌面部肿物

第一节　唇部肿物

唇部肿瘤一般来自鳞状上皮或小涎腺，亦可来源于血管、淋巴管等其他组织，良性、恶性均可发生。还有一部分肿物外貌如同肿瘤，实际并非真性肿瘤，而属于瘤样病变，或称类肿瘤。唇部最常见的肿物是黏液腺囊肿，即非真性肿瘤，系小涎腺分泌液滞留或外渗而成。通常如指尖大小，呈光滑的半球状隆起，柔软，破溃后流出黏液而暂时消失。好发于儿童或青少年，下唇多见，上唇却极为少见。

唇腺囊肿采用摘除法，破溃、感染后囊壁粘连则做梭形切除。口轮匝肌为横行肌纤维，深入肌层的良性肿物应将其分离取出，不应切断肌层。如疑为恶性肿瘤要做唇组织全层切除，为减轻术后畸形，可采用"V"形或"W"形切除术。

唇长因人而异，并且差异相当大，一般切除 2cm 不需修补，当然樱桃小口者需另作别论。切除过多致上下唇不成比例，可立即施行上下唇交叉瓣修补术。本节介绍 4 种唇部手术方法。

一、唇腺囊肿手术

1. 如无助手，术者以左手示指和拇指压在肿物两侧，中指抵住唇外面使肿物膨出，并可减少出血。亦可借用眼睑睑板腺囊肿手术时使用的圈形钳夹持之。

2. 于肿物表面做纵切口，切开黏膜，当心勿切破囊壁，用小弯剪做锐性分离，分离出的肿物如同一粒小葡萄珠。

3. 手术在唇肌浅面进行不伤肌组织，因而不会损伤唇动脉。剪除多余的唇黏膜，间断缝合。

4. 曾有破溃史致黏膜与囊壁粘连者不宜做摘除，只能切除。在肿物顶面做梭形切口，将黏膜与囊壁一起切除，再向两侧锐性分离，在口轮匝肌浅面清除剩下的囊壁，缝合切口。

二、唇腺活检

取唇腺活检是为了帮助诊断干燥综合征。这是一种自身免疫病，亦称舍格伦（Sjogren）综合征。口腔科能提供诊断依据的检查项目有唾液流量测定、腮腺造影和唇腺活检。

唇腺位于黏膜下，有数十个之多，直径约 2~3mm、圆形、柔软不能触知。如有炎性细胞浸润则变硬，用拇指和示指双合诊，即可触及这些小硬结。

1. 一般选取下唇之一侧，做 1cm 纵切口。

2. 用小弯剪在黏膜下稍向两侧分离，即有小涎腺突出。

3. 取 1~2 个装入小瓶，勿钳夹以免变形或毁损。

4. 缝合黏膜切口。

三、唇"V"形切除术

唇部恶性肿物以低度恶性者居多，切除范围在肿物外方 0.5~1.0cm。颌外动脉在口角附近分出上唇和下唇支，走行于红唇部口轮匝肌中，手指可触及其搏动，左右唇动脉在中线吻合。以下唇手术为例（图 30-1）。

1. 于颏孔附近注射 2% 利多卡因 2~3ml 麻醉颏神经。

2. 用唇夹或以手指捏紧肿物外侧之红唇，使唇动脉暂时中断。

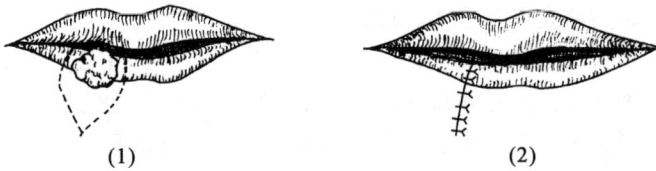

（1）　　　　　　　　　　　（2）

图 30-1　唇部肿物"V"形切除

3. 在肿物两侧安全范围内切开红唇，切断口轮匝肌，在红唇部肿瘤切除的同时，做皮肤和肌层的"V"形或"W"形切除是为了缝合后美观，切除多少以创口对位后能平整、舒展为准（图 30-2）。

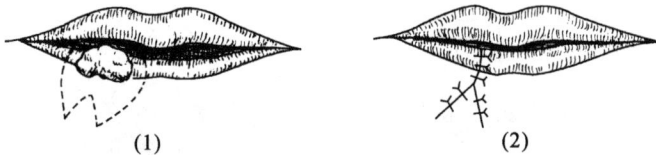

（1）　　　　　　　　　　　（2）

图 30-2　唇部肿物"W"形切除

4. 在切开口角侧红唇肌层时被切断的唇动脉用蚊嘴血管钳止血，关闭伤口前用细线将其结扎。

5. 唇内侧黏膜比皮肤切除要少些，深部浸润型例外，但很少见。

6. 黏膜、肌层、皮肤分层缝合。

7. 术后以酒精纱布条覆盖皮肤切口，外敷小块纱布，胶条压迫黏着。次日改为暴露伤口。

8. 如果肿瘤不在红唇则不适于"V"形切除术，应做矩形切除术。

四、上下唇交叉瓣手术

唇红部肿瘤切除达到唇长 1/2 时，直接拉拢缝合将产生明显畸形，即刻转移对侧唇组织瓣进行修补，使上下唇互补对称，是为唇交叉瓣手术，或称 Abbe 手术。

转移瓣的宽度应当是肿瘤切除唇缺损长度的 1/2。例如唇长度为 6cm，上唇肿瘤共切除 4cm，则用 2cm 宽度的下唇瓣补充上唇，术后上下唇长度均为 4cm。手术方法如下。

1. 测量计划切除的上唇长度和高度，并画出切口线。取其长度的一半、高度相近画出下唇转移瓣。

2. 上唇做眶下孔注射麻醉眶下神经，下唇做颏孔注射。

3. 蒂设在近口角侧，切断另一侧红唇及三角形皮肌瓣，根据上唇切除时黏膜缺损的多少决定下唇瓣黏膜切下的量。将三角瓣旋转 180°，与上唇分层对位缝合（图 30-3）。

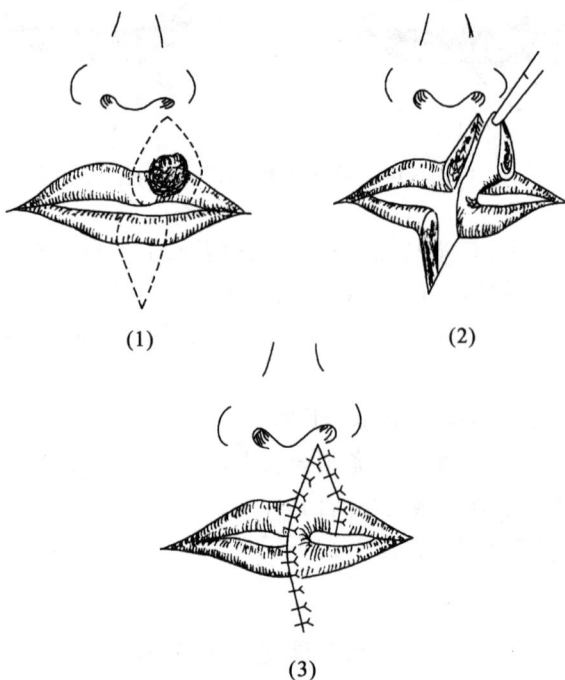

(1)

(2)

(3)

图 30-3 唇交叉瓣手术

4. 唇动脉在红唇肌层中，触知其搏动，保留部分肌束作蒂，蒂越细，转动越灵活。

5. 用酒精纱布盖住伤口，再用敷料稍加压包扎，次日除去敷料，让伤口暴露。

6. 断蒂前不能张口，为防瓣蒂撕裂，用绷带作顶颏缠绕，限制开口。

7. 用吸管进水及流质食物。每天清洗蒂周围防止感染。

8. 12~14 天断蒂并进行局部修整。

第二节 舌 肿 物

舌肿物以轮廓乳头为界将舌分为舌根与舌体两部分。舌根部肿瘤较少见，治疗比较困难，一般在全麻下手术，本节只讨论舌体肿瘤的治疗。

舌体可发生各种肿瘤和瘤样病变。舌尖腹面常见黏液囊肿，舌背可发生乳头状瘤，深层圆形肿物多为神经鞘瘤。舌癌好发于舌体之边缘，呈溃疡状。

舌尖黏液囊肿如同下唇者行手术摘除或切除，唯术中易损伤其他黏液腺造成复发。因此，可采用药物注射法或微波热凝法使其瘪缩。

一、黏液囊肿药物注射法

1. 可注射药物有血管硬化剂、2%碘酊、氢化可的松等，选用一种。

2. 局部浸润麻醉。

3. 由于囊壁菲薄，注射后药液易从穿刺点外漏，故注射空针从肿物侧方正常组织处刺入，由肿物基底进入腔内，尽量吸净囊液。

4. 保留针头，换上装有药液的针管。吸出多少囊液注入多少药液，或者稍多一点，一般为0.3~0.5ml。

5. 大多数一次痊愈，少数病例1周后重复注射一次。

二、良性肿物切除术

1. 舌神经阻滞或局部浸润麻醉。

2. 舌体浅表肿物做梭状切除，直接缝合。

3. 肌层内肿物采取切开、分离后切除、黏膜修整缝合（图30-4）。

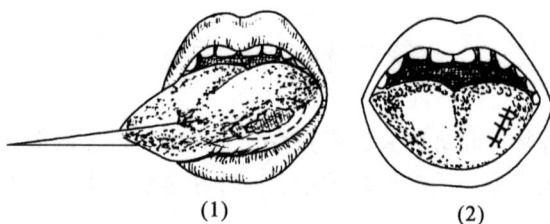

(1)　　　　　　　(2)

图30-4　舌体良性肿物切除

4. 舌体血液循环旺盛，出血多，要求做好一切准备工作包括缝合针线，然后再开始手术。

5. 助手用双手手指紧捏住肿物后方之舌体并稍向外牵拉，既便于手术，又减少出血。用手指捏舌体时可垫1~2层纱布以免滑脱。

6. 深部手术伤口也只缝一层，但不得留有死腔，以免形成血肿感染。

三、舌恶性肿瘤

1. 舌癌多见于舌体边缘，偏向舌腹面，呈溃疡状，溃疡基底有浸润。其他呈溃疡状之舌病变还有创伤性溃疡、腺周口疮、结核性溃疡等，需要与舌癌鉴别。

2. 创伤性溃疡系下颌残冠、锐利的磨耗牙缘、不合理的冠套修复体等长期刺激舌黏膜所致。拔除残根或残冠、磨光锐缘、拆除有刺激作用的冠套之后，舌缘溃疡即逐渐愈合。

3. 腺周口疮属重型复发性溃疡，有反复发作史，口腔黏膜有溃疡愈合后的瘢痕。皮质激素治疗有效，能促进溃疡愈合，但不能制止复发。此病多见于青壮年，溃疡直径 1cm 以上，痛很重，单发或多发。

4. 结核性溃疡边缘不整齐并有隆起，溃疡底布满粟粒状小结节，基底及四周无浸润硬结，病程较长，部分患者有肺结核。

5. 若疑为舌癌不要切取活检，以免激惹后扩散。应采取楔形切除术，将溃疡全部包括舌缘全层切除送检（图 30-5）。

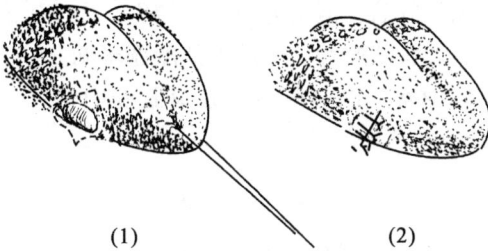

(1)   (2)

图 30-5 舌缘病变切除活检

6. 确诊为癌症后，及时住院行舌半侧切除术并且考虑做颈淋巴结清扫术。因为舌癌多为恶性度高的鳞癌，早期发生转移，胸锁乳突肌深方转移淋巴灶不易觉察，所以主张舌半侧切除与预防性颈清扫同期进行。

7. 如条件许可，住院后做全麻准备，局麻下楔形切除作快速冷冻活检，明确诊断后立即全麻下进行根治手术。

8. 重复活检、会诊、排队等候住院、化验、影像学检查、配血、等待手术等反复刺激、延误时日的做法，对于预后十分不利。

9. 部分舌癌乃由黏膜白斑恶变，白斑系黏膜上皮的白色角化斑块，属于良性病变，唇颊腭舌均可发生，与吸烟有关。

因有3%~5%的癌变率，故将口腔黏膜白斑列为癌前病变，以引起重视。

10. 若怀疑白斑已癌变应作切除活检，大面积白斑，不可能全部切除时，则选择可疑区予以切除。由于病变表浅，故应采取梭形切除而不适于做楔形切除术。

第三节　牙龈肿物

牙龈是包绕在牙颈部和覆盖牙槽突的黏膜，通常为浅粉色，发生炎症则呈红色、水肿、肥大或增生。牙龈瘤虽局限性增长，外形酷似肿瘤，但实为炎症性增生，而非肿瘤。良性肿瘤有纤维瘤、乳头状瘤等，但远不如龈瘤多见。

恶性肿瘤中常见的是龈癌，在口腔癌中与舌癌之发病率相近。

一、龈　瘤

龈瘤一般为指头大小，生长于牙齿内侧或外侧牙龈上，有蒂或无蒂，亦可内外连成一体，包绕多个牙齿。肿物增大后致牙松动或移位。质软色红者血管丰富，易出血。浅粉色质地硬韧者纤维组织成分多，容易切除。

妇女妊娠期的牙龈增生物称为妊娠性龈瘤，松软、红色、易出血，分娩后逐渐缩小，除去局部刺激因素后，亦可自行消失。

龈瘤切除术局部浸润或阻滞麻醉下，紧贴肿物基底周围切到骨面，从骨面上刮除肿物，拔除无咀嚼功能的松动牙，局部清理干净，压迫止血。

若牙不松动，则切除龈瘤后，将牙颈部结石和炎性组织全部清除，用3%过氧化氢和盐水擦洗清洁，将牙周保护剂（塞治剂）贴敷于牙颈部及暴露之骨面，3~4天除去之。

二、龈　癌

龈癌好发于磨牙区，下颌比上颌更多见。早期是牙痛、龈肿，晚期破坏牙槽骨致牙松动。牙周炎也是牙痛与松动，两者的区别是牙周炎为多发，有牙周袋并溢脓，牙松动，但无龈增生物及溃疡。龈癌为局限于少数几个牙的龈增生，坏死后形成溃疡。临床如有怀疑，切除一块增生物送病检即可确定。拍 X 线牙片和颌骨侧位片对诊断和手术设计有帮助。

龈癌手术方法及步骤如下：

1. 根据临床检查肿瘤波及范围并参照 X 线片显示牙槽骨破坏情况决定切除范围。

2. 按 X 线牙片所见牙槽骨受侵犯的牙数前后再多拔一个牙。

3. 在肿瘤外方 0.5～1cm 处切开龈组织，用锐利器械清除肿瘤（图 30-6）。

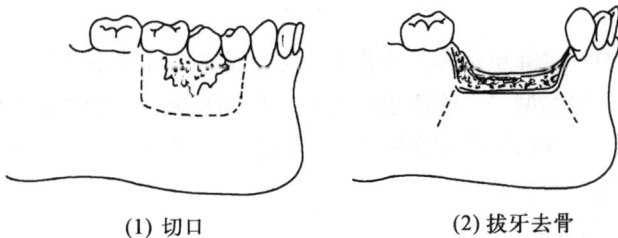

(1) 切口　　　　　　　(2) 拔牙去骨

图 30-6　龈癌切除范围

4. 剥离并翻开颌骨内外龈黏膜 0.5～1cm。

5. 用牙钻或骨钻在外侧硬骨板上，计划切除的骨范围处，打一横排骨孔，使用骨凿沿骨孔凿除外侧骨板，内侧骨板用咬骨钳除去。

6. 前后两个拔牙窝为纵行截骨线，牙槽突切除后，修整骨缘。

7. 将内外侧龈瓣做褥式和间断缝合（图 30-7）。

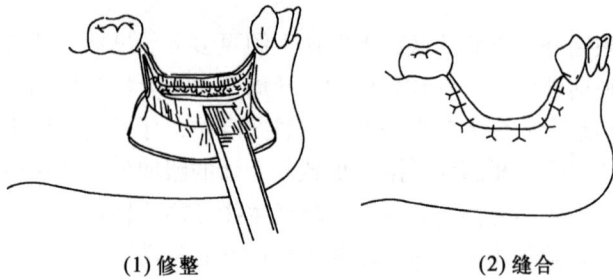

(1) 修整   (2) 缝合

图 30-7 切除后修整缝合

上述手术只适用于早期龈癌，晚期侵犯到龈颊沟或口底，颈部或颌下淋巴结已有转移，需在全麻下扩大切除，不在此例。

第四节 颌骨囊肿

颌骨囊肿包括根尖周囊肿、含牙囊肿、发育囊肿、角化囊肿等多种类型，其临床表现与治疗原则相似，可统称之为颌骨囊肿。通常以面颌部膨隆变形或继发感染而就诊，X 线片对诊断有决定性意义。

【治疗原则】

1. 牙齿与囊肿关系密切，囊肿发展可造成牙松动、移位或牙髓坏死。三度松动牙难以保留，死髓牙和根尖在囊腔内的牙应在术前完成根管治疗。

2. 颌骨囊肿极易感染，据统计约 70% 有继发感染。一旦决定治疗应尽早拔除无法保留的患牙以利引流，每天反复冲洗，直至感染控制后方可手术。

3. 全部除去膨隆的骨壁，使圆球形变成半球形，这是缩小术腔、加快愈合的重要措施。所谓碟形手术亦即使术腔变浅之术式（图30-8）。

(1) 除去骨壁

(2) 使呈碟形

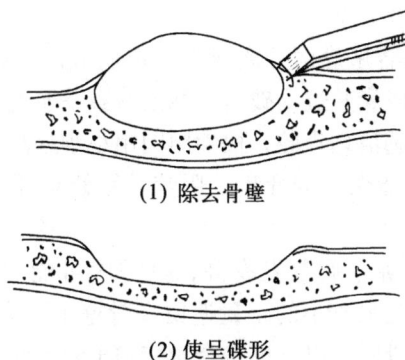

图 30-8 碟形手术

4. 设计手术切口要根据去骨范围，即切口缝合后其下方必须落在骨面上，如果下方为术腔，则切口易开裂。

一、下颌囊肿手术

下颌骨升支部囊肿需经口外入路进行手术。下颌骨体囊肿手术方法及注意事项如下述。

【手术步骤】

1. 较小的囊肿做凸面向上的弧形龈切口，如果需要拔牙则采用梯形切口（图30-9），从龈缘向下翻开黏骨膜瓣。

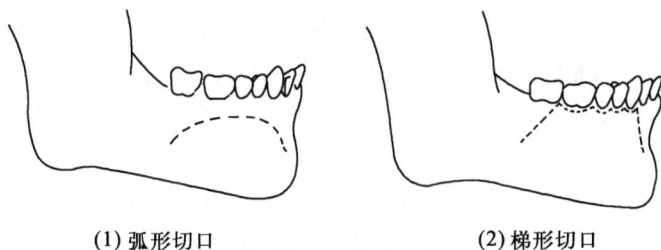

(1) 弧形切口

(2) 梯形切口

图 30-9 下颌囊肿切口

2. 显露囊肿区，凿开外侧硬骨板，一定要使骨腔完全敞开，注意勿伤及囊壁。

3. 用剥离器贴骨面分离囊壁，最后分离牙根尖区，先剥离根尖部易造成囊肿过早破裂。感染后囊壁质脆，难以完整取出，要用锐刮匙清理骨腔，根尖周围用小刮匙清理。

4. 拔除不能保留的牙齿，用咬骨钳修整牙槽突，否则无法关闭术腔。

5. 角化囊肿术后复发率高，其原因可能为囊壁薄而脆，不易去净，或是另有小的子囊遗留在骨壁上。为了减少复发，再用液氮处理骨腔，以破坏残余囊壁和子囊。注意勿使冷冻液触及龈瓣，以免造成坏死。

6. 彻底冲洗后，龈瓣复位缝合，面部加压包扎。

二、上颌后牙区囊肿手术

上颌后牙的上方为上颌窦，囊肿扩大压迫骨质吸收，与窦腔有时仅有黏膜相隔，或是已经穿通成一体，如有感染，即成为上颌窦炎。

【手术步骤】

1. 需要拔牙的病例在颊侧龈做梯形切口，从龈缘向上翻开黏骨膜瓣。不拔牙者做凸面向下的弧形切口，切口不可在隆起的骨面上。

2. 剥离黏骨膜瓣显露囊肿骨壁，膨隆的骨壁很薄，除去时勿损伤囊壁，争取完整摘除。牙根尖区域骨壁随根尖之外形而有凹凸，如果用力搔刮容易刮破而伤及根尖的血管和神经造成牙髓坏死。

3. 若囊肿已与上颌窦通连，应探查窦黏膜，炎症性增生肥厚的黏膜可切除，正常黏膜不宜损伤。

4. 用咬骨钳全部除去隆起的骨壁才能达到两侧面部对称。

5. 囊腔与窦腔成为一体者在同侧下鼻道做对孔。方法是在窦腔内侧壁凿骨窗，以长弯血管钳轻推下鼻道外侧壁黏膜，使之突出于窦腔内，做"U"形切开。扩大骨窗，使之与鼻腔底齐平。

6. 彻底冲洗术腔，由口腔内切开处填碘仿纱条，由深至浅，松紧适宜，末端由下鼻道骨窗引出。方法是用血管钳从鼻腔骨窗伸入到术腔，夹住纱条末端牵出鼻孔（图30-10）。

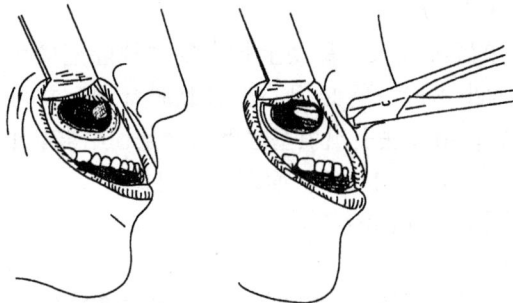

(1) 由腔内打对孔　　　　　(2) 由对孔伸入止血钳

图30-10　下鼻道对孔

7. 若一根纱条长度不够，如上法再填第二根，末端也从下鼻道骨窗引出。一根填深层，另一根填浅层，取出时一定要先抽出浅层者。因此，必需识别清楚并做出标记。纱条末端填塞鼻孔。

8. 严密缝合口腔切口，勿缝住纱条，造成抽条时伤口撕裂。

9. 面部术区加压包扎。

10. 术后48小时抽纱条，两根者抽出一根，一根者抽出半根，第三天再取出另一半。以后若发现术腔感染，可由鼻腔开窗处冲洗。

三、上颌前牙区囊肿手术

前牙区上方为鼻底，较大的囊肿使鼻底隆起、鼻翼变形。

照上颌咬合片能显示肿物大小及其与前牙的关系。

【手术步骤】

1. 唇侧龈弧形切口，凸面向下。

2. 剥离黏骨膜显露囊肿骨面，完全除去膨隆之骨壁。

3. 剥出囊壁，如果鼻底骨质已压迫吸收，囊壁与鼻底黏膜粘连，强行剥离易造成鼻底穿通。可用 5% 碘酊涂两次，破坏残余囊壁之上皮。

4. 如果囊肿较大，鼻底上抬，要去掉隆起的骨质，使鼻底下降，缩小术腔。不必担心鼻底黏膜穿通，并可鼻底做切口，冲洗后，由鼻底引出填塞之碘仿纱条，用末端填紧鼻腔。

5. 严密缝合口内切口，面部加压包扎。

6. 术后 2 天撤出纱条。

第五节　口腔颌面部血管瘤

血管瘤属多发病，人体约有一半血管瘤发生于口腔颌面部。因系先天性疾病，故患者多为儿童。

1863 年，Virchow 将血管瘤分为毛细血管型、海绵型和蔓状型，以后有人补充混合型。混合型是指毛细血管与海绵两型之混合体。尽管后来的病理学家早就发现大部分血管瘤并非真性肿瘤，应属血管畸形，但是这古老的分类法却一直沿用至今。

1982 年，Muilliken 提出将其分为血管瘤和血管畸形两类，这不仅从血管瘤的发生、发展以及生物学特性方面给以明确的概念，而且对诊断、治疗和预后判断均有临床指导意义。

血管病变治疗方法甚多，有手术切除、结扎、栓塞、硬化剂注射、放射治疗、皮质激素疗法、激光、冷冻、微波热凝、电凝等。要根据病变的大小、部位、分类、年龄等选择适当的方法。

【治疗】

（一）手术治疗

1. 血管瘤无明显边界，更无包膜，在皮下广泛延伸或向深部发展，手术难以全部切除者可配合血管结扎或周边缝扎术。

2. 局限性生长的类型可予切除，不能直接缝合时可用局部皮瓣转移修复。

3. 面积大的浅表型病变可分次手术切除。

（二）皮质激素疗法

真性血管瘤的发生与发展有规律可循，一般于出生后 1~3 个月发现，半年内迅速增大，称为快速增长期；半年后长势减缓，渐趋稳定，称为稳定期；1 岁开始缩小，持续至 5~7 岁，称为消退期。

约有 70% 的真性血管瘤在 7 岁之内自行消退。因此，不予治疗，只作观察应属上策。如果在快速增长期内发生破溃、出血或影响视力、呼吸等重要功能则需采取应急措施。皮质激素内服或局部注射、平阳霉素局部注射均有比较好的效果。

皮质激素疗法只适用于真性血管瘤，海绵型和葡萄酒斑型均属于血管畸形，对皮质激素无反应。

通常选用泼尼松，3mg/（kg·d），早晨一次口服，连续 4~6 周。用药 2 周肿瘤可望停止增长，4 周无效应减量停药。此种短期、大剂量冲击疗法副作用较少，约半数患儿出现脸胖、食欲增加，停药后逐渐消失，不影响生长发育。皮质激素的局部应用同平阳霉素。

（三）平阳霉素局部注射疗法

平阳霉素为抗癌抗生素，有 4mg 和 8mg 安瓿装，供静脉或肌内注射。

葡萄酒斑型为真皮浅层毛细血管和小静脉异常扩张所致，注射后表皮起泡并破溃，遗留瘢痕；蔓状型有许多动静脉瘘，注药后迅速流失，难以奏效。除上述两型外，其他类型血管瘤和血管畸形均有良好效果。方法及注意事项如下述。

1. 每次注射药量 4~8mg，用 0.5% 利多卡因溶解。根据肿物大小、部位、患儿年龄决定用量。舌根、口底、咽侧注射量要少些。勿将药液注射于一点，应多处分散注射。

2. 海绵型注射前用手按摩以驱走血液。

3. 注射后立即用合适大小的环形压迫物如茶杯、金属圈等压住瘤体外围 10~15 分钟以限制血流。

4. 注射后约 1 小时局部开始肿胀，48 小时达到高峰，以后逐渐消退。如果需要连续注射，间隔期为 7~10 天。

5. 部分患者注射后 24 小时内发热，一般不超过 38.5℃，次日即可恢复正常。若注射前预先肌注地塞米松 2~5mg，可避免发热反应。

6. 二次注射即可见效，但应在 7 天后观察效果。最多注射 6 次，总药量不宜超过 50mg。

采用平阳霉素治疗血管瘤是受治疗淋巴管瘤取得可喜效果的启发，各种淋巴管瘤包括血管淋巴管瘤均有效，但以囊肿型（即囊状水瘤）效果最佳。注射方法与血管瘤相同，注射前要尽量吸出囊液。囊状水瘤一般为多囊，必须分多点注射。

（四）硬化剂注射疗法

硬化剂种类繁多，高渗盐水、高渗葡萄糖水、酒精等现在已不再使用。鱼肝油酸钠在临床应用数十年，由于注射后局部反应较重并有肾毒性，已被其他药物取代。40% 尿素注射后局部和全身均无明显不良反应，疗效一般。各种明矾制剂有个别地区采用，经过几十年，仍未能推广。消痔灵为中药提纯制剂是治疗痔疮的局部注射药物，局部反应较小，使用方便。

硬化疗法只适用于海绵型和混合型血管畸形，其他类型均无效。对各种类型淋巴管瘤亦无效果。现以消痔灵治疗海绵型为例，方法如下：

1. 消痔灵每支 5ml，加入 1% 利多卡因混合后使用，既为稀释药液浓度，又为止痛。

2. 注射前驱走瘤体内血液。

3. 分 3~4 点注射，较小的肿物半量即可。

4. 注药后立即在肿物外围加压（例如用漱口杯压在瘤体外，最好大小相宜）10~15 分钟。

5. 注射后肿胀 3~4 天，5 天后可再次注射，一般 2~4 次。

（陈志远　戚道一）

第三十一章

颞颌关节病与三叉神经痛

第一节　颞颌关节病

颞颌关节由下颌骨髁突、颞骨关节窝、突和窝之间的关节盘、包绕关节的关节囊等所组成（图 31-1）。此关节左右对称、结构相同、运动灵活，并有其独特之处。第一个特点是左右联动。当一侧关节运动时，另一侧必定紧密配合，统一行动。第二个特点是既可转动，又可滑动。当轻度开口时，两侧髁突只在原位转动，而大开口时，两侧髁突不但转动，并且向前方移动。

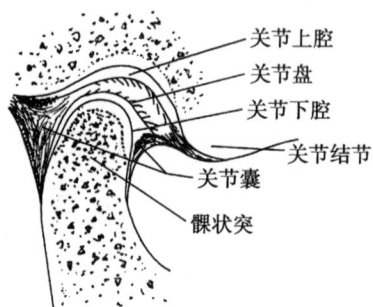

图 31-1　颞颌关节结构

颞颌关节病包括炎症、外伤、肿瘤、畸形等，其中最常见的是颞颌关节紊乱综合征，外伤性颞颌关节炎和颞颌关节习惯性脱臼次之，本节依次介绍此三种疾患。

一、颞颌关节紊乱综合征

本病为常见病，好发于青壮年。疼痛、弹响、开口运动障碍为本病之三大症状。发病早期仅为咀嚼肌群的功能紊乱，其中主要是司理下颌前伸和侧方运动的翼外肌。上述症状可自行缓解，亦可迁延多年。晚期可产生关节结构的改变或器质性病变。

翼外肌功能紊乱分为亢进和痉挛两型。功能亢进型者开口度过大，单侧发病时开口运动不对称，下颌稍偏向健侧，开闭口过程中有清脆的弹响声，一般不痛。痉挛型者有不同程度的开口受限，检查时加外力的被动开口仍可使其张大，但会引起疼痛。开闭口运动时关节区痛，侧方咬时痛更明显。疼痛不仅限于关节区，还可向耳部、颞部或眼眶放散，持续性钝痛，虽不严重，却令人心烦意乱。近半数患者不知道是患颞颌关节病，根据疼痛反射区域之不同而就诊于耳科、神经科或眼科。

翼外肌痉挛治疗方法很多，理疗、按摩、针灸、低功率激光照射或翼外肌封闭疗法均有一定效果。此处只讲述翼外肌注射的方法。

翼外肌封闭疗法

翼外肌起于蝶骨翼突外板，止于髁突和关节盘前缘，起点处距离皮肤较深，止点则较浅。使用 5ml 注射器、4cm 长的 5 号细针头，盛入泼尼松龙混悬液 0.5ml（12.5mg）加 1% 利多卡因 3ml。注射前令患者做开闭口运动，触知活动的髁突之后，将针尖在其前方皮肤处刺入，深入 2cm 即为翼外肌止点附近，推注一半药液。稍退回注射针，斜向前内方再刺入达 3cm 深度，此处为翼外肌中部，推入剩下的一半药液。皮质激素混悬液的作用可持续 5 天，注射后疼痛逐渐缓解，必要时 5~7 天再重复一次。

二、外伤性颞颌关节炎

不论颞颌关节部直接遭受外伤或是外力作用于下颌骨体使关节遭受间接撞击均可造成关节创伤。重者发生骨折，轻者形成炎症反应，包括局部肿痛、压痛、开口受限，关节腔内可有炎性渗出液甚至出血。照 X 线片除外骨折，根据外伤史和临床表现即可诊断为外伤性关节炎。

治疗方法是服用消炎镇痛剂（例如布洛芬类）、理疗、局部注射皮质激素混悬液。须知局部注射只可使用混悬液，不得使用氢化可的松，原因是氢化可的松为 50%的酒精溶液，仅供静脉输液用。

20 世纪 60 年代早期，作者采用颞颌关节腔注射皮质激素混悬液法治疗本病与有器质性改变的颞颌关节疼痛症，取得良好效果。在偶然机会中发现，药物并未注入关节腔内，而在囊外附近，亦产生近似的效果。

颞颌关节腔注射法

关节上腔比下腔较大，注射容易成功。当患者大开口时，髁突前移，耳屏前与髁突之间出现凹陷区，由此处进针，向前、内、上方推进2cm，抵达关节窝之骨面，缓慢推注泼尼松龙混悬液0.5ml 加 1%利多卡因 0.5ml（图31-2）。注射后患者感觉牙不能咬紧，当天疼痛加重，以后逐渐轻松。如果仍有症状，5 天后可注射第二次。由于皮质激素可产生骨质吸收，因而至多勿超过 3 次。

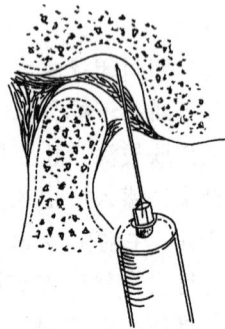

图 31-2 关节上腔注射

三、颞颌关节习惯性脱臼

习惯性脱臼或称复发性脱臼，多见于老年人，关节囊及韧带松弛，容易反复发生脱臼，可单侧，亦可双侧。发生频度不定，一月数次，甚或一日多次。习惯性脱臼多能轻易自行复位，不能复位者才到医院就诊。

首先是教会患者或家属掌握基本的复位手法，迫切要求根治者可试行注射疗法。方法是在髁突前方和外侧关节囊处注射50%葡萄糖液 2ml，5~7 天一次，连续 3 次。观察两周，如果无效，可改用 5%鱼肝油酸钠 2ml，局部先注射麻醉剂后再注射药物，方法、次数同上。此法简单易行，唯效果不确实，如果疗效不佳尚可考虑手术治疗。手术方法有两类：第一类为关节囊缩短及加固手术以限制髁突的过度前方滑动；第二类是针对关节结节过低者，可行关节结节加高术，以阻挡髁突过度前移，但临床上很少采用。

第二节　原发性三叉神经痛

三叉神经痛有原发性与继发性两类，受肿物压迫、炎症侵犯或由牙痛引起的称为继发性或症状性三叉神经痛，查不到病因的称为原发性或真性三叉神经痛。继发性者除去病因，疼痛即获缓解。本节只讨论原发性三叉神经痛。

典型症状是在半侧三叉神经分布区域内出现阵发性电击样或针刺样剧痛，持续数秒或数分钟，间歇期无痛。洗脸、刷牙、饮食、说话均可引起发作。三叉神经分为三大支，疼痛可发生于一支或两支，三支同时发病者极少见。疼痛向半侧头面部放散，说不清明确的范围。

本病治疗方法很多，有卡马西平（痛痉宁）、苯妥英钠、中草药等药物治疗，神经干或半月神经节注射疗法，卵圆孔穿刺做射频热凝疗法，开颅切断神经根或微血管隔离减压手术等。本节重点介绍三叉神经末梢支撕脱术，术前必须确定患支，方可施行手术。

一、三叉神经痛定位方法

1. 询问病情　例如舌痛为第三支，腭部痛为第二支，额部痛为第一支。

2. 查扳机点　约80%原发性三叉神经痛有扳机点，即当触及某一处时可引起疼痛发作，此触发区称为扳机点，如上唇、鼻翼、舌尖等。根据扳机点的解剖位置判断发病的神经分支。

3. 阻滞麻醉　依据临床表现可能发病的神经支进行神经干阻滞麻醉，先末梢、再高位，先一支、再两支，逐步测试。例如扳机点在一侧上唇，先做眶下管注射，观察半小时，若能停止发作，则表明为眶下神经痛。如果无效，再做翼腭管注射，如有效，证实为第二支高位痛。如果疼痛依旧，则有两种可能：一是并非第二支，可能是第三支；第二种可能是第二和第三两支发病。为了避免当天就诊时间过长，待再次复诊时先注射颏孔，如不再发作，可定为颏神经痛；如无效，做下颌孔注射，仍然不能制止发作，可做卵圆孔注射。若是单独注射第二支和第三支均无效，可试行注射两支，最后总能作出神经支定位诊断。

二、药物注射疗法

现行注射药物有维生素 B_{12}、链霉素、多柔比星等，加入局麻药按阻滞麻醉的注射部位做神经干注射。笔者自20世纪60年代即使用氢化可的松作为神经干注射药物，效果尚可。因氢化可的松为50%乙醇溶液，做神经干注射比95%或98%酒精更有优点，浓度较低，注射量可稍加大，还比较安全。可能是可的松的作用，注射后反应轻微，3 日后可重复注射，一般 1~2 次即可控制发作。

注射方法（以眶下神经为例）：使用 2ml 注射器，用 2% 利多卡因或 0.5% 布比卡因 2ml，在眶下孔区皮下注射 1ml，寻找眶下孔，针尖入孔 0.5cm 注射 0.5~1ml。保留针头，取下针管，吸取氢化可的松 1ml（此药有多种不同剂量包装，选用 10mg、2ml 安瓿最合适），再装回到保留的针头上，但要间隔 5 分钟，待眶下管内的麻醉剂消散后，缓慢推注氢化可的松 0.5ml。推药前应检查针尖进入眶下管的深度是否为 5mm 左右。下牙槽神经注射可加量至 1ml，并且可与局部麻醉药物一起注入。

三、颏神经撕脱术

【手术步骤】

1. 牵开患侧下唇，在下颌两个前磨牙（双尖牙）颊侧、龈缘下方 1cm 处，做凸面朝上的弧形切口，向下翻起黏骨膜瓣，暴露颏孔。颏孔位于牙槽骨上缘与下颌骨下缘之中点，无牙颌牙槽嵴吸收变低，颏孔与上缘的距离变短，但与下缘的距离不变。

2. 颏神经出孔后分成多支至下唇黏膜及皮肤。用两把血管钳夹住神经束，在两钳之间切断，转动钳柄使钳喙缠绕神经，向末梢端撕除。颏孔内的下牙槽神经也要尽可能撕脱一段。

3. 龈瓣复位缝合，面部相应术区加压包扎一天。

四、下牙槽神经撕脱术

在面部做切口，剥离咀嚼肌，于下颌骨升支凿窗，掏取下牙槽神经的老方法损伤太大，早已废弃不用。口内入路优点多，但需熟悉局部解剖。

【手术步骤】

1. 大张口，于翼下颌韧带稍外方做纵切口，如果长度不足 3cm，上下方增加斜切口（图 31-3）。

2. 用血管钳沿升支内侧面向后分离，找到下颌小舌，下牙槽神经由此处进入下颌孔。

3. 向上游离血管神经束，此处位置较深，视野小，可将神经血管束向前牵引、结扎、切断。由于血管与神经紧密结合在一起，将两者分开处理有困难，故一并切断。

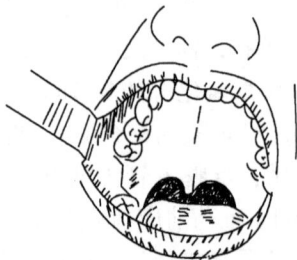

图 31-3　下牙槽神经撕脱术切口

4. 转动钳柄，使远心端血管神经束缠绕在钳喙上，尽量将下牙槽神经管内的部分拉出撕脱。

5. 为了防止转支复发，在下牙槽神经的内前方找到粗大的舌神经，在升支前缘内侧找到颊长神经，分别予以撕脱。填盐水纱条压迫止血。

6. 如果在下颌孔撕脱孔内的下牙槽神经未获成功，则按前述之颏神经手术方法，由颏孔将上方已切断的神经拉出。

7. 缝合切口。此手术无法加压包扎，术中注意勿损伤翼内肌、颊肌，以免术后渗血。

五、眶下神经撕脱术

有口内切口与面部切口两种术式，如不考虑美观，老年患者采用面部切口操作更方便。

1. 口内切口法　牵开患侧上唇，在尖牙和前磨牙（双尖牙）的龈沟顶做横切口，沿骨面向上剥离至眶下孔，在孔周围切开包绕神经干的骨膜，用血管钳分离出眶下神经，用两把钳夹住，中间切断，用缠绕法分别向近远心端撕脱神经。缝合切口，面部加压包扎。

2. 面部切口法　于眶下缘之下方约 1cm 处切开皮肤，分离组织达骨面，暴露眶下孔，游离神经，切断并向两端撕脱。缝合后加压包扎。

六、眶下神经高位撕脱术

【手术步骤】

1. 经腭大孔进针做翼腭管麻醉及局部浸润麻醉。

2. 从侧切牙至第一磨牙之龈沟顶横行切开黏膜和骨膜。向上剥离至眶下孔，在孔的下方凿开 2cm 直径骨窗，显露上颌窦腔。

3. 眶下神经位于眶下管和眶下沟中（前面一段是管，后面一段是沟），沟底即为窦顶，骨壁很薄。在窦顶沿沟底方向切开窦黏膜，轻轻凿开沟底。为了显示眶下沟之走向，在孔外钳住神经，凿开眶下孔使之与骨窗相通，将神经向下拉，沿神经延伸之方向逐步切开窦顶黏膜，开放沟底，直至窦腔之后上方，撕脱神经。术中应尽量减少窦黏膜损伤，防止术后出血。

4. 在向后方撕脱之前，尚需注意于沟底分出的中上牙槽神经和前上牙槽神经，亦应撕除。

5. 冲洗窦腔，稍做压迫止血，关闭切口，面部加压包扎。

眶下神经高位撕脱术是经上颌窦入路，其先决条件是上颌窦必须发育良好。因此，入院前拍摄鼻旁窦位 X 线片是必不可少的。如果上颌窦发育不足（小上颌窦），不宜行此手术。

（刘静明　戚道一）

第三十二章

牙槽外科

第一节 义齿修复前手术

义齿修复前手术是指对于妨碍义齿基托就位的骨倒凹或悬突，影响固位的唇颊系带，牙槽嵴上增生的软组织以及可能产生牙托压迫痛的骨尖、锐缘等进行手术修整。

个别牙缺失一般不需修整，拔除多个牙之后，牙槽骨在改建过程中，将出现骨尖或锐嵴，多见于唇颊侧，可一处或多处。拔牙时就应当考虑到日后的修复问题，例如将张开的磨牙拔牙窝壁手法复位、修平唇向侧突出的硬骨板边缘等。

可摘式义齿修整一般在拔牙后 2 个月，即骨组织改建活动减缓之后进行。拔牙后一个半月口腔检查决定是否需要进行修整，为义齿修复作准备。

一、牙槽骨修整术

【适应证】

1. 用示指触摸缺牙区牙槽嵴，有压痛的骨尖或锐嵴均应削平，否则戴上义齿将产生基托压迫痛，并可形成溃疡。光滑圆突的骨隆起一般无压痛则不必手术。

2. 两侧上颌第三磨牙拔牙创愈合之后，其颊侧呈倒凹状，义齿基托无法就位，可以两侧均做修整，亦可只修整倒凹更明显的一侧，义齿戴入时先将未手术侧就位。

【手术步骤】

1. 局部黏膜下浸润麻醉。

2. 单个骨尖做弧形切口，凸面向牙槽嵴顶。连续多个骨尖则用梯形切口（图 32-1）。

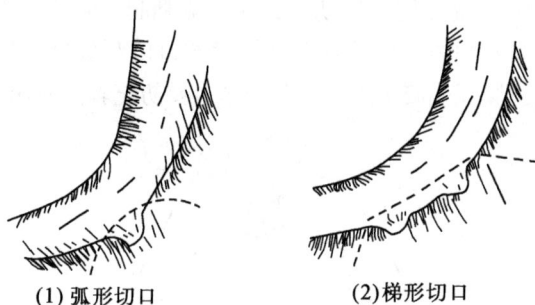

(1) 弧形切口　　　　　　(2) 梯形切口

图 32-1　牙槽骨修整术切口

3. 用锐剥离器紧贴骨面翻开黏骨膜瓣，注意用力适当，避免龈片穿破或撕裂。舌侧不需剥离。

4. 牙槽嵴是义齿固位的基础条件，高度、宽度均很重要，手术只限于用平刃骨凿轻轻削平骨尖和锐缘。高突的骨尖要逐层凿除，不要从根部一次凿除，如此手法可能凿下大块骨质，反而形成凹坑。骨尖去除后触之感到不平整时可用骨锉轻轻锉平，小心勿伤及龈瓣。将龈片复位，以示指检查是否达到要求。尚需留心在剥离时会有骨碴粘连在龈片组织面，复位触诊时误认为骨尖未修平。最后清洗术区，除去碎屑。

5. 龈瓣复位，间断缝合。

二、腭隆突修整术

腭隆突是位于硬腭中部的外生骨疣，属于先天性发育畸形，多个集聚在一起，呈结节状。因为临床上从无自觉症状，所以除非影响义齿修复，并不需要治疗。低平而光滑的隆突区在制作义齿基托时留有缓冲亦可免去手术。应当在修复医生认为不进行修整无法制作义齿时再作手术。

【手术步骤】

1. 麻醉 面积小者用黏膜下浸润麻醉，张力大注射困难。范围较大者做切牙孔和两侧腭大孔注射。

2. 切口 做硬腭中线切口，向两侧翻起黏骨膜，大面积的多个隆突要在中线切口的两端增加横切口以利翻瓣（图 32-2）。隆突表面黏膜无黏膜下组织，薄而紧，要防止剥离时撕破。

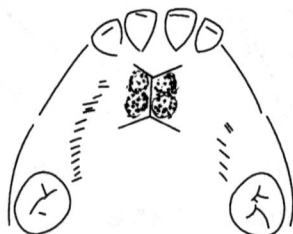

图 32-2 腭隆突手术切口

3. 去除隆突 用平刃骨凿分次削低，不必完全铲除，以不妨碍义齿修复为度。硬腭骨板并不厚，大块去骨有可能穿通鼻腔底。

4. 缝合 黏骨膜瓣复位，如有多余可稍加修剪，间断缝合。大范围手术区为了避免龈瓣与骨面间形成死腔，可在表面做打包缝合，压迫黏骨膜使之与骨面紧贴。

三、下颌隆突修整术

下颌隆突位于下颌双尖牙舌侧，单个或多个骨突起，两侧对称，属先天性发育畸形，发生率接近 20%。有碍义齿基托伸展可做修整术，两侧可一次完成。局部黏膜下浸润麻醉，弧形切口，向下方翻起黏骨膜瓣，隆突表面黏膜很薄，勿剥破。按照腭隆突手术方法凿平下颌隆突，一般均需用骨锉再锉平隆突基底的毛刺，确认已达到要求后，缝合切口。

四、龈沟加深术

晚期牙周炎造成牙槽骨吸收，牙齿极度松动，拔牙后牙槽骨低平，义齿难以固位，尤其是下颌总义齿，基托面积小，固位更差。因此，龈沟加深术多应用于下颌。

龈沟加深的原理是将牙槽黏膜和相对升高的肌肉附着从骨面上剥起，推向下方，重新建立附着。一般可加深0.5~1.0cm。

龈沟加深是上颌、下颌、前牙区、后牙区均可手术，下颌可单做唇颊侧，亦可唇舌侧分期进行。总之，根据义齿固位的需要与牙槽骨吸收的具体状况，选择治疗方法和手术范围。临床较多施行的是单纯下颌唇颊侧龈沟加深术。

【手术步骤】

1. 麻醉　龈沟黏膜下浸润麻醉加一侧或两侧颏孔注射。

2. 切口　沿牙槽嵴顶偏唇颊侧2~3mm横向切开牙龈，根据手术范围再做两侧纵切口。例如切在前磨牙（双尖牙）区，颏孔前方，可避免损伤颏神经。

3. 剥离　沿骨膜面向下剥离牙槽黏膜，遇到附着的肌肉予以剥离，并推向下方，压迫止血。

4. 缝合　将黏膜下移1cm，与骨膜缝合几针以作固定，1cm宽的裸露面留待上皮爬行愈合。

5. 固定　用一段与切口等长的胶管（如输液管或导尿管），用粗丝线、长缝合针做绕过胶管的颏部皮肤贯穿缝合，将胶管固定于沟底，根据切口长短，固定3~5针，缝线要拉紧并借纽扣固定于颏部皮肤表面（图32-3）。

6. 拆线　1周拆线，拆线前每天清洗口腔，防止感染。

上述方法为传统术式，改良方法是切取颊黏膜上皮全层片覆盖于裸露的骨膜面上。横向切取1~1.5cm宽度黏膜之后，

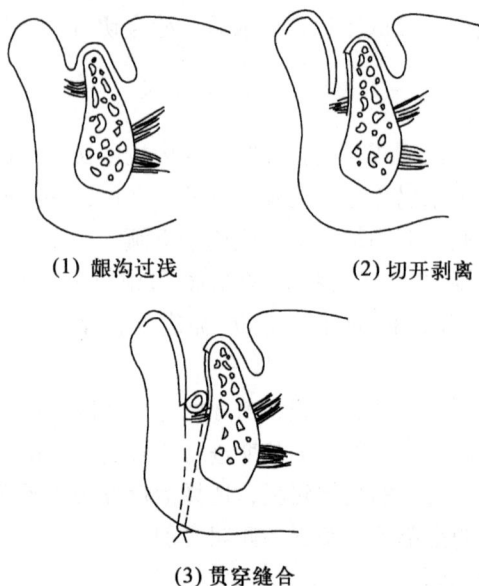

(1) 龈沟过浅   (2) 切开剥离

(3) 贯穿缝合

图 32-3 龈沟加深术

颊部伤口直接拉拢缝合。移植黏膜上下两侧缝合固定，再放胶管下压沟底。

五、牙槽嵴增高术

近些年种植义齿迅速推广，如果在低平的牙槽嵴上植入 4~6 个人工种植体，形成总义齿的固位装置，虽然技术要求较高，费用也相当高，但效果远比上述各种方法为好。

六、牙槽嵴黏膜增生修整术

（一）牙槽嵴顶髂骨移植术

首先根据需要移植骨量和形状切取髂骨及少量松质骨，然后沿唇颊沟切开黏骨膜，向上方剥离，越过牙槽嵴顶。接受植骨的骨面上打许多孔，将髂骨条弯曲、修整、断面向下安放于牙槽嵴上，不接触处用松质骨碎渣填塞，缝合黏骨膜瓣。不宜衬垫过高，造成无法缝合。适合牙槽嵴低平的类型。

（二）夹馅式植骨术

亦称三明治法植骨术。首先取髂骨条备用。口腔手术是在牙槽嵴的唇颊侧做梯形切口，横切口距离牙槽嵴顶 1.5cm，切开牙龈但不切骨膜，向上方剥离。从牙槽嵴顶下方 0.5cm 处做横切口，切开骨膜（此处龈黏膜已剥起），两侧做竖切口，向下剥离骨膜瓣。上述两个横切口，一高一低，即龈切口和骨膜切口不重叠在一起，上下错开。在距离牙槽嵴顶 1cm 处，用来复锯按矩形锯开并劈断牙槽突，但不得损伤舌侧之黏骨膜，因为断开的牙槽突要依靠附着的黏骨膜提供血运。由断骨处伸入剥离器至断面以下的舌侧黏骨膜处，将其从骨面剥离一定范围，使髂骨条得以安插在离断处。植入的骨片不得有锐利边缘或尖刺，以免刺破舌侧黏膜。局部清洗后，先将骨膜瓣向上复位，再将黏膜瓣向下复位，切口缘与骨膜缝合，部分暴露的骨膜面用黄碘纱条覆盖。

（三）羟基磷灰石植入术

羟基磷灰石永不吸收，有良好的组织相容性。在牙槽嵴正中稍偏向唇侧，做 1cm 纵切口，切开黏骨膜，用锐剥离器沿牙槽嵴向后方潜行剥离，形成骨膜下隧道。另一侧用同样方法剥离。也就是说用一个正中切口，先从切口内向左剥离，再从切口内向右剥离。隧道过窄，容纳量太少，过宽则羟基磷灰石不易定型。将羟基磷灰石微粒用生理盐水调成糊状，盛于特制的注射器内，伸进到隧道尽头，边推注、边后退。先注射一侧，再注射另一侧。完成注射缝合切口，1 周拆线。

虽然从理论上讲增高牙槽嵴是比较合理的改善义齿固位的方法，但是在临床实践中却存在诸多缺点，限制了应用。髂骨移植法增加取骨手术，并且需要住院；羟基磷灰石注入后，日久下沉、变位，增加的高度逐渐消失，有人曾试用多种方法定型或固定，长期效果均不佳；牙槽骨黏膜虽有一定弹性，但增加高度有限，一般增高0.5cm。自体骨会吸收一部分，羟基磷灰石会下沉，均不能长期保持此高度。

无牙颌牙槽嵴黏膜增生好发于上颌唇颊侧，呈皱褶状，影响总义齿固位。戴用基托不合适的总义齿，长期刺激也可产生软组织增生。修整的方法是留下足够的覆盖黏膜，其他多余的增生软组织全部切除，直达光滑的骨膜面。最后将保留黏膜对位缝合（图32-4）。保留黏膜的黏膜下增生组织要剪除。

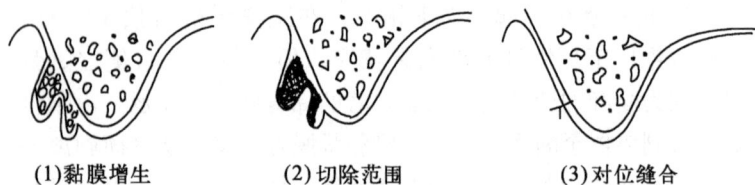

(1)黏膜增生　　　　(2)切除范围　　　　(3)对位缝合

图32-4　牙槽嵴黏膜增生修整术

第二节　唇舌系带矫治术

一、上唇系带手术

乳牙期上唇系带附着位置较低，随年龄增长，牙槽嵴逐渐增高，系带附着自然向上方移位。至7岁仍未上移可使两个中切牙之间形成间隙，8岁时侧切牙萌出将迫使此间隙缩小乃至消失。因此，临床上实际需要进行上唇系带矫治术的病例甚少。至9岁4个切牙均已萌出之后，唇系带依然附着于牙槽嵴顶，间隙不能消失，手术矫治则在所难免。

矫治唇系带有三种术式可供选择。

（一）"V-Y"成形术

【手术步骤】

1. 局部黏膜下浸润麻醉。

2. 用示指和拇指分别放在系带两侧向上翻开上唇。

3. 以刀尖切开附着于牙槽嵴顶的系带黏膜。

4. 拉紧上唇使系带绷紧，用小剪贴骨面剪断黏膜下的纤维和肌肉组织，此时系带因上唇被拉紧而自行向上退缩。

5. 切口两侧做潜行分离，从上向下做"Y"形缝合（图32-5）。

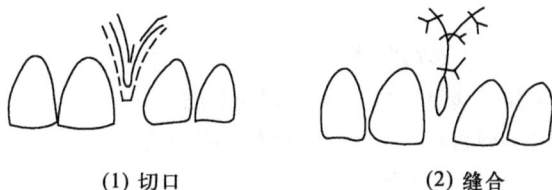

(1) 切口   (2) 缝合

图 32-5　上唇系带"V-Y"手术

上唇系带肥大是另一种类型，肥大的系带为错位的肌组织，其上端与口轮匝肌穿插，下端越过牙槽嵴顶。按上述"V-Y"成形术矫治，由下方附着点开始，紧贴系带两侧向上方做"V"形切开，沿骨面剪断肌肉和纤维条索，将其推向上方，然后按"Y"形缝合。附着龈与牙间切口不可能关闭，用黄碘小纱条压迫创面，保持数小时后再去掉。

（二）"Z"成形术

成年人上唇系带过短且附着位置较低，妨碍义齿修复，可采用此术式予以矫治。

【手术步骤】

1. 局部黏膜下浸润麻醉后，翻开并提起上唇。

2. 沿系带长轴之正中做纵切口，两端向不同方向做横切口成为"Z"形。

3. 沿骨面剥离形成两个三角形组织瓣。

4. 上下交换三角瓣位置，对位缝合（图32-6）。

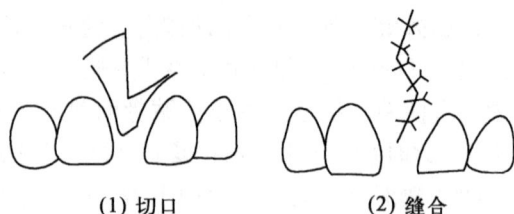

(1) 切口　　　　　　　(2) 缝合

图 32-6　上唇系带 "Z" 形手术

（三）"V" 形切除术

1. 局部浸润麻醉后，向上翻起上唇。

2. 用小型直血管钳沿牙槽嵴唇侧面夹住系带，用另一把血管钳夹住系带近唇侧部，两把血管钳尖端在龈沟底会合，夹住的系带在两钳之间呈 "V" 形。

3. 用小刀片紧贴钳喙切断系带，注意切开的位置是在血管钳与牙槽嵴之间，另一刀是在钳唇之间，如此切断后，切除的系带连同两把血管钳一起取下。

4. 稍作剥离后间断缝合。

二、舌系带加长术

舌系带发育过短，位于舌腹面的附着点接近舌尖，限制了舌尖前伸和卷曲运动，患儿家长和医生均一致认为这样必然影响发音。经验证明，一般舌系带过短并不影响发音，3~5 岁小儿发音不清楚颇为常见，随着年龄增长将会自然改正，只有极少数至成年后，仍然舌尖音不清，甚至终生不变，检查其舌系带却大多数均为正常。本院一名职工舌系带过短，吐舌时舌尖呈 "3" 字形，但语音与常人无异。有人调查 3000 名小儿，舌系带过短在新生儿中检出率为 54.4%，2~5 岁小儿中为 7.3%，6~12 岁为 6.4%。调查结果还显示：在语音不清的小儿中，舌系带过短者占 16%，舌系带正常者占 11%，有 3 名舌系带过短达到三度的小儿却发音正常。经验和调查资料均说明舌系带过短可能与舌尖音有关系，但却绝不像人们想象的那样密切。

综上所述舌系带手术的适应证应当是：舌系带肥厚并与舌尖粘连，舌系带附着在牙槽嵴的内侧而不是舌下，吮奶时易造成损伤。在家长的坚决要求下，为解除家长的思想负担也是手术适应证之一，因为无人能肯定该患儿之语音不清与舌系带过短没有关系。手术很简单不会发生并发症，门诊随时可以进行。

使患儿大张口，术者以左手示指和中指放在系带两侧，向后上方压住舌体使系带绷紧。黏膜下注射少量麻醉剂。非肥厚型舌系带拉紧后仅为菲薄的黏膜皱襞，用小剪从中间处剪开，术者左手再稍加力抵住舌体，继续剪开绷紧的黏膜，不必剪断黏膜下其他组织，此时已形成一纵长的菱形创面。此处黏膜极富弹性，用小针细线将黏膜缝合3~4针，消灭创面（图32-7）。

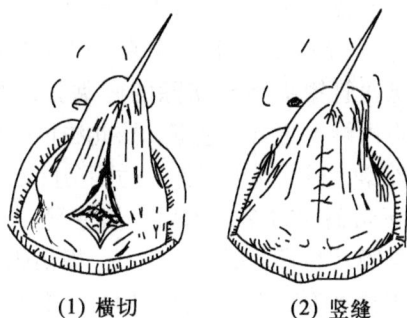

(1) 横切 (2) 竖缝

图32-7 舌系带加长术

三、重唇矫治术

重唇又称二重唇，是上唇后天发育畸形，多见于青壮年，男性较多。上唇黏液腺和黏膜增生下垂，影响面容，不会自愈。治疗方法唯有手术整形，术后不留瘢痕，也不再复发。

【手术步骤】

1. 麻醉　由口内进针做两侧眶下孔注射，麻醉出孔的眶下神经末梢支。局部黏膜下浸润麻醉虽可减少出血，但注射后上唇变形将影响手术准确性。

2. 切口　自然闭口位状态下露在口外的红唇称为唇红部，上下唇接触部称为吻部。切口不可在唇红部，要在吻部或吻部以内，横向，正中不连续而是间隔 0.5~0.7cm。此乃由于中间部分不发生重唇，正常上唇正中部为丰满前突的唇珠，重唇患者本来唇珠就不明显，因而此处不可再切除任何组织。切口为横向，在下垂的重唇内外各一，外侧切口要设计在吻部，内侧切口线在重唇基底之内侧。切开时要求唇部要拉紧，但在上唇变形的状态下，切口又难以准确。解决的办法是在自然状态下用亚甲蓝画出外侧切口，翻开上唇再画出内侧切口，两线之间即为切除部分，不宜太宽以免缝合后上唇过紧。切口呈长梭状，两端要逐渐会合，外侧的会合点接近口角。

3. 切除　首先从一侧口角端开始，切开内外线会合点之黏膜，用小蚊嘴血管钳夹住要切除的唇黏膜，然后沿画线切开。先外侧，再内侧，注意勿过宽，按此法再完成另一侧。此时增生的唇腺外露，根据畸形轻重，适当剪除部分腺体，注意两侧要对称，切勿摘除过多，术后上唇变薄，与下唇不成比例。手术是在黏膜及黏膜下层进行，不应损伤肌层，更不会伤及上唇动脉，用盐水纱布压迫几分钟即可止血。

4. 缝合　用小圆针和细丝线缝合切口。

（刘静明）